神经重症诊治共识与临床应用解析

主编　宿英英

中華醫學電子音像出版社
CHINESE MEDICAL MULTIMEDIA PRESS
北　京

图书在版编目（CIP）数据

神经重症诊治共识与临床应用解析 / 宿英英主编. —北京：中华医学电子音像出版社，2021.11
ISBN 978-7-83005-351-2

Ⅰ. ①神… Ⅱ. ①宿… Ⅲ. ①神经系统疾病—险症—诊疗 Ⅳ. ① R741.059.7
中国版本图书馆 CIP 数据核字（2021）第 097710 号

扫码观看本书配套视频
更多内容请关注中华医学教育在线平台继教项目模块

神经重症诊治共识与临床应用解析
SHENJING ZHONGZHENG ZHENZHI GONGSHI YU LINCHUANG YINGYONG JIEXI

主　　编：宿英英
策划编辑：裴　燕
责任编辑：赵文羽
校　　对：龚利霞
责任印刷：李振坤
出版发行：中華醫學電子音像出版社
通信地址：北京市西城区东河沿街 69 号中华医学会 610 室
邮　　编：100052
E - mail：cma-cmc@cma.org.cn
购书热线：010-51322677
经　　销：新华书店
印　　刷：廊坊祥丰印刷有限公司
开　　本：787 mm×1092 mm　1/16
印　　张：28.5
字　　数：641 千字
版　　次：2021 年 11 月第 1 版　　2021 年 11 月第 1 次印刷
定　　价：200.00 元

内 容 提 要

本书应中国神经重症发展之急需，围绕已经发表的16个神经重症诊治专家共识，对神经重症监护病房建设、重症脑损伤判定、重症神经疾病监测与治疗、专科特殊治疗技术规范等相关内容进行编纂。撰写方式打破以往专著书籍的传统，以一个指导性文献（共识/标准/规范/推荐意见）为核心，辅以述评（或专论）、解读、文献综述、论文简介和病例分享，对共识推荐意见进行解析和说明，形成将最新理念和最新技术从理论到实践进行推广的特色。述评由资深神经重症医师撰写，以便读者准确领悟推荐意见的精髓。文献综述由熟悉相关研究领域的医师撰写，以便读者加深理解推荐意见的实质。论文简介由完成相关研究的医师撰写，以便读者通过研究结果感悟推荐意见的新意。病例分享由掌握相关专业知识的医师撰写，以便读者在实例展现中感受推荐意见的意义。

本书荟萃了神经重症诊治中国专家共识和解析文献，以及神经重症诊治的新理念、新技能、新研究，适用于神经重症科医师、重症医学科医师、急诊科医师、老年医学科医师、麻醉科医师和儿科医师等快速阅读并指导临床实践。

编　委　会

主　　编　宿英英

副 主 编　潘速跃　江　文　彭　斌　王芙蓉　张　乐　王振海

编　　委　（按姓氏拼音排序）

陈卫碧　首都医科大学宣武医院

陈忠云　首都医科大学宣武医院

崔　芳　中国人民解放军总医院海南医院

丁　里　云南省第一人民医院（昆明理工大学附属医院）

范琳琳　首都医科大学宣武医院

黄荟瑾　首都医科大学宣武医院

黄旭升　中国人民解放军总医院

贾庆霞　首都医科大学附属同仁医院

江　文　空军军医大学西京医院

姜梦迪　北京医院

康晓刚　空军军医大学西京医院

李　雯　空军军医大学西京医院

连立飞　华中科技大学同济医学院附属同济医院

林镇州　南方医科大学南方医院

刘　刚　首都医科大学宣武医院

刘　珺　首都医科大学附属北京儿童医院

刘祎菲　首都医科大学宣武医院

吕　颖　首都医科大学附属北京世纪坛医院

马　晨　空军军医大学西京医院

潘速跃　南方医科大学院南方医院

彭　斌　北京协和医院

钱素云　首都医科大学附属北京儿童医院

任国平　首都医科大学附属北京天坛医院

宿英英 首都医科大学宣武医院
田 飞 首都医科大学宣武医院
王芙蓉 华中科技大学同济医学院附属同济医院
王 荃 首都医科大学附属北京儿童医院
王胜男 南方医科大学南方医院
王振海 宁夏医科大学总医院
杨 方 空军军医大学西京医院
杨庆林 首都医科大学附属北京同仁医院
叶 红 首都医科大学宣武医院
张 乐 中南大学湘雅医院
张 艳 首都医科大学宣武医院
赵晶晶 空军军医大学西京医院
朱遂强 华中科技大学同济医学院附属同济医院
曾小雁 国药东风总医院
曾 艺 中南大学湘雅医院

编写秘书 田 飞 黄荟瑾

序一

在临床神经科学发展史上，神经重症是个很年轻的分支。20 世纪 50 年代，神经科医师对急性神经病学产生兴趣，60 年代开始对神经科脊髓灰质炎住院患者使用机械通气，70 年代开始从神经重症角度对颅内压进行关注。直到 21 世纪初，美国成立了神经重症监护学会（neurocritical care society，NCS）并创刊 *Neurocritical Care*，神经重症学科从理论到临床队伍的建设逐渐趋于成熟。

我国神经重症的历史不过 30 余年，中华医学会神经病学分会成立神经重症协作组的历史更短。依稀记得，20 世纪 90 年代，我的师姐宿英英教授在首都医科大学宣武医院创建了神经重症监护病房，在其推动下，神经重症专业从小到大、从弱到强、从宣武医院发展到全国各大医院，如同星星之火，颇有燎原之势。师姐的不懈坚持，使得神经重症学科得到了快速的发展。

与其他任何新兴学科一样，一方面，新技术的涌入使其焕发勃勃生机；而另一方面，专业技术人才的匮乏限制了学科的发展，加强规范与培训成为当前神经重症专业面临的最大挑战。为此，中华医学会神经病学分会神经重症协作组和中国医师协会神经内科医师分会神经重症学组先后制定了一系列神经重症诊治专家共识，并在中华医学会系列杂志上发表，在推动神经重症学科的规范化建设方面发挥了重要作用。本书对神经重症诊治领域已发表的共识进行了详细的解读和诠释，为临床医师，尤其是神经重症专业医师提供了既接近时代进展、又具有操作性的丰富资料。本人特向国内同道推荐此书，并将此作为中国神经重症学科发展历史的见证。

中华医学会神经病学分会

主任委员 王拥军

2021 年 10 月

序二

《神经重症诊治共识与临床应用解析》是我国第一本神经重症指导性文献的汇总，由中国医师协会神经内科医师分会神经重症学组组长宿英英教授组织学组成员在中国新型冠状病毒肺炎肆虐的特殊时期奋力完成。全书汇总已经发表的16个神经重症诊治专家共识，便于神经重症医师在临床实践中快速查阅。此外，围绕共识主题编排了述评、解读、文献综述、论文简介和病例分享等解析内容，为神经重症医师加深理解和熟练掌握共识推荐意见提供了方便。本书具有编排新颖、与时共进和注重临床实践的特色，可作为《神经重症专科医师培训教程》基础理论与基本技能的补充。2021年，中国医师协会神经内科医师分会将策划、实施专科医师网络视频培训工作，希冀神经重症医师在专科教材的基础上编排出更加精致的作品，为我国的神经重症事业作出贡献。

中国医师协会神经内科医师分会

会长

2021年10月

主编寄语

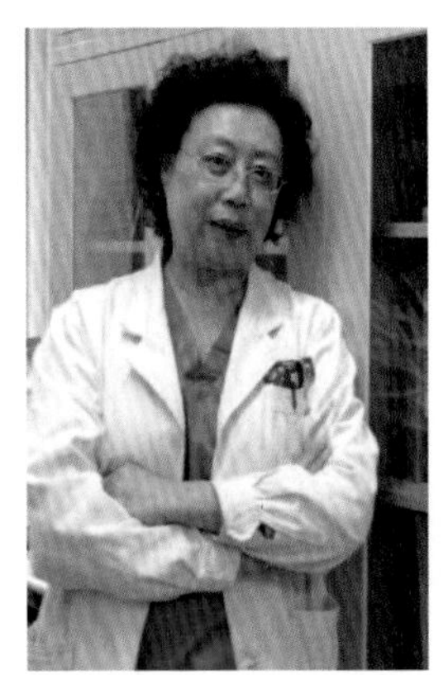

宿英英，首都医科大学宣武医院神经内科前任医疗副主任兼神经重症监护病房主任，主任医师，教授，博士研究生导师

全球神经重症学会合作伙伴（China-Global Neurocritical Care Society Partner，C-GNCSP）中国负责人

中华医学会神经病学分会神经重症协作组第一届和第二届组长

中国医师协会神经内科医师分会神经重症学组第一届组长

中华医学会肠外肠内营养学分会神经疾病营养支持学组第一届、第二届和第三届组长

《中华神经科杂志》《中华神经医学杂志》《国际脑血管病杂志》《中国脑血管病杂志》《中国卒中杂志》《亚太临床营养杂志（中文版）》《AJCN（中文版）》和《BMJ（中文版）》等编委

在中国，虽然神经重症专业作为新兴亚专科的发展不过30余年，但神经重症监护病房（neuro-ICU）数量增长之快，神经重症医师数量增加之快，神经重症专业知识和技能进展之快，已今非昔比。一个多学科人才汇聚、高专业技能支撑、新研究成果推动的神经重症专业正在崛起。2011—2021年，在国家卫生健康委员会、中华医学会神经病学分会、中国医师协会神经内科医师分会、中华医学会肠外肠内营养学分会的支持下，神经重症学术组织（neurocritical care committee，NCC）推出16个神经重症诊治共识（或标准、规范和建议）。这些指导性医疗文献涉及神经重症监护病房建设、神经重症监护病房脑电图监测规范、脑死亡判定标准与操作规范、心肺复苏后昏迷评估、难治性颅内压增高监测与治疗、呼吸泵衰竭监测与治疗、惊厥性癫痫持续状态监测与治疗、大面积脑梗死监测与治疗、大容积脑出血监测与治疗、神经重症低温治疗、神经疾病并发医院获得性肺炎诊治、神经疾病肠内营养支持和神经疾病经皮内镜下胃造口喂养等十几个专业方向，其受众之广，影响之大，出乎预料。

为了满足神经科重症医师、重症医学科医师、老年医学科医师、急诊科医师、麻醉科医师和儿科医师阅读与实践的需求，编者将16个指导性医疗文献汇集成册，并采取一个指导性医疗文献辅以多种形式解析的崭新编写方式，以助力读者理解与掌握。随着神经重症医学的不断进步，新理念、新技能、新研究的不断涌现，新的医学性指导文献亦将不断更新与推出，由此将促成本书不断完善与再版，希冀它能成为神经重症医师和更多学科临床医师不可或缺的工具书和案头卷。

宿英英

2021年10月

主编寄语

[illegible]，首都医科大学宣武医院神经内科[illegible]神经重症监护病房主任，主任医师、教授、博士研究生导师。

全球神经重症学会合作伙伴（China-Global Neurocritical Care Society Partner，C-GNCSP）中国负责人。

[illegible]

中国医师协会神经内科医师分会神经重症专业委员会[illegible]组长。

[illegible]

[illegible]（中文版）和《BMJ（中文版）》等编委。

在中国，神经重症监护专业的发展[illegible]不过30余年，[illegible]神经重症监护病房（neuro-ICU）[illegible]

[illegible]

[illegible]2021年[illegible]

[illegible]神经重症监护委员会（neurocritical care committee，NCC）推出16个神经重症[illegible]

[illegible]

[illegible]，以助力读者理解与掌握[illegible]

[illegible]

2021年10月

目　录

第一章
神经重症监护病房建设

共识

神经重症监护病房建设中国专家共识

中华医学会神经病学分会神经重症协作组

对于神经重症（neurocritical care）的研究始于20世纪50年代欧洲脊髓灰质炎的流行，近20年有了突飞猛进的发展。2005年美国神经亚专科联合会（the United Council for Neurologic Subspecialties，UCNS）对神经重症这一独立专科进行了认证，负责对神经重症医师培训并进行监督。作为新兴的神经病学亚专科，将神经病学与危重症医学交融为一体，为患者提供全面、系统并且高质量的医学监护与救治是神经重症肩负的最高使命，而神经重症监护病房（neurointensive unit，NICU）* 成为完成这一使命的最基本单元。2012年美国神经病学会（American Academy of Neurology，AAN）针对神经科住院医师神经重症培训的一份调查报告显示，64%的医院建立了NICU（102个），75%的NICU至少配备1名神经重症医师。2010年中国一项针对NICU的调查显示，NICU存在建设水平参差不齐，多种模式并存，规模大小不一，专业人员不稳定等诸多问题。因此，中华医学会神经病学分会神经重症协作组推出《神经重症监护病房建设中国专家共识》，供各医疗单位参考，从而推进神经重症专科建设，并为与国际接轨做出努力。

我们对2012年12月之前Medline数据库中相关的临床试验、meta分析、指南或共识进行文献检索。采用牛津循证医学中心推荐的证据评价标准，对文献进行证据确认，并根据证据水平提出推荐意见。对暂无相关证据，专家高度共识的部分，按最高推荐意见推荐。

---

* 注：现通用英文全称及缩写为 neurocritical intensive care unit, neuro-ICU

一、NICU 建制

（一）NICU 模式

2001 年一项前瞻性队列研究（40 284 例患者）显示，与 NICU 相比，综合重症监护病房（ICU）脑出血患者病死率增加（*OR*=3.40，95%*CI* 1.65～7.60，*P*=0.002）（1b 级证据）。2011 年一项 meta 分析（基于 12 篇文献，24 520 例患者）结果显示，与综合 ICU 相比，NICU 可明显降低病死率（*OR*=0.78，95%*CI* 0.64～0.95，*P*=0.010）和改善神经系统功能预后（*OR*=1.29，95%*CI* 1.11～1.51，*P*=0.001）（1a 级证据）。ICU 按人员管理分为封闭式和开放式。封闭式 ICU：重症医师直接负责患者诊治，并决定患者的转入与转出。开放式 ICU：患者转入 ICU 后，仍由主管医师负责诊治，并选择性接受重症医师会诊。1996 年一项前瞻性 ICU 封闭前（124 例患者）与封闭后（121 例患者）的对照研究显示，封闭式 ICU 的标准化死亡比率（实际死亡率 / 预测死亡率）低于开放式 ICU（0.78，31%/40%；0.9，23%/25%）（1b 级证据）。1998 年一项前瞻性队列研究显示：ICU 封闭与开放相比，ICU 停留天数缩短（6.1 d 与 12.6 d，*P*<0.01），住院天数缩短（19.2 d 与 33.2 d，*P*<0.01），机械通气天数缩短（2.3 d 与 8.5 d，*P*<0.01）（1b 级证据）。2001 年一项前瞻性队列研究显示，ICU 开放式改为封闭式后，ICU 患者住院期间的病死率从 28% 下降至 20%（*P*=0.01），经相关因素校正后，病死率下降了将近一半（*OR*=0.51，95%*CI* 0.32～0.82，*P*=0.005）（1b 级证据）。2008 年一项前瞻性队列研究显示，NICU 配置神经重症医师后（259 例患者）与之前（174 例患者）相比，卒中患者出院率增加 21%（*P*=0.003），NICU 停留时间和住院日分别缩短了 1.92 d 和 1.70 d（1b 级证据）。2012 年一项前瞻性队列研究（2096 例患者）显示，ICU 配置神经重症医师后，缺血性卒中住院期间病死率下降（22% 与 28%，*P*=0.023），住院天数缩短（11.09 d 与 11.89 d，*P*=0.001）；蛛网膜下腔出血患者住院病死率和 1 年病死率均下降（18.5% 与 31.7%，*P*=0.006；20.8% 与 33.7%，*P*=0.010），但 ICU 停留天数延长（11.55 d 与 3.74 d，*P*<0.01）（1b 级证据）。2011 年一项 meta 分析结果显示，ICU 配置神经重症医师后，卒中病死率下降（*OR*=0.85，95%*CI* 0.74～0.98，*P*=0.030），神经系统功能预后改善（*OR*=1.38，95%*CI* 1.15～1.66，*P*=0.0005）（1a 级证据）。

ICU 医师配备分为高强度与低强度两类，高强度专业医师配备至少 3 名神经重症医师，并实行主任负责制，即全面负责患者监护与治疗；低强度专业医师配备 1～2 名神经重症医师，并以会诊医师身份协助神经科医师诊治。2002 年一项 ICU 医师配置的系统评价显示，与低强度配置相比，高强度配置使重症监护期间病死率降低（*RR*=0.61，95%*CI* 0.50～0.75），住院病死率降低（*RR*=0.71，95%*CI* 0.62～0.82）；ICU 停留时间缩短；住院时间缩短（1a 级证据）。2012 年最新回顾性队列研究（基于 25 家医院、49 个 ICU、65 752 例患者）显示，日间低强度或高强度医师配备基础上，夜间增加重症医师配备，病死率下降（*OR*=0.42，95%*CI* 0.29～0.59；*OR*=0.47，95%*CI* 0.4～0.65）（2b 级证据）。

推荐意见

1．大型教学医院在有条件的情况下，推荐封闭式NICU管理，神经重症医师（受过重症医学专业训练，掌握神经重症专科知识与技能，具备独立工作能力）全面负责患者监护与治疗，并采取高强度神经重症医师配备，以便实施标准化救治方案（A级推荐）。

2．中小型医院推荐开放式NICU，神经重症医师协助神经科主管医师进行监护与治疗，并加强夜间和节假日神经重症医师配备（A级推荐）。

（二）NICU病房建设

2006年中华医学会重症医学分会推出《中国重症加强治疗病房建设与管理指南（guideline of intensive care unit design and management of China）》（以下简称《中国ICU建设指南》）。2011年欧洲重症医学会推出《重症监护病房结构与组织基本需求推荐意见（recommendations on basic requirements for intensive care units：structural and organizational aspects）》（以下简称《欧洲ICU建设推荐意见》）。2012年美国重症医学会推出《重症监护病房建设指南（guidelines for intensive care unit design）》。基于上述3个指南对ICU病房建设提出的建议，结合中国NICU发展现状，提出以下推荐意见。

推荐意见

1．NICU地理位置　NICU应方便神经重症患者急救（急诊科）、检查（如神经影像中心）、治疗（如血管介入中心）和运送（“绿色通道”），同时还须考虑邻近神经科普通病区、心内科和呼吸科，为多科协作提供条件（A级推荐）。

2．NICU病房规模　大型医院NICU床位数6～12张，神经科为重点专科的医院可适当增加床位数，但需分区或分组管理，以保证医疗质量。小型医院NICU床位数6～8张，或纳入综合ICU的一个专业组，以提高工作效率和经济效益。床位使用率达75%～85%可作为NICU规模是否合理的参考依据（A级推荐）。

3．NICU环境条件　良好的通风条件：最好装配气流方向从上至下的空气净化系统；良好的采光条件：最好装配日光源；良好的室温条件：最好装配独立室温控制［（24.0±1.5）℃］和相对湿度控制（45%～55%）设备；相对独立的区域划分：最好划分为病床医疗区、医疗辅助区、污物处理区和医护人员生活区；合理的医疗流向条件：最好人员流动与物品流动通过不同进出通道。具备上述条件之目的在于最大限度地减少相互干扰和交叉感染（A级推荐）。

4．NICU综合布局　①病床医疗区：至少每10张床设置1～2个分隔式房间，以便分隔精神障碍、特殊感染和特殊治疗患者。在人力资源充足的条件下，尽可能达到全部为分隔式房间或单间。分隔式病房或单间的隔离装置最好为可透视性玻璃，以便医护人员观察患者。开放式病房的每张床位占地面积15～18 m^2，或病床间隔2.5 m；分隔式病房或单间的每张床位占地面积18～25 m^2，以便于技术操作和减少交叉感染。床头保留一定空间，以便气管插管、深静脉置管和颅内穿刺等操作技术实施。中央工作站摆放在病房医疗区中心，以充分发挥监护管理功能，但不能取代床旁护理工作。

②医疗辅助区：NICU 辅助用房面积是病房医疗区面积的 1.5 倍以上，包括医生办公室、护士办公室、家属谈话室、探视室、治疗室、仪器存储室、处置室和污物处理室等（A 级推荐）。

（三）NICU 医疗管理

《中国 ICU 建设指南》和美国危重症协会均提出 ICU 医疗管理和收治范围建议。基于上述 2 个指南和文献，结合中国 NICU 发展现状，提出以下推荐意见。

推荐意见

1. NICU 规章制度　执行卫生行政部门和医院管理部门制定的各项医疗规章制度。补充和完善符合 NICU 工作性质的医疗管理文件，如工作规章制度、工作规范、工作指南、工作流程、诊疗常规、应急预案和各类医护人员工作职责等，以保证 NICU 医疗质量（A 级推荐）。

2. NICU 收治与转出标准　制定收治患者范围，如伴有颅内压增高、昏迷、精神障碍、癫痫持续状态、呼吸泵衰竭的卒中、脑炎或脑膜炎、颅脑外伤、脊髓神经肌肉疾病、脑源性多器官功能障碍，以及特殊专科治疗患者，以充分发挥 NICU 监护与治疗作用。制定 NICU 收治与转出标准，参考重症或神经重症评分系统，如格拉斯哥昏迷评分、急性生理学与慢性健康状态评分和急性生理评分等（A 级推荐）。

二、NICU 仪器设备配置

NICU 须配置必要的监护治疗仪器设备，特别是针对与神经重症相关的脑、心、肺、肝、肾、凝血、胃肠道和内环境等重要脏器系统病理生理学变化的监护治疗设备，以供随时发现问题和解决问题。

（一）NICU 病床和床周设备配置

《中国 ICU 建设指南》对 ICU 每张床位配置提出具体建议。《欧洲 ICU 建设推荐意见》对床周配置提出详细建议。基于上述 2 个文献，结合中国 NICU 发展现状，提出以下推荐意见。

推荐意见

1. 病床设备配置　每床配置功能设备带或功能架，为供电、供氧、压缩空气和负压吸引等提供支持；每床装配电源插座至少 12 个，氧气接口至少 2 个，压缩空气接口 2 个，负压吸引接口 2 个；医疗用电和生活照明用电的线路分开，每床电源为独立反馈电路供应，每一电路插座都在主面板上有独立的电路短路器，最好备有不间断电力系统和漏电保护装置；每床配置适合神经疾病患者使用的病床和防压疮床垫；每床配置独立手部消毒装置和神经系统体检工具，以减少交叉感染（A 级推荐）。

2. 床周设备配置　床周配置电子医疗工作站（固定或移动），以管理患者资料、图像、实验室报告和监护结果，并备份纸质材料以防系统崩溃；阅读装置，如阅片器或电子影像资料读取屏幕；交流装置，如电话机或对讲机、人工手动报警系统、上网多媒体和非语言类交流系统等；可锁定橱柜（可用手推车替代），以存放药物、伤口敷料、取样设备、插管材料、急救药品，以及部分一次性用品，并摆放在强制性和易识别空间处；可移动橱柜，以独立存放干净或污染物品；监测仪器设备等（A 级推荐）。

（二）NICU 基本仪器设备配置

NICU 基本仪器设备是完成生命支持和重要器官功能保护的重要条件。因此，《中国 ICU 建设指南》提出必备仪器设备要求。基于这一文献，结合中国 NICU 发展现状，提出以下推荐意见。

推荐意见

1. 心肺复苏抢救设备　必备心肺复苏装备车，车上备有简易呼吸器、喉镜、气管导管、多功能除颤仪和急救药品（A 级推荐）。

2. 心血管功能监测与支持设备　每床必备多功能心电监护仪，以完成心电、呼吸、血压、血氧饱和度、中心静脉压等基本生命指标监测。必备便携式监护仪，以便患者外出检查使用。必备血流动力学监测装置，以完成中心静脉压监测和动脉血压监测。必备心电图机（A 级推荐）。

3. 呼吸功能监测与支持仪器设备　必备呼吸末二氧化碳监测装置。选择性配置便携式血气分析仪。必备有创正压呼吸机，或从医院呼吸机中心调配。必备便携式呼吸机，或从医院呼吸机中心调配，以便患者外出检查使用。必备纤维支气管镜，或从医院纤维支气管镜中心调配。必备胸部振荡排痰仪（A 级推荐）。

4. 其他仪器设备　每床必备至少 1 台输液泵。每床必备至少 2 台微量药物注射泵。每床必备 1 台肠内营养输注泵。选择性配置抗血栓压力泵，以防下肢深静脉血栓。选择性配置便携超声诊断仪，以开展床旁无创检查和指导置管操作等（A 级推荐）。

（三）NICU 专科仪器设备配置

2006 年美国神经重症协会主席在《美国 UCNS 神经重症医师培训指南 - 神经重症监护高级培训核心课程及资格认证》一文中涉及多项 NICU 专业技能，并需配置相关专科仪器设备实现。中国近 20 年 NICU 的发展过程中，专业技能和专科仪器设备的配置发挥了重要的作用。基于上述文献，结合中国 NICU 发展现状，提出以下推荐意见。

推荐意见

1. 必备有创颅内压监测仪，以评估颅内压和脑灌注压，并指导降颅压治疗。必备脑室引流装置，以达到多项诊断和治疗目的，如脑脊液引流和脑室内药物注射等（A 级推荐）。

2. 必备视频脑电图监测仪，或从医院调配，以评估脑损伤严重程度（包括脑死亡判定）和监测癫痫样放电，指导抗癫痫药物（或麻醉镇静药物）应用。必备经颅多普勒超声仪，或从医院调配，以评估脑损伤严重程度（包括脑死亡判定）和脑血流（或脑血管痉挛）情况，指导溶栓或解痉药物应用。选择性配置肌电诱发电位仪，以评估脑损伤严重程度（包括脑死亡判定）和周围神经、肌肉损伤情况，指导神经功能改善治疗（A 级推荐）。

3. 必备体表降温装置，有条件情况下优化配置血管内低温装置，以实现降温或低温的神经保护治疗。优化配置脑组织氧代谢监测仪，以实现脑组织氧分压、二氧化碳分压、pH 值和脑温监测。优化配置脑微透析仪，以实现脑细胞间液代谢监测（A 级推荐）。

（四）医院提供仪器设备配置

《中国 ICU 建设指南》提出的 ICU 必备仪器设备中，部分由医院提供，特别是大型仪器设备和各专科仪器设备，其既可满足全院患者需求，又可供重症患者使用。基于这一文献，结合中国 NICU 发展现状，提出以下推荐意见。

推荐意见

医院提供 NICU 需要的大型仪器设备或专科仪器设备，如影像诊断设备（包括床旁阅读片灯箱或数字影像屏幕），特别是脑部 CT 和（或）MRI 设备；血管介入诊断治疗设备；超声诊断设备；内镜诊断治疗设备；血液净化治疗设备；体外起搏设备；血常规、血生化、血气、凝血等检测设备；微生物检测设备等（A 级推荐）。

三、NICU 人员资质与职责

（一）NICU 医师资质与职责

《美国 UCNS 神经重症医师培训指南 - 神经重症研究员培训大纲》对神经重症医师资质提出了要求。美国重症学会《重症医师和重症医学实践定义指南》对 ICU 医师职责提出了建议。《欧洲 ICU 建设推荐意见》和《美国重症监护和人员配备指南》对 ICU 主任资质和职责提出了要求。《欧洲 ICU 建设推荐意见》提出 ICU 设立医疗秘书的建议，并对其职责做出具体规定。基于上述 4 个文献，结合中国 NICU 发展现状，提出以下推荐意见。

推荐意见

1. NICU 医师须获得医师资格证，并成为注册医师。完成 5 年神经专科住院医师培训。接受 2 年神经重症医师培训，其中包括在 NICU 一线工作至少 1 年。NICU 医师的职责是：患者出入 NICU 的计划与实施，患者的诊疗计划与实施，患者监护治疗的相关操作技术计划与实施，以及医疗质量与安全管理等（A 级推荐）。

2. NICU 实施主任负责制。NICU 主任由高年资神经重症医师担任，全面负责 NICU 行政管理和医疗监督，并全职投入至少 75% 的工作量，保证每周 7 d 和每天 24 h 联络通畅。NICU 主任的主要职责是：病房建设规划与仪器设备计划；医疗质量管理与监督；疾病危险因素管理与控制；感染管理与控制；医师、护士、会诊医师和家属协调与联络，以及医疗争议调解；神经重症培训与教学；神经重症临床与基础研究；NICU 团队建设；神经重症专业技术伦理申报与应用；国内、外学术活动联络等。NICU 主任须参与医院医疗资源合理利用规划、国家重症继续教育计划，以及国家重症学会活动等 NICU 发展与管理工作（A 级推荐）。

3．NICU 至少配备 1～2 名医疗组长（每 4～6 张床 1 名），其责任在于协助 NICU 主任实施医疗质量监控与日常工作协调；根据医疗安全问题提出技术性指导；检查监护记录和治疗医嘱，发现和解决各种潜在或已出现的问题；提出预见性医疗意见，并制定有效改进措施（A 级推荐）。

4．NICU 选择性配备医疗秘书 1 名，以协助 NICU 主任工作，如医疗文件修订与管理、教育计划制订与实施、科研课题与成果申报、国内外学术交流等（A 级推荐）。

（二）NICU 护士资质与职责

《北京市 ICU 专科护士资格认证实施指南》对 ICU 护士取得资格证书提出了要求。《美国重症医师和重症医学实践定义指南》对 ICU 护士职责提出了建议。《欧洲 ICU 建设推荐意见》和《美国重症监护和人员配备指南》对护士长职责提出了建议。《北京市 ICU 专科护士资格认证实施指南》提出设立 ICU 护理组长的建议，并对其职责做出具体规定。基于上述 4 个文献，结合中国 NICU 发展现状，提出以下推荐意见。

推荐意见

1．NICU 护士必须获得护士资格证书并注册。接受至少 2 年神经科护理专业知识和操作技能的培训。接受至少半年 NICU 护理专业知识和专业护理技能培训。通过专科护士资格委员会制定的 ICU 专科护士资格认证，并具有 NICU 准入资格。NICU 护士的职责是：了解神经重症专科诊断治疗方案，负责患者病情监护与评估，辅助医疗操作技术实施（A 级推荐）。

2．NICU 护士长由经验丰富的神经重症专科护士担任，全面负责护理工作运行和护理质量监督。护士长须精通医疗卫生质量与风险管理，负责护理人力资源分配和基本设施维护，实施护理业务考核与评估，安排护士接受继续教育，确保护士重症监护工作标准，创造多学科团队合作氛围，参与 NICU 政策制定，掌握 NICU 学术进展（A 级推荐）。

3．NICU 至少配备护理组长 1～2 名（最好每 4 张床 1 名），其责任在于协助 NICU 护士长进行护理质量监控和日常工作协调与管理。根据危重患者安全问题和潜在并发症对下级护士提出观察和技术指导。定时检查患者监护结果，发现和解决监护过程中出现的各种问题。提出预见性护理意见，并制定行之有效的护理措施。指导下级护士针对性的检查与评估。按护理质控标准检查各班责任落实情况，保证护理质量（A 级推荐）。

（三）NICU 人员安排

《美国重症监护和人员配备指南》对 ICU 医师、护士配备和工作安排提出建议。

《中国 ICU 建设指南》和《美国重症医师和重症医学实践定义指南》对 ICU 医师与床位比例以及护士与床位比例提出建议。《欧洲 ICU 建设推荐意见》提出护理人员与床位比例应根据患者监护级别而定，即病情愈重，护理级别愈高，护理人员安排愈多。基于上述 4 个文献，结合中国 NICU 发展现状，提出以下推荐意见。

推荐意见

NICU 实行每天 24 h 工作制度，以提供持续优质的医疗护理服务。医师与床位比例最好达（0.8～1.0）∶1，护士与床位比例最好达（2～3）∶1，并根据患者病情调配护理力量（A 级推荐）。

（四）NICU 人员培训与考核

NICU 医护人员必须精通神经系统疾病及多器官系统功能障碍的诊断与治疗，熟悉并掌握神经科和内科重症监护技能，实现独立完成神经重症监护与救治。《美国 UCNS 神经重症医师培训指南 - 神经重症监护高级培训核心课程及资格认证》对神经重症医师提出理论知识培训项目、技能培训项目、管理培训项目和伦理培训项目。《中国 ICU 建设指南》对 ICU 医师提出理论知识培训项目。基于上述 2 个文献，结合中国 NICU 发展现状，提出以下推荐意见。

推荐意见

NICU 的神经重症医师需不断接受理论知识培训、技能培训、管理培训、伦理知识培训和医疗人文关怀培训。培训内容须根据神经病学和重症医学进展每 2 年更新完善 1 次，同时制定相应考核内容，以保证医护人员保持先进的专业监护与治疗水平（A 级推荐）。

志谢：本共识撰写过程中，在相关领域具有丰富经验的神经病学专家和神经重症专家完成了初稿、讨论稿和修改稿的反复修订与完善。在此，一并表示诚挚的感谢

执笔专家：宿英英、黄旭升、潘速跃、彭斌、江文、陈卫碧

参与讨论的中华医学会神经病学分会神经重症协作组专家和相关领域专家（按姓氏笔画排序）：丁里、牛小媛、王拥军、王学峰、江文、刘丽萍、刘鸣、李连弟、吴江、肖波、张旭、张猛、杨渝、周东、赵钢、胡颖红、袁军、贾建平、黄卫、黄旭升、曹丙镇、崔丽英、宿英英、曾进胜、韩杰、彭斌、蒲传强、谭红、潘速跃

参考文献从略

（通信作者：宿英英）

（本文刊载于《中华神经科杂志》
2014 年 4 月第 47 卷第 4 期第 269-273 页）

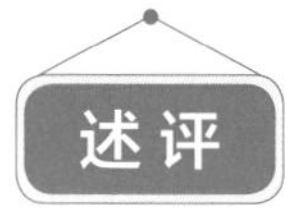

从两次神经重症监护病房调查看中国神经重症发展

宿英英

21世纪初，中国神经重症（neurocritical care，NCC）进入快速发展阶段。神经重症监护病房（neurological intensive care unit，neuro-ICU）作为基本医疗单元，集神经内科、神经外科、神经康复科、临床药学科、临床营养科等多学科为一体，实现了床旁多种诊治技术融合，为危重神经疾病患者的救治提供了良好的条件。2014年，为了保障中国neuro-ICU的健康发展，中华医学会神经病学分会神经重症协作组（Chinese Society of Neurology/Neurocritical Care Committee，CSN/NCC）推出《神经重症监护病房建设中国专家共识》。2015年，CSN/NCC和中国医师协会神经内科医师分会神经重症疾病专业委员会（Chinese Association of Neurologist /Neurocritical Care Committee，CAN/NCC）对中国大陆地区展开第二次neuro-ICU调查，并与2010年的第一次调查进行了比对。2次调查结果基本反映了中国neuro-ICU的建设与发展现状，并对未来发展方向、策略和布局提供了可参考意见。

一、neuro-ICU数量和规模

与2010年相比，2015年neuro-ICU的数量增加33%（101个 *vs.* 76个）。在101个neuro-ICU中，新建病房占24.7%（25/101），扩建病房占57.4%；床位数增长66.0%（1414张 *vs.* 852张），平均床位14张 *vs.* 11张（6～40张 *vs.* 4～45张）。虽然neuro-ICU数量和床位数量有所增长，并超过美国2012年调查结果［63个neuro-ICU，平均床位16张（5～42张）］和德国2014年调查结果［52个neuro-ICU，平均床位11张（3～30张）］，但仍未满足神经疾病（脑卒中、脑外伤、脑肿瘤等）救治的需求，病死率高居不下（脑卒中：196万/年；脑外伤：6.3/10万；脑肿瘤3.87/10万）。推测下一个5年，neuro-ICU数量和规模仍会快速增长。如何在neuro-ICU数量快速增长的同时，提高neuro-ICU医疗质量，降低危重神经疾病病死率并改善神经功能预后，成为神经重症专业发展中亟待解决的问题。

二、neuro-ICU 设施和设备

与 2010 年相比，2015 年，80% 以上的 neuro-ICU 按照《神经重症监护病房建设中国专家共识》推荐意见，改进或完善了基本设施项目（8～9 项），仅信息化建设相关的可移动医疗护理查房车配置尚显不足（68%）。21 世纪，中国已经成为信息化革命的先行者与实践者，如何满足 neuro-ICU 医护人员快速诊疗需求已成为现代化 neuro-ICU 设施建设的新课题。如果 neuro-ICU 监测信息能够实现大数据整合分析，则可更加贴近个体化治疗目标；如果能够实现繁复的生理学数据分析，则可更早预警风险和预判预后。

与 2010 年相比，2015 年具有基本仪器设备配置的 neuro-ICU 增加（83%～100% *vs.* 61%～95%），但也有部分仪器设备（有创压力监测仪、血液净化仪、间接能量测定仪等）配置不足，尤其是脉搏指示连续心排血量（pulse indicator continuous cardiac output，PICCO）监测和体外膜肺氧合（extracorporeal membrane oxygenation，ECMO）仪器的短缺。neuro-ICU 如何合理配置仪器设备是许多专科 ICU 存在的共性问题。《神经重症监护病房建设中国专家共识》建议：基本仪器设备配置应有必配、选配和优配之分。如果医院建立仪器设备配管中心（包括呼吸机、血液净化仪、间接能量测定仪等），则可做到部分仪器设备的集中调配与管理，其既符合中国国情，也可最大限度地节约和利用医疗资源。

与 2010 年相比，2015 年具有神经专科仪器设备（脑电图/视频脑电图仪、肌电-诱发电仪、经颅多普勒超声仪、有创/无创颅内压仪）配置的 neuro-ICU 增加（68%～100% *vs.* 22%～95%），并基本达到欧美 neuro-ICU 配置水平（>90%）。这些仪器设备的高配，符合专科 neuro-ICU 建设需求，并与国家卫生健康委员会脑损伤质控评价中心、CSN/NCC、CAN/NCC 在全国范围内推广《脑死亡判定标准与技术规范》《心肺复苏后昏迷评估中国专家共识》《惊厥性癫痫持续状态监测与治疗中国专家共识》密不可分，其不仅提高了床旁脑损伤监测与评估水平，还在精准治疗中发挥了作用。此外，80% 以上的 neuro-ICU 配置了颅内血肿微侵袭装置和脑室穿刺引流装置，60% 以上的 neuro-ICU 配置了全身体表/血管内低温装置，由此提高了脑损伤救治水平。neuro-ICU 所在医院的神经影像学、神经病理学和神经药理学设备配置分别达到 95%、80% 和 75% 以上，从而保障了 neuro-ICU 患者的高水平诊治。

三、neuro-ICU 团队和模式

与 2010 年相比，2015 年具有专职神经重症医师配备的 neuro-ICU 有所增加（100% *vs.* 95%），并高于欧美国家的 neuro-ICU（75%）。虽然具有专职神经重症护师配备的 neuro-ICU 增加（89.1% *vs.* 63%），但达到≥1∶2 医师床位比配备的 neuro-ICU 仅占 41%，达到≥1∶1 护士床位比配备的 neuro-ICU 仅占 38%。虽然封闭式管理模式的

neuro-ICU 达到 71%，但显然存在人力短缺的问题。与美国（医师床位比达到 1：1.8，护士床位比达到 1：1.7）相比，存在明显差距。如何在尽可能短的时间内，增加神经重症专职医护人员数量，并经过规范化培训获得资质认证，成为未来 5～10 年中国 neuro-ICU 可持续发展中最艰巨的任务。

此外，神经重症团队除了医师、护士外，还应有相关专业人员的参与，而 2015 年的调查显示，临床药师、临床营养师、神经康复师短缺（分别仅有 37%、33%、49% 的 neuro-ICU 配备），尤其是呼吸治疗师匮乏（6%），从而使 neuro-ICU 的临床团队工作未能达到最佳状态，并影响着精准医疗的发展。在美国或加拿大，呼吸治疗师、临床药师、临床营养师、康复治疗师在重症监护病房参与日常工作已经常态化，他们在配合重症医师医疗决策中发挥着重要作用，而我国与之相比，存在较大差距。

四、小结

2010 年和 2015 年的 2 次调查更多地局限于 neuro-ICU“硬件”配置和“软件”配备上，其与中国神经重症专业起步不久有关，而真正能够反映神经重症专科建设与发展的调查还应包括 neuro-ICU 患者病死率和神经功能预后信息。2020 年，CSN/NCC 和 CAN/NCC 将进行第 3 次调查，希冀通过连续、系统、完整的调查，促进中国神经重症事业发展，并稳步与国际发达国家接轨。

参考文献

[1] 宿英英（通讯作者）. 中华医学会神经病学分会神经重症协作组. 神经重症监护病房建设中国专家共识. 中华神经科杂志，2014，47（4）：269-273.

[2] 中国第二次神经重症监护病房调查（待发表）

[3] Su YY, Wang M, Feng HH, et al. An overview of neurocritical care in China: a nationwide survey. Chin Med J, 2013, 126 (18): 3422-3426.

[4] Sheth KN, Drogan O, Manno E, et al. Neurocritical care education during neurology residency: AAN survey of US program directors. Neurology, 2012, 78 (22): 1793-1796.

[5] Kowoll CM, Dohmen C, Kahmann J, et al. Standards of scoring, monitoring, and parameter targeting in German neurocritical care units: a national survey. Neurocrit Care, 2014, 20 (2): 176-186.

[6] Flechet M, Grandas FG, Meyfroidt G. Informatics in neurocritical care: new ideas for Big Data. Curr Opin Crit Care, 2016, 22 (2): 87-93.

[7] 宿英英（通讯作者）. 国家卫生和计划生育委员会脑损伤质控评价中心. 脑死亡判定标准与技术规范（成人质控版）. 中华神经科杂志，2013，46（9）：1-4.

[8] 宿英英（通讯作者）. 中华医学会神经病学分会神经重症协作组. 心肺复苏后昏迷评估中国专家共识. 中华神经科杂志，2015，48（11）：965-968.

［9］ 宿英英（通讯作者）．中华医学会神经病学分会神经重症协作组．惊厥性癫痫持续状态监护与治疗（成人）中国专家共识．中华神经科杂志，2014，47（9）：661-666.

［10］ Halpern NA, Tan KS, DeWitt M, et al. Intensivists in U. S. Acute Care Hospitals. Crit Care Med, 2019, 47 (4): 517-525.

［11］ Checkley W, Martin GS, Brown SM, et al. Structure, process, and annual ICU mortality across 69 centers: United States Critical Illness and Injury Trials Group Critical Illness Outcomes Study. Crit Care Med, 2014, 42 (2): 344-356.

［12］ Sottile PD, Nordon-Craft A, Malone D, et al. Physical Therapist Treatment of Patients in the Neurological Intensive Care Unit: Description of Practice. Phys Ther, 2015, 95 (7): 1006-1014.

［13］ West AJ, Nickerson J, Breau G, et al. Staffing patterns of respiratory therapists in critical care units of Canadian teaching hospitals. Can J Respir Ther, 2016, 52 (3): 75-80.

［14］ Ali MAS, Khedr EMH, Ahmed FAH, et al. Clinical pharmacist interventions in managing drug-related problems in hospitalized patients with neurological diseases. Int J Clin Pharm, 2018, 40 (5): 1257-1264.

［15］ Arney BD, Senter SA, Schwartz AC, et al. Effect of Registered Dietitian Nutritionist Order-Writing Privileges on Enteral Nutrition Administration in Selected Intensive Care Units. Nutr Clin Pract, 2019, 34 (6): 899-905.

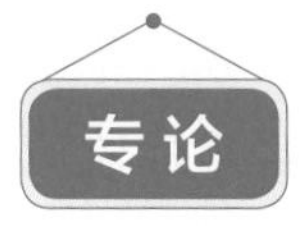

中国神经重症研究动态

宿英英

20 世纪 80 年代，以神经重症监护病房（NCU*）为基本医疗单元的神经重症专业在中国大陆地区“落叶生根”，随后迅速遍布每一片可生存的“沃土”。在这片“沃土”上辛勤耕耘的神经重症医师做了什么？又收获了什么？笔者怀着一颗敬重的心，潜心翻阅，并于 2015 年 3 月在第六届全国神经重症学术会议上进行大会报告，以期更多的神经科医师了解相关信息，使神经重症专业的发展更上一层楼。

注：现通用英文全称及缩写为 neurocritical intensive care unit, neuro-ICU

一、神经重症评分系统的细化

既往神经重症评分多针对脑损伤，而忽略或较少关注全身炎症反应综合征和多器官功能障碍综合征（multiple organ dysfunction syndrome，MODS），其实有时脑损伤与其他器官损伤不仅共存而且严重程度不分伯仲，这就需要更加全面、准确地评估病情，并为医疗决策提供参考依据。

1. 系统损伤评分 我国的神经重症监护病房很少应用系统损伤评分，如急性生理学和慢性健康状况评估Ⅱ（acute physiology and chronic health evaluation Ⅱ，APACHE Ⅱ）或简化急性生理学评分Ⅱ（simplified acute physiology score Ⅱ，SAPS Ⅱ），因为这些评分系统均是基于综合重症监护病房患者特征而建立的。根据我国2009—2015 年在神经重症监护病房开展的多项单中心或多中心临床研究显示，经神经系统疾病分类细化的改良 APACHE Ⅱ评分模型（5 类疾病）优于原始 APACHE Ⅱ 评分模型（2 类疾病）；其受试者工作特征曲线下面积（area under curve，AUC）为 0.880（95%*CI* 0.847～0.912），且更适用于脑梗死（AUC＝0.858，95%*CI* 0.816～0.900）、脑出血（AUC＝0.863，95%*CI* 0.778～0.947）和中枢神经系统感染（AUC＝1.000，95%*CI* 1.000～1.000）；SAPS Ⅱ评分，由于生理参数少、无需考虑病种的优势，可以较好地评估神经重症患者疗效（AUC＝0.859，95%*CI* 0.833～0.885）。因此，在神经重症监护病房既可选择改良 APACHE Ⅱ 评分进行专病评估，亦可采用 SAPS Ⅱ评分进行忽略病种的评估。

2. 脑损伤评分 我国神经科医师大多采用 Glasgow 昏迷量表（Glasgow coma scale，GCS）评估脑损伤严重程度。事实上，GCS 评分是基于脑创伤（TBI）建立的，是否适用于其他脑疾病（如脑卒中）尚存争议。2009 年，一项评估脑卒中患者昏迷量表信效度的研究显示，5 项昏迷量表中以全面无反应性量表（FOUR）对不良预后的分辨力最强（AUC＝0.854，95%*CI* 0.749～0.896），且评估者之间的一致性较好（Kappa 检验：κ＝0.647）。笔者认为，针对不同脑疾病，应选择不同的评估量表。

二、重症脑损伤评估重点的转移

既往半个多世纪，对脑损伤后昏迷的研究主要侧重于不良预后［死亡或脑死亡、植物状态、最低意识状态（MCS）］的预测，并为医疗决策提供依据。经过 10 余年的发展，我国重症脑损伤患者不良预后的预测技术日臻成熟，并与国外同道共同将目光转向昏迷患者苏醒的预测研究，以期为改善患者生活质量提供依据。

1. 不良预后预测 我国重症脑损伤患者不良预后的预测研究始于 20 世纪末，迄今已有多项研究证实，脑损伤早期（3 d 内）FOUR 评分≤8 分和 GCS 评分≤6 分，以及脑电图恶性模式（爆发 - 抑制、α 或 θ 节律、痫样放电和全面性抑制）、脑电图爆发 - 抑制比＞39.80%、体感诱发电位（SEP）N20 和（或）N60 消失、脑干听觉诱发电位

（BAEP）V波消失、血清神经元特异性烯醇化酶（NSE）＞32.20×10^{-3} ng/L或S-100B蛋白（S-100B）＞4.26×10^{-3} μg/L等均预示患者预后不良。上述研究结果为《心肺复苏后昏迷评估中国专家共识》（以下简称“共识”）的制定提供了依据，随着“共识”的推广和应用，重症脑损伤不良预后评估将在我国发挥更大作用。

2. 良好预后预测　目前，我国鲜有脑损伤后昏迷患者良好预后（苏醒）的研究报道，正在开展的脑网络研究可能成为新的热点。最新研究显示，体感诱发电位N60存在，以及事件相关电位（ERP）N100和失匹配负波（MMN）存在，预示患者可能苏醒；TMSEN评分≥3分，预示无反应觉醒综合征（UWS）患者可能苏醒；温度量化刺激时出现脑电图反应性，以及fMRI显示脑干、丘脑和感觉运动功能区皮质激活，预示植物状态或最低意识状态患者可能苏醒。有关重症脑损伤患者从昏迷转为苏醒的研究，尚待进一步深入和完善。

三、重症脑血管病治疗的突破

既往研究显示，幕上大容积（＞25 ml）自发性脑出血患者病死率＞40%，而大脑半球大面积梗死近80%，因此，降低病死率和改善神经功能预后成为重症脑血管病治疗的两个终极目标。近10年来，国内有文献报道，大容积自发性脑出血患者住院30 d病死率降至零、大脑半球大面积梗死患者3个月病死率降至20%以下。

1. 大容积自发性脑出血的微创清除术　尽管我国针对大容积自发性脑出血的微创清除术研究已有多年，但优质临床研究甚少。2014年的一项前瞻性临床研究显示，血肿微创清除术联合小剂量重组组织型纤溶酶原激活物（rt-PA）可以有效减小血肿和减轻周围水肿，并将住院30 d病死率降至零。

2. 大面积脑梗死的早期治疗　近10年来，我国对大面积脑梗死患者更多选择早期治疗，即先以脱水药物（如甘露醇）降低颅内压，而后施行部分颅骨切除减压术或低温疗法。2012年的一项大面积脑梗死早期部分颅骨切除减压术与内科保守治疗的随机对照临床试验结果显示，发病后6个月手术组患者病死率低于非手术组［12.50%（3/24）*vs.* 60.87%（14/23），P=0.001］，发病后12个月手术组患者不良预后［改良Rankin量表（mRS）评分5～6分］发生率低于非手术组［25%（6/24）*vs.* 86.96%（20/23），P=0.000］。2013年，多项有关低温治疗大面积脑梗死的前瞻性小样本队列研究结果证实，血管内低温疗法具有较好的可操作性和精确性，可以保证低温疗法顺利实施；轻度低温对患者生理学指标影响较小，经密切监测与妥善处理可快速恢复；低温治疗过程中，恰当的抗寒战措施（如应用药物和体表保暖）很少影响预后；低温疗法除降低颅内压外，还可改善患者神经功能预后。基础研究显示，低温疗法联合神经保护剂可以抑制线粒体凋亡，从而减轻神经元损伤。笔者希望今后的研究重点应聚焦复温和复温后的颅内压反跳，以使低温疗法更具优势。

四、癫痫持续状态诊治的梳理

据文献报道，癫痫持续状态的治疗终止率为 40%～78%，难治性癫痫持续状态（RSE）为 16%～63%。目前，国内仍有部分神经科医师对两者的判断不够准确，因此不能合理选择并规范化使用抗癫痫药物（AEDs）。

1．初始抗癫痫药物治疗　对于惊厥性癫痫持续状态（CSE）患者，国内首选抗癫痫药物种类有限，如地西泮、丙戊酸钠、苯巴比妥等。2011 年，一项全面性惊厥性癫痫持续状态（GCSE）初始治疗的随机对照临床试验显示，首选地西泮负荷剂量（0.20 mg/kg）静脉注射治疗失败后，随机选择丙戊酸钠负荷剂量（30 mg/kg）静脉注射和维持剂量［1～2 mg/（kg・h）］静脉泵注，或地西泮负荷剂量（0.20 mg/kg）静脉注射和维持剂量（4 mg/h）静脉泵注，两组发作终止率差异无统计学意义［50%（15/30）*vs.* 55.56%（20/36），P＝0.652］；其中丙戊酸钠组无一例发生中枢性呼吸和循环抑制。笔者认为，选择何种抗癫痫药物，应考虑患者病情和个体差异。

2．麻醉药物联合低温疗法　我国目前用于治疗难治性癫痫持续状态的麻醉药物仅有咪达唑仑和丙泊酚，一旦治疗失败，难有其他治疗措施补充。2015 年，一项前瞻性病例观察研究发现，难治性癫痫持续状态患者一旦麻醉药物治疗失败，尽早（1 h 内）启动低温疗法（34～35℃）可以提高发作终止率（5 例中 2 例发作完全终止、3 例明显减少），且无一例复温后复发。笔者认为，联合低温疗法可能是难治性癫痫持续状态的突破。

3．脑电图监测　我国神经重症监护病房较少对癫痫持续状态或难治性癫痫持续状态患者施行长程或视频脑电图监测，从而使非惊厥性癫痫持续状态（NCSE）漏诊率和癫痫复发率增加。2013 年，一项前瞻性队列研究显示，惊厥性癫痫持续状态初始治疗后，若发作间期脑电图呈痫样放电、周期性痫样放电（PEDs）和持续性微小发作模式，6 h 内惊厥性癫痫持续状态复发风险分别增加 5、18 和 18 倍。2014 年中华医学会神经病学分会神经重症协作组发表的《惊厥性癫痫持续状态监护与治疗（成人）中国专家共识》推荐：惊厥性癫痫持续状态患者初始治疗后，需持续脑电图监测至少 6 h，以便发现脑内异常放电或非惊厥性癫痫持续状态；难治性癫痫持续状态患者麻醉药物治疗时，需持续脑电图监测至少 24～48 h；癫痫持续状态和难治性癫痫持续状态患者在抗癫痫药物或麻醉药物减量过程中，仍需持续脑电图监测，其目的在于及时调整治疗方案。因此，笔者认为，共识的推广工作尚待加强，其任重而道远。

4．动物实验研究　我国癫痫持续状态和难治性癫痫持续状态的动物实验着眼于癫痫持续状态终止的分子机制和神经保护。例如，Npas4 对癫痫发作的抑制作用；N- 甲基 -D- 天冬氨酸受体（NMDAR）对大脑皮质、梨状皮质、海马多药耐药相关蛋白 2（MRP2）表达上调的抑制作用；海马 CA3 区轴突起始段钠离子通道开放和 G 蛋白表达上调与神经元兴奋性增加的相关性；过氧化物酶体增殖物激活受体 γ 辅助激活因子 1α（PGC-1α）与神经元缺失的相关性；阿司匹林与海马神经元缺失、苔藓纤维（MF）缠结抑制、异常神经再生抑制等相关性。笔者希望临床前的基础研究应加快向临床研究转化，以使患者尽早获益。

五、中枢神经系统疾病伴呼吸功能衰竭治疗的难点

既往对重症神经系统疾病并发呼吸功能衰竭的高病死率关注不够，对“呼吸泵衰竭”和“肺衰竭”治疗过程中的棘手问题了解甚少，从而使部分重症神经系统疾病患者的不良结局终止于呼吸功能衰竭，而非原发疾病。因此，降低神经重症患者病死率须注重改善呼吸功能。

1．呼吸功能衰竭的病理学基础　动物实验显示，大鼠大脑中动脉缺血早期，光学显微镜下可见肺泡萎陷、肺泡腔内纤维蛋白渗出、肺泡隔增宽伴炎性细胞浸润或出血、细支气管黏膜上皮细胞脱落等；电子显微镜观察可见肺泡Ⅱ型上皮细胞表面糖萼减少、线粒体结构破坏等急性肺损伤表现。在此基础上极易继发细菌性肺炎，甚至导致呼吸功能衰竭。因此，对于脑损伤并发的急性肺损伤或肺炎的治疗至关重要，应引起神经科医师高度重视。

2．呼吸功能衰竭的机械通气治疗　呼吸机辅助通气时，随着机械通气时间的延长和呼吸机相关肺炎发生率的增加，病死率亦随之增加，部分生存患者可能终身难以脱离呼吸机。2014 年的一项随机对照临床试验结果表明，采取程序化撤机方案可有效缩短撤机时间，使机械通气时间和神经重症监护病房停留时间缩短。由此可见，安全撤离机械通气与机械通气支持呼吸功能同样重要，两者均关系到患者的预后和结局。

六、重症神经系统疾病营养支持观念的转变

以往重症神经系统疾病的营养支持长期处于“有支持”而“乏营养”状态，即重症脑损伤患者的营养支持既无“允许性低热卡”概念，亦无“全营养素”概念，在营养支持治疗过程中，既无胃肠功能监测，亦无营养指标监测，且极少关注营养支持与神经重症患者预后的相关性。近 10 年来，这一现状有所改善，越来越多的神经重症医师开始接受或更新营养支持观念，并尝试应用新的营养支持策略改变疾病转归。

1．营养支持仪器设备的更新　神经重症监护病房营养支持仪器设备的更新换代几乎与支持各器官系统的仪器设备同步，并成为生命支持不可或缺的部分。间接能量监测仪的应用使能量供给更接近个体需求，聚氨酯的鼻胃管 / 鼻肠管使喂养更加舒适，经皮内镜胃造口技术使喂养管道的更换至少延长至 1 年，营养液输注泵的应用使喂养更加耐受。这些营养支持仪器设备为神经重症患者安全、有效的营养支持提供了保障。2013 年的一项调查报告显示，我国上述仪器设备的配置率除营养液输注泵的配置达到 58% 外，其他均显不足。因此，神经重症营养支持的新理念和新设备尚待更新。

2．营养支持系统工程建设　神经重症监护病房的营养支持更像系统工程，这是由神经重症患者的意识障碍、神经性延髓麻痹、自主神经功能损伤等疾病特质所决定。

多项针对能量供给选择、营养制剂选择、胃肠动力药物选择的小样本临床研究显示，这一系统工程具有多元性和复杂性。中华医学会肠外肠内营养学分会神经疾病营养支持学组于 2011 年发表的《神经系统疾病营养支持适应证共识（2011 版）》和《神经系统疾病肠内营养支持操作规范共识（2011 版）》，以及 2015 年发表的《神经系统疾病经皮内镜下胃造口喂养中国专家共识》涵盖了脑卒中、颅脑创伤和痴呆等多种神经系统疾病，并涉及肠内营养十大规范。随后的多项单中心或多中心临床研究进一步证实了“共识”的可操作性和实用性，并为建设和推广营养支持系统工程增强了信心。

目前，我国的神经重症专业已步入快速发展阶段，越来越多的神经科医师开始关注这一研究领域，面对其中的诸多挑战，神经重症医师须同心协力，共克难关。

参考文献从略

（本文刊载于《中国现代神经疾病杂志》
2015 年 12 月第 15 卷第 12 期第 929-934 页）

中国第一次神经重症监护病房调查报告

宿英英

【研究背景】

神经重症（neurocritical care）是迅速发展起来的神经病学亚专科，其以神经重症监护病房（neurological intensive care unit，neuro-ICU）的模式将神经内科、神经外科、普通内科、麻醉科、临床药理科、临床营养科和康复科等多学科融为一体，并将多种急救医疗技术集中实施，既改善了患者预后，又节省了医疗资源，成为现代具有神经科特色的新兴交叉学科。世界上第一个重症监护病房（intensive care unit，ICU）创建于 20 世纪 50 年代的美国巴尔的摩市立医院（Baltimore City Hospital）。20 多年后，第一个神经重症 ICU 在美国哈佛大学麻省总医院（Massachusetts General Hospital at Harvard Medical School）成立，从此，neuro-ICU 进入迅速发展时期。2008 年美国的一份调查报告显示，美国已有 50 多所医学院校建立了 10～20 张床位的 neuro-ICU。欧洲国家 neuro-ICU 的创建和发展与美国基本同步，主要分布在德国、法国、意大利、比利时和英国等发达国家。中国的 neuro-ICU 出现于 20 世纪 80 年代。2010 年，首都医科大学宣武医院神经科 neuro-ICU 在中华医学会神经病学分会的支持下，首次在全国范围内对省、市级三级甲等医院的神经重症发展现状进行了调查，旨在发现 neuro-ICU 发展过程中出现的问题，并提出改进意见和建议。

【研究方法】

调查采取横断面调查（cross-sectional survey）方法，并分为调查阶段、资料收集与整理阶段，以及核实与确认阶段。调查采用自陈式问卷（self-report questionnaire），调查步骤为：①通过邮件或电子邮件方式发送至接受调查单位；②接受调查单位的神经科负责人和 neuro-ICU 负责人填写调查问卷，并通过邮件或电子邮件方式返回调查中心；③调查中心通过电话采访方式对调查结果进行核实与确认。调查问卷设计为封闭式问题（closed questions），内容涉及基本信息、设备信息和人员信息 3 个部分。

【研究结果】

调查对象包括中国大陆地区 31 个省、自治区、直辖市的 100 家省和（或）市级三级甲等医院神经内科和神经外科。24 个行政区域的 68 家三级甲等医院回应，共 76 个 neuro-ICU 纳入分析。

（1）neuro-ICU 基本信息：总床位数 852 张，平均每个 ICU 12～18 张（4～45 张），占神经科总床位数的 8%～15%，封闭式管理模式占 62.16%。

（2）neuro-ICU 仪器设备信息：18 项基本仪器设备配置中，12 项配置到位（超过 70% 的 ICU 配置），6 项配置不足（不到 70% 的 ICU 配置）；14 项生理生化指标监测仪器设备中，8 项配置到位（超过 70% 的 ICU 配置），6 项配置不足（不到 60% 的 ICU 配置）；13 项专科仪器设备中，6 项配置到位（超过 70% 的 ICU 配置），7 项配置不足（不到 40% 的 ICU 配置）。

（3）neuro-ICU 人员信息：76 个 neuro-ICU 中，72 个配备了神经重症医师，重症医师总数为 359 人，医师与床位比平均 0.38∶1；59 个 neuro-ICU 配备了神经重症护士，神经重症护士总数为 852 人，护士与床位比平均 1.3∶1；76 个 neuro-ICU 配备呼吸机治疗师 2 人，临床药师 7 人，临床营养师 8 人，神经康复师 17 人。

【研究结论】

21 世纪，中国 neuro-ICU 进入快速发展阶段，但也暴露出仪器设备配置不足、神经重症专业人员配备不足，以及地区之间发展不均衡等问题，希望中国的 neuro-ICU 建设更加规范和完善。

原始文献

Su YY, Wang M, Feng HH, et al. An overview of neurocritical care in China: a nationwide survey. Chin Med J, 2013, 126 (18): 3422-3426.

第一作者：宿英英

中国第二次神经重症监护病房调查报告

宿英英

【研究背景】

自中国第 1 次神经重症监护病房（neurological intensive care unit，neuro-ICU）调查（Chinese neuro-ICUS-1），已经过去 5 年。中国 neuro-ICU 发展现状如何，存在问题情况改进如何，需要持续关注与研究。2015 年，中国医师协会神经内科医师分会神经重症疾病专业委员会（Chinese Association of Neurologist/Neurocritical Care Committee，CAN/NCC）和中华医学会神经病学分会神经重症协作组（Neurocritical Care Committee of the Chinese Society of Neurology，CSN/NCC）联合启动了中国第二次 neuro-ICU 调查（Chinese neuro-ICUS-2），旨在不断发现不足，并促进 neuro-ICU 不断建设完善。

【研究方法】

（1）调查组织和形式：CSN/NCC 和 CAN/NCC 负责人负责调查问卷设计，CSN/NCC 或 CAN/NCC 委员负责本地区 neuro-ICU 调查问卷发放、收集和数据的第一次核对，首都医科大学宣武医院神经内科 neuro-ICU 调查项目组（neuro-ICUS-2 项目组）负责调查问卷整理，以及第二次数据核对和统计分析。调查自 2015 年 10 月 1 日开始，至 2016 年 1 月 1 日结束。调查地区包括中国 31 个省、自治区、直辖市。

（2）调查方法和步骤：具有 neuro-ICU 专职（full-time）医师的 neuro-ICU 纳入调查。调查方法为横断面调查。

调查步骤为：① neuro-ICUS-2 项目组将自陈式调查问卷通过电子邮件发送至各地区 CSN/NCC 或 CAN/NCC 委员，每一委员按 neuro-ICU 纳入条件发放调查问卷至本地区所属医院 neuro-ICU；②接受调查的 neuro-ICU 负责人填写调查问卷，并向本地区 CSN/NCC 或 CAN/NCC 委员提交调查问卷，地区委员收集、核对调查问卷后，通过电子邮件向 neuro-ICUS-2 项目组提交调查问卷；③ neuro-ICUS-2 项目组首先对调查问卷进行整理核实，之后对调查结果进行统计分析。

（3）调查问卷设计：调查问卷采用封闭式问题。调查内容包括 neuro-ICU 基本建设（14 个项目）、neuro-ICU 病床设施和仪器设备配置（50 个项目）、neuro-ICU 人员配备与管理模式（19 个项目）。

【研究结果】

（1）neuro-ICU 基本建设：neuro-ICU 调查项目组收到 28 个省、自治区、直辖市

（除青海、西藏、海南外）92 家医院 101 个 neuro-ICU 提交的调查问卷。与 2010 年相比，2015 年的 neuro-ICU 数量增加（101 *vs.* 76），建有 neuro-ICU 的地区（28 *vs.* 24）和医院（92 *vs.* 68）增加。neuro-ICU 大多集中在大型三级甲等医院和（或）教学医院。101 个 neuro-ICU 中，新建 neuro-ICU 增长 32.9%，重建 neuro-ICU 增长 62.1%。每个 neuro-ICU 平均床位数 14 张，平均占科室床位 11.2%。与 2010 年相比，2015 年新建和重建 neuro-ICU 具有较高增长，neuro-ICU 与科室床位比趋于合理。9 项病床设施配置中，8 项配置率＞80%。与 2010 年相比，2015 年多数病床设施配置趋于完备（81%～100% *vs.* 74%～99%）。

（2）neuro-ICU 仪器设备配置：12 项 neuro-ICU 基本仪器设备配置中，2 项配置率达到 100%，6 项＞80%，2 项 55.4%～66.3%。与 2010 年相比，2015 年多数（8 项）neuro-ICU 的基础仪器设备配置趋于完备（83%～100% *vs.* 61%～95%）。14 项生理生化监测仪器设备配置中，4 项配置率达到 100%，3 项＞80%，4 项 54.5%～79.2%。与 2010 年相比，2015 年所有 neuro-ICU 生理生化监测仪器设备配置率均有所增加。3 项床旁诊治仪器设备配置中，全部配置率＞80%。与 2010 年相比，2015 年床旁诊治仪器设备配置增加（87%～89% *vs.* 53%～90%）。12 项专科仪器设备配置中，11 项配置率＞80%；5 项专科大型设备［颅脑计算机断层扫描术（computer tomography，CT）、颅脑磁共振（magnetic resonance，MR）、脑血管内检查治疗、神经病理和神经药学检查］全部由医院配置。与 2010 年相比，2015 年神经专科仪器设备配置率大幅度增长（68%～100% *vs.* 22%～95%）。

（3）neuro-ICU 人员配备与管理模式：101 个 neuro-ICU 中，neuro-ICU 专职医师 1205 人。每一个 neuro-ICU 中有专职医师 2～18 人（平均 6 人）。neuro-ICU 医师 / 床位比平均 1∶2。neuro-ICU 护士 1978 人，78.2% 的护士具有 neuro-ICU/ICU 认证资质；neuro-ICU 护士 / 床位比平均 1∶1。5.9%、36.6%、32.7% 和 49.5% 的 neuro-ICU 配备呼吸机治疗师、临床药师、临床营养师和神经康复师。与 2010 年比对，2015 年 neuro-ICU 的医师、护士配备率明显增长（196%、404%）；40.6% neuro-ICU 的医师 / 床位比达到 1∶2，37.6% neuro-ICU 的护士 / 床位比达到 1∶1。101 个 neuro-ICU 中，76.2% 的 neuro-ICU 由神经内科医师管理，71.3% 的 neuro-ICU 实施封闭式管理，38.6% 的 neuro-ICU 神经重症医师值夜班。与 2010 年相比，封闭式管理模式 neuro-ICU 比率增加（71% *vs.* 62%）。

【研究结论】

与 Chinese neuro-ICUS-1 相比，Chinese neuro-ICUS-2 的 neuro-ICU 数量增长明显；床位设置基本合理，病床设施配置基本达标，床旁诊治仪器设备和专科仪器设备配置基本完备；少数基础仪器设备和生理生化监测仪器设备配置不足；医师、护士数量明显增加，但多学科团队建设欠缺。中国 neuro-ICU 管理模式正在从开放式转向封闭式或半封闭式。2020 年的 Chinese neuro-ICUS-3 将增加疾病病种、诊治技术及结局预后等信息，由此促进 neuro-ICU 发展从量变走向质变。

原始文献

Su YY, Pan S, Jiang W, et al. The development of neurocritical care units in China: the 2nd nationwide survey.(待发表)

第一作者：宿英英

第二章
神经重症监护病房脑电图监测

共识

神经重症监护病房脑电图监测规范推荐意见

中华医学会神经病学分会神经重症协作组

20 世纪 50 年代脑电图（electroencephalography）技术开始应用于神经重症监护病房（neuro-intensive care unit，NCU*）。21 世纪初，中国 NCU 迅速发展，据 2010 年不完全统计，已经达到建设标准的 NCU 有 76 个，因此，建立脑电图监测工作站并制定相关监测规范势在必行。中华医学会神经病学分会神经重症协作组组织神经重症医学专家和神经电生理学专家基于循证医学的证据，结合中国医疗现状，共同撰写了《神经重症监护病房脑电图监测规范推荐意见》，希望对神经重症、重症医学科和急诊医学科医师的医疗实践提供帮助和借鉴。本文的撰写步骤包括：检索、复习相关文献（来源于 1995—2013 年 Medline 数据库）；采用 2011 版牛津循证医学中心（Center for Evidence-based Medicine）证据分级标准进行证据级别确认与推荐意见确认；逐步扩大范围充分讨论，对证据暂不充分，但专家讨论达到高度共识的意见提高推荐级别（A 级推荐）。

在 NCU 内应用脑电图监测可达到判断痫性发作、判定脑损伤程度、指导脑保护治疗和预测预后或结局的目的。其优势在于：①脑电图具有很好的时间分辨率（ms）和较好的空间分辨率（mm），能够实时动态监测，并易于床旁操作；②能够协助鉴别痫性与非痫性发作，尤其是能够发现非惊厥性痫性发作；③能够敏感地发现脑功能变化，并据此在临床征象变化之前做出好转或恶化的判断；④能够早期预测昏迷患者的预后，

---

* 注：现通用英文全称及缩写为 neurocritical intensive care unit, neuro-ICU

并据此提供医疗决策依据；⑤能够准确地反馈治疗信息，并据此调整治疗方案。

一、脑电图监测对象

（一）癫痫持续状态（status epilepticus，SE）

1998 年，美国一项纳入 164 例惊厥性 SE（convulsive status epilepticus，CSE）患者的前瞻性病例系列研究显示，经抗癫痫治疗后，48% 的患者脑电图表现为非惊厥性痫性（nonconvulsive seizures，NCS）发作，14% 的患者表现为非惊厥性 SE（nonconvulsive status epilepticus，NCSE）（4 级证据）。2013 年，中国一项纳入 2 个随机对照试验数据的分析显示，发作间期癫痫样放电、周期性癫痫样放电、NCSE 模式与癫痫复发独立相关（2a 级证据）。2013 年，美国一项纳入 63 例 SE 患者的前瞻性研究结果显示，发作间期癫痫样放电和反应性消失预示患者预后不良（1b 级证据）。2013 年，中国一项纳入 104 例 SE 患者的前瞻性研究结果显示：发作间期癫痫样放电、周期性癫痫样放电 / 微小发作预示患者预后不良（1b 级证据）。

（二）重症脑梗死（cerebral infarction）

2007 年，德国一项纳入 25 例大脑半球大面积脑梗死（massive cerebral hemispheric infarction，MCHI）患者的前瞻性研究结果显示，脑电图出现 θ、β 优势提示预后良好，广泛慢 δ 活动提示预后不良（1b 级证据）。2013 年，中国一项纳入 162 例 MCHI 患者的前瞻性研究结果显示，脑电无反应、RAWOD（regional attenuation without delta）模式、爆发 - 抑制模式、α/θ 昏迷模式、癫痫样放电（无爆发 - 抑制）模式和广泛抑制模式提示患者预后不良（1b 级证据）。

（三）重症蛛网膜下腔出血（subarachnoid hemorrhage，SAH）

2004 年，美国一项纳入 34 例 SAH（Hunt-Hess 4～5 级）患者的前瞻性病例系列研究显示，在迟发性脑缺血损伤（delayed cerebral ischemia，DCI）患者的量化脑电图监测（quantitative EEG，qEEG）中，24% 表现为 α/δ 比值（α 能量 /δ 能量）平均相对基线下降（4 级证据）。2011 年，加拿大一项纳入 12 例 DCI 高危 SAH 患者的前瞻性病例系列研究显示，66.7% 的 DCI 患者脑电图平均 α 波能量降低，并随米力农治疗出现反应性变化，其中 3 例在早于临床 24～48 h 发现 DCI（4 级证据）。2006 年，美国一项纳入 116 例 SAH 患者的回顾性研究显示，癫痫样放电、脑电图反应性消失预示预后不良（2b 级证据）。

（四）重症颅脑外伤（traumatic brain injury，TBI）

1995 年，美国一项纳入 50 例 TBI 患者的前瞻性研究显示，脑电图反应性消失预示患者的预后不良（1b 级证据）。2002 年，美国一项纳入 89 例 TBI 患者的前瞻性研究显示，3 d 内 qEEG 的 α 波变异性（alpha variability）可以预测患者的预后不良（1b 级证据）。2010 年，美国一项纳入 105 例 TBI 患者的前瞻性研究显示，与 CT 相比，应用 qEEG 的频段能量分析评估 TBI 患者的脑损伤程度具有更好的预测敏感性（92.45%）和特异性（90.00%）（1b 级证据）。

（五）心肺复苏后昏迷（cardiopulmonary resuscitation，CPR）

2006 年，中国一项纳入 64 例 CPR 患者的前瞻性研究显示，全面抑制和爆发抑制模式预示着患者预后不良，慢波增多模式预示患者预后良好（1b 级证据）。2012 年，瑞士一项纳入 61 例 CPR 患者的前瞻性研究显示，脑电图反应性消失、癫痫样异常放电、间断性电静息患者预后不良（1b 级证据）。2013 年，美国一项针对 190 例经低温治疗的 CPR 患者进行的研究结果显示，间断性电静息患者预后不良（1b 级证据）。2014 年，中国一项纳入 60 例 CPR 患者的前瞻性研究显示，应用 qEEG 计算爆发 - 抑制比可以预示预后不良（1b 级证据）。

（六）脑死亡（brain death）

1995 年，美国脑电图的脑死亡标准推荐为：脑电图呈电静息持续至少 30 min 可作为确认试验指标。2013 年，中国脑损伤质控评价中心的脑死亡判定标准推荐为：脑电图电压小于 2 μV 持续至少 30 min 可作为确认试验指标。

（七）植物状态（vegetative state）

2011 年，欧洲一项纳入 38 例植物状态患者的前瞻性研究显示，植物状态组患者 qEEG 的近似熵值低于健康对照组，近似熵值更低的植物状态患者始终处于植物状态或死亡，稍高的近似熵值植物状态患者可能部分恢复意识（1b 级证据）。2013 年，欧洲一项纳入 14 例植物状态患者的前瞻性研究显示，脑电图线性分析显示网络连接减弱的患者预后不良（1b 级证据）。

目前，其他重症神经疾病，如中枢神经系统感染或免疫介导的相关脑病尚缺乏脑电图监测的文献证据。

推荐意见：①推荐 CSE 经药物治疗后仍处于昏迷状态的患者或不明原因的昏迷患者应用脑电图监测发现 NCS 或 NCSE（C 级推荐）。②推荐 SE 初始治疗后，患者应用脑电图监测来预测癫痫复发（C 级推荐）。③推荐 SE、MCHI、TBI、CPR 患者应用脑电图反应性、脑电图模式或 qEEG 预测其不良预后（A 级推荐）。④推荐 SAH 患者应用脑电图模式预测转归（C 级推荐）。推荐 SAH 患者应用 qEEG 分析预测临床前血管痉挛或延迟性脑缺血（C 级推荐）。⑤推荐脑死亡患者应用脑电图监测作为主要确认试验（A 级推荐）。⑥推荐植物状态患者应用 qEEG 监测预测植物状态结局（B 级推荐）。⑦并不是所有 NCU 重症患者均需要脑电图监测，故应合理选择监测对象。

二、脑电图监测与评估操作规范

（一）脑电图监测仪器设备

NCU 应用的脑电图根据机型分为便携式脑电图、可移动台式脑电图和脑电图工作站；根据是否能够实行脑电视频记录又分为视频脑电监测和非视频脑电监测。通常需要根据患者病情选择合适的机型或视频。视频脑电图更有助于同步记录患者的临床癫痫发作。NCU 的脑电图仪器使用和养护需专人负责，以确保其正常运行。

（二）脑电图监测开始时间

对 SE 患者需尽早开始视频脑电图监测（2b 级证据），对脑损伤后昏迷患者可选择发病后 1～7 d 开始短程脑电图监测（1b 级证据）。

（三）脑电图监测持续时间

短程脑电图监测时间需要 0.5～2.0 h，多用于昏迷患者的预后评估；长程脑电图（continuous EEG）监测时间至少为 24～48 h，主要用于 SE 和 NCS 的诊治。多数研究结果证实，对于脑损伤尤其是 CPR 患者，需要反复多次进行短程脑电图监测，并取最差 1 次进行预后分析，可提高评估的准确性（1b 级证据）。2013 年，中国脑死亡判定标准与技术规范规定脑电图判定脑死亡时间至少为 30 min。2004 年，美国一项纳入 570 例患者的回顾性研究显示，只有 50% 的 NCS 出现在监测过程中的前 60 min，因此，需要延长监测时间（至少 24 h），以发现更多的 NCS（4 级证据）。

（四）脑电图监测方法

脑电图监测使用独立电源，必要时使用稳压器，也可暂停其他可能干扰脑电图记录的医疗仪器设备（如输液泵、震动排痰仪、防压疮气垫等）。常规脑电图监测采用国际 10-20 系统安装 16 导联盘状电极。部分患者因有创颅内压监测、部分颅骨缺损、颅骨钻孔引流而影响电极安放，此时，应在保证左、右两侧对称的基础上适当减少电极。对于应用长程（数天）脑电图监测患者，24～48 h 后暂停脑电图监测（暂停时间为 12～24 h），以清洁电极处皮肤，如患者不能暂停脑电图监测，可微调电极位置，以避免头皮破溃或感染。脑死亡评估至少安装 8 个记录导联，即额极 FP1、FP2、中央 C3、中央 C4、中颞 T3、中颞 T4、枕 O1、枕 O2；头皮脱脂至电阻达到最小（＜10 kΩ 和＞100 Ω）；双侧电极阻抗基本匹配；参考电极位于耳垂或乳突；接地电极位于 FP_z；公共参考电极位于 Cz；高频滤波为 30～75 Hz，低频滤波为 0.5 Hz，敏感度为 2 μV/mm。昏迷患者应给予强烈躯体感觉或视觉、听觉刺激，观察脑电图反应性，脑死亡患者的反应性消失。

（五）脑电图评估分析

脑电图的评估分析可选择常规脑电图分析、视频脑电图分析、脑电图反应性（声音、疼痛及光刺激等）分析和定量脑电图分析。脑电图分析需要 2 名具有脑电图判读资质的医师独立完成。对于意见不一致的判读结果，需扩大范围讨论或会诊。判读结果需及时与主管医师、主管护师和患者的家属进行沟通。

（六）脑电图监测护理

患者翻身时应尽量避免电极脱落，如果电极脱落，则及时安放完整。对 SE 患者应加强生命体征监测，并适当予以约束，以防止其舌咬伤、肢体碰伤和坠床。视频监测患者需保持目标体位，并注意遮挡隐私部位。

推荐意见：①根据需要选择脑电图监测的仪器设备，如便携式脑电图、可移动台式脑电图或脑电图工作站，以分别完成 NCU 内、院内或院外脑电图监测（A 级推荐）。推荐 SE 患者选择视频脑电监测（A 级推荐）。② SE 患者在急诊或 NCU 应尽快开始视频脑电图监测（A 级推荐）。脑损伤后昏迷患者在发病后 3～7 d 内应尽早开始脑电图监测（A 级推荐）。③ SE 患者（B 级推荐）、RSE 患者（A 级推荐）、可疑 NCS/NCSE 患者（B 级推荐）应进行长程脑电图监测。脑损伤后昏迷患者应进行短程脑电图监测（A 级推荐）。SAH 患者的脑电图监测应至少持续 3～5 d，以早期发现 DCI（B 级推荐）。脑死亡判定的脑电图监测至少持续 30 min（A 级推荐）。④应用长程脑电图监测的患者，每 24～48 h 暂停（12～24 h）1 次脑电图监测或微调电极位置，以避免头皮破溃或感染（A 级推荐）。⑤脑电图监测采用独立电源，以减少床旁仪器设备的干扰；推荐至少 16 导联的电极安放，以保证基本信息收集（A 级推荐）。⑥ NCU 内脑电图监测应保持环境常温和安静；长程脑电图监测应实施集中护理操作，并注意电极安放完整；视频脑电图监测应注意保持目标体位和保护患者的隐私（A 级推荐）。⑦脑电图记录应完整，包括一般信息、影响脑电活动的药物。脑电图监测结果的判读应分别由 2 名医师独立判读，如果意见不一致，需扩大范围讨论或进行会诊（A 级推荐）。脑死亡的脑电图判读需具有相关资质的人员完成（A 级推荐）。

脑电图监测也存在一定的局限性，特别是其结果容易受麻醉镇静药物的影响。因此，做出判定时需结合患者的临床表现和其他监测结果，如诱发电位、神经影像、神经生物化学标志物指标等。

随着神经电生理学技术的迅速发展，新的脑电图监测技术（如 qEEG）将更广泛地应用于神经重症患者，从而为疾病的诊治和预后评估提供了更多的信息，并使脑电图判读更加简便易行。

执笔专家：宿英英、黄旭升、潘速跃、彭斌、江文

中华医学会神经病学分会神经重症协作组专家和相关领域专家（按姓氏拼音排序）：曹秉振、迟兆富、崔丽英、丁里、韩杰、洪震、胡颖红、黄卫、黄旭升、贾建平、江

文、李力、李连弟、刘刚、刘丽萍、倪俊、牛小媛、潘速跃、彭斌、蒲传强、任国平、石向群、宿英英、谭红、田飞、王学峰、王玉平、吴逊、吴永明、肖波、杨渝、袁军、张乐、张猛、张旭、张艳、周东、朱沂

志谢：本文撰写过程中，相关领域具有丰富经验的神经重症专家完成了初稿、讨论稿和修改稿的反复讨论、修订与完善，在此一并表示诚挚的感谢

参考文献从略

（通信作者：宿英英）

（本文刊载于《中华神经科杂志》
2015年7月第48卷第7期第547-550页）

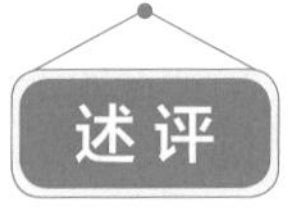

神经重症监护病房脑电图监测应用前景

宿英英

神经重症监护病房（neurological intensive care unit，NCU）* 的危重神经疾病患者需要脑电图（electroencephalogram，EEG）监测吗？如何监测？监测目的和目标又是什么？以往，这些问题曾经困扰作者。现在，仍有许多人不了解EEG监测在NCU的必要性和可行性。作者经过20年的临床实践，第一个可以传递的信息是，EEG监测已经成为NCU难以离舍的监测技术，它能传递更多的临床征象或常规监测所不能获得的信息，使NCU医师更深入地了解原发性或继发性脑损伤所致的脑功能状态。2014年，德国一项调查显示，国内92%（72/78）的NCU配置了EEG监测设备，其中32%用于科学研究，51%用于指导治疗。而中国仅有少数NCU将EEG监测作为临床医疗与科研的常态。为此，2015年中华医学会神经病学分会神经重症协作组（Chinese Society of Neurology/Neurocritical Care Committee，CSN/NCC）推出《神经重症监护病房脑电图监测规范推荐意见》（以下简称中国推荐意见），旨在强化NCU诊疗特色。

一、EEG监测技术的改进

为了实现NCU内EEG监测目的，技术改进成为关键。其中有两大难题需要解决。

---

* 注：现通用英文全称及缩写为 neurocritical intensive care unit, neuro-ICU

第一，排除床上和床周的干扰，如心电监护仪、呼吸机、震动排痰仪、溶液输注泵、微量注射泵、控温毯和防压疮气垫等各种监护仪器设备，可能带来电磁干扰或震动干扰，因为这些干扰可能影响 EEG 信号采集。近 30 年，随着 NCU 基本建设和 EEG 监测技术的改进，这一干扰问题已经通过独立电源、专用地线深埋、放大器改进（集成电路、数字化信号传输、外壳屏蔽）等措施得到很好的解决，NCU 床旁 EEG 监测已不再是“天方夜谭”。第二，排除患者病情的困扰，即短暂描记的 EEG 结果很难与复杂多变的临床征象“对号入座”。随着视频 EEG（video EEG，vEEG）监测（1987 年）和持续 EEG（1974 年）监测（continuous EEG，cEEG）技术的改进，“真伪甄别”变得更加直观和容易。中国推荐意见建议，根据患者实际需求选择不同 EEG 监测技术，达到技术与疾病的融合。

二、EEG 分析技术的进步

由于长程、复杂、多变的 EEG 监测结果可能影响 NCU 医师快速、准确的判断，因此在实现 NCU 内 EEG 监测之后，EEG 图谱分析技术便成为必须攻克的又一个难关。这一过程经历了 3 个历史发展阶段。最早，通过各种 EEG 参数（频率、波幅、波形、节律、位相、对称性、反应性等）的采集确定 EEG 模式，并根据 EEG 模式判定脑损伤程度与预后或结局，例如，良性 EEG 模式（慢波增多模式）预示良好预后（生存），恶性 EEG 模式（爆发 - 抑制或电静息模式等）预示不良预后（死亡、脑死亡、持续植物状态、严重残疾），但我们无法预判 EEG“中间”模式（α/θ 昏迷模式）与预后的相关性。之后，通过 EEG 模式分析，完成了半量化 EEG 分级判断，即按照分级界值的大小，预判脑损伤程度与预后。即使如此，也很难避免因专业知识和经验积累差异所带来的主观误差。现在，新的量化 EEG（quantitative EEG，qEEG）分析技术已经可以通过大量脑电信号的分析与整合，获得更为准确、客观的判断结果。初步研究发现：量化分析后的爆发 - 抑制比（burst suppression ratio，BSR）、相对功率比［（δ+θ）/（α+β），DTABR］、脑对称指数（brain symmetry index，BSI）、量化脑电反应性对脑损伤的判断更加精准，即便是非 EEG 专业人员也能“读懂”。未来，EEG“脑网络”分析技术可能进一步实现昏迷后苏醒的预判，以及苏醒机制的解析。中国推荐意见建议，加快推广脑电图分析技术，特别是 qEEG 分析技术，使 NCU 专业化建设更具特色，使神经重症患者获得更多诊治指导。

三、EEG 监测规范的实施

为了在 NCU 获得最优质的 EEG 监测结果，除了先进的仪器设备配置和不断创新的分析软件外，还需要规范的参数设置、操作流程和长程管控。因为只有合理的 EEG 参数设置（导联数量、滤波、敏感性等），才能做出可靠的判断；只有良好的 EEG 电极维护，才能获得优质的 EEG 图谱；只有实时阅读与长程回顾结合，才能为精准治疗提供可靠依据。显然，这一“软工程”建设增加了 NCU 工作的难度和强度，而要解决这些问题，很大程度上取决于 NCU 内 EEG 监测的专项管理与强化培训，由此完成从“旁观者”向“执行者”的转变。中国推荐意见建议，对 EEG 监测患者需要实施“集中医疗护理”模式，以缩短医护人员床旁查房、护理、治疗等医疗活动时间，最大限度地提高 EEG 监测质量。

四、EEG 应用前景

2009 年，欧洲神经功能监测专家对 EEG 用于昏迷深度、镇静深度、非惊厥性癫痫持续状态（nonconvulsive status epilepticus，NCSE）的判定和预后评估进行了论证。2015 年，美国临床神经电生理协会（American Clinical Neurophysiology Society，ACNS）对危重症患者持续 EEG 监测（critical care continuous EEG，CCEEG）达成共识，对监测疾病病种、仪器设备参数设置、监测持续时间设定、数据储存与读取、结果判读与判读资质等予以了详尽的推荐意见。2015 年，中国神经重症专家推出《神经重症监护病房脑电图监测规范推荐意见》，其中包括 EEG 监测对象、仪器设备要求、监测开始时间和持续时间、监测与评估方法、监测期间护理等。由此看来，NCU 的 EEG 监测已经引起国内外更多相关专家的“共鸣”。EEG 监测作为多模脑功能监测的重要组成部分，更具有无创、床旁、实时、长程和可视的优势，其必将在客观评估和精准治疗指导方面发挥不可替代的作用，并为神经重症患者病死率下降和神经功能预后改善作出贡献。

参考文献从略

（本文刊载于《中华医学杂志》
2019 年 12 月第 99 卷第 45 期第 3521-3523 页）

神经重症监护病房的脑电图监测需要规范与质控

江 文

随着中国神经重症专业的迅速发展，脑电图监测技术已被用于神经重症监护病房（neurological intensive care unit，neuro-ICU）。如何更好地运用这一监测技术了解脑损伤后的脑功能变化，成为 neuro-ICU 医师的新挑战。为此，中华医学会神经病学分会神经重症协作组于 2015 年发表《神经重症监护病房脑电图监测规范推荐意见》(以下简称中国专家推荐意见)。

中国专家推荐意见基于循证医学，结合中国医疗现状，对 neuro-ICU 内开展脑电图监测技术进行了详尽的阐述，目的在于指导神经重症医师更好地完成神经重症诊疗工作。作者为了深入解读中国专家推荐意见，查阅了国外相关资料，并结合美国临床神经生理学会（American Clinical Neurophysiology Society，ACNS）发布的《危重症成人及儿童连续脑电图监测专家共识》(以下简称美国专家共识) 和《重症监护脑电图标准术语（2012 版）》，围绕 neuro-ICU 内脑电图应用中存在的一些问题展开讨论，以便加强临床医师的理解与实践。

一、合理选择监测对象和正确选择监测方法

在 neuro-ICU 内，并非所有患者均需进行脑电图监测。中国专家推荐意见建议：①脑电图监测对象包括癫痫持续状态、重症脑梗死、重症蛛网膜下腔出血、重症颅脑外伤、心肺复苏后昏迷、植物状态和脑死亡；②脑电图监测的目的是诊断非惊厥性发作、非惊厥性癫痫持续状态，预测临床前脑血管痉挛，预判病情转归和预后等。美国专家共识在脑电图监测适应证方面与中国专家推荐意见基本一致，但强调脑电图监测还可在镇静治疗和药物诱导性昏迷评估时发挥作用。

不同疾病或状态对于脑电图监测方法需求不同。国内、外专家一致认为，神经重症医师和脑电图技师应结合患者病情正确选择监测方法，其中包括设备的选择，以及开始时间的选择和持续时间的选择，以便更好地指导治疗和分配医疗资源。中国专家推荐意见建议，癫痫持续状态患者应尽早开始视频脑电图监测，脑损伤后昏迷患者在发病 1～7 d 内尽早实施脑电图监测，而短程脑电图（0.5～2.0 h）监测主要用于预后评估，长程脑电图监测（至少 24 h）主要用于诊断非惊厥性发作及指导癫痫持续状态治疗。

二、制定操作规范和加强质量控制

虽然脑电图对神经重症患者的诊治具有指导意义，但目前我国 neuro-ICU 内脑电配置、技术操作规范及质量控制仍然存在较多问题。

1．neuro-ICU 脑电监测设备配置　2013 年中国一项 neuro-ICU 横断面调查显示，63% 的 neuro-ICU 配备了普通脑电图仪器设备，33% 的 neuro-ICU 配备了视频脑电监测仪器设备。这些有限的仪器配置将影响 neuro-ICU 对脑损伤患者的监测、诊断、治疗和预后预判。因此，相关仪器设备的配置仍有待完善，特别是中央监测、网络服务、远程访问和数据存储等设备的发展。

2．neuro-ICU 脑电图专业技术人员　中国专家推荐意见建议，脑电图监测结果的判读分别由 2 名医师独立完成，如果意见不一致，需扩大范围讨论或进行会诊。实际

上，我国具备该项专业技能的人员并不多，且多数未接受规范化培训。美国专家共识推荐，完善的 neuro-ICU 脑电图监测团队应以一个接受过脑电图专业培训、具备临床脑电图监测经验的医师为核心，组成由脑电图诊断专家、脑电图专业技师、持续脑电图监测观察员共同参与的团队，各级人员均应具备相关资格认证。因此，有必要建立规范的 neuro-ICU 脑电图监测培训项目，组建完善的脑电图监测团队（neuro-ICU 医师、技师和护士），推广可行的考核评估系统。

3．neuro-ICU 脑电图监测操作流程　neuro-ICU 脑电图监测操作流程需考虑以下几点：①患者的选择和分类（涵盖脑电图监测范畴及监测时程）；②脑电图监测的启动（包括启动时机、电极和导联的选择、脑电图及其他生理参数电极的佩戴、评估脑电图质量、收集患者临床数据、调试音频和视频、测试脑电图反应性等）；③日常脑电图维护；④电极移除感染控制；⑤数据审查；⑥脑电图解读；⑦出具报告；⑧与临床医师沟通和数据存储。另外，还需加强每一个环节的质量控制。

4．neuro-ICU 脑电图判读　合格的脑电图报告包括全面、系统、准确的临床信息，包括：①患者临床资料（入院诊断、既往疾病、合并疾病、并发症）；②病情变化；③脑电图监测原因、监测技术及监测时程；④影响脑电图监测药物；⑤脑电图背景模式，包括周期性或节律性模式，以及脑电图反应性；⑥临床和（或）脑电图发作的解释；⑦定量脑电图趋势；⑧脑电图监测总体印象；⑨脑电图与临床相关性。专业的脑电图解读需要应用标准化术语，描述各种脑电图模式，以及与临床医师的沟通。目前为止，我国尚无规范的 neuro-ICU 脑电监测报告模板，各 neuro-ICU 的脑电信息解读水平参差不齐。

5．neuro-ICU 脑电监测标准化术语　脑电图对神经重症患者的脑功能评估有着不可取代的优势，为了更好地实现同行之间的交流及推进相关研究进展，对脑电图监测的标准化术语普及十分必要。美国临床神经生理学会推出的《重症监护脑电图标准术语 2012 版》可供参考，特别是背景脑电图描述、周期性和节律性脑电图模式用语，以及全面、充分的术语定义等，由此确保不同阅图者之间足够的可信度，并消除带有临床暗示用语。这些脑电监测的标准化术语需要培训与推广。

6．neuro-ICU 异常脑电图模式研究　脑电图可实时反映 neuro-ICU 患者脑功能变化。深入研究经典的脑电图模式对疾病的诊断和治疗具有重要意义。中国专家推荐意见总结了国内外最新研究进展，对脑损伤后脑电图的不同模式和（或）反应性进行了描述，并对其所代表的临床意义进行概述，为临床决策提供了重要的参考依据。例如，大脑半球大面积梗死患者脑电图出现 θ、β 优势，预示预后良好；创伤性颅脑损害患者脑电图反应性消失，预示预后不良；心肺复苏后昏迷患者脑电图全面抑制和爆发 - 抑制模式，提示预后不佳，慢波增多模式则预示预后良好等。

实际上，还有很多异常脑电图模式的病理生理机制及临床意义并不清楚，如爆发 - 抑制模式、发作后全面脑电图抑制模式、全面性周期性放电模式等。非惊厥性癫痫持续状态的脑电图诊断标准、neuro-ICU 脑电图反应性的判断标准，以及脑电图实施流程等均需要进一步研究与探讨。

三、小结

中国专家推荐意见对现阶段 neuro-ICU 脑电图的监测与评估、诊断与治疗及预判预后具有重要指导意义，但在实践中还需进一步规范技术操作、加强质量控制、普及标准化术语，以及积极探索特定脑电图模式在疾病诊治中的意义。

参考文献

[1] 中华医学会神经病学分会神经重症协作组. 神经重症监护病房脑电图监测规范推荐意见. 中华神经科杂志，2015，48（7）：547-550.

[2] Herman ST, Abend NS, Bleck TP, et al. Consensus statement on continuous EEG in critically ill adults and children, part Ⅰ: indications. J Clin Neurophysiol, 2015, 32 (2): 87-95.

[3] Herman ST, Abend NS, Bleck TP, et al. Consensus statement on continuous EEG in critically ill adults and children, part Ⅱ: personnel, technical specifications, and clinical practice. J Clin Neurophysiol, 2015, 32 (2): 96-108.

[4] Hirsch Lj, LaRoche SM, Gaspard N, et al. American Clinical Neurophysiology Society's standardized critical care EEG terminology: 2012 version. J Clin Neurophysiol, 2013, 30 (1): 1-27.

[5] Le Roux P, Menon DK, Citerio G, et al. Consensus summary statement of the International Multidisciplinary Consensus Conference on Multimodality Monitoring in Neurocritical Care: a statement for healthcare professionals from the Neurocritical Care Society and the European Society of Intensive Care Medicine. Neurocrit Care Med, 2014, 40 (9): 1189-209.

[6] Claassen J, Taccone FS, Horn P, et al. Recommendations on the use of EEG monitoring in critically ill patients: consensus statement from the neurointensive care section of the ESICM. Intensive Care Med, 2013, 39 (8): 1337-1351.

[7] Su YY, Wang M, Feng HH, et al. An overview of neurocritical care in China: a nationwide survey. Chin Med J, 2013, 126 (18): 3422-3426.

[8] Appavu B, Riviello JJ. Electroencephalographic patterns in neurocritical care: pathologic contributors or epiphenomena?. Neurocrit Care, 2018, 29 (1): 9-19.

[9] Beniczky S, Hirsch LJ, Kaplan PW, et al. Unified EEG terminology and criteria for nonconvulsive status epilepticus. Epilepsia, 2013, 54 Suppl 6: 28-29.

[10] Sutter R, Semmlack S, Kaplan PW. Nonconvulsive status epilepticus in adults - insights into the invisible. Nat Rev Neurol, 2016, 12 (5): 281-293.

[11] Admiraal MM, van Rootselaar AF, Horn J. International consensus on EEG reactivity testing after cardiac arrest: Towards standardization. Resuscitation, 2018, 131: 36-41.

意识障碍的脑电信号量化分析

陈卫碧

重症脑损伤在急性期可出现昏迷。脱离急性昏迷期后，如果意识不能恢复，将会转入慢性意识障碍（disturbance of consciousness，DOC），其中包括植物状态（vegetative state，VS），即无反应觉醒综合征（unresponsive wakefulness syndrome，UWS），以及最低意识状态（minimally conscious state，MCS）。VS/UWS 对外部刺激无反应（或仅显示与指令无关的简单反射运动），MCS 则存在不持续但明确可辨的对自我或环境的意识行为。意识障碍由多种原因引起，但均是脑功能全面降低的结果。由于脑电图（electroencephalography，EEG）记录大脑皮质电活动，可直接、敏感地反映脑功能状态，同时，集经济、无创、便携及高时空分辨率特性等诸多优势，EEG 成为一项重要的意识障碍床旁诊断技术。目前，DOC 的意识障碍诊断分类、预后评估及医疗决策，已离不开 EEG 的分析与指导。

常规 EEG 虽然操作简单，但对评估者要求较高，存在目测判读时间过长和评估者主观偏倚等问题。此外，目测评估无法提取脑电活动所含的所有信息，如神经元种群振荡、信息流动途径和神经活动网络信息等。随着生物电分析技术的发展，以原始脑电为基础，通过各种计算转换，实现了定量 EEG 分析（quantitative EEG，qEEG），从而大量采集的脑电信息判读更加客观、准确。

一、定量 EEG 分析

根据脑电信号提取对象和分析角度的差异，qEEG 分为：①时域分析，直接提取随时间变化的波形特征。②频域分析，主要分析脑电信号的频率特征，如功率谱分析。自发性 EEG 振荡可分为几个子频段，包括 δ（0.5～3.9 Hz）、θ（4～7 Hz）、α（8～13 Hz）、β（13～30 Hz）及 γ（大于 30 Hz），用这些子频段描述能量或事件诱发的同步和去同步。③时频域，在滑动时间窗下进行频谱分解，可得到每个频率能量随着时间的变化。④相位域，在特定时间点或事件相关的 EEG 相位分析。

根据 EEG 量化分析的方法，qEEG 包括线性系统分析和非线性系统分析。在线性系统上，EEG 信号可以用傅里叶转换，例如，功率谱分析（绝对功率值、相对功率值及相对功率比）、脑对称指数等。大脑也可以被认为是一个随机混沌系统，脑电活动随时间序列随机变化，因而适用非线性分析方法，例如，双频指数、复杂性（复杂度、熵、李氏指数等）、功能连接性（相干性、互信息、锁相值、格兰杰因果关系、自适应定向传递函数等）和复杂脑网络（聚类系数、平均路径等）。

1．对称指数（brain symmetry index，BSI） BSI 是两侧大脑半球功率谱密度差异的绝对值，范围为 0～1，即从非常对称到极不对称。有研究发现，缺血性卒中急性期 BSI 与 NIHSS 评分之间存在很好的相关性，且 BSI 大小与脑电预后分级判断一致。

2．功率谱 功率谱的 θ 和 α 频段被认为是区分不同意识状态的关键频段。增强的 δ 活动和抑制的 α 活动被认为是意识水平降低的生物标志。与正常人相比，DOC 患者的 α 频段能量更低，θ 和 δ 频段能量更高，而且脑电高频（α+β）与低频（δ+θ）功率比与患者临床评分显著正相关。在 DOC 患者中，VS/UWS 患者比 MCS 患者具有更高的 δ 频段能量，以及更低的 θ 和 α 频段能量。80% 的 VS/UWS 患者，频谱能量集中于 δ 频段。另一方面，DOC 患者残存的意识与顶区 α 频段能量密切相关。与 VS/UWS 患者相比，MCS 患者在中央区、顶区、枕区的 α 频段能量更高。而且，随着时间的推移，α 频段能量逐渐升高与能否苏醒相关。此外，高频带（β 和 γ 频段）却很少见于 DOC 的研究。有研究发现，相较于 MCS，VS/UWS 患者具有更高的低 β（12～18 Hz）频段能量，而 β 频段仍无法将 VS/UWS 与 MCS 区分开来。但是，DOC 患者的 γ 频段强度低于正常人。γ 频段可用于评估 DOC 患者特定脑区刺激后反应，例如，经颅交流电刺激、经颅直流电刺激和脊髓电刺激均可显著提高 γ 频段能量。

3．双频指数（bispectral index，BIS） BIS 反映脑的复杂度，是通过使用快速傅立叶转换和双频谱分析的方法对脑电图功率和频率进行的分析，得出的所有信息综合成一个 0～100 的定量数值，最初用于麻醉监测，反映镇静深度。同时，由于可以反映脑电活动，BIS 也与意识障碍水平相关。一般成年人的 BIS 值为 85～100 提示清醒状态；65～84 提示镇静状态；40～64 提示麻醉状态；＜40 提示深度麻醉状态，可能出现 EEG 爆发 - 抑制；接近或等于 0 提示脑死亡。不同意识水平的 BIS 值存在差异，低 BIS 值与颅脑损伤患者的不良预后相关。

4．复杂性分析 复杂性（complexity）是一个比较抽象的概念，一般通过熵、复杂度等几个方面来刻画脑电活动的复杂性。熵原本是热力学中的概念，测量不能做功的能量的总数。在信息论中，熵值越高提示“无序”或不确定程度越高，因而，熵可作为测量时间序列不规则程度的指标。谱熵是先得到时间序列的频谱，然后，通过熵来量化频谱复杂度的方法。根据获得频谱的方法不同，谱熵主要有基于标准傅立叶变换谱熵、基于小波变换的小波熵、基于经验模态分解（empirical mode decomposition，EMD），以及 Hilbert-Huang 变换的 Hilbert-Huang 熵等算法。谱熵是计算脑电频率成分总体分布的指标，被认为可以作为一种潜在的意识障碍辅助诊断的指标。MCS 患者的谱熵普遍比 VS 患者高，而且有别于 VS/UWS 患者。MCS 患者的谱熵值与正常人都是随着时间变化而变化。此外，还有基于谱的熵指标，例如，状态熵、反应熵、双谱熵，以及基于非线性指标的熵，例如，Komologorov-Chaitin 复杂度、Lempel-Ziv 复杂度、排序熵（permutation entropy）、近似熵（approximate entropy，ApEn）和样本熵（sample entropy，SampEn）等，将非线性动力学的相位空间变换与量化复杂度的信息熵相结合，理论上能更加有效地提取脑电信号的变化特征，并用于研究 EEG 特征与意识水平的关系。总体来说，意识障碍患者的非线性指标比正常人低，VS/UWS 患者的非线性指标要比 MCS 患者低。例如，在较宽的频段上，VS/UWS 患者的 ApEn 值均低于 MCS 患者，而且基于 ApEn 的分析结果与基于 Lempel-Ziv 复杂度的分析结果基本一致，并与预后密切相关。VS/UWS 患者的平均 ApEn 值低于正常对照组，且随访 6 个月后，ApEn 值较低的 VS/UWS 患者死亡或保持 VS/UWS 状态概率很高，而 ApEn 值较高患者，转化为 MCS、部分 / 全部功能恢复的概率很高。目前，Komologorov-Chaitin 复杂度和排序熵等可以用于有效区分 MCS 和 VS/UWS。而且，对于 DOC 患者的预后预测，基于 δ 及 θ 频段的排序熵优于 ApEn。

二、功能性连接分析

上述定量脑电评估可反映大脑局部皮质的神经活动，而不能反映脑区节点之间的交互。因此，越来越多的研究指向意识障碍患者的大脑网络功能失连接研究。以往神经科学研究发现，不同脑区的相互作用与功能网络或效应网络连接相关。其中，功能网络反映不同脑区间无方向性的连接强度，效应网络则反映了脑区之间的连接因果。因此，脑网络的连接分析分为如下几种。

1．无方向连接（不计算信息流方向）脑网络分析　此类分析方法最为常用，包括相关分析（correlation）、相干分析（coherence）及同步分析（synchrony）。其通过计算电极信号成分（幅值、频率和相位）反映脑区关系。例如，脑电相干性最早用于意识障碍功能连接性的研究，并发现 β 频段额叶与脑区的相干性，以及 δ 频段左颞叶与顶 - 枕叶的相干性均能将 MCS 与认知障碍区分开来。此外，利用虚部相干性和相位延迟指数，可将 VS/UWS（θ 和 α 频段的功能连接更低）与 MCS 区别开来。锁相值（phase locking value，PLV）是一种常用的度量脑电网络连接强度分析方法，表示两类信号在一定频率范围内相位同步性关系。PLV 在（0，1）范围内数值越高，信号之间同步性越强，其中 1 表示完全相位同步，0 表示 2 个信号完全相互独立。如果利用 PLV 计算 40 Hz 诱发的听觉稳态反应，则可发现 PLV 值与意识障碍患者的脑功能障碍水平相关。

2．带方向信息流向脑网络分析　此类分析方法也计算了信息流向的强度，包括传递熵（transfer entropy）、符号传递熵（symbolic transfer entropy）、互信息（mutual information）和格兰杰因果关系（Granger causality）等，其已被用于评估“定向”或“有效”的功能连接。除静息态脑连接性的分析之外，基于动态 EEG 的脑连接性分析还可用于捕获对应于不同信息处理阶段的动态网络。其中，自适应定向传递函数（adaptive directed transfer function，ADTF）已被用于构建时变网络，通过 ADTF 构建时变网络进行决策处理过程的脑网络分析。

3．复杂脑网络分析　此类分析方法可用于反映脑网络内部集团化和连接的紧密程度。具有代表性的网络特征参数包括特征路径长度（characteristic path length）、全局效应、聚合系数（clustering coefficient）及局部效应等。在网络中，任选 2 个节点，连通这 2 个节点的最少边数，定义为这 2 个节点的路径长度，网络中所有节点对（2 个节点构成 1 个节点对）的路径长度的平均值，定义为网络的特征路径长度。全局效应用于衡量网络功能整合，是特征路径长度的倒数。脑网络的平均路径长度值越小，网络全局效率越高，脑功能网络的连通性就越好，整个脑网络的结构就越紧凑。聚合系数是网络的局部特征。假设某个节点有 k 条边，那么这 k 条边连接的节点（k 个）之间最多可能存在的边的条数为 k·（k−1）/2，用实际存在的边数除以最多可能存在的边数得到的分数值，定义为这个节点的聚合系数。所有节点的聚合系数的均值定义为网络的聚合系数。聚合系数衡量网络的局部连接特征，聚类的数值越大，脑功能网络内部节点之间的连接就越紧密，网络传递信息的能力越强；聚类系数越小，网络传递信息的能力越弱。例如，复杂网络的小世界网络（small world networks）就具有大的聚合系数，而特征路径长度很小。已有研究证实，心脏骤停后昏迷第 1 天采集的脑电，其功能连接的拓扑特征随远期结局而异。路径长度可为意识障碍患者的远期预后提供预测信息。

三、小结

脑电监测可客观、准确地反映神经重症患者脑功能受损的程度和范围，但评估指标存在敏感性和特异性差异，任何单一指标均存在局限性。因此，在用于临床时，需要优先选用最佳指标，或联合多个指标，经合理分析后达到精准诊断、指导治疗、预测预后和医疗决策的目的。

参考文献

[1] Laureys S, Celesia GG, Cohadon F, et al. Unresponsive wakefulness syndrome: a new name for the vegetative state or apallic syndrome. BMC Med, 2010, 8: 68.

[2] Giacino JT, Ashwal S, Childs N, et al. The minimally conscious state: definition and diagnostic criteria. Neurology, 2002, 58 (3): 349-353.

[3] Xin X, Chang J, Gao Y, et al. Correlation between the revised brain symmetry index, an EEG feature index, and short-term prognosis in acute ischemic stroke. J Clin Neurophysiol, 2017, 34 (2): 162-167.

[4] Rossi Sebastiano D, Panzica F, Visani E, et al. Significance of multiple neurophysiological measures in patients with chronic disorders of consciousness. Clin Neurophysiol, 2015, 126 (3): 558-564.

[5] Lechinger J, Bothe K, Pichler G, et al. CRS-R score in disorders of consciousness is strongly related to spectral EEG at rest. J Neurol, 2013, 260 (9): 2348-2356.

[6] Piarulli A, Bergamasco M, Thibaut A, et al. EEG ultradian rhythmicity differences in

disorders of consciousness during wakefulness. J Neurol, 2016, 263 (9): 1746-1760.

[7] Chennu S, Finoia P, Kamau E, et al. Spectral signatures of reorganised brain networks in disorders of consciousness. PLoS Comput Biol, 2014, 10 (10): e1003887.

[8] Hermann B, Raimondo F, Hirsch L, et al. Combined behavioral and electrophysiological evidence for a direct cortical effect of prefrontal tDCS on disorders of consciousness. Sci Rep, 2020, 10 (1): 4323.

[9] Babiloni C, Marco S, Fabrizio V, et al. Cortical sources of resting-state α rhythms are abnormal in persistent vegetative state patients. Clin Neurophysiol, 2009, 120 (4): 719-729.

[10] Sitt JD, Jean-Remi K, Imen EK, et al. Large scale screening of neural signatures of consciousness in patients in a vegetative or minimally conscious state. Brain, 2014, 137 (Pt 8): 2258-2270.

[11] Naro A, Bramanti P, Leo A, et al. Towards a method to differentiate chronic disorder of consciousness patients' awareness: The Low-Resolution Brain Electromagnetic Tomography Analysis. J Neurol Sci, 2016, 368: 178-183.

[12] Naro A, Bramanti P, Leo A, et al. Transcranial Alternating Current Stimulation in Patients with Chronic Disorder of Consciousness: A Possible Way to Cut the Diagnostic Gordian Knot? Brain Topogr, 2016, 29 (4): 623-644.

[13] Naro A, Russo M, Leo A, et al. Cortical connectivity modulation induced by cerebellar oscillatory transcranial direct current stimulation in patients with chronic disorders of consciousness: A marker of covert cognition? Clin Neurophysiol, 2016, 127 (3): 1845-1854.

[14] Bai Y, Xia XY, Li XL, et al. Spinal cord stimulation modulates frontal δ and γ in patients of minimally consciousness state. Neuroscience, 2017, 346: 247-254.

[15] Eertmans W, Genbrugge C, Haesevoets G, et al. Recorded time periods of bispectral index values equal to zero predict neurological outcome after out-of-hospital cardiac arrest. Crit Care, 2017, 21 (1): 221.

[16] Gosseries O, Schnakes C, Ledoux D, et al. Automated EEG entropy measurements in coma, vegetative state/unresponsive wakefulness syndrome and minimally conscious state. Funct Neurol, 2011, 26 (1): 25-30.

[17] Wu DY, Cai G, Ying Y, et al. Application of nonlinear dynamics analysis in assessing unconsciousness: a preliminary study. Clin Neurophysiol, 2011, 122 (3): 490-498.

[18] Sarà M. Functional isolation within the cerebral cortex in the vegetative state: a nonlinear method to predict clinical outcomes. Neurorehabil Neural Repair, 2011, 25 (1): 35-42.

[19] Thul A, Lechinger J, Donis J, et al. EEG entropy measures indicate decrease of cortical information processing in Disorders of Consciousness. Clin Neurophysiol,

2016, 127 (2): 1419-1427.
[20] Stefan S, Schorr B, Lopez-Rolon A, et al. Consciousness indexing and outcome prediction with resting-state EEG in severe disorders of consciousness. Brain Topogr, 2018, 31 (5): 848-862.
[21] Pollonini L, Pophale S, Ning S, et al. Information communication networks in severe traumatic brain injury. Brain Topogr, 2010, 23 (2): 221-226.
[22] Lehembre R, Marie-Aurélie B, Vanhaudenhuyse A, et al. Resting-state EEG study of comatose patients: a connectivity and frequency analysis to find differences between vegetative and minimally conscious states. Funct Neurol, 2012, 27 (1): 41-47.
[23] Binder M, Górska U, Griskova-Bulanova I, et al. 40 Hz auditory steady-state responses in patients with disorders of consciousness: Correlation between phase-locking index and Coma Recovery Scale-Revised score. Clin Neurophysiol, 2017, 128 (a5): 799-806.
[24] van Mierlo P, Lie O, Staljanssens W, et al. Influence of time-series normalization, number of nodes, connectivity and graph measure selection on seizure-onset zone localization from intracranial EEG. Brain Topogr, 2018, 31 (5): 753-766.
[25] Kustermann T, Nguissi NAN, Pfeiffer C, et al. Brain functional connectivity during the first day of coma reflects long-term outcome. Neuroimage Clin, 2020, 27: 102295.

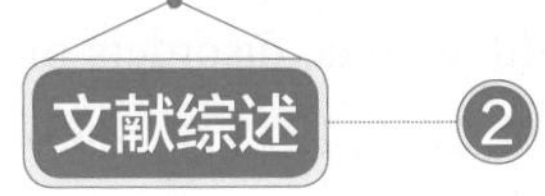

意识障碍的脑网络分析

黄荟瑾　宿英英

意识障碍是神经重症监护病房（neurological intensive care unit，neuro-ICU）常见的危重症。以往对意识障碍严重程度判断和预后预测，通常经临床神经系统查体、脑电图、体感诱发电位、经颅多普勒超声、神经影像、脑氧代谢等检测技术完成。近年来，脑网络技术迅速发展，并已用于意识障碍评估，本文将围绕这一主题展开讨论。

一、意识障碍的再认识

意识清醒状态需要觉醒和意识同时存在。觉醒是一种独立的、自主的植物脑功能，它需要来自脑桥被盖部、下丘脑后部和丘脑的上行刺激辅助激活。意识则需大脑皮质神经元与皮质下主要神经核团之间的相互作用维持。意识基于觉醒，而觉醒可无意识。觉醒和意识任一成分的破坏均表现为意识障碍。

根据意识水平和意识内容不同，意识障碍分为嗜睡、昏睡，以及昏迷、最低意识状态（minimally conscious state，MCS）和持续植物状态（persistent vegetative state，PVS）、谵妄、无动性缄默等。昏迷是由双侧大脑半球或脑干上行网状激活系统受损而引起的深度、持续的病理性意识障碍。植物状态是一种对自我和环境完全失去意识的状态，但睡眠 - 觉醒周期、完全 / 部分下丘脑功能和脑干自主功能保留。最低意识状态是对自我和环境的初级、不持续意识状态。无动性缄默是一种少见的病理性躯体运动和言语的减慢 / 丧失的综合征，觉醒和自我意识可能保留，但智力水平低下，其常伴随逐渐发展或亚急性双侧中脑旁正中、间脑基底部和额叶后部的损害。新皮质死亡除了具有 PVS 特征外，还会出现脑电活动消失或大量衰减，其与去皮质综合征均为陈旧术语，目前被归属于 PVS。

二、意识障碍的脑电图分析

脑电图（electroencephalogram，EEG）是一种客观、精细、简便的神经电生理检查方法，被广泛应用于意识障碍研究。EEG 在 neuro-ICU 的应用，不仅具有床旁、客观、安全和廉价的优势，还具有很高的时间分辨率和敏感的脑损伤程度分辨率。目前，根据脑损伤严重程度制定的 EEG 分级分析方法包括：①缺氧性脑病的 Hockaday 分级分析；②创伤性脑损伤的 Raw-Grant 分级分析；③兼顾缺氧性脑病和创伤性脑损伤的 Hughes、Synek 和 Young 分级分析；④感染中毒性脑病的 Young 分级分析；⑤ Reye 综合征的 Aoki 和 Lombroso 分级分析。

EEG 分级分析基于脑电图模式的分析，经过半个世纪的临床实践，EEG 分级分析已能很好地预测脑损伤或昏迷患者的不良预后，预测敏感性和特异性分别达到 48%～97% 和 97%～100%。自 1998 年以来，首都医科大学宣武医院 neuro-ICU 团队围绕昏迷评估的 EEG 临床研究，历经 EEG 模式分析、分级分析和定量分析（脑电图参数定量、反应性定量）3 个阶段发现，3 种分析方法均能早期（7 d 内）预测脑损伤患者不良预后（脑死亡、植物生存状态、严重残疾），且预测的特异性很高。遗憾的是，无论国内还是国外，用传统的 EEG 分析方法预测良好预后（昏迷后苏醒）均不够敏感和特异。为此，部分学者开始关注昏迷患者的脑网络研究，试图通过脑网络分析揭开患者苏醒或不能苏醒的秘密。

三、意识障碍的脑网络分析

理论上，脑网络研究试图通过各种神经元信息加工的计算方法，基于静止的解剖连接，产生动态的功能连接，以解决结构与功能之间的辩证关系。脑网络分为结构性连接、功能性连接和因效性连接。结构性脑网络通过神经影像（弥散张量磁共振成像）计算出基于纤维束结构的脑网络。功能性脑网络通过计算功能磁共振成像（functional magnetic resonance imaging，fMRI）、执行任务/静息态脑电图和脑磁图信号，推导得出脑网络。因效性脑网络通过特定的因果动态网络模型，即一个节点施加给另一个节点的影响而构建具有方向性的脑网络。下文重点介绍功能性脑网络。

（一）fMRI 功能性脑网络

基于 fMRI 的功能性脑网络研究发现，默认网络（default mode network，DMN）可以作为一个反映大脑皮质破坏程度的指标，并可预测昏迷患者苏醒。2014 年，Di Perri 等对健康人群、植物状态患者、最低意识状态患者的静息态功能磁共振成像（resting-state functional magnetic resonance imaging，rs-fMRI）进行对比分析，结果发现，额-顶叶的连接强度与意识障碍程度相关。随后又有研究发现，MCS 患者的 DMN 略强于植物状态（vegetative state，VS）/全面觉醒无应答状态（unresponsive wakefulness state，UWS）患者，但与健康受试者相比，仍受损严重。2016 年，Fisher 发现，意识障碍患者的脑桥被盖与皮质区域（腹侧前岛叶、核前扣带回皮质）相连中断。

然而，功能磁共振成像技术的时间分辨率无法检测到快速神经振荡，而快速神经振荡又与区域间的意识感知和信息传递紧密相关。此外，由于功能磁共振成像的费用昂贵，操作复杂，因而限制了临床研究与应用。

（二）EEG 功能性脑网络

基于 EEG 的功能性脑网络研究，充分利用了 EEG 的高时间分辨率优势，可更加精准地对信号进行分析，即以毫秒级的尺度研究大脑神经动态机制。其主要研究领域包括多通道连接性分析（如相干性）和单通道信号分析（如熵）。

1. 多通道连接性分析　对于多通道 EEG 信号，常用的分析方法是，将每个 EEG 通道对应的电极覆盖区域定义为一个节点，然后，量化 EEG 通道信号之间的关系，并把这种关系的强弱作为对应脑区之间的功能连接强度，从而构建出功能性连接网络。目前，与意识和认知相关的脑区并非明确，但普遍认为意识损害障碍程度取决于复杂皮质-皮质、丘脑-皮质网络的连接破坏程度。

功能性连接是检验意识水平的重要方法。Ller 等学者研究了 44 种反映不同 EEG 功能性脑网络特征的参数，发现连接性分析作为一种静息态脑网络分析方式，能够很好地评估脑功能状态。在连接性研究方法中，相干性最早被应用于意识障碍患者相关研究中。相干性是不同时间序列下频率谱偶联程度的测量，不同头皮区域之间的 EEG 信号相干性越高，潜在的神经元网络的功能性相互作用越强。

2012 年，Lehembre 等学者对 31 例意识障碍患者的相干性研究发现，与 MCS 患者相比，VS/UWS 患者在额-后头部存在着更低的 θ 频段和 α 频段连接，并且相干性与改良昏迷评分量表 CRS-R（revised coma recovery scale，CRS-R）呈正相关。

2012 年，Leon-Carrion 等对 16 例创伤性脑损伤（traumatic brain injury，TBI）后意

识障碍患者进行了相干性和格兰杰因果关系分析，提出前额叶和其他脑区之间存在着2种网络连接，并共同辅助意识的产生；一种是后头部认知网络，另一种是额叶执行控制网络。前和后头部皮质之间的相干性可以有效地监测TBI患者康复过程。

2015年，Naro等分别用经颅直流电刺激（25例）和小脑震荡波形经颅直流电刺激（14例），对慢性意识障碍患者（MCS、UWS）的相干性进行研究，结果发现，UWS患者的大脑皮质仍残存部分连接，但由于运动传出失败而缺乏有目的行为；在MCS患者和健康对照组中，θ和γ频段相干性增加，并且CRS-R的运动项评分改善与额-中央部θ频段的相干性和中央脑区γ频段的相干性呈正相关。

2016年，Cavinato等用相干性研究了26例慢性意识障碍患者的功能性脑网络，结果发现，静息态时，健康对照组和MCS组患者在后头部有着更高的α频段相干性，UWS患者在额部和额-顶部有着更高的θ频段相干性；听觉刺激后，健康对照组和MCS组的额-顶部和顶叶内部的γ频段相干性增加。

然而，相干性方法学上存在其固有的缺陷，所以在描述全脑网络时并不理想。由此，人们使用了一些新的连接性研究方法，例如，加权象征互信息（weighted symbolic mutual information，wSMI）、互近似熵、偏加权相位迟滞指数等。有研究用wSMI参数发现意识障碍患者的意识水平解体。神经元震荡和同步是清醒大脑的2个关键特征，同步性分析能够揭示直接的结构连接及间接的信息流，同时提供空间联系。相位同步是最常见的一种同步性分析，通过计算两信号同频段的相位，度量两信号动态同步指数。已经有研究应用相位同步去分析神经系统疾病的脑电信号，并在癫痫、帕金森病等领域取得了一些进展。然而，目前鲜有使用相位同步进行意识障碍分析的研究。

2. 单通道信号分析　传统衡量单通道信号有序或无序的指标，是基于傅里叶转换的功率谱，但其前提是信号平稳、窗宽固定。然而，反映大脑生理过程的脑电信号，其实是高度不平稳的非线性复杂信号，由此限制了临床应用。熵是非线性分析方法，可同时反映时域、频域2个方面的信息，且不需要信号平稳。因此，更加适合研究复杂脑电活动的变化规律。

2011年，Gosseries等利用率谱熵（spectral entropy）分析了56例由各种病因引起的不同水平意识障碍患者，包括昏迷、最低意识状态和植物状态，发现率谱熵值与CRS-R评分呈线性相关。2016年，Piarulli等对12例慢性意识障碍患者进行率谱熵分析，发现MCS较UWS患者有着更高的θ和α功率谱和更低的δ功率谱，以及更高的率谱熵平均值和时间变异性。

2016年，Thul等对15例严重脑损伤后慢性意识障碍患者进行了置换熵（permutation entropy，PeEn）分析（反映局部信息加工能力的替代参数）。结果发现，所有的意识障碍患者PeEn下降，UWS/VS患者的PeEn值比MCS患者下降更多。

（三）图论分析

图论是离散数学的一个分支，已被应用于许多结构或功能大脑网络的研究。图是对象的集合，这些对象称为顶点或节点，节点之间的成对关系称为边或连接。平均路径长度表示点之间相互联系时的最短路径。聚类系数表示每个点类与其他点之间的连接能力。小世界网络概念由 Watts 等于 1998 年首次提出，即同时具有规则网络的高聚类系数和随机网络的短平均路径长度的拓扑性质网络，归一化平均聚类系数与归一化特征路径长度的比值称为小世界度。神经网络的小世界结构被认为是一种最优化配置，在这样的网络下能够实现信息的快速同步和传输，连接成本低，局部处理和全局整合能力高，同时对损伤的恢复能力较强。

2014 年，Crone 等学者首次应用图论分析 59 例慢性意识障碍患者的脑功能网路特征，发现与健康对照组相比较，虽然 MCS 和 UWS 患者的脑网络也有高效经济的小世界特征，但聚类系数减低，平均路径长度并无显著差异。2019 年，Rizkallah 等对 61 例意识障碍患者进行图论分析，发现与健康对照组相比，意识障碍患者的网络具有全局信息处理（参与系数）受损和局部信息处理（聚类系数）增强的特征，并且随着意识水平的降低，大范围脑功能网络的整合度降低。2020 年，黄荟瑾比较了 30 例大面积脑梗死患者的图论特征，发现清醒患者在各频段的小世界值均高于早期意识障碍患者，并且差异主要发生在非梗死侧，提示非梗死侧在意识维系中起着更重要的作用。

四、小结

严重脑损伤后不同意识障碍水平的判断及预后评估仍是一项很有挑战性的任务。功能性成像和电生理技术通过直接追踪患者脑内神经元活动的联系，作为反映大脑信息加工的程度，定会成为一项很有前景的意识分析技术方法。

第一作者：黄荟瑾，2016 级硕士研究生，2019 级博士研究生
通信作者：宿英英，硕士、博士研究生导师

参考文献

[1] Agm C. Medical Aspects of the Persistent Vegetative State. N Engl J Med, 1994, 330 (22): 1499-1508.

[2] Gosseries O, Vanhaudenhuyse A, Bruno MA, et al. Disorders of Consciousness: Coma, Vegetative and Minimally Conscious States // States of Consciousness, 2011.

[3] Young GB. The EEG in coma. J Clin Neurophysiol, 2000, 17 (5): 473-485.

[4] Tjepkema-Cloostermans MC, Hofmeijer J, Trof RJ, et al. Electroencephalogram predicts outcome in patients with postanoxic coma during mild therapeutic hypothermia. Crit Care Med, 2015, 43: 159-167.

[5] Sivaraju A, Gilmore EJ, Wira CR, et al. Prognostication of post-cardiac arrest coma:

early clinical and electroencephalographic predictors of outcome. Intensive Care Med, 2015, 41: 1264-1272.

[6] Zhang Y, Su YY, Haupt WF, et al. Application of electrophysiologic techniques in poor outcome prediction among patients with severe focal and diffuse ischemic brain injury. J Clin Neurophysiol, 2011, 28 (5): 497-503.

[7] Su YY, Wang M, Chen WB, et al. Early prediction of poor outcome in severe hemispheric stroke by EEG patterns and gradings. Neurol Res, 2013, 35 (5): 512-516.

[8] 宿英英，李红亮．心肺复苏后昏迷患者脑电图模式对预后的预测．中国脑血管病杂志，2006，3（11）：484-488.

[9] 杨庆林，宿英英．急性大面积脑梗死的脑电图 RAWOD 模式的应用价值．中华神经科杂志，2007，40（1）：8-10.

[10] Yang Q, Su Y, Hussain M, et al. Poor outcome prediction by burst suppression ratio in adults with post-anoxic coma without hypothermia. Neurol Res, 2014, 36 (5): 453-460.

[11] Jiang M, Su Y, Liu G, et al. Predicting the non-survival outcome of large hemispheric infarction patients via quantitative electroencephalography: Superiority to visual electroencephalography and the Glasgow Coma Scale. Neurosci Lett, 2019, 706: 88-92.

[12] Liu G, Su Y, Jiang M, et al. Electroencephalography reactivity for prognostication of post-anoxic coma after cardiopulmonary resuscitation: A comparison of quantitative analysis and visual analysis. Neurosci Lett, 2016, 626: 74-78.

[13] Liu G, Su Y, Liu Y, et al. Predicting outcome in comatose patients: the role of EEG reactivity to quantifiable electrical stimuli. Evid Based Complement Alternat Med, 2016, 2016: 8273716.

[14] 王琳，宿英英，李宁，等．脑电图反应性对急性重症脑血管病的预测意义．中华老年心脑血管病杂志，2002，4（4）：253-255.

[15] Park HJ, Friston K. Structural and functional brain networks: from connections to cognition. Science, 2013, 342 (6158): 1238411.

[16] Norton L, Hutchison RM, Young GB, et al. Disruptions of functional connectivity in the default mode network of comatose patients. Neurology, 2012, 78 (3): 175-181.

[17] Di Perri C, Stender J, Laureys S, et al. Functional neuroanatomy of disorders of consciousness [published correction appears in Epilepsy Behav. 2014 Jul; 36: 153]. Epilepsy Behav, 2014, 30: 28-32.

[18] Di Perri C, Bastianello S, Bartsch AJ, et al. Limbic hyperconnectivity in the vegetative state. Neurology, 2013, 81 (16): 1417-1424.

[19] Vanhaudenhuyse A, Noirhomme Q, Tshibanda LJF, et al. Default network connectivity reflects the level of consciousness in non-communicative brain-damaged patients. Brain, 2010, 133 (1): 161-171.

[20] Fischer DB, Boes AD, Demertzi A, et al. A human brain network derived from coma-causing brainstem lesions. Neurology, 2016, 87 (23): 2427-2434.

[21] Fries P. Rhythms for Cognition: Communication through Coherence. Neuron, 2015, 88 (1): 220-235.

[22] 孙俊峰，洪祥飞，童善保．复杂脑网络研究进展——结构、功能、计算与应用．复杂系统与复杂性科学，2010（4）：74-90.

[23] Fernández-Espejo D, Soddu A, Cruse D, et al. A role for the default mode network in the bases of disorders of consciousness. Ann Neurol, 2012, 72 (3): 335-343.

[24] Thibaut A, Bruno MA, Chatelle C, et al. Metabolic activity in external and internal awareness networks in severely brain-damaged patients. J Rehabil Med, 2012, 44 (6): 487-494.

[25] Laureys S, Goldman S, Phillips C, et al. Impaired effective cortical connectivity in vegetative state: preliminary investigation using PET. Neuroimage, 1999, 9 (4): 377-382.

[26] Sanders RD, Tononi G, Laureys S, Sleigh JW. Unresponsiveness ≠ unconsciousness. Anesthesiology, 2012, 116 (4): 946-959.

[27] Höller Y, Thomschewski A, Bergmann J, et al. Connectivity biomarkers can differentiate patients with different levels of consciousness. Clin Neurophysiol, 2014, 125 (8): 1545-1555.

[28] Davey MP, Victor JD, Schiff ND. Power spectra and coherence in the EEG of a vegetative patient with severe asymmetric brain damage. Clin Neurophysiol, 2000, 111 (11): 1949-1954.

[29] Lehembre R, Marie-Aurélie B, Vanhaudenhuyse A, et al. Resting-state EEG study of comatose patients: a connectivity and frequency analysis to find differences between vegetative and minimally conscious states. Funct Neurol, 2012, 27 (1): 41-47.

[30] Leon-Carrion J, Leon-Dominguez U, Pollonini L, et al. Synchronization between the anterior and posterior cortex determines consciousness level in patients with traumatic brain injury (TBI). Brain Res, 2012, 1476: 22-30.

[31] Naro A, Calabrò RS, Russo M, et al. Can transcranial direct current stimulation be useful in differentiating unresponsive wakefulness syndrome from minimally conscious state patients? Restor Neurol Neurosci, 2015, 33 (2): 159-176.

[32] Naro A, Russo M, Leo A, et al. Cortical connectivity modulation induced by cerebellar oscillatory transcranial direct current stimulation in patients with chronic disorders of consciousness: A marker of covert cognition? Clin Neurophysiol, 2016, 127 (3): 1845-1854.

[33] Cavinato M, Genna C, Manganotti P, et al. Coherence and Consciousness: Study of

Fronto-Parietal Gamma Synchrony in Patients with Disorders of Consciousness. Brain Topogr, 2015, 28 (4): 570-579.

[34] Fein G, Raz J, Brown FF, et al. Common reference coherence data are confounded by power and phase effects. Electroencephalogr Clin Neurophysiol, 1988, 69 (6): 581-584.

[35] Srinivasan R, Nunez PL, Silberstein RB. Spatial filtering and neocortical dynamics: estimates of EEG coherence. IEEE Trans Biomed Eng, 1998, 45 (7): 814-826.

[36] Wu DY, Cai G, Zorowitz RD, et al. Measuring interconnection of the residual cortical functional islands in persistent vegetative state and minimal conscious state with EEG nonlinear analysis. Clin Neurophysiol, 2011, 122 (10): 1956-1966.

[37] Chennu S, Annen J, Wannez S, et al. Brain networks predict metabolism, diagnosis and prognosis at the bedside in disorders of consciousness. Brain, 2017, 140 (8): 2120-2132.

[38] King JR, Sitt JD, Faugeras F, et al. Information sharing in the brain indexes consciousness in noncommunicative patients. Curr Biol, 2013, 23 (19): 1914-1919.

[39] Ward LM. Synchronous neural oscillations and cognitive processes. Trends Cogn Sci, 2003, 7 (12): 553-559.

[40] Boly M, Massimini M, Garrido MI, et al. Brain connectivity in disorders of consciousness. Brain Connect, 2012, 2 (1): 1-10.

[41] Ito J, Nikolaev AR, van Leeuwen C. Spatial and temporal structure of phase synchronization of spontaneous alpha EEG activity. Biol Cybern, 2005, 92 (1): 54-60.

[42] Bob P, Palus M, Susta M, et al. EEG phase synchronization in patients with paranoid schizophrenia. Neurosci Lett, 2008, 447 (1): 73-77.

[43] Hammond C, Bergman H, Brown P. Pathological synchronization in Parkinson's disease: networks, models and treatments. Trends Neurosci, 2007, 30 (7): 357-364.

[44] Lehnertz K, Elger CE. Can Epileptic Seizures be Predicted? Evidence from Nonlinear Time Series Analysis of Brain Electrical Activity. Phys Rev Lett, 1998, 80 (22): 5019-5022.

[45] Nuwer MR. Quantitative EEG: Techniques and problems of frequency analysis and topographic mapping. J Clin Neurophysiol, 1988, 5 (1): 1-43.

[46] Gosseries O, Schnakers C, Ledoux D, et al. Automated EEG entropy measurements in coma, vegetative state/unresponsive wakefulness syndrome and minimally conscious state. Funct Neurol, 2011, 26 (1): 25-30.

[47] Piarulli A, Bergamasco M, Thibaut A, et al. EEG ultradian rhythmicity differences in disorders of consciousness during wakefulness. J Neurol, 2016, 263 (9): 1746-1760.

[48] Thul A, Lechinger J, Donis J, et al. EEG entropy measures indicate decrease of cortical information processing in Disorders of Consciousness. Clin Neurophysiol,

2016, 127 (2): 1419-1427.
[49] Hallquist MN, Hillary FG. Graph theory approaches to functional network organization in brain disorders: a critique for a brave new small-world. Netw Neurosci, 2018, 3 (1): 1-26.
[50] Stam CJ, de Haan W, Daffertshofer A, et al. Graph theoretical analysis of magnetoencephalographic functional connectivity in Alzheimer's disease. Brain, 2009, 132 (Pt 1): 213-224.
[51] Onnela JP, Saramäki J, Kertész J, et al. Intensity and coherence of motifs in weighted complex networks. Phys Rev E Stat Nonlin Soft Matter Phys, 2005, 71 (6 Pt 2): 065103.
[52] Watts DJ, Strogatz SH. Collective dynamics of "small-world" networks. Nature, 1998, 393 (6684): 440-442.
[53] Reijneveld JC, Ponten SC, Berendse HW, et al. The application of graph theoretical analysis to complex networks in the brain. Clin Neurophysiol, 2007, 118 (11): 2317-2331.
[54] Crone JS, Soddu A, Höller Y, et al. Altered network properties of the fronto-parietal network and the thalamus in impaired consciousness. Neuroimage Clin, 2013, 4: 240-248.
[55] Rizkallah J, Annen J, Modolo J, et al. Decreased integration of EEG source-space networks in disorders of consciousness. Neuroimage Clin, 2019, 23: 101841.
[56] Huang H, Niu Z, Liu G, et al. Early consciousness disorder in acute large hemispheric infarction: an analysis based on quantitative EEG and brain network characteristics. Neurocrit Care, 2020, 33 (1): 376-388.

脑电觉醒对昏迷患者苏醒的预测价值

康晓刚　江　文

【研究背景】

昏迷这一严重的意识障碍，以丧失行为学反应为特征，且无自发睁闭眼，无睡眠-觉醒周期。患者一旦陷入昏迷，致死、致残的可能性极大。尽管神经重症监护技术的发展非常迅速，但对昏迷患者的预后预测仍极具挑战。脑电图（electroencephalography,EEG）在昏迷预后评估中具有一定优势，尤其是连续脑电图（continuous electroencephalography，cEEG）可直接、动态地监测脑功能变化。对外界刺激产生的脑电反应性（electroencephalogram reactivity，EEG-R）可反映大脑皮质部分功能，而脑电睡眠纺锤波（sleep spindles）与上行网状激活系统（ascending reticular activating system，ARAS）的整合功能有关。笔者与传统行为学觉醒，即存在行为学反应和睡眠 - 觉醒周期相比对，用脑电图技术提出脑电觉醒（EEG-awakening）概念，即同时存在脑电反应性和睡眠纺锤波，并验证脑电觉醒对昏迷患者行为学觉醒的预测价值。

【研究方法】

本研究为单中心前瞻性队列研究，盲法评估脑电数据。

（1）评估对象：纳入标准为①发病＞3 d；②格拉斯哥昏迷量表（Glasgow coma scale，GCS）评分≤8 分；③无自发睁闭眼，无睡眠 - 觉醒周期，无意识内容。排除标准为①病前无神经精神疾病病史；②无危及生命的其他共患疾病；③无颅脑开放性损伤。

（2）评估项目：GCS 评分；瞳孔对光反射；连续脑电监测≥24 h，记录过程中进行脑电反应性检测，并观察睡眠纺锤波出现率。脑电图监测过程中，既有脑电反应性，又有睡眠纺锤波，定义为存在脑电觉醒。

（3）预后评估：入组 1 个月后神经功能评分采用格拉斯哥 - 匹兹堡脑功能分级（Glasgow-Pittsburgh cerebral performance category，CPC）。行为学觉醒定义为患者对自身或外界环境有明确的感知能力，采用昏迷恢复量表 - 修订版（Coma recovery scale-revised，CRS-R）进行验证。

【研究结果】

纳入昏迷患者 106 例，平均年龄（标准差）为 50.9（20.9）岁，男性 76 例（71.7%）；昏迷至脑电图记录的时间为 7.5（四分位间距 4～17）d。平均脑电图记录时间 36±6 h。昏迷病因包括：脑外伤 13 例，缺血缺氧性脑病 14 例，脑卒中 51 例，脑炎 25 例，中毒 3 例。

入组 1 个月后，存活 75 例（70.7%），死亡 31 例（29.3%）；神经功能预后良好（CPC1-2）26 例（24.5%），预后不良 80 例（75.5%）；苏醒 48 例（48.3%），未苏醒 58 例（51.7%）。单因素分析显示 GCS 评分（$P<0.01$）、脑电反应性（$P<0.01$）、睡眠纺锤波（$P<0.01$）和脑电觉醒（$P<0.01$）与 1 个月后苏醒相关。年龄（$P=0.597$）、性别（$P=0.665$）、病因（$P=0.149$）和瞳孔光反射（$P=0.086$）与 1 个月后苏醒不相关。脑电觉醒受试者工作特征曲线（receiver operating characteristic curve，ROC）下面积（0.839；0.757～0.921）优于脑电反应性（0.798；0.710～0.886）、睡眠纺锤波（0.772；0.680～0.864）和 GCS 评分（0.767；0.677～0.857），敏感性和特异性分别达到 83.3% 和 84.5 %，预测阳性似然比（positive likelihood ratio，+LR）达到 5.4。

【研究结论】

脑电反应性与睡眠纺锤波相结合的脑电觉醒指标是昏迷患者早期行为学觉醒的良好预测方法，具有较高的预测敏感性和特异性。处于脑电觉醒状态患者苏醒的可能性较大。

原始文献

Kang XG, Yang F, Li W, et al. Predictive value of EEG-awakening for behavioral awakening from coma. Ann Intensive Care, 2015, 5 (1): 52.

第一作者：康晓刚，2011 级博士研究生

通信作者：江文，博士研究生导师

论文简介 2

脑电图模式预测心肺复苏后昏迷患者苏醒

姜梦迪　宿英英

【研究背景】

应用脑电图（electroencephalogram，EEG）背景模式分析已可很好地预测心肺复苏（cardio-pulmonary resuscitation，CPR）后昏迷患者的不良预后，如死亡或持续植物状态（persistent vegetative state，PVS）。然而，预测良好预后（苏醒）的研究尚显不足，特别是预测效能。笔者的前期研究发现，除了 EEG 模式分析的样本量不足外，EEG 评估时间也是影响预测效能的重要因素。因此，笔者既增加了样本量，又增加了评估时间点，旨在提高预测 CPR 后昏迷患者苏醒的准确性。

【研究方法】

对 2002—2018 年首都医科大学宣武医院神经重症监护病房（neurological intensive care unit，neuro-ICU）收治的 CPR 后昏迷患者进行前瞻性队列研究。按 3 个月后格拉斯哥预后评分（Glasgow outcome scale，GOS）分为苏醒组（GOS 3～5 分）和未苏醒组（GOS 1～2 分）。全部患者均在发病 30 d 内进行格拉斯哥昏迷评分（Glasgow coma scale，GCS）和床旁 16 导 EEG 监测。EEG 分析参数包括目测分级和反应性检测。

【研究结果】

纳入患者 160 例。苏醒组与未苏醒组性别、年龄、缺血缺氧时间等基线资料比较

无显著差异。①分别用不同 EEG 模式预测苏醒，结果显示，EEG 慢波增多模式预测苏醒的准确性最高（73.1%）；与 EEG 有反应性预测苏醒相比，EEG 慢波增多模式的敏感性更高（61.3% *vs.* 37.1%）；与 GCS 预测苏醒（最佳界值为 3.5 分）相比，EEG 慢波增多模式的特异性更高（80.6% *vs.* 52.0%）。② EEG 慢波增多且有反应性模式预测苏醒的准确性、敏感性、特异性均高于慢波增多且无反应性模式（71.9% *vs.* 62.5%，37.1% *vs.* 24.2%，93.9% *vs.* 86.7%）。③分别在昏迷 3 d 内、4～7 d、8～14 d、>14 d 采用 EEG 慢波增多模式预测苏醒预后，结果显示，8～14 d 预测苏醒的准确性（100%）、敏感性（100%）、特异性（100%）最高。

【研究结论】

脑电图慢波增多模式有较好的预测 CPR 后昏迷患者苏醒价值，尤其是 EEG 慢波增多且有反应性模式预测苏醒的特异性高达 93.9%，且在昏迷 8～14 d 预测的准确性最好。

原始文献

Jiang M，Su YY，Liu G，et al. EEG pattern predicts awakening of comatose patients after cardiopulmonary resuscitation. Resuscitation，2020，151：33-38.

第一作者：姜梦迪，2013 年硕士研究生，2016 年博士研究生

通信作者：宿英英，硕士、博士研究生导师

1

大脑半球大面积梗死患者昏迷后苏醒的脑网络分析

黄荟瑾　宿英英

【病例摘要】

患者，男性，79 岁。主因突发意识丧失伴右侧肢体无力 5 d，于 2017 年 8 月 11 日入院。

患者 5 d 前晨起突发意识丧失。当时血压 170/104 mmHg，嗜睡，右上肢肌力 0 级，右下肢肌力Ⅲ级；脑部 CT 显示双侧基底核区腔隙性梗死，胸部 CT 显示双肺下叶高密度影。24 h 后复查脑部 CT 显示左侧大脑半球大面积脑梗死。发病后 48 h 复查脑部 CT 显示左侧大脑半球大面积脑梗死，左侧侧脑室受压，中线结构向右移位 4 mm（图 2-1）。胸部 X 线平片显示左肺中野点絮状模糊影。发病后 5 d 收入神经重症监护

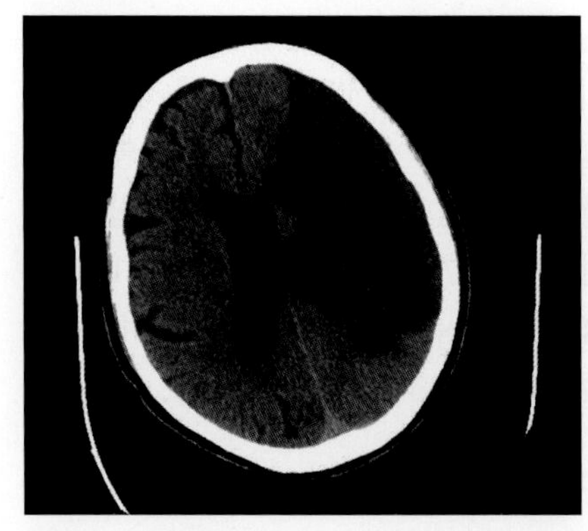

图 2-1 脑部 CT（2017 年 8 月 8 日，病后 48 h）提示左侧大脑中动脉供血区域大面积脑梗死

病房。

患者既往体健，吸烟 40 余年，每天半包（约 10 支）。饮酒（白酒）30 余年，每天 1 两（50 g）。

患者入院时查体：体温 37℃，心率 72 次 / 分，呼吸 19 次 / 分，血压 124/70 mmHg；双肺呼吸音粗，未闻及干、湿啰音；浅昏迷；双侧瞳孔等大同圆，直径 2 mm，对光反射灵敏；双侧角膜反射、头眼反射、咳嗽反射存在；右侧鼻唇沟变浅；刺激右下肢可抬离床面，肌张力低，腱反射（＋＋），双侧巴宾斯基征（Babinski 征）阳性。GCS 6 分（V1E1M4），NIHSS 24 分。

患者入院诊治经过：辅助检查发现全血白细胞计数 9.43×10^9/L［（4～10）$\times10^9$/L］，中性粒细胞比例 81%（50%～75%），白蛋白 32.7 g/L（35.0～55.0 g/L），天冬氨酸氨基转移酶 46 U/L（8～40 U/L），肌酸激酶 663 U/L（24～195 U/L），乳酸脱氢酶 448 U/L（109～245 U/L），α- 羟丁酸脱氢酶 405 U/L（72～182 U/L），葡萄糖 6.47 mmol/L（3.9～6.1 mmol/L），钠 129 mmol/L（135.0～145.9 mmol/L）；痰涂片显示革兰阳性球菌为主；C 反应蛋白 71.4 mg/L（1.0～8.0 mg/L），神经元特异性烯醇化酶 45.6 ng/ml（0～17.0 ng/ml）。入院当天脑电图（electroencephalography，EEG）（60 导联）显示：①慢波增多模式，即全脑导联频率 6～8 Hz，左侧波幅低于右侧，疼痛及声音刺激无反应性（图 2-2）；② Young 分级标准＝1b 级；③脑网络分析采用 Matlab 数据分析软件，基于 EEG 信号，使用“相干性”构建昏迷状态脑连接图，结果为双侧大脑半球各频段（δ、θ、α 和 β）脑连接减弱（图 2-3）。初步诊断为急性大脑半球（左侧）大面积脑梗死，细菌性肺炎，低蛋白

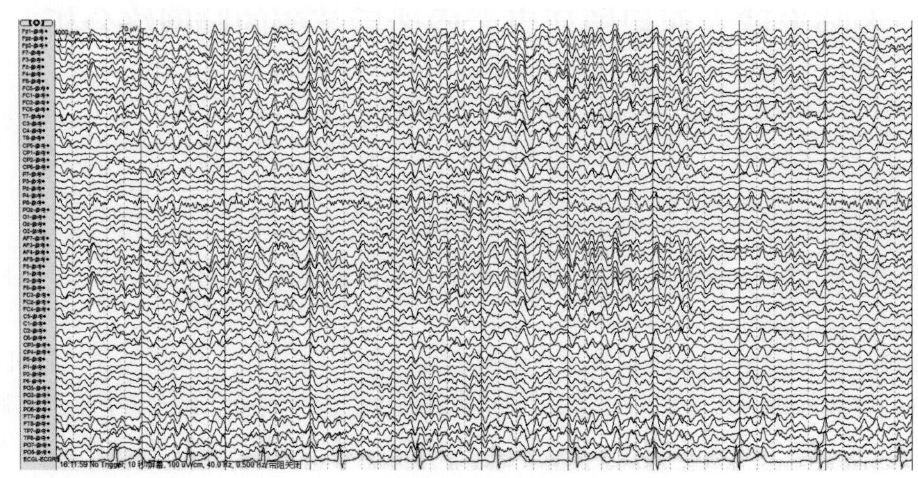

图 2-2 脑电图描记（2017 年 8 月 11 日，病后 5 d 昏迷期间）显示慢波增多模式，以中高波幅 θ 节律为主（左侧低于右侧），部分低波幅 β 活动，EEG 无反应性

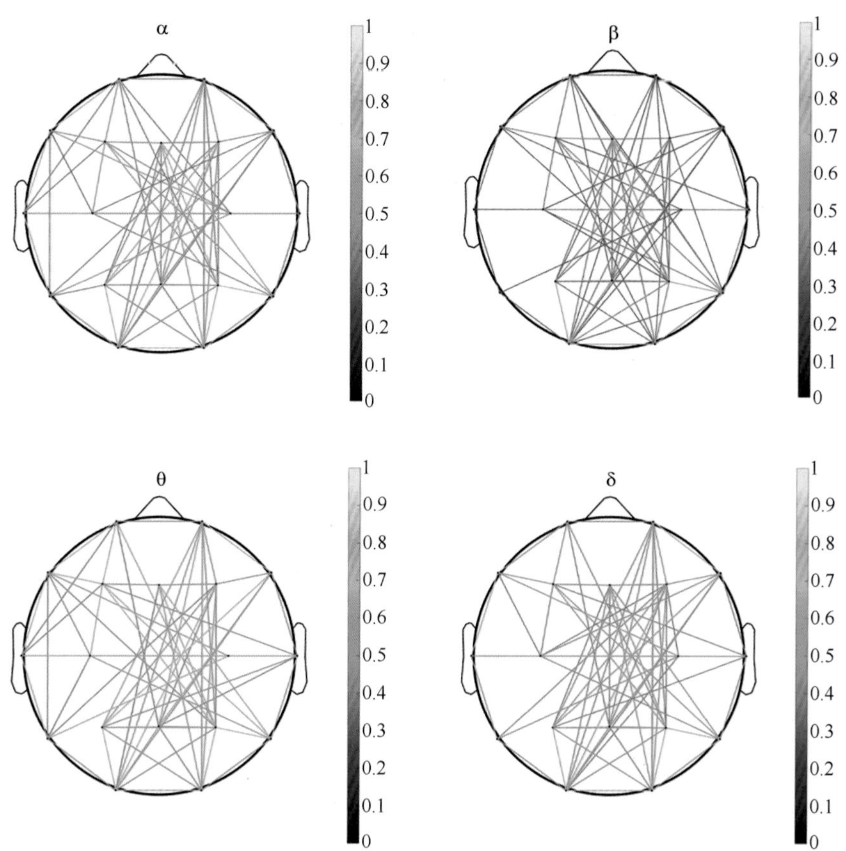

图 2-3　EEG 脑连接图分析（2017 年 8 月 11 日，病后 5 d 昏迷期间）显示双侧大脑半球各频段连接减弱。彩色标尺代表相干性大小，其中黄色代表相干性强，蓝色代表相干性弱

血症，低钠血症。予以口服阿司匹林 100 mg（1 次 / 天），口服氯吡格雷 75 mg（1 次 / 天），静脉输注甘露醇 125 ml（每 4 小时 1 次），静脉输注醒脑静 20 ml（1 次 / 天），静脉输注复方脑肽节苷脂 10 mg（1 次 / 天），静脉输注头孢曲松 4 g（1 次 / 天），静脉输注天晴甘美 200 mg（1 次 / 天），静脉输注还原型谷胱甘肽 1.8 g（1 次 / 天）；鼻饲管注入 10% 氯化钠溶液 20 ml（3 次 / 天），鼻胃管泵注能全力 1500 ml（1 次 / 天），鼻胃管团注水解蛋白（30 g/d）。

入院第 8 天（病后 13 d）意识转为嗜睡，疼痛刺激可睁眼，右下肢可主动抬离床面，GCS 9 分（V2E1M6）。EEG 显示全脑导联频率 8～13 Hz，波幅 15～80 μV（左侧稍低于右侧，图 2-4）。构建嗜睡状态脑连接图（图 2-5），结果为双侧大脑半球各频带（δ、θ、α 和 β）连接较前增强（图 2-6）。入院后第 14 天（病后 19 d），呼之睁眼，不能言语，右下肢可自主活动，GCS 10 分（V3E1M6），转二级医院继续治疗。病后 3 个月追踪，患者意识清醒。

【病例讨论】

大脑中动脉供血区域梗死中，大面积脑梗死占 10%～15%，其中约 77% 的患者早

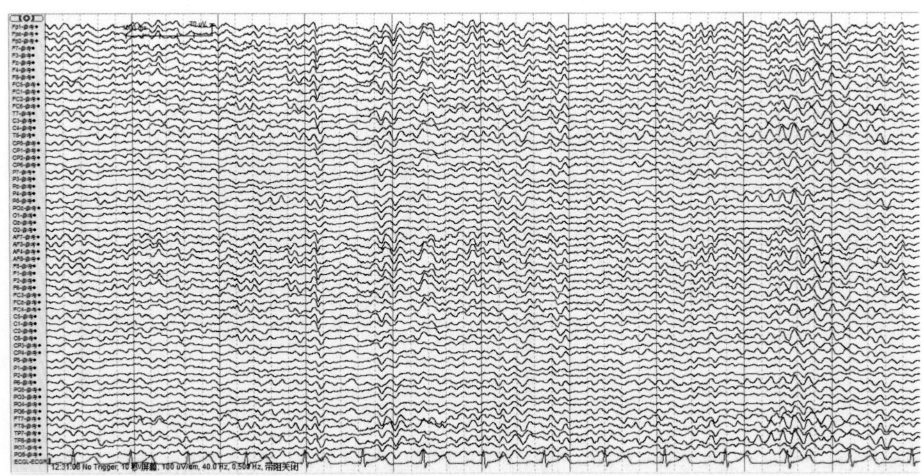

图 2-4　脑电图描记（2017 年 8 月 18 日，病后 13 d 嗜睡期间）显示中低波幅 α 节律背景（左侧稍低于右侧）

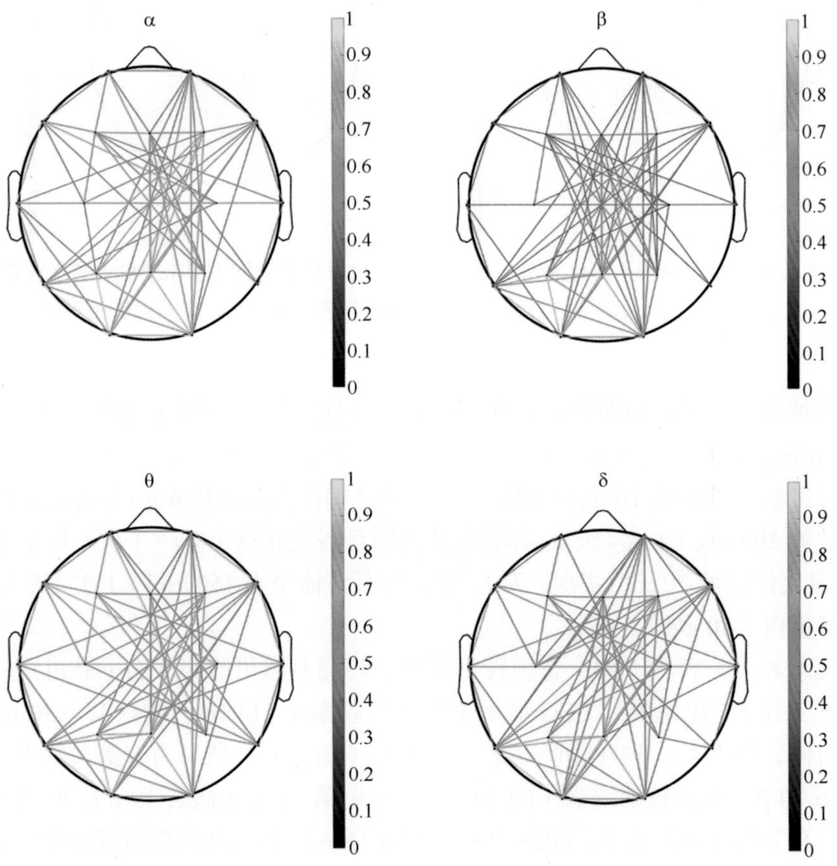

图 2-5　EEG 脑连接图分析（2017 年 8 月 18 日，病后 13 d 嗜睡期间）显示双侧大脑半球各频段连接较前增强

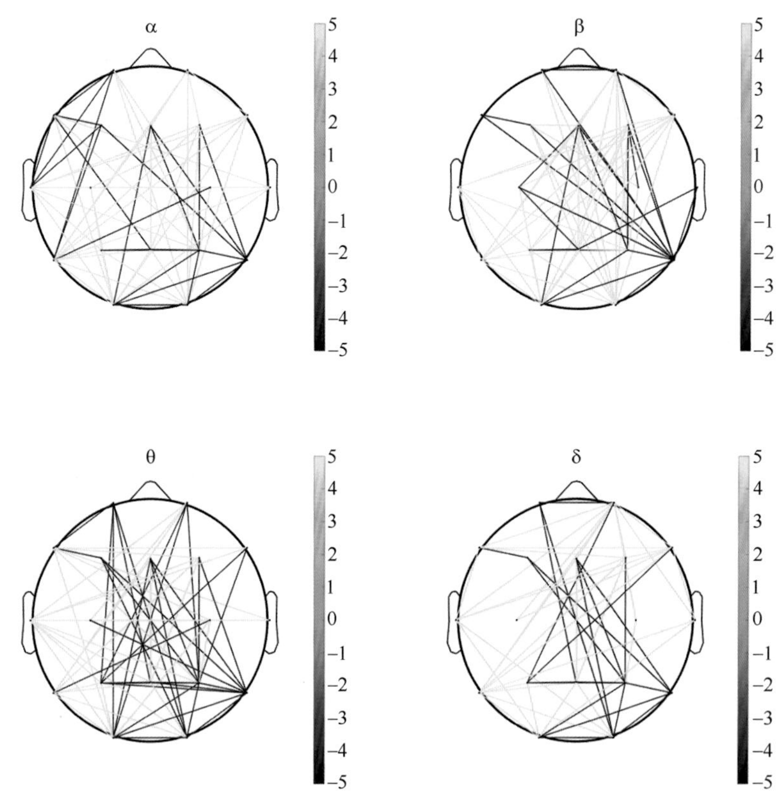

图 2-6　EEG 脑连接图分析：彩色标尺代表统计学 T 值，T 的绝对值越大，差异性越大，黄色代表连接增强，蓝色代表连接减弱。两次相干性统计分析显示，与昏迷状态相比，嗜睡状态的双侧大脑半球之间 α、β、θ、δ 频带连接增强

期出现意识障碍，并伴有很高的致残率和死亡率。如果能在发病早期准确评估脑功能状态，并预判其苏醒的可能，则有助于治疗策略的确定和治疗方案的选择。EEG 作为床旁、简便、客观的监测与分析技术，被广泛用于昏迷研究。2015 年，中华医学会神经病学分会神经重症协作组推出《心肺复苏后昏迷评估中国专家共识》，特别强调了 EEG 在脑损伤评估和预测预后中的重要作用。以往传统的 EEG 评估技术已经可以准确地预测脑损伤患者不良预后（脑死亡、植物生存状态、严重残疾），但预测良好预后（昏迷后苏醒）尚不满意。近年来，昏迷患者的脑网络研究受到关注。基于静息态 EEG 构建的脑网络，可充分利用 EEG 的高时间分辨率、精准信号分析、毫秒级尺度等优势，动态研究分析大脑神经电活动。

本例患者于病后 5 d（昏迷第 3 天）进行了 EEG 监测。按传统分析方法，判定为 Young 分级 1b 级，即慢波增多模式伴无反应性，提示丘脑 - 皮质的脑功能损伤使意识障碍难以恢复。2013 年，Ller 等对 44 种分别反映不同脑网络连接特征的参数进行研究，结果发现，连接性作为一种静息态脑网络分析方式，能很好地评价意识状态。2015 年，Cavinato 等证实，相干性分析作为一种脑连接参数，可测量不同时间序列下频谱的偶联程度。各头皮区域之间，EEG 信号相干性越高，潜在神经元网络功能性相互作用越强。本例患者的脑连接图分析提示，与昏迷状态相比，嗜睡状态时双侧大脑半球各频带连接性增强，推测左侧大脑半球（梗死侧）与右侧大脑半球（健侧）重新建立了联系，意识清醒的可能性增大。结果证实，3 个月后追踪患者，意识清醒。

【小结】

不同意识状态下的脑功能性连接网络存在差异，如果通过脑网络分析，准确判断脑损伤严重程度和预测昏迷后苏醒，则可影响治疗的策略和方案。

第一作者：黄荟瑾，2016 级硕士研究生，2019 级博士研究生
通信作者：宿英英，硕士、博士研究生导师

参考文献

［1］ Moulin DE, Lo R, Chiang J, et al. Prognosis in middle cerebral artery occlusion. Stroke, 1985, 16 (2): 282-284

［2］ Li J, Wang D, Tao W, et al. Early consciousness disorder in acute ischemic stroke: incidence, risk factors and outcome. BMC Neurology, 2016, 16 (1): 140.

［3］ 中华医学会神经病学分会神经重症协作组．大脑半球大面积梗死监护与治疗中国专家共识．中华医学杂志，2017，97（9）：645-652．

［4］ Young GB. The EEG in coma. J Clin Neurophysiol, 2000, 17 (5): 473-485.

［5］ 中华医学会神经病学分会神经重症协作组．心肺复苏后昏迷评估中国专家共识．中华神经科杂志，2015，48（11）：965-968．

［6］ Park HJ, Friston K. Structural and functional brain networks: from connections to cognition. Science, 2013, 342 (6158): 1238411.

［7］ 宿英英，李红亮．心肺复苏后昏迷患者脑电图模式对预后的预测．中国脑血管病杂志，2006，3（11）：484-488．

［8］ Höller Y, Thomschewski A, Bergmann J, et al. Connectivity biomarkers can differentiate patients with different levels of consciousness. Clin Neurophysiol, 2014, 125 (8): 1545-1555.

［9］ Cavinato M, Genna C, Manganotti P, et al. Coherence and Consciousness: study of fronto-parietal Gamma synchrony in patients with disorders of consciousness. Brain Topogr, 2015, 28 (4): 570-579.

猪疱疹病毒脑炎患者诊治

赵晶晶　杨　方　江　文

【病例摘要】

患者，男性，36 岁，主因肢体抽搐、发热 1 d 余，意识障碍 0.5 d，于 2017 年 3 月 29 日入院。

患者于 1 d 前（2017 年 3 月 28 日）凌晨 1 点睡眠中突然口角向左抽动，不伴四肢抽搐和意识障碍，持续约 1 min 自行缓解。发作后反应略迟钝，但可识人及交流，此后 1 h 反复发作 2 次。晨 6 点自觉发热（体温 38.5℃），颈项后僵硬伴疼痛。在当地医院行脑部 CT 扫描检查未见异常；腰椎穿刺脑脊液压力不详，白细胞计数 20×10^6/L，中性粒细胞比例 51%，葡萄糖 3.74 mmol/L，予以对症治疗。下午 5 点多次口角抽动、呼之不应，每次持续 10 s 自行缓解，间隔 10 min，发作间期呼之不应。经静脉推注地西泮 10 mg 后，虽抽搐停止，但意识未能恢复，右上肢可见不自主动作，次日转至我院。我院急诊予以脱水、降颅压等对症支持治疗，当日再次出现口角及右上肢抽搐，持续约 10 s 自行缓解。

患者从事生猪肉售卖职业 10 余年，病前有刀割手指伴生猪肉污染史；慢性腹泻史 2 年，半年前加重伴腹痛和便中带血（2～6 次 / 天），未经诊治；吸烟史 12 年，每天 20～40 支；饮酒（白酒）12 年，近 2 年每周 1～3 次，每次 25～50 ml。

患者入院时查体：气管插管和机械通气状态下，体温 38.3℃，脉搏 119 次 / 分，血压 169/92 mmHg；浅昏迷；双侧瞳孔等大等圆，直径 3.5 mm，对光反射迟钝；睫毛、角膜反射存在；四肢无自主运动，疼痛刺激可见四肢屈曲；四肢肌张力低、腱反射减弱；双侧病理征未引出。颈抵抗，颏胸距 4 横指，布氏征、克氏征阴性。APACHE Ⅱ 18 分，GCS 4T 分（E1、VT、M3），NRS 2002 4 分，Barthel 指数 15 分。

患者入院后诊治经过：脑部 MRI 显示，双侧额顶颞岛叶、基底核区、丘脑、半卵圆中心及海马广泛对称异常信号，提示脑炎或代谢性疾病（图 2-7）。脑部 PET-CT 显示，左半卵圆中心、左基底核区、左颞上回局部、右颞枕交界区、双颞中下回及颞极大部密度减低，葡萄糖代谢分布减低、缺损；双顶叶、额叶、枕叶和颞叶、双基底核的核团区、双小脑半球葡萄糖代谢分布重度减低；提示脑代谢功能重度受损，病变性质为良性（图 2-8）。床旁脑电图（electroencephalography，EEG）显示全部导联呈周期性放电（仅口服左乙拉西坦、丙戊酸钠，未使用抗癫痫药物）（图 2-9）。

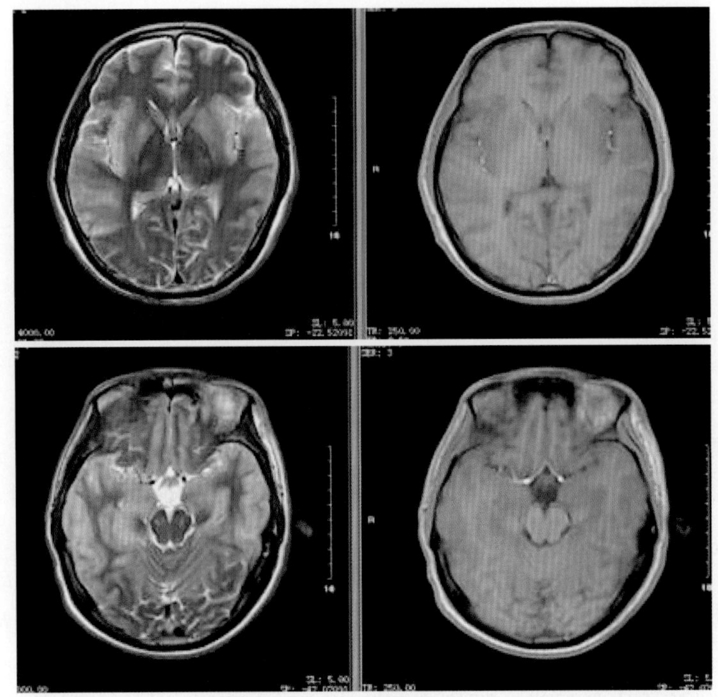

图 2-7 脑部 MRI 显示：双侧额顶颞岛叶、基底核区、丘脑、半卵圆中心及海马广泛对称性异常信号，提示脑炎或代谢性疾病

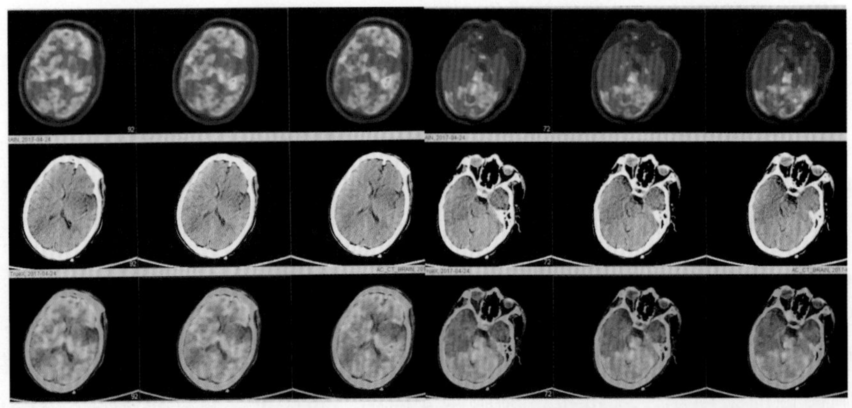

图 2-8 脑部 PET 显示：双侧颞上回局部、中脑后部、小脑蚓部葡萄糖代谢分布基本正常；左侧半卵圆中心、左侧基底核区、左侧颞上回局部、右侧颞枕交界区、双侧颞中回、双侧颞下回及颞极大部密度减低，葡萄糖代谢分布减低、缺损；双侧顶叶、额叶、枕叶及颞叶其余部位、双侧基底核的核团区及双侧小脑半球其余部位呈弥漫性重度减低，提示良性病变，脑代谢功能损伤重度

血常规检查（白细胞计数 18.65×10^9/L，中性粒细胞比例 94.5%）与体温增高一致，提示体内感染征象；甲型流感病毒抗原、术前感染 4 项、免疫 5 项、自身抗体系列、甲状腺功能 9 项、抗心磷脂抗体、肿瘤标志物、S100、NSE 大致正常。血病毒 PCR、t-spot、gene X-pert 阴性。4 次脑脊液检查提示白细胞轻中度升高（其中 4 月 5

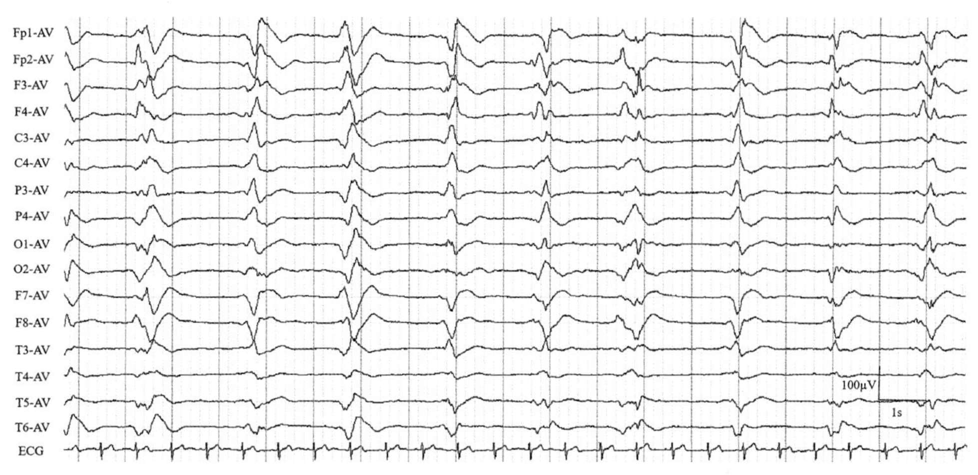

图 2-9　EEG 显示各导联 0.5c/s 全面性周期性放电
（口服左乙拉西坦、丙戊酸钠，未使用静脉抗癫痫药物）

日达到高峰，为 188×10^6/L，表 2-1），与体温增高和脑膜刺激征一致，提示颅内感染征象，但脑膜炎病原体、改良抗酸染色、墨汁染色、阿利新蓝染色、ESAT-6、细菌培养均为阴性。2 次病毒抗体系列和 2 次病毒 PCR 检测阴性，提示常见病毒感染可能性不大；2 次血和脑脊液自身免疫性脑炎抗体（NMDA-R-Ab、CASPR2-Ab、AMPA1-R-Ab、AMPA2-R-Ab、LGI1-Ab、GABAB-R-Ab）阴性，提示自身免疫性脑炎可能性不大；神经系统副肿瘤综合征抗体（抗 CV2 抗体、抗 PNMA2 抗体、抗 Ri 抗体、抗 Yo 抗体、抗 Hu 抗体、抗 Amphiphysin 抗体）均阴性，提示副肿瘤神经综合征可能性不大。第 1 次脑脊液新一代测序技术（next-generation sequencing，NGS）检测（病后次日）猪疱疹病毒阳性，特异性序列 20，覆盖率 2.1%，提示脑脊液猪疱疹病毒感染；第 2 次 NGS 检测（病后 24 d）复查脑脊液，猪疱疹病毒仍呈阳性，特异性序列 75，覆盖率 8.8%，确认脑脊液猪疱疹病毒感染。

表 2-1　脑脊液检测结果

特征	检查距起病时间			
	第 2 天	第 9 天	第 16 天	第 23 天
白细胞计数（×10^6/L）	37	188	14	14
淋巴细胞比例（%）	69.5	28.0	98.0	58.5
血糖（mmol/L）	4.02	3.97	3.20	2.32
蛋白质（g/L）	0.88	1.06	1.01	0.37
PCT（ng/ml）	0.144	0.158	/	0.088
IL-6（pg/ml）	3123.00	148.50	/	11.43

注：PCT 正常值<0.05 ng/ml；IL-6 正常值<7 pg/ml

患者起病急，病情重，主要表现为发热、局灶性癫痫持续状态伴意识障碍和脑膜刺激征阳性。脑部影像学显示广泛皮质、皮质下病变，脑脊液检查显示炎性改变，故考虑病毒性脑炎或自身免疫性脑炎可能性大，予以阿昔洛韦、地塞米松、人免疫球蛋白、抗癫痫（口服左乙拉西坦）、降颅压（甘露醇）等治疗后，症状并无明显改善。随后经脑脊液 NGS 检查，发现猪疱疹病毒阳性，结合病前有生猪肉污染刀割手指史，故确诊为猪疱疹病毒性脑炎。

继续足疗程抗病毒治疗 21 d 后好转出院。出院前复查 EEG 呈慢波活动模式（图 2-10）。出院时无癫痫发作，意识呈无反应觉醒状态，CRS-R 4 分，mRS 5 分。发病 6 个月后随访，患者仍无癫痫发作，可部分完成指令，可认识家人，CRS-R 13 分，mRS 4 分。

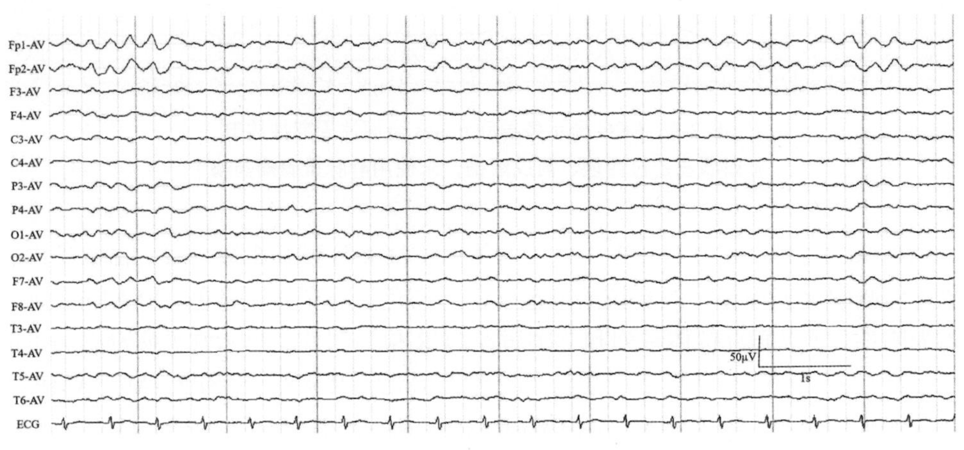

图 2-10 EEG 显示慢波活动

【病例讨论】

本病例诊断难点在于：①以往并不认为猪疱疹病毒可感染人类。因此，常规血和脑脊液的病毒学检测项目不包括猪疱疹病毒，临床上便忽略了对猪疱疹病毒性脑炎的认识；②以往常规的血和脑脊液检测技术无法检测猪疱疹病毒，导致猪疱疹病毒性脑炎诊断缺如。猪疱疹病毒属于疱疹病毒科，水痘病毒属，具有嗜神经性，但不在神经元中复制。猪是其天然宿主，多种家畜和哺乳动物都是易感动物。随着 NGS 的出现，血和脑脊液病原学检测得到快速发展，猪疱疹病毒引起人类感染的报道逐渐增多并引起关注，其不仅可引起脑炎，还可引起其他部位的炎症，如眼内炎。

NGS 又被称为"高通量测序（high-throughput sequencing）"，其通过收集血和脑脊液标本中的病原体（细菌、病毒、真菌等）DNA 片段，经扩增检测病原体核酸序列，进而明确病原体。NGS 检测应建立在临床医学基础上，并以病史（特别是猪疱疹病毒感染史）、体格检查、影像学检查、脑脊液常规检查和 EEG 检查等为基本诊断依据。

近年来，猪疱疹病毒性脑炎逐渐被临床医师认识，且并非少见。本例患者呈全面性周期性放电的 EEG 可能为早期诊断提供了线索。全面周期性放电常发生于缺氧、中毒、代谢紊乱、感染、急性神经损伤、非惊厥性癫痫持续状态和低温治疗后，其颅内感染性疾病包括克 - 雅病、亚急性硬化性全脑炎、儿童各种类型脑炎等。目前，伴有全面性周期性放电的患者预后的相关数据较少，但总体预后较差，有研究提示感染相关的全面性周期性放电患者死亡率高达 20%～50%。目前，针对猪疱疹病毒的治疗仍以早期抗病毒（抗疱疹病毒药物）治疗为主，本例患者及其他已报道的病例均提示抗病毒治疗有效。

【小结】

①当患者具有相关暴露史，具有脑炎相关表现，具有特征性 EEG 改变时，应高度警惕猪疱疹病毒感染，此时脑脊液 NGS 检查可辅助确诊；②早期予以抗病毒药物，特别是抗疱疹病毒药物仍为主要治疗措施；③伴有 EEG 全面性周期性放电的颅内感染性疾病预后较差。

第一作者：赵晶晶，2018 级博士研究生
通信作者：江文，博士研究生导师

参考文献

［1］ Pomeranz LE, Reynolds AE, Hengartner CJ. Molecular biology of pseudorabies virus: impact on neurovirology and veterinary medicine. Microbiology and molecular biology reviews. MMBR, 2005, 69 (3): 462-500.

［2］ Wang D, Tao X, Fei M, et al. Human encephalitis caused by pseudorabies virus infection: a case report. Journal of neurovirology, 2020, 26 (3)DOI: 10. 1007/s13365-019-00822-2.

［3］ Yang X, Guan H, Li C, et al. Characteristics of human encephalitis caused by pseudorabies virus: A case series study. International journal of infectious diseases, 2019, 87: 92-99.

［4］ Yang H, Han H, Wang H, et al. A case of human viral encephalitis caused by pseudorabies virus infection in China. Frontiers in neurology, 2019, 10: 534.

［5］ Ai JW, Weng SS, Cheng Q, et al. Human endophthalmitis caused by pseudorabies virus infection, China, 2017. Emerging infectious diseases, 2018, 24 (6): 1087-1090.

［6］ Swank RL, Watson CW. Effects of barbiturates and ether on spontaneous electrical activity of dog brain. Journal of neurophysiology, 1949, 12 (2): 137-160.

［7］ Henry CE, Scoville WB. Suppression-burst activity from isolated cerebral cortex in man. Electroencephalography and clinical neurophysiology, 1952, 4 (1): 1-22.

［8］ Niedermeyer E, Sherman DL, Geocadin RJ, et al. The burst-suppression electroencephalogram. Clinical EEG (electroencephalography), 1999, 30 (3): 99-105.

［9］ Echlin FA, Arnett V, Zoll J. Paroxysmal high voltage discharges from isolated and partially isolated human and animal cerebral cortex. Electroencephalography and clinical neurophysiology, 1952, 4 (2): 147-164.

［10］ Amzica F. What does burst suppression really mean? Epilepsy & behavior : E&B,

2015, 49: 234-237.

[11] Wasay M, Channa R, Jumani M, et al. Encephalitis and myelitis associated with dengue viral infection clinical and neuroimaging features. Clinical neurology and neurosurgery, 2008, 110 (6): 635-640.

[12] Rafique A, Amjad N, Chand P, et al. Subacute sclerosing panencephalitis: clinical and demographic characteristics. Journal of the College of Physicians and Surgeons—Pakistan : JCPSP, 2014, 24 (8): 557-560.

[13] Wang Y, Nian H, Li Z, et al. Human encephalitis complicated with bilateral acute retinal necrosis associated with pseudorabies virus infection: A case report. International Society for Infectious Diseases, 2019, 89: 51-54.

第三章
脑死亡判定

中国成人脑死亡判定标准与操作规范（第二版）

国家卫生健康委员会脑损伤质控评价中心
中华医学会神经病学分会神经重症协作组
中国医师协会神经内科医师分会神经重症专业委员会

一、脑死亡判定标准

（一）判定先决条件

1. 昏迷原因明确
2. 排除了各种原因的可逆性昏迷

（二）临床判定标准

1. 深昏迷
2. 脑干反射消失
3. 无自主呼吸

依赖呼吸机维持通气，自主呼吸激发试验证实无自主呼吸。

以上 3 项临床判定标准必须全部符合。

（三）确认试验标准

1. 脑电图（electroencephalogram，EEG） EEG 显示电静息。
2. 短潜伏期体感诱发电位（short-latency somatosensory evoked potential，SLSEP）

正中神经 SLSEP 显示双侧 N9 和（或）N13 存在，P14、N18 和 N20 消失。

3．经颅多普勒超声（transcranial Doppler，TCD） TCD 显示颅内前循环和后循环血流呈振荡波、尖小收缩波或血流信号消失。

以上 3 项确认试验至少 2 项符合。

二、脑死亡判定操作规范

脑死亡指包括脑干在内的全脑功能不可逆转的丧失，即死亡。

（一）判定的先决条件

1．昏迷原因明确 原发性脑损伤引起的昏迷原因包括颅脑外伤、脑出血和脑梗死等；继发性脑损伤引起的昏迷原因主要为心搏骤停、麻醉意外、溺水和窒息等所致的缺血缺氧性脑病。对昏迷原因不明确者不能实施脑死亡判定。

2．排除各种原因的可逆性昏迷 可逆性昏迷原因包括急性中毒，如一氧化碳中毒，乙醇中毒；镇静催眠药、抗精神病药、全身麻醉药和肌肉松弛药过量、作用消除时间延长和中毒等；休克；低温（膀胱、直肠、肺动脉内温度≤32 ℃）；严重电解质及酸碱平衡紊乱；严重代谢及内分泌功能障碍，如肝性脑病、肾性脑病、低血糖或高血糖性脑病等。

（二）临床判定

1．深昏迷

（1）检查方法及结果判定：拇指分别强力按压受检者两侧眶上切迹或针刺面部，面部未出现任何肌肉活动。格拉斯哥昏迷量表评分（Glasgow coma scale，GCS）为 2T 分（运动＝1 分，睁眼＝1 分，语言＝T）。检查结果需反复确认。

（2）注意事项：①任何刺激必须局限于头面部。②三叉神经或面神经病变时，判定深昏迷应慎重。③颈部以下刺激时可引起脊髓反射。脑死亡时脊髓可能存活，因此，仍可能存在脊髓反射和（或）脊髓自动反射。脊髓反射包括部分生理反射和病理反射。脊髓自动反射大多与刺激部位相关，刺激颈部可引起头部转动；刺激上肢可引起上肢屈曲、伸展、上举、旋前和旋后；刺激腹部可引起腹壁肌肉收缩；刺激下肢可引起下肢屈曲和伸展。脊髓自动反射必须与肢体自发运动区别，脊髓自动反射固定出现在刺激相关部位，而自发运动通常在无刺激时发生，多数为一侧性。脑死亡时不应有肢体自发运动。④脑死亡时不应有去大脑强直、去皮质强直和痉挛发作。

2．脑干反射消失

（1）瞳孔对光反射

1）检查方法：用强光照射瞳孔，观察有无缩瞳反应。光线从侧面照射一侧瞳孔，观察同侧瞳孔有无缩小（直接对光反射），检查一侧后再检查另一侧。光线照射一侧瞳孔，观察对侧瞳孔有无缩小（间接对光反射），检查一侧后再检查另一侧。上述检查应重复进行。

2）结果判定：双侧直接和间接对光反射检查均无缩瞳反应即可判定为瞳孔对光反射消失。

3）注意事项：脑死亡者多数双侧瞳孔散大（>5 mm），少数瞳孔可缩小或双侧不等大。因此，不应将瞳孔大小作为脑死亡判定的必要条件。眼部疾患或头面复合伤可影响瞳孔对光反射检查，判定结果应慎重。

（2）角膜反射

1）检查方法：向上轻推一侧上眼睑，露出角膜，用棉花丝触及角膜周边部，观察双眼有无眨眼动作。检查一侧后再检查另一侧。

2）结果判定：刺激双眼角膜后，无眨眼动作，即可判定为角膜反射消失。

3）注意事项：即使未见明确眨眼动作，但上下眼睑和眼周肌肉有微弱收缩时，不应判定为角膜反射消失。眼部疾病或头面复合伤、三叉神经或面神经病变均可影响角膜反射检查，判定结果应慎重。

（3）头眼反射

1）检查方法：用手托起头部，撑开双侧眼睑，将头从一侧快速转向对侧，观察眼球是否向反方向转动。检查一侧后再检查另一侧。

2）结果判定：头部向左侧或向右侧转动时，眼球无反方向转动，即可判定为头眼反射消失。

3）注意事项：眼外肌疾病或头面复合伤可影响头眼反射检查，判定结果应慎重。颈椎外伤时禁止此项检查，以免损伤脊髓。

（4）前庭眼反射

1）检查方法：用弯盘贴近外耳道，以备注水流出。注射器抽吸 0～4 ℃生理盐水 20 ml，注入一侧外耳道，注入时间 20～30 s，同时撑开两侧眼睑，观察有无眼球震颤。检查一侧后再检查另一侧。

2）结果判定：注水后观察 1～3 min，若无眼球震颤即可判定为前庭眼反射消失。

3）注意事项：检查前确认无鼓膜损伤，或耳镜检查两侧鼓膜无损伤；若鼓膜有破损，则免做此项检查。外耳道内有血块或堵塞物时，应清除后再行检查。如果可见微弱眼球运动，不应判定为前庭眼反射消失。头面复合伤、出血、水肿均可影响前庭眼反射检查，判定结果应慎重。前庭眼反射检查方法与耳鼻喉科采用的温度试验方法不同，温度试验采用 20 ℃的冷水或体温 ±7 ℃的冷热水交替刺激，不能用于脑死亡判定。

（5）咳嗽反射

1）检查方法：用长度超过人工气道的吸引管刺激受检者气管黏膜，引起咳嗽反射。

2）结果判定：刺激气管黏膜时无咳嗽动作，判定为咳嗽反射消失。

3）注意事项：刺激气管黏膜时，出现胸、腹部运动，不能判定为咳嗽反射消失。

上述 5 项脑干反射全部消失，即可判定为脑干反射消失，但需反复检查确认。如果 5 项脑干反射检查缺项，应至少重复可判定项目 2 次（间隔 5 min），并增加确认试验项目。

3．无自主呼吸 受检者无自主呼吸，必须依赖呼吸机维持通气。判定无自主呼吸，除了机械通气显示无自主触发外，还需通过自主呼吸激发试验验证，并严格按照以下步骤和方法进行。

（1）试验先决条件：①核心体温≥36.5 ℃。如果低于这一标准，可予物理升温。②收缩压≥90 mmHg（1 mmHg=0.133 kPa）或平均动脉压≥60 mmHg。如果低于这一标准，可予升血压药物。③动脉氧分压（PaO_2）≥200 mmHg。如果低于这一标准，可予100% 氧气吸入 10～15 min，至 PaO_2≥200 mmHg。④动脉二氧化碳分压（$PaCO_2$）35～45 mmHg。如果低于这一标准，可减少每分通气量。慢性二氧化碳潴留者，可 $PaCO_2$＞45 mmHg。自主呼吸激发试验实施前，应加强生命支持和器官功能支持。

（2）试验方法与步骤：①抽取动脉血检测 $PaCO_2$。②脱离呼吸机。③即刻将输氧导管通过人工气道置于隆突水平，输入 100% 氧气 6 L/min。④密切观察胸、腹部有无呼吸运动。⑤脱离呼吸机 8～10 min 后，再次抽取动脉血检测 $PaCO_2$。⑥恢复机械通气。

（3）试验结果判定：如果先决条件的 $PaCO_2$ 为 35～45 mmHg，试验结果显示 $PaCO_2$≥60 mmHg 或 $PaCO_2$ 超过原有水平 20 mmHg 仍无呼吸运动，即可判定无自主呼吸。如果先决条件的 $PaCO_2$＞45 mmHg，试验结果显示 $PaCO_2$ 超过原有水平 20 mmHg 仍无呼吸运动，即可判定无自主呼吸。

（4）注意事项：①需要确认是否存在机械通气误触发可能。②自主呼吸激发试验过程中，一旦出现明显血氧饱和度下降、血压下降、心率减慢或心律失常等，即刻终止试验，此时如果 $PaCO_2$ 升高达到判定要求，仍可进行结果判定；如果 $PaCO_2$ 升高未达到判定标准，宣告本次试验失败。为了避免自主呼吸激发试验对确认试验的影响，可放在脑死亡判定的最后一步。③自主呼吸激发试验至少由 2 名医师（一名医师负责监测呼吸、心率、心律、血压和血氧饱和度，另一名医师负责观察胸腹有无呼吸运动）和 1 名医生或护士（负责管理呼吸机、输氧导管和抽取动脉血）完成。④如果自主呼吸激发试验未能实施或未能完成，需要加强生命支持和各器官系统功能支持，达到先决条件后重新实施。

（三）确认试验

1．EEG

（1）环境条件：使用独立电源，必要时加用稳压器，或暂停其他可能干扰脑电图记录的医疗仪器设备。

（2）参数设置：电极头皮间阻抗＞100 Ω 和＜5 kΩ，两侧对应电极的阻抗应基本匹配。高频滤波 30～75 Hz，低频滤波 0.5 Hz。灵敏度 2 μV/mm。陷波滤波 50 Hz。

（3）电极安放：记录电极按照国际 10-20 系统至少安放 8 个，包括额极 Fp1、Fp2，中央 C3、C4，枕 O1、O2，中颞 T3、T4。参考电极安放于双侧耳垂或双侧乳突。接地电极安放于额极中点（FPz）。公共参考电极安放于中央中线点（Cz）。

（4）操作步骤：①准备脑电图检测相关物品。②开机并输入受检者信息；检查脑电图仪参数设定；描记前先做 10 s 仪器校准，将 10 μV 方形波输入放大器，各导联灵敏度一致。③盘状电极安放前，用酒精和磨砂膏去脂、去角质，然后涂抹适量导电膏，使电阻降至最低。插入针电极前消毒皮肤。④采用单极和双极两种导联方式描记（同时描记心电图）；描记过程中任何来自外界、仪器和受检者的干扰均应实时标记；无明显干扰的脑电描记至少 30 min，并完整保存。⑤描记过程中，行脑电图反应性检查，即分别、重复双手甲床疼痛刺激和耳旁声音呼唤刺激，观察脑电图波幅和频率变化。

（5）结果判定：当 EEG 长时程（≥30 min）显示电静息状态（脑电波活动≤2 μV）时，符合 EEG 脑死亡判定标准。

（6）注意事项：①脑电图仪必须具备上述参数设置要求。②镇静麻醉药物、低温（核心体温＜34℃）、低血压（平均动脉压＜50 mmHg）、心肺复苏＜12 h、代谢异常、电极安放部位外伤或水肿均可影响 EEG 判定，此时 EEG 结果仅供参考。

2．SLSEP

（1）环境条件：使用独立电源，必要时加用稳压器，或暂停其他可能干扰诱发电位记录的医疗仪器设备。

（2）参数设置：电极导联组合（记录电极 - 参考电极）至少 4 通道。第一通道为 CL_i-CL_c（N9）；第二通道为 C_v6-Fz，C_v6-FPz 或 C_v6-CL_c（N13）；第三通道为 C'_c-CL_c（P14、N18）；第四通道为 C'_c-Fz 或 C'_c-FPz（N20）。记录电极和参考电极阻抗≤5 kΩ。地线电极放置于刺激点上方 5 cm，阻抗≤7 kΩ。带通为 10～2000 Hz。分析时间为 50 ms，必要时 100 ms。刺激方波时程为 0.1～0.2 ms，必要时可达 0.5 ms。刺激频率为 1～5 Hz。

（3）电极安放：按照国际 10-20 系统安放盘状电极或一次性针电极。C'_3 和 C'_4 分别位于国际 10-20 系统的 C_3 和 C_4 后 2 cm，刺激对侧时称为 C'_c。Fz 和 FPz，Fz 位于国际 10-20 系统的额正中点，FPz 位于国际 10-20 系统的额极中点。C_v6 位于第 6 颈椎棘突（亦可选择 C_v5）。CL_i 和 CL_c 分别位于同侧和对侧锁骨中点上方 1 cm，同侧称为 CL_i，对侧称为 CL_c。

（4）操作步骤：①准备诱发电位检测相关物品。②开机并输入受检者一般资料。③盘状电极安放前，用酒精和磨砂膏去脂、去角质，然后涂抹适量导电膏，使电阻降至最低。插入针电极前消毒皮肤。④刺激电极安放在腕横纹中点上 2 cm（正中神经走行部位）。刺激电流控制在 5～25 mA 之间，当受检者肢端水肿或合并周围神经疾病时，电流强度可适当增大。刺激强度以诱发出该神经支配肌肉轻度收缩为宜，即引起拇指屈曲约 1 cm。每次检测过程中，强度指标均应保持一致。⑤记录时，平均每次叠加 500～1000 次，直到波形稳定光滑，每侧至少重复测试 2 次，测试一侧后再测试另一侧，并分别保存双侧 2 次测试曲线。

（5）结果判定：双侧 N9 和（或）N13 存在，双侧 P14、N18 和 N20 消失，符合 SLSEP 脑死亡判定标准。

（6）注意事项：①保持被检测肢体皮肤温度正常（低温可使诱发电位潜伏期延长）。②电极安放部位外伤、水肿，正中神经病变，颈髓病变，周围环境电磁场干扰等均可影响结果判定，此时 SLSEP 结果仅供参考。

3．TCD

（1）仪器设备：经颅多普勒超声仪配备 1.6 MHz 或 2.0 MHz 脉冲波多普勒超声探头。

（2）参数设置：输出功率设置适宜。取样容积设置为 10～15 mm。增益调整至频谱显示清晰。速度标尺调整至频谱大小适当并完整显示。基线调整至上下频谱完整显示。信噪比调整至频谱清晰，噪声减少。屏幕扫描速度调整至每屏 6～8 s。多普勒频率滤波设定为低滤波状态（≤50 Hz）。

（3）检查部位

1）颞窗：仰卧体位，于眉弓与耳缘上方水平连线区域内检测双侧大脑中动脉（middle cerebral artery，MCA）和颈内动脉终末段（terminal internal cerebral artery）。

2）枕窗或枕旁窗：仰卧体位（抬高头部，使颈部悬空）或侧卧体位，于枕骨粗隆下方枕骨大孔或枕骨大孔旁，检测椎动脉（vertebral artery，VA）和基底动脉（basilar artery，BA）。

3）眼窗：仰卧体位，于闭合上眼睑处，检测对侧 MCA 和同侧颈内动脉虹吸部（internal carotid artery siphon）。

（4）血管识别

1）MCA：经颞窗，深度 40～65 mm，收缩期血流方向朝向探头；或经对侧眼窗，深度 80 mm 以上，收缩期血流方向背离探头。当一侧颞窗穿透不良时，可选择对侧颞窗，深度 90 mm 以上，收缩期血流方向背离探头。必要时通过颈总动脉压迫试验予以确认。

2）颈内动脉虹吸部：经眼窗，深度 60～70 mm，血流方向朝向或背离探头。

3）VA：经枕窗或枕旁窗，深度 55～80 mm，收缩期血流方向背离探头。

4）BA：经枕窗或枕旁窗，深度 80～120 mm，收缩期血流方向背离探头。

（5）结果判定

1）判定血管：前循环以双侧 MCA 为主要判定血管，双侧颈内动脉终末段或颈内动脉虹吸段为备选判定血管；后循环以 BA 为主要判定血管，双侧椎动脉颅内段为备选判定血管。

2）判定血流频谱：振荡波（reverberating flow），在一个心动周期内出现收缩期正向和舒张期反向血流信号，脑死亡血流指数（direction of flowing index，DFI）＜0.8，DFI＝1－R/F（R：反向血流速度，F：正向血流速度）；收缩早期尖小收缩波（small systolic peaks in early systole），收缩早期单向性正向血流信号，持续时间＜200 ms，流速低于 50 cm/s；血流信号消失。

3）判定次数：间隔 30 min，检测 2 次。2 次检测颅内前循环和后循环均为上述任一血流频谱，符合 TCD 脑死亡判定标准。

（6）注意事项：①外周动脉收缩压＜90 mmHg 时，应提高血压后再行检测。②双侧颞窗透声不良时，可选择眼窗检测同侧颈内动脉虹吸部和对侧 MCA。一侧颞窗穿透不良时，可选择对侧颞窗检测双侧 MCA 或颈内动脉终末段。③首次检测不到血流信号时，必须排除因声窗穿透性不佳或操作技术不熟练造成的假象；首次 TCD 检测结果的血流信号消失时，结果仅供参考。④颅骨密闭性受损，如脑室引流、部分颅骨切除减压术可能影响结果判定，TCD 结果仅供参考。

4. 确认试验顺序 确认试验项目的优选顺序依次为 EEG、SLSEP、TCD。确认试验须至少 2 项符合脑死亡判定标准。如果 EEG 或 SLSEP 与 TCD 联合，可降低判定的假阳性率，提高判定的一致性。如果 TCD 检查受限，可参考 CT 血管造影（computed tomography-angiography，CTA）或数字减影血管造影（digital subtraction angiography，DSA）检查结果。

（四）判定步骤

脑死亡判定过程可分为以下 3 个步骤：第 1 步进行脑死亡临床判定，符合判定标准（深昏迷、脑干反射消失、无自主呼吸）的进行下一步。第 2 步进行脑死亡确认试验，至少 2 项符合脑死亡判定标准的进行下一步。第 3 步进行脑死亡自主呼吸激发试验，验证无自主呼吸。

（五）判定次数

在满足脑死亡判定先决条件的前提下，3 项临床判定和 2 项确认试验完整无疑，并均符合脑死亡判定标准，即可判定为脑死亡。如果临床判定缺项或有疑问，再增加一项确认试验项目（共 3 项），并在首次判定 6 h 后再次判定（至少完成一次自主呼吸激发试验并证实无自主呼吸），复判结果符合脑死亡判定标准，即可确认为脑死亡。

（六）判定人员

脑死亡判定医师均为从事临床工作 5 年以上的执业医师（仅限神经内科医师、神经外科医师、重症医学科医师、急诊科医师和麻醉科医师），并经过规范化脑死亡判定培训。脑死亡判定时，至少 2 名临床医师同时在场（其中至少 1 名为神经科医师），分别判定，意见一致。

执笔专家：宿英英、张艳、叶红、陈卫碧、范琳琳、刘刚（执笔人均为首都医科大学宣武医院神经内科）

志谢：国家卫生健康委员会脑损伤质控评价中心专家委员会和技术委员会全体委员对《脑死亡判定标准与技术规范（成人）》进行了修改与完善，专家咨询委员会专家及中国工程院院士提出了宝贵修改意见

国家卫生健康委员会脑损伤质控评价中心专家委员会委员（按姓氏拼音排序）：曹秉振（解放军第九六〇医院神经内科）、曹杰（吉林大学第一医院神经内科）、丁里（云南省第一人民医院神经内科）、高亮（上海市第十人民医院神经外科）、郭涛（宁夏医科大学总医院神经内科）、黄旭升（解放军总医院神经内科）、江文（解放军空军军医大学西京医院神经内科）、李红燕（新疆维吾尔自治区人民医院神经内科）、李立宏（解放军空军军医大学唐都医院神经外科）、陆国平（复旦大学附属儿科医院重症医学科）、马景

鑑（天津市第一中心医院神经外科）、牛小媛（山西医科大学第一医院神经内科）、潘速跃（南方医科大学南方医院神经内科）、彭斌（北京协和医院神经内科）、钱素云（首都医科大学北京儿童医院重症医学科）、宿英英（首都医科大学宣武医院神经内科）、檀国军（河北医科大学第二医院神经内科）、滕军放（郑州大学第一附属医院神经内科）、田飞（甘肃省人民医院神经内科）、万慧（南昌大学第一附属医院神经内科）、王长青（安徽医科大学第一附属医院神经内科）、王芙蓉（华中科技大学同济医学院附属同济医院神经内科）、王柠（福建医科大学附属第一医院神经内科）、徐平（遵义医科大学附属医院神经内科）、徐运（南京大学医学院附属鼓楼医院神经内科）、袁军（内蒙古自治区人民医院神经内科）、曾丽（广西医科大学第一附属医院神经内科）、张乐（中南大学湘雅医院神经内科）、张猛（解放军陆军特色医学中心神经内科）、张相彤（哈尔滨医科大学附属第一医院神经外科）、张旭（温州医科大学附属第一医院神经内科）、赵国光（首都医科大学宣武医院神经外科）、周东（四川大学华西医院神经内科）

国家卫生健康委员会脑损伤质控评价中心技术委员会委员（按姓氏拼音排序）：陈卫碧（首都医科大学宣武医院神经内科）、邓卫康（遵义医科大学附属医院医务处）、杜冉（郑州大学第一附属医院神经内科）、范琳琳（首都医科大学宣武医院神经内科）、胡雅娟（安徽医科大学第一附属医院神经内科）、蒋玉宝（安徽医科大学第一附属医院神经内科）、李敏（解放军空军军医大学唐都医院神经外科）、李玮（解放军陆军特色医学中心神经内科）、李小树（解放军陆军特色医学中心神经内科）、李艳（首都医科大学北京儿童医院重症医学科）、刘刚（首都医科大学宣武医院神经内科）、刘珺（首都医科大学北京儿童医院重症医学科）、刘祎菲（首都医科大学宣武医院神经内科）、鲁聪（首都医科大学北京儿童医院重症医学科）、马健（复旦大学附属儿科医院重症医学科）、马联胜（山西医科大学第一医院神经内科）、明美秀（复旦大学附属儿科医院重症医学科）、邵慧杰（郑州大学第一附属医院神经内科）、宿英英（首都医科大学宣武医院神经内科）、孙海峰（宁夏医科大学总医院中心电生理科）、唐娜（同济医学院附属同济医院神经内科）、田飞（甘肃省人民医院神经内科）、田林郁（四川大学华西医院神经内科）、王海音（解放军空军特色医学中心特诊科）、王亮（重庆医科大学附属第一医院神经内科）、王荃（首都医科大学北京儿童医院重症医学科）、王胜男（南方医科大学南方医院神经内科）、王遥（南方医科大学南方医院神经内科）、邢英琦（吉林大学第一医院神经内科）、叶海翠（中南大学湘雅医院神经内科）、叶红（首都医科大学宣武医院神经内科）、张乐（中南大学湘雅医院神经内科）、张蕾（云南省第一人民医院神经内科）、张妍（解放军第九六〇医院神经内科）、张艳（首都医科大学宣武医院神经内科）、张震宇（复旦大学附属儿科医院重症医学科）、赵晓霞（山西省人民医院神经内科）、周嫔婷（中南大学湘雅医院神经内科）、周赛君（温州医科大学附属第一医院神经内科）、周渊峰（复旦大学附属儿科医院神经内科）、朱文浩（同济医学院附属同济医院神经内科）

国家卫生健康委员会脑损伤质控评价中心专家咨询委员会委员（按姓氏拼音排序）：陈玉国（山东大学齐鲁医院急诊科）、崔丽英（北京协和医院神经内科）、杜斌（北京协和医院重症医学科）、贾建平（首都医科大学宣武医院神经内科）、凌锋（首都医科大学宣武医院神经外科）、刘进（四川大学华西医院麻醉科）、申昆玲（首都医科大学北京儿童医院呼吸内科）、王玉平（首都医科大学宣武医院神经内科）、席修明（首都医科大学复兴医院重症医学科）、熊利泽（解放军空军军医大学西京医院麻醉科）、于学忠（北京协和医院急诊科）、赵正言（浙江大学医学院附属儿童医院）、张建宁（天津医科大学总医院神经外科）

中国工程院院士：李春岩、周良辅、丛斌

（通信作者：宿英英）

（本文刊载于《中华医学杂志》
2019 年 5 月第 99 卷第 17 期第 1288-1295 页）

中国儿童脑死亡判定标准与操作规范（第二版）

国家卫生健康委员会脑损伤质控评价中心

1968 年美国哈佛医学院提出脑死亡的概念和标准，此后包括我国在内的许多国家陆续开展了脑死亡判定的理论与实践研究，不断对脑死亡标准进行修订完善。儿童脑死亡的判定有其独特之处，脑评估及辅助检查均与成人有不同之处。1987 年，美国首次出台了儿童脑死亡的判定标准,2011 年进行了第 1 次修订。1989 年我国也曾制定《小儿脑死亡诊断标准（试用草案）》。为了规范我国脑死亡的诊断，国家卫生和计划生育委员会脑损伤质控评价中心于 2013 年制定了《脑死亡判定标准与技术规范（成人质控版）》。在此基础上，中华医学会儿科学分会急救学组及中华医学会急诊分会儿科学组联合儿科神经领域和国家卫生和计划生育委员会脑损伤质控中心相关专家，结合 2011 版美国儿童脑死亡指南及循证医学的证据，制定了《脑死亡判定标准与技术规范（儿童质控版）》，以期我国儿童脑死亡判定工作规范、有序、健康发展。

一、 脑死亡判定标准

儿童脑死亡判定标准适用年龄范围：29 d～18 岁。

（一）判定的先决条件

1. 昏迷原因明确

2．排除了各种原因的可逆性昏迷

（二）临床判定

1．深昏迷

2．脑干反射消失

3．无自主呼吸

靠呼吸机维持通气，自主呼吸激发试验证实无自主呼吸。

以上 3 项临床判定必须全部符合。

（三）确认试验

1．脑电图（electroencephalography，EEG） EEG 显示电静息。

2．经颅多普勒超声（transcranial Doppler，TCD） TCD 显示颅内前循环和后循环血流呈振荡波、尖小收缩波或血流信号消失。

3．短潜伏期体感诱发电位（short latency somatosensory evoked potential，SLSEP） 正中神经 SLSEP 显示双侧 N9 和（或）N13 存在，P14、N18 和 N20 消失。

以上 3 项确认试验需至少 2 项符合。

（四）判定时间

在满足脑死亡判定先决条件的前提下，3 项临床判定和 2 项确认试验结果均符合脑死亡判定标准可首次判定为脑死亡；如果脑干反射缺项，需增加确认试验项目（共 3 项）。29 d～1 岁以内婴儿，需在首次判定 24 h 后复判，结果仍符合脑死亡判定标准，方可最终确认为脑死亡。1～18 岁儿童，需在首次判定 12 h 后复判，结果仍符合脑死亡判定标准，方可最终确认为脑死亡。严重颅脑损伤或心跳呼吸骤停复苏后，应至少等待 24 h 再行脑死亡判定。

二、脑死亡判定操作规范

脑死亡是包括脑干在内的全脑功能不可逆转的丧失，即死亡。

（一）判定的先决条件

1．昏迷原因明确 原发性脑损伤引起的昏迷包括颅脑外伤、中枢神经系统感染、脑血管疾病等；继发性脑损伤引起的昏迷主要为心搏骤停、溺水、窒息、麻醉意外等所致的缺血缺氧性脑病。昏迷原因不明确者不能实施脑死亡判定。

2．排除各种原因的可逆性昏迷 可逆性昏迷包括急性中毒，如一氧化碳中毒、酒精中毒；镇静催眠药、抗精神病药、全身麻醉药的过量、作用消除时间延长或中毒等；低温（膀胱或直肠温度≤32℃）；严重电解质及酸碱平衡紊乱；休克；严重代谢及内分泌功能障碍，如肝性脑病、尿毒症性脑病、低血糖性脑病或高血糖性脑病及先天性遗传代谢性疾病等。

（二）临床判定

首先排除镇静催眠药、全身麻醉药和肌肉松弛药的影响。

1. 深昏迷

（1）检查方法及结果判定：拇指分别强力按压患儿两侧眶上切迹或针刺面部，面部未出现任何肌肉活动。儿童格拉斯哥昏迷量表（Glasgow coma scale，GCS）评分为2T（睁眼＝1分，运动＝1分，语言＝T）。

（2）注意事项：①任何刺激必须局限于头面部。②三叉神经或面神经病变时，判定深昏迷应慎重。③颈部以下刺激时可引起脊髓反射。脑死亡时脊髓可能存活，仍可有脊髓反射和（或）脊髓自动反射。脊髓反射包括各种深反射和病理反射。脊髓自动反射大多与刺激部位相关，刺激颈部可引起头部转动；刺激上肢可引起上肢屈曲、伸展、上举、旋前和旋后；刺激腹部可引起腹壁肌肉收缩；刺激下肢可引起下肢屈曲和伸展。脊髓自动反射必须与肢体自发运动区别，脊髓自动反射固定出现于特定刺激相关部位，而自发运动通常在无刺激时发生，多数为一侧性。脑死亡时不应有肢体自发运动。④脑死亡时不应有去大脑强直、去皮质强直和痉挛发作。

2. 脑干反射消失

（1）瞳孔对光反射：①检查方法为用强光照射瞳孔，观察有无缩瞳反应。光线从侧面照射一侧瞳孔，观察同侧瞳孔有无缩小（直接对光反射），检查一侧后再检查另一侧。光线照射一侧瞳孔，观察对侧瞳孔有无缩小（间接对光反射），检查一侧后再检查另一侧。上述检查应重复进行。②结果判定为双侧直接和间接对光反射检查均无缩瞳反应，即可判定为瞳孔对光反射消失。③注意事项为脑死亡者多数双侧瞳孔散大，少数瞳孔可缩小或双侧不等大。因此，不应将瞳孔大小作为脑死亡判定的必要条件。眼部疾病、外伤、药物均可影响瞳孔对光反射的判定，判定结果应慎重。

（2）角膜反射：①检查方法为向上轻推一侧上眼睑，露出角膜，用棉花丝触及角膜周边部，观察双眼有无眨眼动作。检查一侧后再检查另一侧。上述检查应重复进行。②结果判定为双眼均无眨眼动作即可判定为角膜反射消失。③注意事项为即使未见明确眨眼动作，但上下眼睑和眼周肌肉有微弱收缩时，不应判定为角膜反射消失。眼部疾病或外伤、三叉神经或面神经病变均可影响角膜反射判定，判定结果应慎重。

（3）头眼反射：①检查方法为用手托起头部，撑开双侧眼睑，将头从一侧快速转向对侧，观察眼球是否向反方向转动，检查一侧后再检查另一侧。②结果判定为当头部向左侧或向右侧转动时，眼球无相反方向转动，即可判定为头眼反射消失。③注意事项为眼外肌疾病或外伤可影响头眼反射判定，判定结果应慎重。颈椎外伤时禁止此项检查，以免损伤脊髓。

（4）前庭眼反射：①检查方法为头部抬高30°，用弯盘贴近外耳道，以备注水溢出。注射器抽吸0～4 ℃盐水20 ml，注入一侧外耳道，注入时间20～30 s，同时撑开两侧眼睑，观察有无眼球震颤。检查一侧后再检查另一侧。②结果判定为注水后观察

1～3 min，若无眼球震颤即可判定为前庭眼反射消失。③注意事项为检查前确认无鼓膜损伤，或耳镜检查两侧鼓膜无损伤，若鼓膜有破损禁做此项检查。外耳道内有血块或堵塞物时，应清除后再行检查。即使未见眼球震颤，但可见微弱眼球运动时，不应判定为前庭眼反射消失。头面部或眼部外伤、出血、水肿可影响前庭眼反射判定，判定结果应慎重。前庭眼反射检查方法与耳鼻喉科使用的温度试验方法不同，后者采用20℃的冷水或体温 ±7℃的冷热水交替刺激，不能用于脑死亡判定。

（5）咳嗽反射：①检查方法为用长度超过人工气道的吸引管刺激受检者气管黏膜，引起咳嗽反射。②结果判定为刺激气管黏膜无咳嗽动作，判定为咳嗽反射消失。③注意事项为刺激气管黏膜时，出现胸、腹部运动，不能判定为咳嗽反射消失。

上述5项脑干反射全部消失，即可判定为脑干反射消失。若5项脑干反射有不能判定的项目时，需增加确认试验项目（完成3项确认试验）。

3．无自主呼吸 受检者无自主呼吸，必须依赖呼吸机维持通气。判定无自主呼吸，除肉眼观察胸、腹部无呼吸运动和呼吸机无自主触发外，还需通过自主呼吸激发试验验证，并严格按照以下步骤和方法进行。

（1）先决条件：①核心体温＞35 ℃，如低于这一标准，应予物理升温。②收缩压达到同年龄正常低限值（表3-1），如果低于低限值，应予升血压药物。③动脉氧分压（PaO_2）≥200 mmHg（1 mmHg＝0.133 kPa），如果低于这一标准，应予100% 氧气吸入10～15 min，直至PaO_2达到标准。④动脉二氧化碳分压（$PaCO_2$）35～45 mmHg，如果低于这一标准，可降低每分通气量，直至$PaCO_2$达到标准；慢性二氧化碳潴留者，$PaCO_2$可＞45 mmHg。自主呼吸激发试验实施前，应加强生命支持与器官功能支持。

表3-1 儿童收缩压正常低限值

年龄（岁）	收缩压正常低限值（mmHg）
29 d～1	70
＞1～10	70＋（年龄 ×2）
＞10	90

注：1 mmHg＝0.133 kPa

（2）试验方法与步骤：①脱离呼吸机。②即刻将输氧导管通过人工气道置于隆突水平，输入100% 氧气4～6 L/min。③密切观察胸、腹部有无呼吸运动。④脱离呼吸机8～10 min后，再次抽取动脉血检测$PaCO_2$。⑤恢复机械通气。

（3）试验结果判定：如果先决条件的$PaCO_2$为35～45 mmHg，试验结果显示$PaCO_2$≥60 mmHg且$PaCO_2$超过原有水平20 mmHg仍无呼吸运动，即可判定无自主呼吸。如果先决条件的$PaCO_2$＞45 mmHg，试验结果显示$PaCO_2$超过原有水平20 mmHg仍无呼吸运动，即可判定无自主呼吸。

（4）注意事项：①需要确认是否存在机械通气误触发可能。②自主呼吸激发试验过程中，一旦出现明显血氧饱和度下降、血压下降、心率减慢或心律失常等，即刻终止试验，若此时$PaCO_2$升高达到判定要求，仍可进行结果判定；如果$PaCO_2$升高未达到判定要求，宣告本次试验失败。为了避免自主呼吸激发试验对确认试验的影响，可放在脑死亡判定的最后一步。③自主呼吸激发试验至少由 2 名医师（一名医师监测呼吸、心率、心律、血压和血氧饱和度，另一名医师观察胸腹有无呼吸运动）和 1 名医师或护士（负责呼吸机和输氧管道管理、抽取动脉血）完成。④如果自主呼吸激发试验未能实施或未能完成，需加强生命支持和各器官系统功能支持，达到先决条件后重新实施。

（三）确认试验

1．EEG

（1）环境条件：使用独立电源，必要时加用稳压器或暂停其他可能干扰脑电图记录的医疗仪器设备。

（2）参数设置：电极与头皮间阻抗＞100 Ω 和＜5 kΩ，两侧对应电极的阻抗应基本匹配。高频滤波 30～75 Hz，低频滤波 0.5 Hz。陷波滤波 50 Hz。灵敏度 2 μV/mm。

（3）电极安放：记录电极按照国际 10-20 系统至少安放 8 个，即额极 Fp1、Fp2，中央 C3、C4，枕 O1、O2，中颞 T3、T4。参考电极安放于双侧耳垂或双侧乳突。接地电极安放于额极中点（FPz）。公共参考电极安放于中央中线点（Cz）。

（4）操作步骤：①准备脑电图检测相关物品。②仪器调试。开机并输入受检者一般资料，检查脑电图仪参数设定，描记前先做 10 s 仪器校准，将 10 μV 方形波输入放大器，各导联灵敏度一致。③安放电极。盘状电极安放前，先用 75% 乙醇棉球和磨砂膏脱脂、去角质，然后涂抹适量导电膏，使电阻降至最低。安放针电极前消毒皮肤。④描记。采用单极和双极两种方式描记（同时描记心电图）；描记过程中任何来自外界、仪器和受检者的干扰均应实时记录；无明显干扰的脑电图描记至少 30 min，低龄儿童（≤2 月龄）至少 60 min，并完整保存。⑤脑电反应性检查。描记过程中，行脑电图反应性检查，即分别重复（≥2 次 / 侧）双手甲床疼痛刺激和耳旁声音呼唤刺激，观察脑电图波幅和频率变化。

（5）结果判定：EEG 长时程（≥30 min，≤2 月龄者≥60 min）显示电静息状态（脑电波活动≤2 μV），符合 EEG 脑死亡判定标准。

（6）注意事项：①脑电图仪必须具备上述参数设置要求。②镇静麻醉药物（脑电图检查距最后一次应用镇静麻醉药物≤5 个药物半衰期或受检者体内仍可查到相关血药浓度）及电极安放部位外伤或水肿均可影响脑电图判定，此时脑电图结果仅供参考，脑死亡判定应以其他确认试验为依据。

2．TCD

（1）仪器要求：需配备 2.0 MHz 脉冲波多普勒超声探头。

（2）参数设置：①设定适宜的输出功率；②设定取样容积 4～15 mm；③根据频谱显示的清晰度调整增益强度；④调整速度标尺，使频谱以适当大小完整显示在屏幕上；⑤调整基线，使上下频谱完整显示在屏幕上；⑥调整信噪比，使其清晰显示频谱，尽量减少噪声；⑦屏幕扫描速度为每屏 4～8 s；⑧设定多普勒频率滤波为低滤波状态（≤50 Hz）。

（3）检查部位：①颞窗，仰卧体位，于眉弓与耳缘上方水平连线区域内，检测双侧大脑中动脉（middle cerebral artery，MCA）或颈内动脉终末段（terminal internal cerebral artery，TICA）；②枕窗或枕旁窗，仰卧体位（抬高头部，使颈部悬空）或侧卧体位，于枕骨粗隆下方枕骨大孔或枕骨大孔旁，检测椎动脉（vertebral artery，VA）和基底动脉（basilar artery，BA）；③眼窗，仰卧体位，于闭合上眼睑处，检测对侧 MCA 和同侧颈内动脉虹吸部（siphon carotid artery，SCA）各段。

（4）血管识别

1）MCA：经颞窗，深度为<1 岁 25～55 mm；1～6 岁 35～60 mm；>6～18 岁 40～65 mm。收缩期血流方向朝向探头，必要时通过颈总动脉压迫试验予以确认。

2）SCA：经眼窗，深度为 40～70 mm，血流方向朝向或背离探头。

3）VA：经枕窗或枕旁窗，深度为 48～80 mm，收缩期血流方向背离探头。

4）BA：经枕窗或枕旁窗，深度为 54～120 mm，收缩期血流方向背离探头。

（5）结果判定

1）判定血管：前循环以双侧 MCA 为主要判定血管，双侧 TICA 或 SCA 为备选判定血管；后循环以 BA 为主要判定血管，双侧 VA 颅内段为备选判定血管。

2）判定血流频谱：①振荡波即在一个心动周期内出现收缩期正向和舒张期反向血流信号，脑死亡血流指数（direction of flowing index，DFI）<0.8，DFI＝1－R/F（R 为反向血流速度，F 为正向血流速度）；②收缩早期尖小收缩波即收缩早期单向性血流信号，持续时间<200 ms，流速<50 cm/s；③血流信号消失。

3）颅内前循环和后循环均为上述任一血流频谱，符合 TCD 脑死亡判定标准。

（6）注意事项：①低血压时，应升高血压后再行检测；②颞窗透声不良时，可选择眼窗检测同侧 SCA 和对侧 MCA；③首次检测不到血流信号时，必须排除因操作技术造成的假象，此时 TCD 结果仅供参考，判定脑死亡应以其他确认试验为据；④颅骨密闭性受损，如脑室引流、部分颅骨切除减压、前囟未闭均可能影响判定结果；此时，TCD 结果若阴性，仅供参考，脑死亡判定应以其他确认试验为依据。

3．SLSEP

（1）环境条件：环境温度调控在 20～25℃。使用独立电源，必要时加用稳压器，或暂停其他可能干扰诱发电位记录的医疗仪器设备。

（2）参数设置：电极导联组合（记录电极 - 参考电极）至少 4 通道。第 1 通道为 CL_i-CL_c（N9），第 2 通道为 C_v6-Fz，C_v6-FPz 或 C_v6-CL_c（N13），第 3 通道为 C'_c-CL_c（P14、N18），第 4 通道为 C'_c-Fz 或 C'_c-FPz（N20）。记录、参考电极阻抗≤5 kΩ。地线电极安放于刺激点上方约 5 cm，阻抗≤7 kΩ。带通为 10～2000 Hz。分析时间为 50 ms，必要时 100 ms。刺激方波时程为 0.1～0.2 ms，必要时可达 0.5 ms。刺激频率为 1～5 Hz。

（3）电极安放：参考国际 10-20 系统安放盘状电极或一次性针电极。C'_3 和 C'_4 分别安放于国际 10-20 系统的 C_3 和 C_4 后 2 cm，刺激对侧时 C'_3 或 C'_4 称 C'_c。Fz 安放于国际 10-20 系统的额正中点，FPz 安放于国际 10-20 系统的额极中点。C_v6 安放于第 6 颈椎棘突（亦可选择 C_v5）。CL_i 和 CL_c 分别安放于同侧或对侧锁骨中点上方 1 cm，同

侧称为 CL_i，对侧称为 CL_c。

（4）操作步骤：①诱发电位检测相关物品准备。②开机并输入受检者一般资料。③记录电极和参考电极安放。盘状电极安放前，用 75% 乙醇和磨砂膏脱脂、去角质，然后涂抹适量导电膏，使电阻降至最低。针电极安放前消毒皮肤。④刺激电极安放和刺激参数设置。刺激电极安放在腕横纹中点上 1～2 cm 正中神经走行的部位。刺激电流一般控制在 5～25 mA，当受检者肢端水肿或合并周围神经疾病时，电流强度可适当增大。刺激强度以诱发出该神经支配肌肉轻度收缩为宜，即引起拇指屈曲约 1 cm。每次检测过程中强度指标均应保持一致。⑤检测记录。平均每次叠加 500～1000 次，直到波形稳定光滑，每侧至少重复测试 2 次，测试一侧后再测试另一侧，并分别保存双侧 2 次测试曲线。

（5）结果判定：双侧 N9 和（或）N13 存在，双侧 P14、N18 和 N20 消失，符合 SLSEP 脑死亡判定标准。

（6）注意事项：①保持被检测肢体皮肤温度正常（低温可使诱发电位潜伏期延长）；②电极安放部位外伤或水肿、正中神经病变、颈髓病变及周围环境电磁场干扰等均可影响结果判定，SLSEP 结果仅供参考，脑死亡判定应以其他确认试验为依据。

4．确认试验顺序　确认试验的优选顺序依次为 EEG、TCD、SLSEP，确认试验应至少 2 项符合脑死亡判定标准。如果 EEG 或 SLSEP 与 TCD 联合，可降低判定的假阳性率，提高与临床判定的一致性。如果 TCD 检查受限，可参考 CT 血管造影或数字减影血管造影检查结果。

（四）判定步骤

脑死亡判定可分为以下 3 个步骤：第 1 步进行脑死亡临床判定，符合判定标准（深昏迷、脑干反射消失、无自主呼吸）的进行下一步；第 2 步进行脑死亡确认试验，至少 2 项符合脑死亡判定标准的进行下一步；第 3 步进行脑死亡自主呼吸激发试验，验证自主呼吸消失。2 次完成上述 3 个步骤并均符合脑死亡判定标准时，方可判定为脑死亡。

（五）判定人员

脑死亡判定医师均为从事临床工作 5 年以上的执业医师（仅限于儿科医师、神经内科医师、神经外科医师、重症医学科医师、急诊科医师和麻醉科医师），并经过规范化脑死亡判定培训获得资质者。脑死亡判定时，应至少 2 名临床医师同时在场，分别判定，且意见一致。

执笔专家：钱素云、王荃、陆国平、刘珺、武洁、李艳、宿英英

国家卫生健康委员会脑损伤质控评价中心儿童分中心专家（按姓氏拼音排序）：成怡冰、高恒妙、何颜霞、陆国平、刘春峰、刘成军、钱素云、秦炯、任晓旭、王荃、王莹、许峰、张育才、张晨美、祝益民

国家卫生健康委员会脑损伤质控评价中心专家委员会委员（按姓氏拼音排序）：曹秉振、曹杰、丁里、高亮、郭涛、黄旭升、江文、李红燕、李立宏、陆国平、马景鑑、牛小媛、潘速跃、彭斌、钱素云、宿英英、檀国军、滕军放、田飞、万慧、王长青、王芙蓉、王柠、徐平、徐运、袁军、曾丽、张乐、张猛、张相彤、张旭、赵国光、周东

国家卫生健康委员会脑损伤质控评价中心技术委员会委员（按姓氏拼音排序）：陈卫碧、邓卫康、杜冉、范琳琳、胡雅娟、蒋玉宝、李敏、李玮、李小树、李艳、刘刚、刘珺、刘祎菲、鲁聪、马健、马联胜、明美秀、邵慧杰、宿英英、孙海峰、唐娜、田飞、田林郁、王海音、王亮、王荃、王胜男、王遥、邢英琦、叶海翠、叶红、张乐、张蕾、张妍、张艳、张震宇、赵晓霞、周嫔婷、周赛君、周渊峰、朱文浩

志谢：国家卫生健康委员会脑损伤质控评价中心儿童分中心专家、国家卫生健康委员会脑损伤质控评价中心专家委员会和技术委员会全体委员对本规范的修改与完善

（通信作者：钱素云　宿英英）

（本书刊载于《中华儿科杂志》
2019年5月第57卷第5期第331-335页）

脑死亡判定标准与操作规范：专家补充意见（2021）

国家卫生健康委员会脑损伤质控评价中心
中华医学会神经病学分会神经重症协作组
中国医师协会神经内科医师分会神经重症专业委员会

脑死亡（brian death，BD）是神经病学标准的死亡（death by neurologic criteria，DNC），判定过程复杂，既需要专业、熟练的知识与技能，又需要可靠、严谨的分析与证据，以免错判。2020年，国家卫生健康委员会脑损伤质控评价中心（National Health Commission of the People's Republic of China/Brain Injury Evaluation Quality Control Centre，PRC/NHC/BQCC）（以下简称BQCC），基于《全球脑死亡建议案—脑死亡/神经病学标准死亡的判定（World Brian Death Project-Determination of Brain Death/Death by Neurologic Criteria））和中国临床实践，推出《脑死亡判定标准与操作规范：专家补充意见》（以下简称专家补充意见），并经BQCC专家工作委员会和技术工作委员会、中华医学会神经病学分会神经重症协作组（Chinses Society of Neurology/Neurocritical Care

Committee, CSN/NCC）和中国医师协会神经内科医师分会神经重症专业委员会（China Neurologist Association/Neurocritical Care Committee，CNA/NCC）讨论通过［意见回复98/111人（88%）］。

专家补充意见共有7条，分为推荐和建议2个等级。推荐是专家高度共识（>90%）的意见；建议是专家有意见分歧，但能达到共识（70%～90%）的意见。专家补充意见对2019版成人和儿童《中国脑死亡判定标准与操作规范》进行了补充与细化；对实践中遇到的问题提出了具体指导意见；对以往很少涉及，但现已普遍存在的问题，如体外膜氧合（extracorporeal membrane oxygenation，ECMO）和目标体温管理（targeted temperature management，TTM）下的脑死亡判定，提出了意见和建议。

一、脑死亡判定先决条件补充意见

专家补充意见强调，确认脑死亡判定先决条件，需要足够的专业知识和临床经验。

（一）实践中的问题

1. 如何确定脑损伤不可逆？
2. 如何排除可逆性昏迷或混杂因素？
3. 何时启动脑死亡判定？

（二）专家推荐与建议

1. 推荐意见　推荐脑死亡判定前，通过病史、体格检查、辅助检查获取神经病学诊断依据和不可逆昏迷证据，特别是神经影像学证实的颅内压（intracranial pressure, ICP）增高（脑水肿/脑疝），或颅内压大于平均动脉压。

2. 建议意见　建议脑死亡判定前，符合以下条件。

（1）最低核心（血液、膀胱、直肠）体温36.5 ℃，收缩压290 mmHg（1 mmHg=0.133 kPa），或平均动脉压260 mmHg（儿童不低于年龄相关目标血压）。

（2）纠正严重代谢异常、酸碱失衡、电解质紊乱和内分泌失调。

（3）排除导致昏迷的药物（或毒物）影响：①怀疑毒物接触史时，应进行毒理学筛查；②肝肾功能受损或接受目标温度管理时，药效学和药代动力学特性发生改变，应等待>5个药物清除半衰期；药物过量、延迟吸收、延迟消除，或与另一种药物相互作用时，需等待更长时间；③连续测量体内（血/尿等）药物浓度，确保不超过治疗范围；即使在治疗范围内，也需确保不会对临床检查造成干扰；④怀疑或证实酒精中毒时，血液酒精浓度应≤800 mg/L。

（4）采用肌松检测仪，予以4个成串刺激或连续4次刺激，如果有反应可排除药物性麻痹。若无肌松检测仪，腱反射存在也可排除药物性麻痹。

（5）排除其他混杂因素（表3-3）影响。

表 3-3 脑死亡判定混杂因素

混杂因素	容易出错的体检项目	排查措施
重症吉兰 - 巴雷综合征	全部	
Miller-Fisher 综合征		肌电图
感觉运动性轴索型神经病		脑电图
感觉运动性轴索型神经病叠加 Bickerstaff 脑干脑炎		经颅多普勒超声
狂犬病	全部	肌电图
麻痹型		脑电图
脑炎型		经颅多普勒超声
肌肉麻痹	全部	肌电图
肉毒中毒		脑电图
蛇咬伤		经颅多普勒超声
低体温	全部	纠正体温值
低血压	全部	纠正血压值
低血氧	全部	纠正氧合值
代谢异常	全部	纠正异常值
肝 / 肾功能衰竭		
低 / 高血糖		
低 / 高钾血症		
低 / 高磷血症		
低 / 高钠血症		
高镁血症		
高钙血症		
内分泌异常（严重激素缺乏）	全部	肌电图
肾上腺功能衰竭		脑电图
黏液水肿		经颅多普勒超声
面部创伤	面部疼痛刺激反应	自主呼吸激发试验
	瞳孔反射	脑电图
	角膜反射	短潜伏期体感诱发电位
	头眼反射	经颅多普勒超声
	前庭眼反射	
无眼畸形	瞳孔反射	自主呼吸激发试验
	角膜反射	脑电图
	头眼反射	短潜伏期体感诱发电位
	前庭眼反射	经颅多普勒超声
颅底骨折伴鼓室积血	前庭眼反射	自主呼吸激发试验
		脑电图
		短潜伏期体感诱发电位
		经颅多普勒超声

（待 续）

（续　表）

混杂因素	容易出错的体检项目	排查措施
颈髓损伤	自主呼吸激发试验	脑电图
	躯体疼痛反应	经颅多普勒超声
肺损伤 / 疾病	自主呼吸激发试验	脑电图 短潜伏期体感诱发电位 经颅多普勒超声

注：目前无公认的代谢异常和内分泌异常对脑死亡判定影响的界值

3．建议意见　建议脑死亡判定前，在昏迷至判定之间留出足够观察时间。心肺复苏后缺血缺氧性脑损伤至少观察 24 h；其他脑损伤观察时间不确定，应以确认脑损伤不可逆所需时间为准。

二、脑死亡临床判定补充意见

专家补充意见强调：①启动脑死亡临床判定，不应以器官捐赠为目的；②神经系统检查是临床判定最复杂的部分，需要相关专业知识、检查条件和操作规范，有时即便经验丰富的临床医师也难免产生疑问和困惑，因此，需要不断地实践与完善。

（一）实践中的问题

1．如何确认深昏迷？
2．如何确认脑干反射消失？

（二）专家推荐与建议

1．推荐脑死亡的深昏迷确认条件

（1）大脑介导的运动反应消失，表现为枕骨大孔以下（胸骨切迹、四肢近端 / 远端）强烈痛觉刺激时，面部无任何 运动反应。

（2）脑干介导的运动反应消失，表现为枕骨大孔以上（眶上切迹、颞下颌关节水平的髁突）强烈痛觉刺激时，面部和身体其他部位无任何运动反应。

（3）脊髓介导的运动反应可能存在（表 3-4），表现为多样、复杂、自发 / 刺激诱发的运动反应，包括脊髓反射或脊髓自动反射，但需与肢体自主运动鉴别。

（4）尽可能确认运动反应来源，如果不能界定，或患有神经肌肉疾病，或有严重面部创伤 / 肿胀，须增加确认试验项目。

表 3-4　脊髓反射或脊髓自动反射的补充检查

序号	表现	描述	启动
1	去脑样运动	四肢伸展	自发 / 刺激诱发
2	角弓反张	背部向左或向右拱起	自发

（待　续）

（续　表）

序号	表现	描述	启动
3	转头	每隔 10～30 s 头部从一侧转向另一侧，伴或不伴上肢伸展	自发 / 刺激（枕骨大孔下）诱发
4	拥抱	躯干弯曲和手臂拥抱式动作	自发 / 刺激诱发
5	Lazarus 征	双侧手臂屈曲，肩内收，手举至胸、面部或气管插管处，同时手指用力	自发 / 刺激（摘除呼吸机、被动颈屈、头眼反射检查或低血压）诱发
6	呼吸样运动	双肩内收，然后缓慢咳嗽	刺激（摘除呼吸机）诱发
7	肢体抬高	四肢抬离床面	刺激（被动屈颈）诱发
8	手指 / 足趾抽动	手指 / 足趾抽动	自发 / 刺激诱发
9	旋前肌伸展	上肢内旋和伸展	刺激诱发
10	内脏躯体反射	器官获取时，切开腹膜壁层后，腹部肌肉组织收缩	刺激诱发
11	重复性腿动	腿和脚轻微弯曲，类似睡眠期的周期性腿动	自发 / 刺激诱发
12	三相屈曲	大腿、小腿和足弯曲	刺激诱发
13	足趾波样起伏	足趾缓慢弯曲后伸展	自发 / 刺激（足底）诱发
14	竖指征	孤立的拇指伸展	刺激诱发
15	足底反应	足底屈曲或伸展	刺激诱发
16	肌腱反射增强	腱反射增强，下肢多于上肢	刺激诱发
17	肌颤或肌阵挛	肢体、胸部、腹部相邻肌纤维、单个肌肉、一组肌肉的颤动	自发 / 刺激诱发

2．推荐脑死亡的脑干反射消失确认条件

（1）脑死亡的脑干反射消失确认无疑，需要 3 个条件：①被检查者具有被检查的条件，保证获得检查结果；②执行检查者的检查方法规范，保证检查结果客观可靠；③执行检查者具备相关专业知识，保证分析结果合理准确（表 3-5）。

（2）如果脑干反射检查无法获得结果或结果不可靠，须增加确认试验项目。

表 3-5　脑干反射的补充检查

检查项目	检查方法与结果	检查注意事项
瞳孔对光反射	可用瞳孔测量计测量瞳孔直径 多数中等以上散大固定，直径 4～6 mm；少数固定，但不散大；可呈任何形状	小瞳孔警惕药物中毒 / 闭锁综合征 关注影响瞳孔检查因素，如眼部外伤、手术和用药
角膜反射	无眼症、角膜移植，以及严重眼眶、巩膜、球结膜水肿时，影响或不能完成检查	可能无法获得检查结果或判定结果不可靠
头眼反射	无眼症和颈椎损伤不能完成检查 严重眼眶、巩膜、球结膜水肿影响或不能完成检查	可能无法获得检查结果或判定结果不可靠

（待　续）

（续　表）

检查项目	检查方法与结果	检查注意事项
前庭眼反射	确认鼓膜完整头部抬高 30°，使水平半规管处于垂直位。将注射器或与注射器相连的导管置于外耳道内，注入≥30 ml 的 0～4℃生理盐水，注入时间＞60 s，观察有否眼震。两侧分别测试，间隔 5 min，使内淋巴温度达到平衡	鼓膜破裂不能否定检查结果，但可引起耳部感染 操作方法规范才可获得可靠结果 颅底骨折或颞骨岩部骨折可损伤前庭神经，使检查结果不可靠
咳嗽反射	膈神经受损时咳嗽反射消失	高颈髓及其传出神经损伤累及膈神经时检查结果不可靠（假阳性）

三、脑死亡自主呼吸激发试验补充意见

专家补充意见强调，自主呼吸激发试验（apnea test，AT）是脑死亡判定的关键部分，也是实践活动中遇到问题最多的部分，因此，需不断改进与完善。

（一）实践中的问题

1. AT 前是否做好充分准备？
2. AT 中是否做到合理应对？
3. AT 失败后是否另有对策？
4. AT 置于判定最后步骤的考量？

（二）专家推荐与建议

1. AT 实施前准备

（1）除了确认体温、血压、血氧和血二氧化碳值正常外，还需排除呼吸机的误触发。误触发的外部原因包括：呼吸机管路过度冷凝、气管插管漏气、胸部引流管和呼吸机回路随机干扰或噪声；内部原因包括：心源性振荡，特别是高 血流动力学时，或脊髓反射引起的腹部肌肉收缩。为了减少误触发，推荐脱离呼吸机回路，以确认有无自主呼吸，或在呼吸机自主呼吸模式（压力支持通气）时，设置流量 / 压力触发水平在误触发的阈值以上。

（2）建议对患者呼吸支持条件和肺功能状态进行评估，以便确定是否可以耐受 AT。

（3）建议对 AT 失败风险进行预估。对 AT 可能失败或高风险患者，建议暂缓 AT，待具备条件后再启动。

（4）建议动脉置管，以提供持续血压监测数据，并方便快速取血（血气检查）。

（5）推荐具有丰富复苏经验的人员实施 AT，以便应对 AT 过程中各种失代偿风险。

2. AT 实施中的应对

（1）建议脱离呼吸机后，采用人工气道内置入吸氧管，氧流量 6 L/min，吸入氧浓度（FiO_2）＝1；或持续气道正压通气（CPAP），FiO_2＝1，以防肺泡塌陷和心功能不全

导致的肺水肿。

（2）建议 AT 判定的阳性标准为：$PaCO_2$≥60 mmHg 或高于基线 20 mmHg，以及 pH＜7.30。

（3）建议脱离呼吸机 10 min 内，如果可在床旁快速检测动脉血气且生命体征稳定，每隔 2～3 min 采集动脉血气 1 次，直至 $PaCO_2$ 和 pH 达标。

（4）建议采用无创二氧化碳监测，如呼吸末二氧化碳（end-tidal carbon dioxide，$ETCO_2$）监测，或经皮二氧化碳（transcutaneous carbon dioxide monitoring，$TcCO_2$）监测，以指导脱机持续时间，但仍需以动脉血气 $PaCO_2$ 检测结果为判定依据。

（5）建议终止 AT 条件：①观察到自主呼吸；②动脉血压下降（收缩压＜100 mmHg 或平均动脉压＜60 mmHg，儿童低于相应年龄组低限值）；③氧饱和度下降（＜85%）；④出现不稳定性心律失常。

（6）建议参考 AT 流程图实施 AT。

3．AT 失败后的对策

（1）如果 AT 因自主呼吸出现而终止，而其他临床检查符合 BD 标准，建议 24 h 后重复 AT。

（2）如果 AT 未达标，但试验期间肺功能和血流动力学稳定，建议在氧合、二氧化碳和 pH 恢复至基线状态后重复 AT，除了采用上述相同的技术和参数外，还需适当延长脱机时间。

（3）如果 AT 因生命体征不平稳而终止，建议采用替代方法。①氧扩散法：通过呼吸机管路在气管插管管口予以高流量吸氧（40～60 L/min），FiO_2＝1（CPAP 设置为 0，或关闭呼吸机并与呼气过滤器断开）。② CPAP 法：呼气末压力 10 cmH_2O（1 cmH_2O＝0.098 kPa），FiO_2＝1；通过流出端带有 CPAP 阀的 T 管由呼吸机直接提供氧气，或通过带有可折叠（collapsible）储气袋和可调节流出阻力的 T 管系统提供氧气。③气管内增加二氧化碳法：使用 T 管连接气管插管或带有呼气末压力滴定的充气麻醉袋，将二氧化碳或碳合气吹入气管内。但这一方法不适合年幼儿童 / 婴儿 / 新生儿，因为二氧化碳易被冲出。

4．AT 置于脑死亡判定最后步骤的考量

（1）AT 过程中断开呼吸机，可因生命体征变化而影响后续确认试验；如果放置在确认试验之后，可节省判定总体时间。

（2）如果确认试验发现生存迹象，可暂不实施 AT，从而避免高碳酸血症导致的颅内压增高及其继发性脑损伤。

四、脑死亡确认试验补充意见

专家补充意见强调，虽然脑电图（EEG）、短潜伏期体感诱发电位（SLSEP）和经颅多普勒超声（TCD）具有床旁、无创、简便、经济等优势，但亦存在易受环境电磁干扰（EEG 和 SLSEP），易受镇静、低温、中毒和代谢紊乱影响（EEG 抵抗影响小于

SLSEP），易受高颈段或脑干病变影响（SLSEP），易受声窗穿透不良和检查者经验不足影响（TCD）等劣势，脑死亡判定执行者需要了解和熟悉这些技术的优势和劣势，合理规避混杂因素干扰。

（一）实践中的问题

1．部分颅骨切除减压术后，选择何种确认试验技术？
2．声窗穿透不良时，选择何种确认试验技术？
3．幕下检测技术受限，选择何种确认试验技术？
4．各种外界或体内因素混淆，选择何种确认试验技术？
5．新的确认试验技术出现，是否可替补或替代？

（二）专家推荐与建议

1．部分颅骨切除减压术后，脑血管血流阻抗下降，TCD 检测可能存在血流信号（假阴性），此时推荐 EEG 和 SLSEP 检测，如果颅骨缺失部位显示的脑电静息或诱发电位主波（P14、N18 和 N20）消失，与非颅骨切除部位一致，即可判定为脑死亡。

2．声窗穿透不良时，TCD 可出现类尖小收缩波，或血流信号“消失”，从而导致脑死亡误判（假阳性），由此建议：①选择准确性更高的数字减影血管造影技术（digital subtraction angiography，DSA）或单光子发射计算机断层显像技术（single photon emission computed tomography，SPECT）。DSA 显示颈内动脉和椎动脉（4 支动脉）进入颅底部位没有造影剂充盈，而颈外动脉循环畅通时，符合脑死亡判定标准。SPECT 显示颅内缺乏同位素时，符合脑死亡判定标准。但这 2 项技术均存在患者转运安全隐患、增强剂致敏及肾损伤风险。②选择神经电生理检测技术（EEG 和 SLSEP）。

3．EEG 对幕下病变敏感性和特异性不高（不能代表基底节和脑干功能）；SLSEP 对幕上病变敏感性和特异性不高（不能代表大脑半球功能）。由此推荐：① EEG 与 SLSEP 结合，证实全脑电活动消失；②选择 TCD 或 DSA 或 SPECT，证实全脑血流停止。

4．排除混杂因素时，推荐合理选择确认试验技术：①不能排除环境电磁干扰，不能确认镇静 / 麻醉、中毒、内分泌 / 代谢紊乱是否属实或发挥作用，不能除外诱导低温 / 非计划低温及高颈段病变等混杂因素干扰时，选择脑血流检测技术，而不是神经电生理技术；②严重颅骨骨折、放置脑室外引流管和婴儿颅骨膨胀时，TCD 等脑血流检测技术受限，此时选择神经电生理技术。

5．对近些年来新出现的确认试验技术，尚需高质量临床研究证据：①计算机断层血管造影（computed tomography angiography，CTA）具有检测快速简便、操作人员依赖性低、无肾功能影响证据等优势，但鉴于图像采集标准的一致性和有效性未达成共识，判定的可靠性和准确性不够明确（敏感性为 52%～97%），建议参考使用并列为临床研究项目；②其他确认试验技术尚有待进一步临床研究，建议暂不用于脑死亡判定。

五、ECMO 治疗与脑死亡判定

专家补充意见强调：① ECMO 和其他形式的体外呼吸循环支持可使脑损伤和脑死亡风险增加；② ECMO 治疗期间，脑死亡判定仍需遵循原有基本原则；③顺利完成 AT 和正确判断脑血流结果成为新的挑战。

（一）实践中的问题

1. ECMO 的脑损伤或脑死亡风险？
2. ECMO 的死亡 / 脑死亡判定？
3. ECMO 的 AT 操作？

（二）专家推荐与建议

1. ECMO 分为静脉 - 静脉 ECMO（V-V ECMO）和静脉 - 动脉 ECMO（V-A ECMO）2 种方式，前者为难治性低氧血症患者提供呼吸支持，后者为严重心脏和（或）血流动力学衰竭伴或不伴难治性低氧血症 患者提供呼吸、循环双支持。推荐接受 ECMO 治疗，特别是接受 V-A ECMO 治疗的患者，或 CPR 后接受 ECMO 的患者应：①加强生命体征监测，防治多器官系统并发症；②加强床旁脑功能和脑血流（TCD）监测，防治脑损伤并发症。

2. 在无任何有效或自主心输出量情况下，V-A ECMO 或左心室辅助装置（left ventricular assist device，LVAD）可提供体外循环。而在体外循环支持下，对死亡的判定只能依赖脑死亡判定，因此推荐：①成人和儿童接受 ECMO 治疗者遵循原有脑死亡判定标准；②对无自身心肺功能和连续血流的 V-AECMO 患者，在非搏动性血流期间，TCD 对脑血流判断的准确性受到质疑，确认试验可选择 EEG 和 SLSEP。

3. ECMO 患者脑死亡判定遵循原有 AT 原则，但 AT 操作流程更为特殊、复杂，因此推荐：①通过呼吸机和 ECMO 氧供气流进行预氧合；②通过 CPAP 模式输入氧气（FiO_2=1）；③通过减少 ECMO 氧供气流量提高 $PaCO_2$，直至达到 AT 所需目标值；④按 ECMO-AT 操作流程（表 3-6）实施 AT。

表 3-6 ECMO-AT 操作流程

步骤	操作	说明
1	（1）核心体温≥36.5℃ （2）成人平均动脉压≥60 mmHg；儿童达到同龄的正常值；如果低于这一标准，予以升血压药物或增加 ECMO 血流量 （3）$PaCO_2$ 35～45 mmHg，慢性 CO_2 潴留患者可 $PaCO_2$＞45 mmHg	3 个先决条件必须同时满足
2	将呼吸机和 ECMO 的 FiO_2 调至 1，预氧合 10 min	
3	抽取动脉血检测 $PaCO_2$	

（待 续）

（续　表）

步骤	操作	说明
4	（1）将呼吸机设置为 CPAP 模式，$FiO_2=1$ （2）断开呼吸机，连接具有功能性 PEEP 阀的复苏气囊，PEEP 值设定不变，吸入 $FiO_2=1$，氧流量 6～9 L/min （3）断开呼吸机，将输氧导管通过人工气道置于隆突水平，吸入 $FiO_2=1$，氧流量 6～9 L/min	3 种方式任选一个
5	（1）ECMO 血流量不变 （2）维持膜肺氧含量 100% （3）逐渐下调氧供气流量至 0.5～1.0 L/min	AT 花费时间可能较长 可吸入或 ECMO 管路中添加外源 CO_2，以加快 CO_2 蓄积速度，缩短 AT 时间
6	观察有无呼吸运动	出现任何形式的自主呼吸运动或生命体征不稳定，立即终止试验
7	每间隔 5～10 min，抽取动脉血检测 $PaCO_2$ 一次，或根据 $ETCO_2$ 监测结果，定时抽取动脉血检测 $PaCO_2$	V-V ECMO：在远端动脉采样 V-A ECMO：若存在自身心肺功能，在远端动脉和氧合器后回路中同时采样；若无自身心肺功能，在远端动脉采样
8	恢复机械通气，并设置为原有的 ECMO 氧供气流流速	
9	AT 结果判定：$PaCO_2 \geq 60$ mmHg（慢性 CO_2 潴留者，$PaCO_2$ 超过原有水平 20 mmHg）和 pH＜7.30 时未见任何呼吸运动	结果判定与非 ECMO 患者相同

注：ECMO-AT. 体外膜氧合 - 自主呼吸激发试验；CPAP. 持续气道正压通气；V-V. 静脉 - 静脉；V-A. 静脉 - 动脉

六、目标体温管理与脑死亡判定

专家补充意见强调：①严重脑损伤早期常选用治疗性低温，并实施 TTM，但体温下降和抗寒战药物均可影响脑死亡判定的可靠性和准确性。

（一）实践中的问题

1. TTM 对脑死亡判定的影响？
2. TTM 结束后需要新增哪些评估项目？
3. TTM 结束后脑死亡判定的条件与时机？
4. TTM 混杂因素存在时的确认试验选择？

（二）专家推荐与建议

1. TTM（33～36℃）可使脑干反射暂时减弱，抗低温寒战药物（镇静药、麻醉药、肌松药）可使神经系统检查失去真实性。此外，在低温状态下，药效学和药代动力学发生改变，药物消除时间延长；特别在肝肾功能障碍时，药物滞留体内时间更长。因此推荐如下。

（1）临床医师需接受 TTM 对药物清除和脑死亡判定影响的培训。

（2）核心体温恢复正常（≥36.5℃）后，方可实施脑死亡判定。

（3）TTM 结束后（核心体温恢复正常并持续至少 24 h）和脑死亡判定前，建议增加以下评估项目：①神经影像学检查，评估脑水肿和脑疝与颅内压增高的一致性；②血药浓度检测，评估近期用过的中枢神经系统抑制药物在体内的残留量（低体温、镇静药、麻醉药可使代谢减慢）；③肝肾功能检测，评估药物半衰期与体内药物清除的一致性。

2. TTM 结束后脑死亡判定的条件与时机

（1）如果近期用过中枢神经系统抑制药物，影像学显示脑水肿和脑疝与颅内压增高一致，建议至少 5 个药物消除半衰期（如果肝肾功能异常，半衰期需相应延长）后，或确认血药浓度低于治疗水平后，实施脑死亡判定。

（2）如果近期未用过中枢神经系统抑制药物，影像学显示脑水肿和脑疝与颅内压增高一致，建议即刻启动脑死亡判定。

（3）如果影像学未显示与颅内压增高一致的脑水肿和脑疝，建议不启动脑死亡判定。

3. 如果存在低温、药物等不确定混杂因素，推荐采用脑血流检测技术进行确认试验。

4. 建议参照 TTM 脑死亡判定流程（表 3-7）。

表 3-7 TTM 的脑死亡判定流程

步骤	操作	说明
1	接受低温治疗患者，临床判定提示脑死亡，且患者存在明确的可能导致不可逆性脑损伤病因	满足步骤 1，进入步骤 2
2	复温至≥36.5℃至少 24 h，进行神经影像学检查	
3	确认神经影像学检查结果与临床颅内压增高的脑水肿和脑疝一致	满足步骤 3，进入步骤 4 不满足步骤 3，则不启动脑死亡判定，继续密切监测
4	确认近期中枢神经系统抑制剂使用情况	使用过，进入步骤 5 未使用过，则启动脑死亡判定
5	评估肝肾功能，根据血药浓度或药物半衰期确定脑死亡评估时间	至少 5 个最长药物消除半衰期或更长
6	满足上述条件后启动脑死亡判定	确认试验需增加脑血流检查项目

七、儿童脑死亡判定补充意见

专家补充意见强调：①与成人相比，儿童脑死亡判定依据较少，但仍可在胎龄≥37 周的婴儿和儿童中判定；②虽然患儿的脑死亡判定标准与成人相似，但不同年龄阶段有其特定标准和操作规范；③年龄越小，脑死亡判定越需保守和谨慎，尤其是判定前观察时间、判定次数和判定间隔时间。

（一）实践中的问题

1. 儿童脑死亡判定的最低年龄限制？
2. 儿童脑死亡判定的最低次数？
3. 儿童与成人脑死亡判定的差别？
4. 儿童脑死亡判定人员资质？

5. 儿童脑死亡判定医疗文件记录？

（二）专家推荐与建议

1. 建议儿童脑死亡判定最低年龄限定为胎龄满 37 周的新生儿。不同年龄段儿童有其特定的脑死亡判定标准，年龄越低，脑死亡判定越须谨慎。

2. 建议儿童脑死亡判定（包括 AT）最低次数至少 2 次（多于成人）。新生儿（胎龄 37 周至出生后 28 d）的 2 次评估间隔时间为 24 h；年龄＞28 d 儿童的 2 次评估间隔时间为 12 h。

3. 儿童脑死亡判定与成人的差别如下。

（1）儿童脑死亡病因与成人不同，婴幼儿的缺氧缺血性损伤最为常见，年长儿童的创伤后脑损伤最为常见，而脑血管意外、中毒（神经毒素、化学药物和农药等）和先天性代谢缺陷少见。建议充分分析昏迷原因，满足脑死亡判定先决条件。

（2）儿童的脑代谢、脑血流和对损伤的反应与成人之间存在细微而重要的差异，因此，对儿童的脑死亡判定须谨慎。建议评估前无反应昏迷的观察时间比成人更长（至少 24 h 或更长）。

（3）儿童的 AT 操作流程中，推荐使用连接气管插管的 T 形管，或带呼气末压力滴定的麻醉储氧袋，以维持呼吸暂停期间的氧合；不推荐可能导致 CO_2 排出增多且气压伤高风险的气道远端导管插入氧合，特别是低龄儿童、婴儿和新生儿。紫绀型先天性心脏病婴儿和儿童的 AT 较为特殊，因为氧饱和度基线值通常为 65%～90%，建议不予 AT，但须增加确认试验项目。

（4）婴儿、低龄儿童实施 DSA 存在技术困难，建议选择核医学脑灌注检查作为脑血流检查的“金标准”。颅缝和囟门未闭婴儿的 TCD 最常表现为震荡波，流速比成人快，并持续至符合脑死亡临床判定，建议用手往下按压囟门，观察 TCD 模式是否与成人脑死亡模式相似。颅缝和囟门未闭婴儿和颅骨骨折 / 去骨瓣减压儿童的颅内压动力学改变可能导致假阴性结果，先天性心脏病或动脉导管未闭儿童的 TCD 容易出现类尖小收缩波，或血流信号“消失”等假阳性结果，建议确认试验选择神经电生理检测。

（5）心脏骤停和创伤性颅脑损伤患儿常用 TTM，建议在脑死亡判定前充分复温，充分评估药物代谢延迟和器官功能状态，评估前观察时间至少 72 h 或更长时间。

4. 推荐使用儿童标准化脑死亡判定表单，以降低执行者之间差异所导致的误判。

志谢　国家卫生健康委员会脑损伤质控评价中心医学秘书组陈卫碧、刘刚、范琳琳、武洁、刘珺、陈忠云、黄荟瑾医师对《全球脑死亡建议案—脑死亡 / 神经病学标准死亡的判定》进行了翻译；国家卫生健康委员会脑损伤质控评价中心专家工作委员会和技术工作委员会、中华医学会神经病学分会神经重症协作组、中国医师协会神经内科医师分会神经重症专业委员会委员对《脑死亡判定标准与操作规范：专家补充意见（2021）》进行了修改与完善；专家咨询委员会专家提出了宝贵修改意见；中国工程院丛斌院士、李春岩院士、周良辅院士（按姓氏拼音顺序）对本文进行了悉心指导

执笔专家：宿英英（首都医科大学宣武医院神经内科）；潘速跃（南方医科大学南方医院神经内科）；彭斌（北京协和医院神经科）；江文（解放军空军军医大学西京医院神经内科）；张乐（中南大学湘雅医院神经内科）；王芙蓉（华中科技大学同济医学院附属同济医院神经内科）；张猛（解放军陆军特色医学中心神经内科）；高亮（上海市第十人民医院神经外科）；钱素云（首都医科大学附属北京儿童医院重症医学科）；陆国平（复旦大学附属儿科医院重症医学科）；赵国光（首都医科大学宣武医院神经外科）

国家卫生健康委员会脑损伤质控评价中心、中华医学会神经病学分会神经重症协作组、中国医师协会神经内科医师分会神经重症专业委员会委员（按姓氏拼音顺序）：才鼎（青海省人民医院神经内科）；曹秉振（解放军第九六〇医院神经内科）；曹杰（吉林大学第一医院神经内科）；曾超胜（海南医学院第二附属医院神经内科）；曾丽（广西医科大学第一附属医院神经内科）；陈胜利（重庆三峡中心医院神经内科）；陈卫碧（首都医科大学宣武医院神经内科）；邓卫康（遵义医学院附属医院神经内科）；狄晴（南京医科大学附属脑科医院神经内科）；丁里（云南省第一人民医院神经内科）；杜冉（郑州大学第一附属医院神经内科）；范琳琳（首都医科大学宣武医院神经内科）；高亮（上海市第十人民医院神经外科）；郭涛（宁夏医科大学总医院神经内科）；胡雅娟（安徽医科大学附属第一医院神经内科）；胡颖红（浙江大学医学院附属第二医院重症医学科）；黄卫（南昌大学第二附属医院神经内科）；黄旭升（中国人民解放军总医院神经内科）；黄月（河南省人民医院神经内科）；江文（解放军空军军医大学西京医院神经内科）；蒋玉宝（安徽医科大学附属第一医院神经内科）；李红燕（新疆维吾尔自治区人民医院神经内科）；李立宏（解放军空军军医大学唐都医院神经外科）；李玮（解放军陆军特色医学中心神经内科）；李小树（解放军陆军特色医学中心神经内科）；李艳（首都医科大学附属北京儿童医院重症医学科）；梁成（兰州大学第二医院神经内科监护室）；刘刚（首都医科大学宣武医院神经内科）；刘珺（首都医科大学附属北京儿童医院重症医学科）；刘力斗（河北医科大学第二医院神经内科）；刘勇（中国人民解放军陆军军医大学第二附属医院神经内科）；陆国平（复旦大学附属儿科医院重症医学科）；马桂贤（广东省人民医院神经内科）；马健（复旦大学附属儿科医院重症医学科）；马景鑑（天津市第一中心医院神经外科）；马联胜（山西医科大学附属第一医院神经内科）；明美秀（复旦大学附属儿科医院重症医学科）；牛小媛（山西医科大学第一医院神经内科）；潘速跃（南方医科大学南方医院神经内科）；彭斌（北京协和医院神经科）；钱素云（首都医科大学附属北京儿童医院重症医学科）；邵慧杰（郑州大学第一附属医院神经内科）；石向群（兰州军区总医院神经内科）；孙海峰（宁夏医科大学总医院神经电生理科）；谭红（湖南省长沙市第一医院神经内科）；檀国军（河北医科大学第二医院神经内科）；唐娜（华中科技大学同济医学院附属同济医院神经内科）；滕军放（郑州大学第一附属医院神经内科）；田飞（首都医科大学宣武医院神经内科）；田林郁（四川大学华西医院神经内科）；仝秀清（内蒙古医科大学附属医院神经内科）；万慧（南昌大学第一附属医院神经内科）；王芙蓉（华中科技大学同济医学院附属同济医院神经内科）；王海音（空军总医院特诊科）；王亮（重庆医科大学附属第一医院神经内科）；王柠（福建医科大学附属第一医院神经内科）；王荃（首都医科大学附属北京儿童医院重症医学科）；王胜男（南方医科大学南方医院神经内科）；王彦（河北省唐山市人民医院神经内科）；王遥（南方医科大学南方医院神经内科）；王长青（安徽医科大学第一附属医院神经内科）；王振海（宁夏医科大学总医院神经内科）；王志强（福建医科大学附属第一医院神经内科）；吴永明（南方医科大学南方医院神经内科）；武洁（首都医科大学附属北京儿童医院急诊科）；肖争（重庆医科大学附属第一医院神经内科）；谢尊椿（南昌大学第一附属医院神经内科）；邢英琦（吉林大学第一医院神经内科）；宿英英（首都医科大学宣武医院神经内科）；徐平（遵义医学院附属医院神经内科）；徐运（南京鼓楼医院神经科）；杨渝（中山大学附属第三医院神经内科）；叶海翠（中南大学湘雅医院神经内科）；游明瑶（贵州医科大学附属医院神经内科）；袁军（内蒙古自治区人民医院神经内科）；张家堂（中国人民解放军总医院神经内科）；张乐（中南大学湘雅医院神经内科）；张蕾（云南省第一人民医院神经内科）；张猛（解放军陆军特色医学中心神经内科）；张晓燕（中国人民解放军联勤保障部队940医院神经内科）；张馨（南京医学院鼓楼医院神经内科）；张旭（温州医科大学附属第一医院神经内科）；张妍（解放军第九六〇医院神经内科）；张艳（首都医科大学宣武医院神经内科监护室）；张永巍（上海长海医院脑血管病中心脑血管病科）；张震宇（复旦大学附属儿科医院重症医学科）；张忠玲（哈尔滨医科大学附属第一医院神经内科）；赵滨（天津医科大学总医院神经内科）；赵国光（首都医科大学宣武医院神经外科）；赵路清（山西省人民医院神经内科）；赵晓霞（山西省人民医院神经内科）；周东（四川大学华西医院神经内科）；周立新（北京协和医院神经科）；周罗（中南大学湘雅医院神经内科）；周嫔婷（中南大学湘雅医院神经内科）；周赛君（温州医科大学附属第一医院神经内科）；周渊峰（复旦大学附属儿科医院神经内科）；周中和（北部战区总医院神经内科）；朱沂（新疆自治区人民医院神经内科）

国家卫生健康委员会脑损伤质控评价中心专家咨询委员会委员（按姓氏拼音顺序）：陈玉国（山东大学齐鲁医院急诊科）；崔丽英（北京协和医院神经内科）；杜斌（北京协和医院重症医学科）；贾建平（首都医科大学宣武医院神经内科）；凌锋（首都医科大学宣武医院神经外科）；阮小明（中华科技大学同济医学院卫生管理学院）；申昆玲（首都医科大学北京儿童医院呼吸内科）；王玉平（首都医科大学宣武医院神经内科）；王香平（首都医科大学宣武医院妇产科）；席修明（首都医科大学复兴医院重症医学科）；熊利泽（同济大学附属上海市第四人民医院麻醉与围术期医学科）；赵正言（浙江大学医学院附属儿童医院）；张建（首都医科大学宣武医院胸心血管外科，北京医院协会）

参考文献从略

（通信作者：宿英英 赵国光）

（本文刊载于《中华医学杂志》
2021年6月第101期第23卷第1758-1765页）

脑死亡判定实施与管理：专家指导意见（2021）

国家卫生健康委员会脑损伤质控评价中心
中华医学会神经病学分会神经重症协作组
中国医师协会神经内科医师分会神经重症专业委员会

脑死亡（brain death，BD）是包括脑干在内的全脑功能不可逆转的丧失，即死亡。这一脑死亡概念已获得全球大多数国家或地区的认可，同时脑死亡最低判定标准也得到全球大多数国家或地区专家的共识。然而，脑死亡判定的实施与管理，如脑死亡判定结果宣布、脑死亡医疗文件记录、脑死亡判定后系统支持、脑死亡判定人员资质与培训、脑死亡判定宗教认同、脑死亡判定法律法规等，均需与脑死亡判定标准与操作规范相辅相成、协同发展。

国家卫生健康委员会脑损伤质控评价中心（National Health Commission of the People's Republic of China/Brain Injury Evaluation Quality Control Centre，PRC/NHC/BQCC）（以下简称 BQCC），基于全球脑死亡建议案 - 脑死亡 / 神经病学标准死亡判定（World Brain Death Project-Determination of Brain Death/Death by Neurologic Criteria）和中国临床实践，推出《脑死亡判定实施与管理：专家指导意见（2021）》，并经 BQCC 专家工作委员会和技术工作委员会、中华医学会神经病学分会神经重症协作组（Chinses Society of Neurology/Neurocritical Care Committee，CSN/NCC）和中国医师协会神经内科医师分会神经重症专业委员会（China Neurologist Association/Neurocritical Care Committe，CNA/NCC）讨论通过［意见回复 98/111 人，（88%）］。

专家指导意见共有 6 条，分为推荐和建议 2 个等级。推荐是专家高度共识（>90%）的意见；建议是专家意见有所分歧，但能达成共识（70%～90%）的意见。

一、脑死亡判定结果宣布

专家意见强调，脑死亡判定后，医师与患者家人 / 监护人的沟通关系到后续医疗决策。

（一）实践中的问题

1. 脑死亡判定结果告知？
2. 脑死亡宣布人员资质？

（二）专家推荐与建议

1. 建议脑死亡判定结束并符合脑死亡判定标准时，告知患者家人 / 监护人，并宣布脑死亡，即死亡；脑死亡判定执行者具有告知判定结果和宣布结果的义务。

2. 推荐告知和宣布脑死亡判定的人员资质为具有执业医师证书的神经内科、神经外科、重症医学科、急诊科、麻醉科和儿科（相关专科）医师。这些医师需在临床工作 5 年以上，并经过规范化脑死亡判定培训。

二、脑死亡判定医疗文件记录

专家意见强调，在合法的医疗文件和脑死亡判定信息表单中明确、详细地记录脑死亡判定过程和结果。其具有重要医疗和非医疗意义，是脑死亡判定执行者的责任和义务，也是 BQCC 实施脑死亡判定质量控制的依据。

（一）实践中的问题

1. 在医疗文件中，如何规范记录脑死亡判定过程和结果？
2. 在脑死亡判定信息表单中，如何填报脑死亡判定内容？

（二）专家推荐与建议

1. 医疗文件中的脑死亡判定记录是 BQCC 质控工作的依据。推荐医疗文件包括病历首页、病程记录、会诊记录、化验报告单和确认试验报告单（使用规范术语）。在这些医疗文件中需要详细记录脑死亡判定过程（表 3-2）。

2. 脑死亡判定信息表单填写应真实、规范，其信息、数据和图像来自原始病历记录。推荐表单填报完毕后提交质控系统，并以此作为实时质控依据。

表 3-2　医疗文件中的脑死亡判定记录

步骤	记录项目	记录内容	具体说明
1	脑死亡判定开始时间	年 / 月 / 日 / 时 / 分	临床医师启动判定流程的时间
2	脑死亡判定结果和时间	先决条件 年 / 月 / 日 / 时 / 分	明确昏迷原因和混杂因素的时间
		临床判定 年 / 月 / 日 / 时 / 分	包括昏迷、5 项脑干反射和 AT（2 次 $PaCO_2$ 检测值）记录
		确认试验 年 / 月 / 日 / 时 / 分	脑电图、短潜伏期体感诱发电位和经颅多普勒超声报告

（待　续）

（续 表）

步骤	记录项目	记录内容	具体说明
3	神经影像学检查结果和时间	年 / 月 / 日 / 时 / 分	影像结果报告
4	脑死亡判定结束时间	年 / 月 / 日 / 时 / 分	最后一项判定项目完成时间
5	脑死亡宣布	具有脑死亡判定资质的医师宣布判定结果	至少 2 名具有脑死亡判定资质的医师同时在场
		宣布时间以最后一名医师完成第 1 次或第 2 次判定的年 / 月 / 日 / 时 / 分	AT 的 $PaCO_2$ 达标时间，或不能实施 AT 时的最后一项确认试验结束并符合脑死亡判定标准的时间
6	脑死亡判定医师签名	2 名临床医师在病程记录或会诊单上签署姓名	签署姓名人需具有身份确认证件（身份证、执业医师证和规范化培训证）

注：AT. 自主呼吸激发试验

三、脑死亡判定与系统支持

专家意见强调，宣布脑死亡后，提供系统支持需要花费大量医疗人力与物力。继续系统支持的理由是：①计划器官捐献；②已经怀孕并决定为胎儿提供系统支持；③家人 / 监护人因宗教信仰或其他原因不接受脑死亡，即死亡。

（一）实践中的问题

1. 宣布脑死亡后，是否继续提供系统支持？
2. 宣布孕妇脑死亡后，是否继续提供系统支持？
3. 宣布脑死亡后，系统支持的难点与策略？

（二）专家推荐与建议

1. 宣布脑死亡后，如果为计划器官捐献者，推荐器官获取组织人员与患者家人 / 监护人充分沟通，以决定是否为了器官捐献继续提供系统支持；如果为非计划器官捐献者，建议主管医师与患者家人 / 监护人充分沟通，决定是否继续提供系统支持，以及支持的时间（小时 / 天 / 年）。

2. 宣布脑死亡后，对孕妇的系统支持有助于胎儿存活，但这比正常存活孕妇的生理变化更加复杂且不稳定，其中以长久系统支持下的耐药菌感染风险最高。推荐组织多学科专家（重症医师、产科医师和新生儿医师）讨论，告知孕妇家人 / 监护人系统支持的利弊关系，并由孕妇家人 / 监护人做出最后决定。如果决定系统支持，对孕妇的额外建议是：①每天至少 1 次心率检查和无应激试验，每周 1 次胎儿超声检查，每月 1 次生物物理评分，并根据需要进行羊水穿刺检查；②评估孕期药物的选择与安全；③根据母体体重和血清营养指标，以及胎儿生长状态，予以肠内或肠外营养支持；④提前做好剖宫产准备。

3. 脑死亡判定后系统支持的难点与策略。

（1）脑死亡后常见的体温调节障碍是低体温（<35℃），其缘于下丘脑体温调节功能衰竭。低体温将伴随心律失常、低血压、氧传递障碍、血小板和凝血功能障碍。推荐使用物理措施（如自动温度调节装置、加温毯、加温液体、加温氧气等，但不可使用加热灯、浸入热水，以及加温液体注入膀胱、胃、胸膜或腹腔等方法）提高体温至正常。

（2）脑死亡后常见的心脏传导功能障碍是心律不齐，其缘于心房和心室传导障碍，或继发于“儿茶酚胺风暴（catecholamine storm）”的心内膜下心肌细胞坏死、低血容量和强心药物不良反应等。心脏骤停前的终末节律最常表现为心动过缓和心室颤动。推荐对心脏骤停前的心律失常处理与非脑死亡患者相同；对于潜在器官捐献者或孕妇，可考虑安放起搏器；对于心脏骤停后的心肺复苏措施需要提前与患者家人/监护人沟通。

（3）脑死亡后常见的循环功能障碍是低血压，其缘于下丘脑功能衰竭、心肌收缩力下降、外周血管不可控舒张及血容量下降等。推荐首选晶体液和（或）胶体液（不包括羟乙基淀粉）补充血容量；输液不能纠正低血压时，予以去甲肾上腺素、去氧肾上腺素或多巴胺，维持血液动力学稳定；上述措施均不显效时，对潜在器官捐献者或妊娠妇女可予体外膜氧合（extracorporeal membrane oxygenation，ECMO）或主动脉内球囊反搏（intra-aortic balloon pump，IABP）。

（4）脑死亡后常见的肺功能障碍是神经源性肺水肿并发低氧血症，其缘于脑死亡后数分钟内“儿茶酚胺风暴”，表现为全身血管收缩，血管阻力增加，左心室输出量减少，肺静脉压力升高，跨肺毛细血管静水压升高。但随着时间的推移可逐渐消退。推荐采取6～8 ml/kg的小潮气量肺保护性通气策略；予以药物（利尿药、皮质类固醇）、雾化、吸痰等综合肺保护措施；实现pH、血氧值和血碳酸值正常或接近正常。

（5）脑死亡后常见的内分泌功能障碍是：①尿崩症，由垂体后叶缺血受损所致。尿崩症可导致低血容量和高钠血症，严重时引起血流动力学不稳定（低血压）；建议合并低血压时予以抗利尿激素，非低血压时予以去氨加压素。②低三碘甲状腺原氨酸（triiodothyronine，T3）和低甲状腺素（thyroxine，T4），尚不清楚缘于非甲状腺疾病综合征（nonthyroid syndrome，NTIS），还是真性甲状腺功能减退症；建议对系统支持持续>24～48 h的顽固性低血压或心功能不稳定者，试用静脉输注T3/T4和（或）类固醇。③低皮质醇血症和肾上腺功能不全，可使应激反应能力下降；建议甲泼尼龙（1～5 g或15～60 mg/kg）升高收缩压，提高氧合。

（6）脑死亡后常见的血液系统功能障碍是凝血障碍、血小板减少和贫血，常与坏死大脑组织释放纤溶酶原激活物、低体温、创伤或心肺复苏后弥漫性血管内凝血、输注新鲜冰冻血浆或冷沉淀有关；建议根据化验检查值，如国际标准化比值（international normalized ratio，INR）、血小板计数和血细胞比容（hematocrit，Hct）进行干预；干预措施与非脑死亡患者相同。

四、脑死亡判定人员资质与培训

专家意见强调，能否按照神经病学标准判定脑死亡并保证准确无误，受到医学、法学、社会和公众的关注。对脑死亡判定执行者进行规范化培训，对公民进行脑死亡基本概念教育，已成为势在必行的繁重而艰巨的任务。

（一）实践中的问题

1. 脑死亡判定执行者需要具备哪些条件？
2. 脑死亡判定执行者需要接受哪些培训？
3. 脑死亡判定执行者应获得哪些资质？
4. 脑死亡判定执行者应有哪些宣传教育义务？
5. 脑死亡判定执行者需要开展哪些研究？

（二）专家推荐与建议

1. 按神经病学标准实施的脑死亡判定比心脏死亡判定复杂。推荐以《脑死亡判定标准与技术管理规范（2020 版）》为依据，对参加规范化培训人员提出以下基本要求。

（1）执行脑死亡判定的临床医师必须是取得医师执业证书的执业医师，并在神经内科、神经外科、重症医学科、急诊科、麻醉科、儿科工作至少 5 年以上，并具有重症脑损伤诊治实践经验。为了避免利益冲突，参培人员不包括外科（除神经外科外）医师和器官移植获取组织相关人员。

（2）执行脑死亡确认试验医师或技师必须取得相关技术资质证书（医师或技师以上职称），并至少具有 2 年操作经验和至少完成 30 例次相关技能操作。

2. 按神经病学标准实施脑死亡判定的培训与考核要求较高。推荐以《脑死亡判定标准与技术管理规范（2020 版）》《中国成人脑死亡判定标准与操作规范（第二版）》和第二版《中国儿童脑死亡判定标准与操作规范》《脑死亡判定标准与操作规范：专家补充意见（2021）》和《脑死亡判定实施与管理：专家指导意见（2021）》为依据，由国家级和省级脑损伤质控评价中心组织并实施规范化培训。

（1）培训内容：①脑死亡判定专业知识与技能（先决条件、临床判定、确认试验和自主呼吸激发试验）；②脑死亡判定病例表单填写与质控规范。③《脑死亡判定质量控制指标》解读与要求；④脑死亡判定相关知识，包括与患者家人 / 监护人的有效沟通技巧、临终关怀家庭咨询教育、脑死亡宗教与文化，以及脑死亡法律法规。

（2）培训步骤：包括理论授课、床旁示教、真（假）人模拟训练和考核试卷解析，共 4 个步骤。

（3）考核方式：包括试卷答题和师生一对一操作技能考核，共 2 个部分。考核合格人员登记注册。

3. 脑死亡判定需要临床实践和经验积累。推荐脑死亡判定的执行者经规范化培训并至少独立完成 2 例规范化脑死亡判定后，向所在医疗机构报备并开始展开脑死亡判定工作。推荐不断完成最新脑死亡相关知识再教育或强化教育，以确保判定符合最新标准。

4. 脑死亡科学知识和规范化判定需要所有卫生相关人员和全民的理解与支持。建议脑死亡判定执行者不仅自行接受脑死亡判定教育，还须对本地区医师和公众进行脑死亡概念教育。

5. 脑死亡涉及社会学、法医学、基础医学和临床医学，目前还有很多不为人知的难题需要了解。建议开展脑死亡判定相关基础研究、临床研究和培训教育研究，以促进中国脑死亡判定更加科学、有序地发展，并缩短与国际接轨的时间。

五、脑死亡判定与宗教

专家意见强调，全球大多数宗教，如佛教、基督教、印度教、伊斯兰教和犹太教等可接受或部分接受脑死亡概念，并将脑死亡视为死亡；但其接受的方式、态度和程度不同。其接受的方式是宗教官方声明或有或无；接受的态度是不接受也不拒绝；接受的程度是允许或认同分歧。中国是多宗教国家，受传统思想文化“兼容、宽容”精神的影响，佛教、道教、伊斯兰教、天主教和基督教共存。在《中华人民共和国宪法》中，宗教信仰自由是公民的基本权利。中国政府对宗教信仰既有法律保护又有司法保障。

（一）实践中的问题

1. 脑死亡概念被宗教认同吗？
2. 因宗教信仰而拒绝脑死亡判定或宣布脑死亡后请求继续系统支持时，如何处理？

（二）专家推荐与建议

1. 中国的脑死亡概念并不十分普及，因此，相关涉案很少。建议脑死亡判定执行者接受文化敏感性和言语沟通的培训，尊重患者及其家人 / 监护人宗教信仰，提供脑死亡概念解读和相关教育，慎重启动脑死亡判定，灵活处理脑死亡判定相关事宜。

2. 在中国，拒绝脑死亡判定，或宣布脑死亡后请求继续系统支持的案例并不少见。最后的决定可能会受传统观念和伦理道德的束缚、社会舆论的影响、医院医疗资源的限制、个人经济条件局限、家庭认同分歧的制约，甚至主管医师支持差异等多种因素影响。建议：①在启动脑死亡判定之前，执行脑死亡判定人员需要综合考虑各种影响因素，与患者家人 / 监护人充分沟通并达成一致意见；②在宣布脑死亡后，充分告知后续结局及可能引发的问题，在尊重患者个人（生前）及其家人 / 监护人意愿的前提下，继续或停止系统支持。

六、脑死亡判定与法律

专家意见强调，脑死亡判定不仅是医学问题，也是社会、法律、伦理和经济问题。因此，宣布脑死亡和接受脑死亡均应与心死亡一样被合法。

（一）实践中的问题

1. 判定脑死亡之前和宣布脑死亡之后继续系统支持需要告知或征得同意吗？

2．脑死亡法律法规的定义、标准和规范？

3．脑死亡判定执行者的法律法规资质？

4．脑死亡判定患者家人或监护人的意见？

（二）专家推荐与建议

1．全球已有部分国家具有脑死亡判定的法律、法规、法令、判例法和行政条例。中国虽然尚未为脑死亡立法，但国家卫生健康委员会已经按照《脑死亡判定标准与技术管理规范（2017 版、2020 版）》对脑死亡判定进行管理。建议：脑死亡判定执行人员了解相关管理规范，在判定脑死亡之前，需要告知患者家人 / 监护人；在宣布脑死亡之后是否继续系统支持，需要征得患者家人 / 监护人的意见。

2．全球各国脑死亡的法律定义、标准和规范存在差异。中国的脑死亡定义与大多数国家一致，即全脑（包括脑干）功能不可逆转的丧失；脑死亡的判定标准不仅包括临床判定标准，还包括进一步的确认试验；脑死亡判定的各项操作规范既明确又详实。建议严格按照《中国成人脑死亡判定标准与操作规范（第二版）》《中国儿童脑死亡判定标准与操作规范》和《脑死亡判定标准与操作规范：专家补充意见（2021）》实施脑死亡判定。

3．全球多数立法国家均规定了脑死亡判定执行者资质。目前中国尚无相关立法，建议：①执行《中国成人脑死亡判定标准与操作规范（第二版）》和第二版《中国儿童脑死亡判定标准与操作规范》相关规定，从事临床工作 5 年以上的执业医师（仅限于神经内科、神经外科、重症医学科、急诊科、麻醉科医师），经规范化脑死亡判定培训后具有脑死亡判定资质。②执行国家卫生健康委员会《脑死亡判定标准与技术管理规范（2020 版）》相关规定，医疗机构中的脑死亡判定工作组有责任监管脑死亡判定执行者资质。③执行脑死亡宣判的临床医师只能参与计划器官捐献者系统支持工作，禁止参与器官摘取和器官移植程序，禁止参与器官获取者的选择或照护。④执行脑死亡宣判的临床医师至少 2 名。

4．全球各个国家对脑死亡判定之前，或系统支持停止之前，是否需要家人或监护人同意才能执行的相关法律，或有、或无、或不明确。其缘于存在较大争议。中国以呼吸、心跳停止为判定死亡标准时，多数按照约定俗成的惯例不需征得家人或监护人同意；但以脑死亡为判定死亡标准时，考虑到社会和公众的接受程度和接受普遍性，建议在启动脑死亡判定程序之前和宣布脑死亡之后是否停止系统支持，需要告知心智健全的家人或监护人，并尊重其意愿。

志谢：国家卫生健康委员会脑损伤质控评价中心医学秘书组陈卫碧、刘刚、范琳琳、武洁、刘珺、陈忠云、黄荟瑾医师对《全球脑死亡建议案—脑死亡 / 神经病学标准死亡的判定》进行了翻译；国家卫生健康委员会脑损伤质控评价中心专家工作委员会和技术工作委员会、中华医学会神经病学分会神经重症协作组、中国医师协会神经内科医师分会神经重症专业委员会委员对《脑死亡判定实施与管理：专家指导意见（2021）》进行了修改与完善；专家咨询委员会专家提出了宝贵的修改意见；中国工程院丛斌院士、李春岩院士、周良辅院士（按姓氏拼音顺序）对本文进行了悉心指导

执笔专家：宿英英（首都医科大学宣武医院神经内科）；潘速跃（南方医科大学南方医院神经内科）；彭斌（北京协和医院神经科）；江文（解放军空军军医大学西京医院神经内科）；张乐（中南大学湘雅医院神经内科）；王芙蓉（华中科技大学同济医学院附属同济医院神经内科）；张猛（解放军陆军特色医学中心神经内科）；高亮（上海市第十人民医院神经外科）；钱素云（首都医科大学附属北京儿童医院重症医学科）；陆国平（复旦大学附属儿科医院重症医学科）；赵国光（首都医科大学宣武医院神经外科）

国家卫生健康委员会脑损伤质控评价中心、中华医学会神经病学分会神经重症协作组、中国医师协会神经内科医师分会神经重症专业委员会委员（按姓氏拼音顺序）：才鼎（青海省人民医院神经内科）；曹秉振（解放军第九六〇医院神经内科）；曹杰（吉林大学第一医院神经内科）；曾超胜（海南医学院第二附属医院神经内科）；曾丽（广西医科大学第一附属医院神经内科）；陈胜利（重庆三峡中心医院神经内科）；陈卫碧（首都医科大学宣武医院神经内科）；邓卫康（遵义医学院附属医院神经内科）；狄晴（南京医科大学附属脑科医院神经内科）；丁里（云南省第一人民医院神经内科）；杜冉（郑州大学第一附属医院神经内科）；范琳琳（首都医科大学宣武医院神经内科）；高亮（上海市第十人民医院神经外科）；郭涛（宁夏医科大学总医院神经内科）；胡雅娟（安徽医科大学附属第一医院神经内科）；胡颖红（浙江大学医学院附属第二医院重症医学科）；黄卫（南昌大学第二附属医院神经内科）；黄旭升（中国人民解放军总医院神经内科）；黄月（河南省人民医院神经内科）；江文（解放军空军军医大学西京医院神经内科）；蒋玉宝（安徽医科大学附属第一医院神经内科）；李红燕（新疆维吾尔自治区人民医院神经内科）；李立宏（解放军空军军医大学唐都医院神经外科）；李玮（解放军陆军特色医学中心神经内科）；李小树（解放军陆军特色医学中心神经内科）；李艳（首都医科大学附属北京儿童医院重症医学科）；梁成（兰州大学第二医院神经内科监护室）；刘刚（首都医科大学宣武医院神经内科）；刘珺（首都医科大学附属北京儿童医院重症医学科）；刘力斗（河北医科大学第二医院神经内科）；刘勇（中国人民解放军陆军军医大学第二附属医院神经内科）；陆国平（复旦大学附属儿科医院重症医学科）；马桂贤（广东省人民医院神经内科）；马健（复旦大学附属儿科医院重症医学科）；马景鑑（天津市第一中心医院神经外科）；马联胜（山西医科大学附属第一医院神经内科）；明美秀（复旦大学附属儿科医院重症医学科）；牛小媛（山西医科大学第一医院神经内科）；潘速跃（南方医科大学南方医院神经内科）；彭斌（北京协和医院神经科）；钱素云（首都医科大学附属北京儿童医院重症医学科）；邵慧杰（郑州大学第一附属医院神经内科）；石向群（兰州军区总医院神经内科）；孙海峰（宁夏医科大学总医院神经电生理科）；谭红（湖南省长沙市第一医院神经内科）；檀国军（河北医科大学第二医院神经内科）；唐娜（华中科技大学同济医学院附属同济医院神经内科）；滕军放（郑州大学第一附属医院神经内科）；田飞（首都医科大学宣武医院神经内科）；田林郁（四川大学华西医院神经内科）；仝秀清（内蒙古医科大学附属医院神经内科）；万慧（南昌大学第一附属医院神经内科）；王芙蓉（华中科技大学同济医学院附属同济医院神经内科）；王海音（空军总医院特诊科）；王亮（重庆医科大学附属第一医院神经内科）；王柠（福建医科大学附属第一医院神经内科）；王荃（首都医科大学 附属北京儿童医院重症医学科）；王胜男（南方医科大学南方医院神经内科）；王彦（河北省唐山市人民医院神经内科）；王遥（南方医科大学南方医院神经内科）；王长青（安徽医科大学第一附属医院神经内科）；王振海（宁夏医科大学总医院神经内科）；王志强（福建医科大学附属第一医院神经内科）；吴永明（南方医科大学南方医院神经内科）；武洁（首都医科大学附属北京儿童医院急诊科）；肖争（重庆医科大学附属第一医院神经内科）；谢尊椿（南昌大学第一附属医院神经内科）；邢英琦（吉林大学第一医院神经内科）；宿英英（首都医科大学宣武医院神经内科）；徐平（遵义医学院附属医院神经内科）；徐运（南京鼓楼医院神经科）；杨渝（中山大学附属第三医院神经内科）；叶海翠（中南大学湘雅医院神经内科）；游明瑶（贵州医科大学附属医院神经内 科）；袁军（内蒙古自治区人民医院神经内科）；张家堂（中国人民解放军总医院神经内科）；张乐（中南大学湘雅医院神经内科）；张蕾（云南省第一人民医院神经内科）；张猛（解放军陆军特色医学中心神经内科）；张晓燕（中国人民解放军联勤保障部队九四〇医院神经内科）；张馨（南京医学院鼓楼医院神经内科）；张旭（温州医科大学附属第一医院神经内 科）；张妍（解放军第九六〇医院神经内科）；张艳（首都医科大学宣武医院神经内科监护室）；张永巍（上海长海医院脑血管病中心脑血管病科）；张震宇（复旦大学附属儿科医院重症医学科）；张忠玲（哈尔滨医科大学附属第一医院神经内科）；赵滨（天津医科大学总医院神经内科）；赵国光（首都医科大学宣武医院神经外科）；赵路清（山西省人民医院神经内科）；赵晓霞（山西省人民医院神经内科）；周东（四川大学华西医院神经内科）；周立新（北京协和医院神经科）；周罗（中南大学湘雅医院神经内科）；周嫔婷（中南大学湘雅医院神经内科）；周赛君（温州医科大学附属第一医院神经内科）；周渊峰（复旦大学附属儿科医院神经内科）；周中和（北部战区总医院神经内科）；朱沂（新疆自治区人民医院神经内科）

国家卫生健康委员会脑损伤质控评价中心专家咨询委员会委员（按姓氏拼音顺序）：陈玉国（山东大学齐鲁医院急诊科）；崔丽英（北京协和医院神经内科）；杜斌（北京协和医院重症医学科）；贾建平（首都医科大学宣武医院神经内科）；凌锋（首都医科大学宣武医院神经外科）；阮小明（中华科技大学同济医学院卫生管理学院）；申昆玲（首都医科大学北京儿童医院呼吸内科）；王玉平（首都医科大学宣武医院神经内科）；王香平（首都医科大学宣武医院妇产科）；席修明（首都医科大学复兴医院重症医学科）；熊利泽（同济大学附属上海市第四人民医院麻醉与围术期医学科）；赵正言（浙江大学医学院附属儿童医院）；张建（首都医科大学宣武医院胸心血管外科，北京医院协会）

参考文献从略

（通信作者：宿英英　赵国光）

（本文刊载于《中华医学杂志》
2021 年 6 月第 101 卷第 23 期第 1766-1771 页）

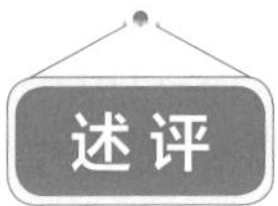

中国脑死亡判定现状与推进

宿英英

基于医学的脑死亡（brain death，BD）判定标准已问世半个多世纪，但仍存在意见分歧。2020年，由多个国家、多个学科专家代表共同完成的《全球脑死亡建议案 - 脑死亡 / 神经病学标准死亡判定》（以下简称全球BD判定）在*JAMA*发表，其与“求大同，存小异”的中国文化相近，与“推陈出新，与时俱进”的中国精神相符。中国作为参与撰写国家之一，积极予以回应，并在2019年《中国成人脑死亡判定标准与操作规范（第二版）》与第二版《中国儿童脑死亡判定标准与操作规范》（以下简称中国BD判定）基础上，撰写了《脑死亡判定标准与操作规范：专家补充意见（2021）》（以下简称专家补充意见）和《脑死亡判定实施与管理：专家指导意见（2021）》（以下简称专家指导意见），旨在与各国专家一道，为缩小全球脑死亡判定差异作出贡献。本文基于全球BD判定和中国BD判定实践，结合中国国情与现状，围绕BD判定问题直抒己见。

一、脑死亡判定标准的差异

全球BD判定强调了“最低判定标准”的统一，因其是脑死亡判定最基本的部分。虽然这一部分意见达成一致，但在细节上还是有所差别。

（一）脑死亡判定先决条件

脑死亡判定先决条件，包括原发疾病诊断明确（原发性 / 继发性脑损伤）、脑损伤严重程度判断清晰（有反应性 / 无反应性昏迷），以及疑似昏迷的混杂因素排除殆尽。如果医师在主观上、医院在客观上满足了这些条件，则可减少BD误判。但实际情况是，虽然中国的三级医院和部分二级医院可基本满足脑死亡判定先决条件，但在脑死亡判定的执行者之间存在专业知识与技能的差异，医院之间存在专业仪器设备配置的差异，地区之间存在经济基础和医疗条件的差异。对此，中国需要解决的问题是以脑死亡判定先决条件为基本要求，提出改进和完善目标。

（二）脑死亡临床判定

1. 判定标准　脑死亡最低判定标准，是临床判定的第一步，也是最基本的部分。

中国脑死亡临床判定标准与全球大多数国家一致。而基于国情的额外要求是当临床判定符合脑死亡标准后，必须实施确认试验。由此，即便临床判定不够完善，也可继续进行脑死亡判定，并消除其疑虑和担忧。这一要求无疑提高了判定的安全性，但也增加了对确认试验的依赖性。对此，中国需要解决的问题是正确解读临床判定和确认试验的科学原理、意图，避免有失偏颇。

2．自主呼吸激发试验（apnea testing，AT） AT是脑死亡临床判定中重要组成部分，也是专业技术性和安全性要求最高的部分。2014年和2018年中国2项调查显示，AT实施率为43.0%～85.3%，AT完成率为53.7%～73.0%。由此不难看出，虽然AT的实施和完成有所进步，但并不理想，其缘于执行者专业技术不够熟练，实践经验不够丰富，且不排除对AT的畏惧与胆怯。而这一现象在全球范围内大相径庭，AT完成率最好的是美国梅奥诊所（95.2%）。对此，中国需要解决的问题是：①改良和细化传统的AT流程；②探索和创新更加安全有效的AT技术与方法，特别在体外膜氧合（ECMO）实践中积累AT操作经验；③建立AT专项技术培训项目。

（三）脑死亡确认试验

1．确认试验实施方式　世界各国有强制执行和建议执行确认试验之分，约31.4%（22/70）的国家或地区强制执行确认试验。在中国，确认试验是BD临床判定的延续，是必须执行的部分。其基于中国的规范化脑死亡判定起步不久（2012—2019年），对临床医师的培训尚未到位，对公众的宣传教育尚不普及，独立立法法则尚未建立。此外，就临床医学而言，临床判定易受患者自身条件、医师主观判断、公众接纳和信任等混杂因素影响，因此，在短时间内很难达到安全目标。据中国一项调查显示，2.0%～14.7%的脑死亡临床检查项目无法实施，49.3%的脑死亡临床检查项目无法完成。而确认试验作为强制执行的部分，可客观、科学地提供脑死亡判定依据。

2．确认试验技术选择　确认试验技术始终围绕着脑电活动和脑血流检测发生发展。在中国，推出的3项确认试验技术，既包括脑电活动检测的脑电图（EEG）和短潜伏期体感诱发电位（SLSEP）技术，也包括脑血流检测的经颅多普勒超声（TCD）技术。其基于：①容易掌握，普及率高；②床旁操作简便易行，适用于任何重症监护病房（ICU）；③操作技术与方法成熟、规范；④检测结果判定标准明确；⑤经济无创，易被患者及其家人接受；⑥具有可接受的判定准确度。

3．确认试验结果分析　确认试验的准确性（敏感性和特异性）和可靠性是2项最基本的评判指标。至今，尚无任何一个独立技术令人满意。在中国，“确认试验需要至少2项符合脑死亡判定标准，才能最终确认为脑死亡”，其基于：①对专业技术特性的了解，即EEG与SLSEP的结合，可使全脑电活动停止得到证实；EEG/SLSEP与TCD结合，可使全脑电活动停止和全脑血流停止得到证实；②对两两技术联合的了解，即单项EEG、SLSEP和TCD的假阳性率分别为3%、22%和25%，而2项技术的联合可使假阳性率降至0。虽然至少2项符合脑死亡判定标准的要求看似既费事又严苛，但实则发挥了技术优势互补和劣势规避的作用，其不仅增加了判定结论的信度，还降低了判定结果的难度。目前，中国针对确认试验需要解决的问题是：① TCD 骨窗穿透不良时，采取何种脑血流检测替代技术；②静脉 - 动脉体外膜氧合（V-A ECMO）治疗时，如何判定非搏动性血流患者的 TCD 结果；③阳性结果获取的时间顺序；④现行确认试验技术因局限性而不能实施时，以何种技术替代。

二、脑死亡判定执行力的差异

世界各国的脑死亡判定执行力，因法律法规不同、宗教教义不同、行业管理不同而异。在中国，执行脑死亡判定质量控制的是国家卫生健康委员会脑损伤质控评价中心（National Health Commission/Brain Injury Evaluation Quality Control Centre，NHC/BQCC），其充分发挥了质控工作的“四个统一”，即判定标准统一、医疗配置统一、培训教育统一、质控管理统一。由此，实现了更强的脑死亡判定执行力。

（一）判定标准统一

在中国，2013 年和 2019 年分别推出第一版和第二版成人、儿童脑死亡判定标准与操作规范。由此，中国的脑死亡判定标准做到了全国统一。下一步需要解决的问题是完善、细化和扩展脑死亡判定标准和操作规范相关内容，并逐步与国际接轨。

（二）医疗配置统一

在中国，2013—2020 年已有近百家医院实现了规范化脑死亡判定，覆盖到大陆 29 个省、自治区和直辖市。这些医院按照 NHC/BQCC 要求，具有规范的 ICU 或专科 ICU 设置，具有神经疾病诊断（DSA、CT、MRI 等）和脑死亡判定（EEG、SLSEP、TCD）仪器设备配置。由此，中国脑死亡判定达到了医疗配置的统一。下一步需要解决的问题是扩增规范化脑死亡判定医院体量，最大限度满足脑死亡判定数量快速增加的需求。

（三）培训教育统一

在中国，由 NHC/BQCC 制定了脑死亡判定专业技术人员培训计划。2013—2020 年已有 4000 余人参加了培训，并覆盖中国大陆所有地区。培训对象主要来自神经内科、神经外科、重症医学科、急诊科、麻醉科和儿科共 6 个专科的医师或技师。培训内容包括临床检查、EEG 检测、SLSEP 检测和 TCD 检测共 4 项技能。培训步骤分为多媒体理论授课、床旁师资操作示范、一对一真人（或假人）模拟训练、试卷错题解析共 4 个步骤。与心脏死亡相比，脑死亡过程更加复杂，脑死亡判定专业性更强。而中国的大学本科教育、毕业后住院医师和专科医师教育，均缺乏脑死亡判定相关内容。由此，中国 NHC/BQCC 承担了统一培训规划、培训目标和培训规范的任务。下一步需要解决的问题是增加培训师资数量，扩大专业技术人员培训体量，达到二级以上（包括二级）医院建立脑死亡判定团队的目标。

（四）质控管理统一

在中国，脑死亡判定质控管理文件由国家卫生健康委员会制定并颁布。各医疗机构的脑死亡判定质控条件包括：①组建脑死亡判定工作小组（包括专家组和技术组）；②建立脑死亡判定管理制度；③配置脑死亡判定仪器设备；④强化脑死亡判定技术团队；⑤规范脑死亡判定信息表单填写和病历记录。由此，确保全国脑死亡判定更加统一完整。目前，已经初步形成国家 - 省 - 医院三级脑死亡病例质控管理体系。由此，实现了脑死亡质控管理一体化。下一步需要解决的问题是加强与其他质控中心协作，全面发展规范化脑死亡判定。

三、脑死亡判定后续问题

脑死亡判定结束并宣布后，将牵扯出一系列相关问题。与医学相关的主要问题是停止或继续系统生命支持；与社会属性相关的主要问题是文化、宗教、伦理和法律的认同。在中国，这些问题的解决可能还需很远路程。下一步需要解决的问题是按照《脑死亡判定实施与管理：专家指导意见（2021）》的推荐意见和建议展开探索性工作：①脑死亡判定之前履行告之义务；②脑死亡宣布之后签署意见书，如停止或继续系统生命支持意见书，捐献或不捐献器官意见书；③执行告之义务和发放签署意见书者必须是从事临床工作至少 5 年的执业医师（除了外科医师），并经规范化脑死亡判定培训；④被告之和签署意见书的人必须是心智健全的家人或监护人。

总之，中国规范化脑死亡判定工作的推进还需不懈的努力和勇敢的实践。

参考文献从略

（本文刊载于《中华医学杂志》
2021 年 6 月第 101 卷第 23 期第 1721-1724 页）

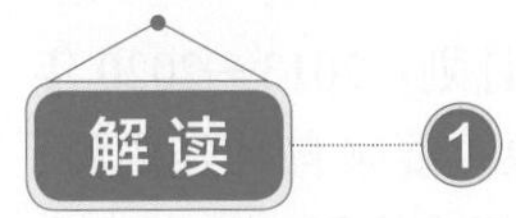

《中国成人脑死亡判定标准与操作规范（第二版）》解读

宿英英

对脑死亡概念的认可是医学科学的进步，对脑死亡判定标准的接纳是医学行业的进步，对脑死亡判定操作规范的遵循是医学行为约束的进步。2015 年，一项全球调查结果显示，具有脑死亡判定标准与操作规范的国家有 70/91 个（77%）。2013—2014 年，国家卫生健康委员会（原国家卫生和计划生育委员会）脑损伤质控评价中心（简称“中心”）推出中国《脑死亡判断标准与技术规范（成人、儿童）（中文、英文）》，从此中国有了自己的行业标准。5 年过去了，“中心”的千人专业技术人员培训计划已经覆盖中国大陆 31 个省、自治区、直辖市，百家示范医院建设遍布中国大陆 28 个省、自治区、直辖市。当我们对数百个脑死亡判定病例进行质控分析后，发现有必要对原版《脑死亡判断标准与技术规范》（简称原版《标准与规范》）进行修订与完善。2018 年，中心的专家委员会、技术委员会、咨询委员会几经讨论，推出新版《脑死亡判断标准与操作规范》（简称新版《标准与规范》）。为了对新版《标准与规范》继续沿用内容和修订完善后内容有所了解，作者按照全文顺序进行重点解读。

一、脑死亡判定标准

1．临床判定　脑死亡临床判定是确认脑死亡最基本的部分，多数国家（72%）的判定标准一致。我们的脑死亡质控病例分析显示，深昏迷检查的实施率、完成率和脑死亡判定标准符合率均达到 100%，提示该项检查可行、准确、可靠；5 项脑干反射检查的总实施率高达 97.5%～98.0%，完成率和脑死亡判定符合率达到 100%，提示 5 项脑干反射检查也切实可行，准确可靠；呼吸停止激发试验（apnea testing，AT）的实施率 85.3%，虽然完成率仅占 49.3%，但符合率达到 100%，提示 AT 的准确性很高，但可行性存在问题。AT 是脑死亡临床判定的最后一个步骤，也是证实脑死亡（呼吸中枢不可逆转损伤）最有力的证据。以往几次全球范围的调查显示，多数国家将 AT 作为脑死亡判定标准中不可缺少的项目，即便完成率受到限制。AT 的可行性主要与生命支持力度或强度有关，无论中国还是美国，50%～90% 的 AT 完成率区间，与不同医疗单元相关。因此，我们并未修改原版标准与规范，而是强调在 AT 实施前加强生命支持和器官功能支持，并将解决这一问题的计划和方案列为“中心”第二个五年计划的重点。我们希冀有更好的研究结果推动 AT 的顺利实施，提高 AT 完成率。

2．确认试验　脑死亡确认试验是对临床判定的验证，尤其当临床判定不完整、有疑问时；但确认试验不是临床判定的替代检查。部分国家要求强制执行确认试验。我们的脑死亡质控病例分析显示，EEG、SLSEP 和 TCD 3 项确认试验的实施率分别为 89.5%、67.5% 和 79.5%，完成率达到 100%，符合率高达 96% 以上。无论 EEG 与 SLSEP 联合，还是 EEG 或 SLSEP 与 TCD 联合，只要能够完成检查，符合脑死亡标准的一致性≥99%。由此提示，原版标准与规范推出的 3 项床旁无创确认试验可行、可信、可靠。中心自 2013 年在中国推广的脑死亡判定 4 项技能（临床判定、EEG 判定、SLSEP 判定和 TCD 判定）和 4 个步骤（理论、示范、模拟、考题解析）培训（four skills and four steps training，FFT）计划已初见成效。

二、脑死亡判定操作规范

新版《标准与规范》强调，当5项脑干反射不能全部实施（检查缺项）时，应多次重复可判定项目，并增加确认试验项目，以保证脑死亡判定的准确性和可靠性。

新版《标准与规范》调整了确认试验项目的选择顺序，即EEG、TCD、SLSEP，因为EEG的实施率最高（90%），TCD次之（80%）；强调了EEG或SLSEP与TCD的联合，因其可降低脑死亡确认试验的假阳性率，提高判定结果的准确性；补充了TCD检查受限时，可行CT血管造影（CTA）或数字减影血管造影（DSA）检查。因为这些技术判定脑血流停止的条件日趋成熟。

三、脑死亡判定步骤

脑死亡判定过程规范、有序是判定结果安全无误的保障。我们的脑死亡质控病例分析显示，严格按照临床判定、确认试验和自主呼吸激发试验3个步骤进行脑死亡判定，可使判定过程更加顺畅、无误。因此，新版《标准与规范》继续保留了这一部分内容。

四、脑死亡复判与间隔时间

脑死亡复判是对首次脑死亡判定的再度确认。多数国家实施脑死亡复判，特别是不强制确认试验的情况下，复判间隔时间为2～24 h。我们的质控病例分析显示，临床判定和确认试验的一次完成率高达94.4%，符合率达到100%；而临床判定和确认试验的2次完成率为72.9%，符合率100%。由此提示，并不是所有患者均能完成第二次判定。因此，新版《标准与规范》修订为：临床判定和确认试验完整并全部符合脑死亡判定标准，即可判定为脑死亡。如果临床判定或确认试验有任何缺项或质疑，则必须在首次判定6 h后再次复判，当复判结果仍符合脑死亡判定标准方可确认为脑死亡。新版《标准与规范》推出了一次脑死亡判定，但有严格的前提条件，即临床判定和确认试验的检查完整并全部符合脑死亡判定标准，其中确认试验是强制要求完成的检查项目。新版《标准与规范》要求临床判定或确认试验缺项或质疑时需要复判，但复判的间隔时间从12 h缩短至6 h，与全球多数国家复判间隔时间一致，最终目的旨在提高复判实施率。

无论中国还是其他国家，脑死亡判定标准和操作规范均是在从未间歇的理论探讨与临床实践中完善的。虽然不能保证新版标准与规范对脑死亡判定的指导尽善尽美，但将误判或错判率降至最低是我们不会停止追求的目标。

参考文献从略

（本文刊载于《中华医学杂志》
2019年5月第99卷第17期第1286-1287页）

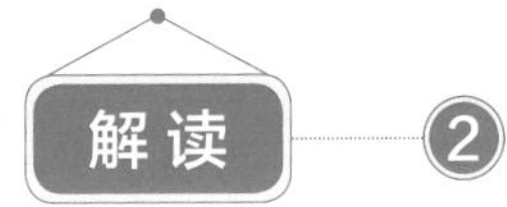

中国儿童脑死亡判定标准与操作规范解读

钱素云

儿童不是成人的缩小版，其有独特的生理病理特点。国际上早期颁布的脑死亡诊断标准主要针对成人，并不完全适用于儿童，尤其是婴幼儿。1987 年，美国儿科学会首次制订了儿童脑死亡判定指南。2011 年，经过 20 多年的临床实践，多学科专家组成的工作组在提供循证医学依据的基础上，对 1987 年指南进行了修订（以下简称 2011 版美国指南）并发表。

全球儿童脑死亡判定尚无统一标准。2006 年，加拿大发表了包括儿童在内的脑死亡诊断标准（以下简称 2006 版加拿大指南）。1989 年，中国儿童重症医学专家在全国儿科重症疾病急救学术会上提出《儿童脑死亡诊断标准试用草案》。2014 年，国家卫生计生委员会脑损伤质控中心（National Health Commission of the People's Republic of China/Brain Injury Evaluation Quality Control Centre PRC/NHFPC/BQCC）推出了《脑死亡判定标准与技术规范（儿童质控版）》（以下简称 2014 版中国标准），分别在《中华儿科杂志（中文版）》和《中华医学杂志（英文版）》发表。经过近 5 年的临床实践，BQCC 儿童分中心专家、中华医学会儿科学分会急救学组专家和中华医学会急诊分会儿科学组专家，以儿童脑死亡病例质控分析结果为依据，对 2014 版中国标准进行了修改与完善，并经国家卫生健康委员会脑损伤质控评价中心专家委员会和技术委员会讨论通过，2019 年在《中华儿科杂志》上正式发表“中国儿童脑死亡判定标准与操作规范（第二版）”（以下简称 2019 版中国标准）。2019 版中国标准既参考了国外儿童脑死亡诊断指南与标准，也考虑了中国儿童脑死亡判定临床实践与研究，成为规范、有序开展儿童脑死亡判定的重要依据。本文是对 2019 版中国标准进行的解读，旨在更好地理解、掌握并付诸实践。

一、全球儿童脑死亡诊断标准差异

迄今为止，全球很多国家或地区已发表儿童脑死亡诊断指南或标准（表 3-8），虽然主要内容相似，但具体标准存在差异。

表 3-8 全球部分国家或地区儿童脑死亡诊断标准汇总

发表时间（年）	国家	名称	适用人群
1987	美国	儿童脑死亡判定指南	足月新生儿～18 岁
2000	日本	儿童脑死亡判定标准	12 周～6 岁
2006	加拿大	严重脑损伤到神经系统死亡：加拿大论坛推荐	足月新生儿、婴儿、儿童、成人
2008	英国	诊断和确认死亡的实施规程	2 个月～成人
2009	印度	脑死亡诊断	1 岁～成人
2011	美国	婴幼儿和儿童脑死亡判定指南：对 1987 版的更新推荐	足月新生儿～18 岁
2014	中国	脑死亡判定标准与技术规范（儿童质控版）	29 d～18 岁
2019	中国	中国儿童脑死亡判定标准与操作规范	29 d～18 岁

与其他国家相比，中国儿童脑死亡判定标准与操作规范更为严格严谨，具体体现在以下几点。

1. 适用人群　部分国外指南的适用人群包含了足月新生儿，而中国专家认为，新生儿具有独特的病理生理特征，且缺乏脑死亡判定临床经验和相关研究数据，所以适用人群不应包含新生儿。此外，无论国外还是国内脑死亡判定指南或标准均不包含早产儿。

2. 辅助检查　包括美国在内的多数国家指南或标准强调：①脑死亡诊断重在临床依据，除非临床依据不充分，如临床检查或自主呼吸激发试验无法安全实施或无法完成，不能排除药物干扰，以缩短 2 次判定间隔时间为目的时，方使用辅助检查。②辅助检查不是脑死亡诊断所必须，也不能替代神经系统检查。然而，中国标准强调：除了满足临床脑死亡判定标准外，还须符合至少 2 项脑死亡确认试验［脑电图（electroencephalography，EEG）、经颅多普勒超声（transcranial Doppler ultrasonography，TCD）、短潜伏期躯体感觉诱发电位（short-latency samatosensory evoked potentials，SLSEP）］标准。显然，中国标准要求更高，其一方面缘由中国的脑死亡判定历时较短，临床实践较少，接受脑死亡概念程度较低，器官移植伦理需求等国情；另一方面，儿童脑死亡判定比成人面临的困难和不确定性更多。

关于辅助检查技术，2011 版美国指南推荐脑电图和放射性核素脑血流检查；2006 版加拿大指南推荐全脑血流灌注检查，其中包括脑血管造影和放射性核素脑血流检查；2014 和 2019 版中国标准结合临床可操作性和临床研究结果，推荐 EEG、TCD 和 SLSEP 检查。因为这 3 项检查技术具有床旁完成和可操作性强优势。此外，3 项技术的两两联合可提高判定的特异性和敏感性，减少误判率。对颅骨密闭性受损，如脑室引流、部分颅骨切除减压和前囟未闭的患儿，TCD 判定结果可能呈假阴性结果。由此，2019 版中国标准强调：如此时为阴性结果，则仅供参考，并以其他脑死亡确认试验为准，或考虑脑血管造影检查；如此时为阳性结果，即颅内前循环和后循环血流均符合脑死亡判定标准，则可认定为支持脑死亡判定。

3. 年龄划分与判定间隔时间　不同国家的脑死亡判定标准有不同的年龄划分，不同年龄组的脑死亡诊断标准和二次判定间隔时间也有所不同（表 3-9）。中国标准对婴儿脑死亡诊断持更为谨慎的态度，1 岁内婴儿的二次判定间隔时间相对较长。

表 3-9　国内、国外儿童脑死亡诊断标准年龄划分和判定间隔时间汇总

发表时间（年）	国家	名称	年龄分组	判定间隔时间
1987	美国	儿童脑死亡诊断标准	7 d～2 个月	48 h
			＞2 个月～1 岁	24 h
			＞1 岁	12 h
2000	日本	儿童脑死亡判定标准	12 周～6 岁	24 h
			＞6 岁	6 h
2006	加拿大	严重脑损伤到神经系统死亡：加拿大论坛推荐	足月新生儿～30 d	24 h
			30 d～1 岁	不限
			1～18 岁	不限
2008	英国	诊断和确认死亡的实施规程	2 个月～成人	12～24 h
2009	印度	脑死亡诊断	1 岁～成人	6 h
2011	美国	婴幼儿和儿童脑死亡判定指南：对 1987 版更新后的推荐	足月新生儿～30 d	24 h
			30 d～18 岁	12 h
2014	中国	脑死亡判定标准与技术规范（儿童质控版）	29 d～1 岁	24 h
			1～18 岁	12 h
2019	中国	中国儿童脑死亡判定标准与操作规范	29 d～1 岁	24 h
			1～18 岁	12 h

4．判定人员资质　各国标准均对判定人员资质进行了规定。2011 版美国指南要求 2 次判定应由 2 名不同的主治医师以上人员进行，自主呼吸激发试验可由同一人完成。2006 版加拿大指南要求判定人员有当地独立的行医执照，具有管理严重脑损伤患者及神经系统死亡判定的知识和技能。2000 版日本标准要求至少 2 名由伦理委员会或类似机构指定的医师完成（包括神经内科、神经外科、急诊科、麻醉科、重症医学科或儿科医师）脑死亡判定，其具有相关学会资质认定，有脑死亡判定经验，且与器官移植无利益冲突。2019 版中国标准进一步明确，脑死亡判定医师必须经过规范化脑死亡判定培训并获得资质。因脑死亡判定是一严肃审慎的过程，须杜绝任何误判。笔者在临床实践中发现，是否经过规范化培训直接影响脑死亡判定的实施和判定结果的解读。

二、不同年龄组判定标准差异

中国标准除了强调脑死亡判定的适用人群外，还特别强调了不同年龄组儿童脑死亡判定标准与要求的不同。

1．血压　不同年龄组儿童血压正常值不同。中国标准对不同年龄组儿童脑死亡判定时的血压提出了不同的目标值，并要求判定者熟悉这一目标值。

2．经颅多普勒超声　不同年龄组儿童头围差异较大，在探测血管时所需要的深度与成人不同。中国标准对不同年龄组儿童血管探测深度提出了不同的建议，并要求判定者熟悉这一建议。

3．判定间隔时间　不同年龄组儿童的脑死亡判定间隔时间不同。1 岁以下婴儿 2 次判断的间隔时间需达到 24 h，不同于年长儿童和成人（6～12 h）。由此提示，1 岁以

下婴儿的脑死亡判定更须谨慎。

4. 自主呼吸激发试验　2019 版中国标准对自主呼吸激发试验的判定提出要求：如果先决条件的 $PaCO_2$ 为 35～45 mmHg，试验结果达到 $PaCO_2$≥60 mmHg 且 $PaCO_2$ 超过原有水平 20 mmHg 时仍无呼吸运动，即可判定无自主呼吸。这一标准比 2014 版中国标准和成人标准更为严谨，以最大限度降低假阳性结果。

三、判定步骤与方法的问题与思考

无论国外还是国内，在脑死亡判定的临床实践中，均发现了一些尚未很好解决的问题，并值得临床医师思考与讨论。

1. 判定步骤　理论上讲，脑死亡判定的步骤应首先完成临床判定，包括自主呼吸激发试验，方可进行确认试验。然而，中国标准的判定步骤，将自主呼吸激发试验放在了确认试验之后。其主要考量在于，自主呼吸激发试验具有低血压、低血氧等意外风险，放在确认试验之后实施，既节省了整体判定持续时间，又减少了对确认试验的影响。2017 年，王荃等报道了 24 例临床脑死亡判定病例，结果半数患儿实施了自主呼吸激发试验，其中成功率为 84%；其他患儿因确认试验未达标而未进行自主呼吸激发试验。由此提示，确认试验不符合脑死亡判定标准是影响儿童自主呼吸激发试验实施的主要原因，故脑死亡判定步骤仍值得研究和探讨。

2. 确认试验　应用脑电图和脑血流技术诊断新生儿和婴儿脑死亡的敏感性和特异性均不如成人和年长儿童。中国标准推荐的 3 项确认试验缺乏临床研究证据。有报道儿童脑死亡判定的单项确认试验显示：EEG、TCD 和 SLSEP 的特异性分别为 79%、64% 和 40%；敏感性分别为 100%、89% 和 100%；EEG 与 SLSEP 组合的特异性和敏感性最高，均为 100%，且未发现假阳性或假阴性结果。此外，部分开放性颅脑损伤患儿无法实施 EEG 和 TCD 检查，能否选择其他辅助检查方法（如脑血管造影、放射性核素检查、计算机断层扫面血管造影）仍需进一步研究。

四、小结

中国儿童脑死亡判定标准与操作规范的不断完善与推出意义重大，接受专业技术的规范化培训，完善评估前的准备工作，提高自主呼吸激发试验的成功率，提高确认试验准确性等，成为相关工作的关键环节。希冀越来越多的专业技术人员参与其中，尤其是通过优质临床研究，推动中国儿童脑死亡判定工作的发展和提高。

参考文献

[1] A definition of irreversible coma. Report of the Ad Hoc Committee of the Harvard Medical School to Examine the Definition of Brain Death. JAMA, 1968, 205 (6): 337-340.

[2] Guidelines for the determination of death. Report of the medical consultants on the diagnosis of death to the President's Commission for the Study of Ethical Problems in Medicine and Biomedical and Behavioral Research. JAMA, 1981, 246 (19): 2184-2186.

[3] Report of special Task Force. Guidelines for the determination of brain death in children. American Academy of Pediatrics Task Force on Brain Death in Children. Pediatrics, 1987, 80 (2): 298-300.

[4] Nakagawa TA, Ashwal S, Mathur M, et al. Clinical report-Guidelines for the determination of brain death in infants and children: an update of the 1987 task force recommendations. Pediatrics, 2011, 128 (3): e720-740.

[5] Shemie SD, Doig C, Dickens B, et al. Severe brain injury to neurological determination of death: Canadian forum recommendations. CMAJ, 2006, 174 (6): S1-13.

[6] 樊寻梅，邵世昌．儿童脑死亡诊断标准（试用草案）．实用儿科杂志，1990，5（3）：158.

[7] Brain Injury Evaluation Quality Control Centre of National Health and Family Planning Commission, Criteria and practical guidance for determination of brain death in children (BQCC version). Chinese Medical Journal, 2014, (23): 4140-4144.

[8] 国家卫生和计划生育委员会脑损伤质控评价中心．脑死亡判定标准与技术规范（儿童质控版）．中华儿科杂志，2014，52（10）：756-759.

[9] 国家卫生健康委员会脑损伤质控评价中心．中国儿童脑死亡判定标准与操作规范．中华儿科杂志，2019，57（5）：331-335.

[10] 国家卫生健康委员会脑损伤质控评价中心，中华医学会神经病学分会神经重症协作组，中国医师协会神经内科医师分会神经重症专业委员会．中国成人脑死亡判定标准与操作规范（第二版）．中华医学杂志，2019，99（17）：1288-1292.

[11] A Code of Practice for the Diagnosis and Confirmation of Death. London: Academy of the Medical Royal Colleges, 2008.

[12] Goila AK, Pawar M. The diagnosis of brain death. Indian J Crit Care Med, 2009, 13 (1): 7-11.

[13] Araki T, Yokota H, Fuse A. Brain Death in Pediatric Patients in Japan: Diagnosis and Unresolved Issues. Neurol Med Chir (Tokyo), 2016, 56 (1): 1-8.

[14] 钱素云，樊寻梅，陈贤楠．我院儿童加强医疗病房脑死亡发生率及临床特点分析．中华儿科杂志，1998，10（36）：586-588.

[15] Qian SY FX, Yin HH. Transcranial Doppler Assessment of Brain Death in Children. Singapore medical journal, 1998, 39 (6): 247-250.

[16] 王荃，武洁，刘珺，鲁聪，李艳，冯国双，钱素云．Glasgow 昏迷量表评分 3 分的昏迷患儿脑死亡判定分析．中华儿科实用临床杂志，2017，32（13）：996-999.

[17] 刘春峰，钱素云．关于《脑死亡判定标准与技术规范（儿童质控版）》的几点说明．中国小儿急救医学，2014，21（12）：775-776.

[18] American Academy of Pediatrics. Committee on Child Abuse and Neglect and Committee on Bioethics. Foregoing life-sustaining medical treatment in abused children. Pediatrics, 2000, 106 (5): 1151-1153.

[19] Sawicki M, Bohatyrewicz R, Walecka A, et al. CT Angiography in the Diagnosis of Brain Death. Pol J Radiol, 2014, 79: 417-421.

[20] Shemie SD, Lee D, Sharpe M, et al. Brain blood flow in the neurological determination of death: Canadian expert report. Can J Neurol Sci, 2008, 35 (2): 140-145.

[21] Chakraborty S, Dhanani S. Guidelines for Use of Computed Tomography Angiogram as an Ancillary Test for Diagnosis of Suspected Brain Death. Can Assoc Radiol J, 2017, 68 (2): 224-228.

[22] Araki T, Yokota H, Ichikawa K, et al. Simulation-based training for determination of brain death by pediatric healthcare providers. Springerplus, 2015, 4: 412.

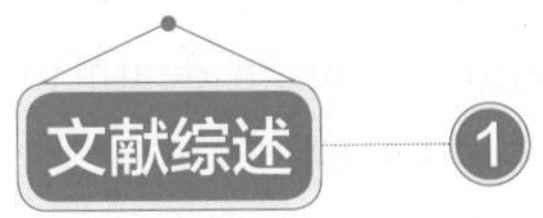

全球成人脑死亡判定差异

陈忠云　宿英英

1968 年，在第 22 届世界医学大会上，美国哈佛医学院脑死亡定义审查特别委员会提出以“脑功能不可逆性丧失”作为新的死亡标准，并制定了世界上第一个脑死亡（brain death，BD）诊断标准。半个世纪以来，世界上部分国家相继推出 BD 诊断标准，但国与国之间或地区与地区之间仍然存在差异，如 BD 定义、判定人员资质和人数、判定程序、判定次数和判定结果宣布。

一、国家间差异

（一）定义

在具有 BD 判定制度的国家，BD 医学定义，即“全脑”功能不可逆丧失；BD 最低临床标准，即病因明确的不可逆昏迷、皮质或脑干运动反应消失、脑干反射消失和无自主呼吸。以上均已达成共识。然而，少数国家，如英国，仍然认可 BD 是“脑干”

功能不可逆丧失的定义。

（二）判定人员资质和人数

由于BD判定具有严格程序，对判定人员资质和人数有很高要求。在美国，大多数地区所有医师均可进行BD判定，但部分地区或医院要求判定者具有一定专业知识，如神经科医师、神经外科医师和重症医学科医师。在韩国，BD判定需要4～6名人员参加，并且至少2名专业医务人员中的1名必须是神经内科或神经外科医师；此外，必须至少1名是非医疗人员。在中国，BD判定至少由2名医师（如神经内科、神经外科、重症医学科、急诊科、麻醉科的专科医师）同时在场，其中至少1名为神经科医师。除了对于专业的要求，部分国家对判定医师特殊专业进行了限定。例如，西班牙的移植法规定，BD必须由3名与移植工作无关的医师确认；中国国家卫生健康委员会规定，BD判定医师不能参与移植手术。2015年，全球91个国家和地区的调查（以下简称全球91国调查）结果显示，66%的受访者认为BD应由接受过培训的神经内科、神经外科或重症医学科主治医师完成；30%的受访者认为，BD可由获得培训的其他学科或外科专业主治医师完成；判定人数需要2名（59%）或更多（31%）医师完成，而认为1名医师就足以宣布BD的仅占10%。

（三）判定程序

1．先决条件　明确病因和排除可逆性昏迷是BD判定的先决条件，世界各国BD判定方案已有共识。2015年，在欧洲28个国家和地区的调查（以下简称欧洲28国调查）中，关于BD诊断标准，全部国家和地区均要求除外镇静药、麻醉药所致的可逆性昏迷；96%的国家要求在BD前明确昏迷原因，并借助神经影像解释昏迷，且与临床检查一致。此外，绝大多数国家对BD判定前的内环境状态也提出了要求，如常温（96%），生化和酸碱正常（71%），收缩压＞100 mmHg（64%），内分泌正常（54%）等情况下行BD判定。

2．临床判断

（1）深昏迷：BD诊断基于临床诊断，所有国家均认为深昏迷是诊断BD的基本条件之一。

（2）脑干反射：判定脑干功能永久性丧失基于脑干反射消失。然而，由于脑干反射检查项目很多，因此，选择合适的脑干反射检查便尤为重要。全球91国调查结果显示，96%受访者认为瞳孔对光反射和角膜反射消失符合BD判定标准；而前庭眼反射消失、头眼反射消失、咽反射消失和咳嗽反射消失分别为92%、90%、87%和87%；仍有23%受访者认为BD判定标准应包括脊髓反射消失。欧洲28国调查显示，所有国家均要求在判断过程中行角膜反射和咳嗽反射，96%的国家要求至少完成瞳孔对光反射、头眼反射和眼前庭反射中的1项，79%的国家要求完善咽反射，只有29%的国家要求完善下颌反射。中国的BD判定标准要求5项脑干反射（瞳孔对光反射、角膜反射、头眼反射、前庭眼反射和咳嗽反射）消失，其执行率达到97%以上，完成率高达100%。

（3）呼吸暂停激发试验（apnea test，AT）：AT是证实呼吸中枢不可逆转损伤最有力证据，虽然多数国家将AT作为BD判定标准中不可缺少的项目，但AT的具体实施方案尚存差异。全球91国调查显示，71%的国家规定AT达标阈值，即AT后二氧化碳分压≥60 mmHg或较基线增加20 mmHg；54%的国家需要实施2次以上AT；64%的国家规定了最短呼吸暂停时间；46%的国家要求留置一条动脉管路。欧洲28国调查也提示，所有国家均要求AT前行预氧合，以提高成功率，当生命体征不稳定（86%的国家）或血氧饱和度下降（71%的国家）时应停止AT。

3．确认试验　多数具有BD实践指南的国家将确认试验作为选做项目，通常用于无法顺利完成临床判定，或AT结果不确定，或存在镇静药物影响时。此外，欧洲部分国家用确认试验协助BD诊断，从而避免重复临床检查，或缩短2次临床检查之间的观察时间。全球91国调查显示，仅1/3的国家将确认试验作为强制项目，而欧洲约50%的国家要求完善1项或多项确认试验。在亚洲，仅中国、韩国和日本将确认试验作为常规例行检查。

确认试验符合BD判定标准基于大脑生物电活动消失和脑循环血流停止，其分别为脑电图（electroencephalogram，EEG）、体感诱发电位（somatosensory evoked potentials，SEP）、经颅多普勒超声（transcranial Doppler ultrasound，TCD）、全脑血管造影术（digital subtraction angiography，DSA）和计算机断层扫描血管造影（computed tomography angiography，CTA）。在全球91国调查中，TCD是评估脑循环停止的最常用的方法，其次是DSA和CTA。在欧洲28国调查中，64%的国家法律定义了脑循环血流停止的判定方法，其依次为DSA（50%）、TCD（43%）和CTA（39%）、计算机断层扫描灌注影像（computed tomography perfusion，CTP）和磁共振血管造影（magnetic resonance imaging angiography，MRA）（11%）。在法国，TCD虽然不是官方授权的脑循环停止确认试验，但仍有82%的临床医师应用TCD缩短临床判断至确认试验的时间。其实，不同确认试验均存在一定的局限性，如EEG不能反映脑干功能且容易受镇静药物、低温、中毒和代谢因素的影响，TCD在开颅减压术、广泛性颅骨骨折和颅后窝颅骨损伤后，容易出现假阴性结果。因此，多种确认试验方法的联合有助于提高判定的准确性。在中国，每次BD判定至少需要2项确认试验（EEG、SLSEP、TCD）。

（四）判定次数

BD复判是对首次BD判定的再度确认。多数国家的临床判定需要复判，特别是未强制实施确认试验的情况下。复判间隔时间长短不等。在欧洲28国调查中，82%的国家要求2次或2次以上的临床判定，86%的国家规定2次临床判断间隔时间2～12 h。然而，并无证据表明复判可提高BD判定的准确性。2011年，Lustbader等对美国纽约100家医院的1229例成人和82例小儿BD判定进行了回顾分析，结果发现，没有1例患者在BD复判时恢复脑干功能，且由于BD判定时间的延长，器官捐献的同意率降低。因此，作者认为实施单次 BD 判定即可。

（五）判定结果宣布

在全球 91 国调查中，大多数国家（65%）的受访者表示，从最初的神经功能恶化到宣布 BD 需要等待一段时间，其从<5 h 至>25 h 不等，最常采用 6～10 h（34%）。其中 3 个国家 / 地区规定，仅全脑缺氧损伤（如心搏骤停）导致的 BD 需要等待一段特定时间。

二、地区间差异

在单个国家中，BD 判定差异性数据，最多来自美国。美国有 50 个州，无论法令、规章，还是司法判决，均认可 BD 的合法性，但各州之间存在法律差异，其基于宗教或道德的差异。2010 年，美国神经病学会更新了成人 BD 实践指南。2011 年，Shappell 等对美国中西部 68 家医院的 226 位 BD 器官捐献者进行了调查，结果发现，严格遵循指南的比例仅占 44.7%。之后，虽然各医院的 BD 政策在遵守指南（AT、确认试验）方面有了显著改善，但仍存在差异。2019 年，法国对 763 名重症医师进行了一项调查，结果显示，97% 的医师在 BD 临床判定之前排除了药物中毒，63% 的医师对脑干反射进行全面评估，90% 的医师进行了 AT。

三、小结

全球 BD 判定标准差异和实践差异仍然存在。目前，美国、加拿大相关学术组织和专业协会，均在致力于制定国际通用的 BD 定义和判定标准。BD 判定的国际化将有助于降低 BD 判定的差异性，促进 BD 判定的规范化和合法化。

第一作者：陈忠云，2019 级博士研究生
通信作者：宿英英，硕士、博士研究生导师

参考文献

[1] A definition of irreversible coma. Report of the Ad Hoc Committee of the Harvard Medical School to Examine the Definition of Brain Death. JAMA, 1968, 205 (6): 337-340.

[2] Wahlster S, Wijdicks EF, Patel PV, et al. Brain death declaration: Practices and perceptions worldwide. Neurology, 2015, 84 (18): 1870-1879.

[3] Sprung CL, Truog RD, Curtis JR, et al. Seeking worldwide professional consensus on the principles of end-of-life care for the critically ill. The Consensus for

Worldwide End-of-Life Practice for Patients in Intensive Care Units (WELPICUS) study. American journal of respiratory and critical care medicine, 2014, 190 (8): 855-866.

[4] Shemie SD, Hornby L, Baker A, et al. International guideline development for the determination of death. Intensive care medicine, 2014, 40 (6): 788-797.

[5] Wijdicks EFM. The transatlantic divide over brain death determination and the debate. Brain : a journal of neurology, 2012, 135 (Pt 4): 1321-1331.

[6] Wijdicks EFM, Varelas PN, Gronseth GS, et al. Evidence-based guideline update: determining brain death in adults: report of the Quality Standards Subcommittee of the American Academy of Neurology. Neurology, 2010, 74 (23): 1911-1918.

[7] Chua HC, Kwek TK, Morihara H, et al. Brain death: the Asian perspective. Seminars in neurology, 2015, 35 (2): 152-161.

[8] Criteria and practical guidance for determination of brain death in adults (2nd edition). Chinese medical journal, 2019, 132 (3): 329-335.

[9] Citerio G, Murphy PG. Brain death: the European perspective. Seminars in neurology, 2015, 35 (2): 139-144.

[10] Su YY, Chen WB, Liu G, et al. An Investigation and Suggestions for the Improvement of Brain Death Determination in China. Chin Med J (Engl), 2018, 131 (24): 2910-2914.

[11] Citerio G, Crippa IA, Bronco A, et al. Variability in brain death determination in europe: looking for a solution. Neurocritical care, 2014, 21 (3): 376-382.

[12] Chambade E, Nguyen M, Bernard A, et al. Adherence to the law in brain death diagnosis: A national survey. Anaesthesia, critical care & pain medicine, 2019, 38 (2): 187-188.

[13] Lustbader D, O'hara D, Wijdicks EFM, et al. Second brain death examination may negatively affect organ donation. Neurology, 2011, 76 (2): 119-124.

[14] Lewis A, Cahn-Fuller K, Caplan A. Shouldn't Dead Be Dead?: The Search for a Uniform Definition of Death. The Journal of law, medicine & ethics: a journal of the American Society of Law, Medicine & Ethics, 2017, 45 (1): 112-128.

[15] Shappell CN, Frank JI, Husari K, et al. Practice variability in brain death determination: a call to action. Neurology, 2013, 81 (23): 2009-2014.

[16] Greer DM, Varelas PN, Haque S, et al. Variability of brain death determination guidelines in leading US neurologic institutions. Neurology, 2008, 70 (4): 284-289.

[17] Greer DM, Wang HH, Robinson JD, et al. Variability of Brain Death Policies in the United States. JAMA neurology, 2016, 73 (2): 213-218.

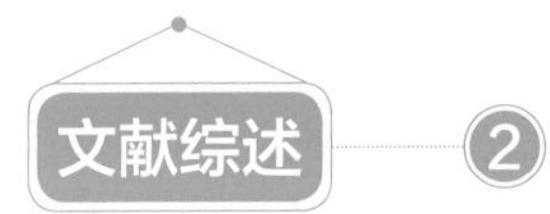

成人脑死亡确认试验研究进展

刘　刚

确认试验是脑死亡（brain death，BD）判定的重要组成部分。1965 年，美国哈佛委员会（Harvard Committee）提出将脑电图（electroencephalography，EEG）纳入 BD 判定的建议，但这一建议在 1969 年之后并没有持续下去。随着新技术的出现，确认试验在 BD 判定中的地位发生变化。2002 年，第一次全球调查发现，在 BD 判定中，28/70（40%）个国家或地区强制要求 BD 判定包含确认试验，52 个国家或地区规定 BD 判定可选择确认试验。2015 年，第二次全球调查显示，22/70（31.4%）个具有 BD 判定标准的国家或地区中强制要求确认试验。2013 年，中国 BD 判定标准强制要求进行确认试验。确认试验多数选择神经电生理检测或脑血流检测，尤其当混杂因素妨碍 BD 判定或临床 BD 检查项目需要验证时。

一、神经电生理检测

神经电生理检测有着悠久的历史，其方法学也比较成熟和一致。脑电活动的产生和（或）传导是一能量依赖性过程，可以反映脑代谢状态。因此，神经电生理检测可用来评估脑区或传导束，但存在的缺陷是无法评估整个大脑和脑干。此外，电生理信号容易受到过度噪声和外部信号的干扰。2014 年，中国一项 BD 判定研究发现，当 EEG 与诱发电位（evoked potentials，EP）结合后，敏感性和特异性提高，假阳性率降至零。

1. 脑电图检测　EEG 已被公认可用于辅助 BD 诊断，并作为 BD 判定指南的强制性或推荐性检查项目。但是，EEG 存在易受心电和电噪声环境干扰的缺陷。此外，还需警惕非 BD 患者大脑皮质电静息的出现，例如，麻醉镇静、中毒、低温和代谢紊乱等。目前，通过 EEG 实施者的技术操作规范和伪差鉴别能力提高，可显著改变评判信度的可靠性。

2. 诱发电位检测　EP 可检测脑干、基底神经节、皮质的传导通路功能，并对这一传导通路是否完整提出判断。与 EEG 相比，EP 对温度、镇静药和代谢紊乱抗干扰能力更强，但会受到周围感觉功能障碍（如失明、耳聋、脊髓损伤或孤立性脑干损伤）的影响。实施 EP 操作时需要证明有充分的外周感觉刺激传入，例如，视觉诱发电位的视网膜电活动、听觉诱发电位的Ⅰ波和体感诱发电位的N9波。

二、脑血流检测

脑血流检测具有在诱导/意外低温、内分泌/代谢紊乱、麻醉药干扰等情况下，不受干扰的优势。目前，比较成熟并已被普遍纳入BD操作指南或规范的脑血流技术包括：经颅多普勒超声（transcranial Doppler ultrasound，TCD）、数字减影血管造影（digital subtraction angiography，DSA）和放射性核素技术（radionuclide angiography，RA）。一些尚未经过严格证实的技术也已被纳入加强临床实践，其中包括计算机断层血管造影（computed tomography angiography，CTA）和磁共振血管造影（magnetic resonance angiography，MRA）。还有一些正在验证BD判定的准确性，如CT灌注（computed tomography perfusion，CTP）、氙气CT（xenon computed tomography，XeCT）、MR波谱（magnetic resonance spectroscopy，MRS）和功能磁共振成像（functional magnetic resonance imaging，fMRI）等。

1．经颅多普勒超声检测　TCD具有便携、可床旁操作和费用经济等优势，其在BD判定中作为确认试验已经有几十年历史。使用TCD的主要限制条件是声波骨窗不足和任何可降低脑血管血流阻抗的减压颅骨切除术。如果首次TCD检查未发现波形，应辨别是BD，还是骨窗不能穿透。据文献报道，高达10%的人没有足够的颞窗，尤其女性的骨窗不能穿透率比男性更高。因此，判定颅内循环停止时，需要建立在早期检查探测到血流信号的基础上（证实骨窗存在）。

与TCD检测相比，CTA检测或放射性核素血管造影检测的时长更短，但其必须将患者搬离重症监护病房。因此，TCD作为床边检测项目通常比DSA或SPECT更省时，更安全。此外，TCD会受操作人员技术娴熟程度的影响，因此，规范化培训和提高熟练操作能力成为开展相关工作的关键。

2．数字减影血管造影检测　DSA克服了传统选择性血管造影的技术难题，经过两次成像，获得比以往常规脑血管造影更加清晰、直观的图像，并显示出精细的血管结构。DSA被认为是确认试验的可靠参照标准（敏感性和特异性均为100%）。然而，DSA的敏感性受到质疑，因为在符合BD临床标准的患者中，仍然存在脑血流。DSA的另一些问题是患者从病房到血管造影室的转运要求高，操作者手术技能要求高，血栓形成、血管痉挛和造影剂肾病风险高等。

3．放射性核素检测　床边注射Tc-99^m的便携式伽马照相机提供了床旁操作的便利，但仍须移动患者体位来完成前平面和侧平面图像定位。RA的基础是管理示踪剂化合物，通过在目标循环中的排放进行示踪标记。憎脂剂已被用于放射性核素血管造影，它们可通过大脑循环的运动被探测器检测到。憎脂剂在血管系统中不易向脑组织渗透。其主要缺陷是对通过颅后窝的血流识别不够，并可能导致假阳性结果。然而，这一问题已经通过亲脂性化合物得到解决。亲脂性化合物可以扩散穿过亲脂性血脑屏障，然后，被代谢成亲脂化合物并留在大脑中。

SPECT 越来越多地被写入部分国家的指南中。改进后的图像分辨率已成功地促进了患者家庭成员对 BD 诊断的理解。因此，其被证明是一种比 DSA 更受欢迎的替代方法，具有较好的准确性。如果需要重复检查，示踪剂残留可能会成为一个混杂因素，因此，建议 2 次评估间隔 24～48 h。此外，转运患者至核医学部也是 SPECT 检查面临的困难。

4. 计算机断层血管造影检测　CTA 是快速、简便验证大脑循环停止的技术。其执行起来很快，但仍然需要将患者转运到放射科。与其他血流评估技术一样，CTA 在大骨瓣切除术减压患者的 BD 判定中存在局限性。许多研究对 CTA 的准确度表示担忧，因为其报告的敏感性存在很大差异，由此引发重大争议。主要问题之一是出现“淤滞充盈”，即造影剂流动到颅内阻抗平衡点后停止，而造影剂又会渗透到远端血管，导致无意义血流或灌注下的混浊。这一现象最初在 DSA 中也观察到，其特征是血管造影剂填充的血管长度随着造影剂注射时间的延长而增加。

CTA 作为一种快速、简便的检测方法具有重要的应用前景，目前尚无证据表明 CTA 对肾功能造成明显的影响。它的问题在于所采用的方法和解释多种多样，有必要对图像采集的阶段和时间，以及随后的解释标准达成一致，并对有效性达成共识。CTA 已被写入一些国家的指南，但与作为“金标准”的 DSA 相比，还需进一步验证，然后才可推广使用。

5. 磁共振血管造影检测　与 DSA 和 CTA 相似，MRA（无论是否有造影剂）需要识别颈外动脉分支的血流，以便清楚地证明颅内动脉（颈内动脉和基底动脉）血流消失是病理性的，而非人为造成。与所有基于血流评估的其他方法一样，当临床检查和电生理检测显示 BD 迹象时，MRA 容易受到颅内血管阻抗的影响。此外，该检测面临的问题还包括：①转运患者至 MRI 检查室需要携带具有兼容性的生命监护设备；②已知或未知的 MR 扫描禁忌证；③钆增强 MRA 可能会对潜在幸存者造成肾源性系统纤维化风险；④资本成本和检查时长等。

三、小结

尽管许多确认试验项目被用于判定 BD，但这些试验并不都是有效的，或被广泛接受的。现阶段，中国根据国情提出 EEG 和 SLSEP 检测脑电活动，TCD 检测脑血流（若 TCD 受限，可参考 DSA 或 CTA 检查结果）的 BD 确认试验技术。经临床实践和数据分析，EEG、SLSEP 和 TCD 的两两联合可降低 BD 判定的假阳性率，提高 BD 判定的一致性。

参考文献

[1] A definition of irreversible coma. Report of the Ad Hoc Committee of the Harvard Medical School to examine the definition of brain death. JAMA, 1968, 205 (6): 337-340.

[2] Beecher HK. After the "definition of irreversible coma". N Engl J Med, 1969, 281 (19): 1070-1071.

[3] Wijdicks EF. Brain death worldwide: accepted fact but no global consensus in diagnostic criteria. Neurology, 2002, 58 (1): 20-25.

[4] Wahlster S, Wijdicks EF, Patel PV, et al. Brain death declaration: Practices and perceptions worldwide. Neurology, 2015, 84 (18): 1870-1879.

[5] Brain Injury Evaluation Quality Control Centre of National Health and Family Planning Commission. Criteria and practical guidance for determination of brain death in adults (BQCC version). Chin Med J (Engl), 2013, 126: 4786-4790.

[6] Brain Injury Evaluation Quality Control Centre of National Health and Family Planning Commission. Criteria and practical guidance for determination of brain death in children (BQCC version). Chin Med J (Engl), 2014, 127: 4140-4144.

[7] Su YY, Yang QL, Liu G, et al. Diagnosis of brain death: confirmatory tests after clinical test. Chin Med J, 2014, 127, 1272-1277.

[8] Greer DM, Panayiotis NV, Shamael Haque, Eelco FM. Variability of brain death determination guidelines in leading US neurologic institutions. Neurology, 2008: 284-289.

[9] Haupt WF, Rudolf J. European brain death codes: a comparison of national guidelines. J Neurol, 1999, 246: 432-437.

[10] Knežević-Pogancev M, Pavlović M, Redžek-Mudrinić T. Isoelectric electroencephalogram cannot be equated with brain death. Clinical Neurophysiology, 2010, 121 (4): e13.

[11] Machado-Curbelo C, Roman-Murga JM. Usefulness of multimodal evoked potentials and the electroretinogram in the early diagnosis of brain death. Rev Neurol, 1998, 27 (159): 809-817.

[12] Facco E, Munari M, Gallo F, et al. Role of short latency evoked potentials in the diagnosis of brain death. Clin Neurophysiol, 2002, 113 (11): 1855-1866.

[13] Busl KM, Greer DM. Pitfalls in the diagnosis of brain death. Neurocrit Care, 2009, 11 (2): 276-287.

[14] Conti A, Iacopino DG, Spada A, et al. Transcranial Doppler ultrasonography in the assessment of cerebral circulation arrest: improving sensitivity by trancervical and transorbital carotid insonation and serial examinations. Neurocrit Care, 2009, 10 (3): 326-335.

[15] de Freitas GR, Andre C. Sensitivity of transcranial Doppler for confirming brain death: a prospective study of 270 cases. Acta Neurol Scand, 2006, 113 (6): 426-432.

[16] Braun M, Ducrocq X, Huot JC, et al. Intravenous angiography in brain death: Report of 140 patients. Neuroradiology, 1997, 39 (6): 400-405.

[17] Savard M, Turgeon AF, Gariepy JL, et al. Selective 4 vessels angiography in brain death: a retrospective study. Can J Neurol Sci, 2010, 37 (4): 492-497.

[18] Weckesser M, Schober O. Brain death revisited: utility confirmed for nuclear medicine. European Journal of Nuclear Medicine, 1999, 26 (11): 1387-1391.

[19] Munari M, Zucchetta P, Carollo C, et al. Confirmatory tests in the diagnosis of brain death: comparison between SPECT and contrast angiography. Crit Care Med, 2005, 33 (9): 2068-2073.

[20] Frisardi F, Stefanini M, Natoli S, et al. Decompressive craniectomy may cause diagnostic challenges to asses brain death by computed tomography angiography. Minerva anestesiologica, 2014, 80 (1): 113-118.

[21] Quesnel C, Fulgencio JP, Adrie C, et al. Limitations of computed tomographic angiography in the diagnosis of brain death. Intensive Care Med, 2007, 33 (12): 2129-2135.

[22] Dupas B, Gayet-Delacroix M, Villers D, et al. Diagnosis of brain death using two-phase spiral CT. AJNR Am J Neuroradiol, 1998, 19 (4): 641-647.

[23] Luchtmann M, Beuing O, Skalej M, et al. Gadolinium-enhanced magnetic resonance angiography in brain death. Scientific reports, 2014, 4: 3659.

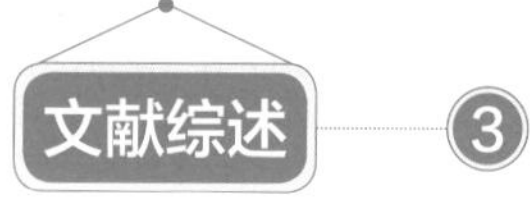

儿童脑死亡确认试验研究进展

王 荃

自 1959 年法国学者莫拉雷（P. Mollaret）和古隆（M. Goulon）提出“昏迷过度”（Le Coma Dépassé）概念以来，脑死亡概念几经修正，现多数国家认可脑死亡是包括脑干在内的全脑功能不可逆转的丧失。欧洲国家，以及美国、日本均为脑死亡立法，先后出台 30 多个标准，但世界范围内仍无统一的脑死亡判定标准。在脑死亡判定标准中，虽然临床判定标准基本取得共识，但很难排除影响因素，幼儿和新生儿更为特殊。因此，确认试验不可或缺，其敏感性和特异性成为关注的焦点。本文重点介绍脑死亡确认试验进展。

一、概述

脑死亡是基于临床的诊断，确认试验是为了进一步证实脑电活动消失或脑循环停止。美国儿科医学会婴幼儿和儿童脑死亡判定指南（2011）建议：不能完成自主呼吸激发试验时，须辅以确认试验。确认试验在不同国家的诊断标准（或指南）中地位不同，并非所有国家均强制要求确认试验，即便强制要求确认试验，选择的项目也不一致。在美国，只有当神经系统检查的某些部分不可靠或无法完成时，才实施确认试验。我国则要求同时完成临床判定和确认试验。目前，并无研究明确哪一确认试验更可靠，但首选和常用的确认试验均与脑电生理和脑血流检测相关。

二、脑解剖结构相关确认试验

1．计算机断层扫描（computed tomography，CT） CT简单快速，对图像解读的专业性要求不高，主要用于观察脑解剖结构。脑死亡的非增强CT（non-contrast CT，NCCT）常见征象为弥漫性脑水肿、灰白质分界不清、严重脑水肿致脑疝形成等。Dominguez-Roldan等认为NCCT有下述征象时提示脑死亡，即中线移位超过10 mm，环池受压。作者还用灰白质Hounsfield衰减率（GM：WM）预测脑死亡，当预测界值<1.18时，100%患者死亡；>1.18时，53%患者存活。然而，NCCT敏感性和特异性有限，因为很多脑死亡并无中线移位。增强CT（contrast-enhanced CT，CECT）也可用于脑死亡评估。Tan等通过动态NCCT和CECT检查，对比了5例临床确诊为脑死亡的脑血管造影，发现脑循环停止时，颅内无造影剂显影，但头皮尚存正常循环（由颈外动脉分支供血）。

2．磁共振成像（magnetic resonance imaging，MRI） 与CT类似，脑死亡的MRI特征也是脑水肿、脑疝、脑室系统受压等。临床为诊断脑死亡时，灰、白质间信号强度比增加。MRI对血流的评估优于CT。临床已证实为脑死亡时，出现颅内动脉流空现象。弥散加权成像（diffusion-weighted imaging，DWI）可能是脑死亡评估的工具。有研究发现，临床判定为脑死亡时，白质较灰质的表观扩散系数降低更明显，但在局部DWI变化基础上预测全脑功能时，缺乏敏感性和特异性。磁共振波谱分析（magnetic resonance spectroscopy，MRS）也可用于脑死亡判定，但MRS表现多样，无特征性改变。虽脑死亡后存在特定代谢改变，如乳酸增多，但多在脑死亡临床诊断后才明显异常，或MRS不一定改变。因非质子MRS允许ATP依赖通路成像，或神经元膜完整性成像，未来可能更具优势。

综上所述，无论CT还是MRI，均缺乏足够的敏感性和特异性。

三、神经电生理检查相关确认试验

1．脑电图（electroencephalography，EEG） EEG几乎是脑死亡判定中运用时间最长、范围最广的检查手段。EEG具有无创、简便、床旁和可重复等优势，但易受低温、药物、低血压和环境影响，特别是开放性颅脑损伤者较难完成，故EEG描记前必须排除影响因素。有人认为，使用镇静药物后，应将脑血管造影作为诊断的“金标准”。不同国家对 EEG 的脑死亡判定要求不一，例如，法国要求确诊脑死亡必须先后完成 2 次共 4 h 的 EEG 描记，或必须完成脑血管造影；美国推荐 EEG 诊断脑死亡，但并非强制；加拿大不再推荐 EEG 诊断脑死亡；欧洲并非所有国家均将 EEG 作为脑死亡确认试验；日本脑死亡要求脑灌注成像证实不可逆脑损伤和脑电无活动。美国临床神经生理学会将脑死亡定义为全脑电活动停止或电静息，且强调体感或视听刺激无反应性。部分特殊人群的 EEG 解读须谨慎，如新生儿非脑死亡状态时可无脑电活动；婴儿 EEG 监测必须严格遵守 2 次的间隔时间和观察时间。中国儿童脑死亡判定与操作规范明确规定，EEG 所有导联描记需≥30 min（≤2 月龄者≥60 min），且 1 岁以下儿童需间隔 24 h、≥1 岁间隔 12 h 完成第 2 次 EEG。EEG 对脑组织缺氧、缺血性损伤敏感，其改变早于脑组织形态学改变。关于 EEG 敏感性的研究不多。Buchner 等研究报道 EEG 敏感性和特异性可达 90%。德国一项研究发现，临床诊断为脑死亡后，EEG 的实施率为 94%（67/71 例），与 CT 血管造影（CT angiography，CTA）实施率相近，并远优于其他技术。

2．体感诱发电位（somatosensory evoked potentials，SEP） 诱发电位不受低温和药物影响，但因孤立的幕下病变可引起与脑死亡典型特征一致的表现，故诱发电位一般只用于幕上原发性病变或继发性脑损伤，这使得其适用范围受到限制。多数学者认为单独 SEP 检测不足以作为脑死亡常规确认试验，建议 SEP 与 EEG 联合评估。为明确听觉脑干诱发电位和 SEP 在脑死亡诊断中的有效性，Facco 等研究了 130 例脑死亡患儿，结果发现，92 例（70.8%）患儿听觉脑干诱发电位消失，126 例（96.9%）N9-N13 存在的患儿中，122 例（93.7%）为脑干功能丧失，这些患儿的 P11 或 P13 消失；如果患儿之前 P14-N18 存在，而后消失，提示接近脑死亡。因此，听觉脑干诱发电位联合 SEP 几乎可对所有脑死亡者进行确诊。然而，临床上并不总能确认听觉诱发电位刺激被正确实施，而 SEP 可通过臂丛电位证实刺激是否正确。脑死亡的经典表现为一系列电位在下颈椎上部消失，故 SEP 可能更优于听觉诱发电位。有研究认为 SEP 还可预测是否会发生脑死亡。Scarpino 等对 203 例昏迷患者行 SEP 检查，SEP 定义为无（A）、病理（P）、正常（N），因涉及双侧大脑半球，故组合模式为 NN、NP、PP、NA、AP、AA，研究终点为脑死亡。结果显示，最终 70 例（34%）患者进展至脑死亡，生存分析显示将 SEP 结果模式分成 2 级时（1 级：NN-NP-PP-NA，2 级：AP-AA），可较准确预测脑死亡。所有患者脑死亡预测敏感性为 75.7%（95% *CI* 64%～84%），特异性为 76.6%（95% *CI* 68%～83%），阳性预测值 64.2%（95% *CI* 53%～74%），阴性预测值为 84.3%（95% *CI* 77%～90%）；除外心搏骤停后，敏感性为 75%（95% *CI* 63%～84%），特异性为 84.9%（95% *CI* 75%～90%），阳性预测值为 77.5%（95% *CI* 63%～88%），阴性预测值为 84.3%（95% *CI* 74%～91%）。因此，SEP 与临床判定结合可预测脑死亡，并早期识别脑死亡高危人群。然而，许多国家或地区并未将 SEP 纳入脑死亡判定中。1995 年美国脑死亡诊断标准曾提及 SEP，但 2011 年新标准提出鼻咽体感诱发电位在婴儿和儿童中尚未得到充分研究和有效应用，因此，不建议作为脑死亡辅助试验。

四、脑血流相关确认试验

脑血流（cerebral blood flow，CBF）消失可引起脑组织不可逆损害并最终导致脑死亡，当脑血流低于 10 ml/（100 g · min）时，数分钟内即发生不可逆神经元损伤。脑死亡的发生有 2 种情况，一是 ICP 显著升高并超过平均动脉压，此时脑血流消失，颅内神经组织永久性损伤，并可通过脑血流消失判定脑死亡；二是 ICP 未超过平均动脉压，但细胞水平发生广泛且持续的神经元损伤，此时，CBF 评估可呈假阴性。此外，ICP 升高是广泛脑实质肿胀所致，极期 CBF 消失，但随着脑水肿消退，CBF 可恢复，呈假阴性结果。

1．常规数字减影血管造影术（digital subtraction angiography，DSA） 通常 DSA 被认为是脑死亡判定的金标准，表现为颈内动脉床突上段水平未见前循环、椎动脉硬脑膜穿透处未见后循环，以及颅内静脉充盈缺失等。然而，DSA 为有创操作，需神经放射学专家实施并解读结果，技术要求较高，花费大，有血管损伤等并发症，并且存在转运风险。虽然 DSA 无假阳性结果，但部分患者会出现假阴性结果，如 ICP 并无显著升高及造影剂注射力量过大等。

2．CTA 很多国家将 CTA 作为脑死亡确认试验，因其具有操作容易、获取结果快，仅需静脉通路，受混杂因素影响小的优势。外科手术、创伤、脑室分流或前囟未闭等使颅内压（intracranial pressure，ICP）较低时，CTA 可呈假阴性。Welschehold 等的一项前瞻单中心研究（71 例）显示，在对确认脑死亡方面，CTA 和 EEG 的效度最高（94%），其他分别为经颅多普勒超声（transcranial Doppler ultrasonography，TCD）（92%）、SEP（82%）和听觉诱发电位（auditory evoked potential，AEP）（92%）。86% 的 EEG、TCD 和 CTA 与临床判定相符。颅骨缺损、颅骨骨折或脑脊液引流时，CTA 可呈假阳性。2017 年加拿大指南推荐，脑死亡判定时，可动态观察颅内动脉 CTA 变化。当大脑弥漫性梗死和脑肿胀时，ICP 可迅速超过动脉压，使脑循环骤停、脑血流淤滞，故 CTA 或脑灌注检查可出现填充现象，但并不代表真实的脑血流，其与脑死亡诊断并不矛盾。另有一项研究（82 例）进行了对比剂注射延迟 40 s CTA 检查研究，结果均证实为脑死亡，但不同血管的敏感性有所不同，大脑中动脉（96.3%）、大脑内静脉（98.8%）和大脑大静脉（98.8%）敏感性较高，其他血管欠敏感。Taylor 等经荟萃分析（8 项研究，337 例）得出结论，不支持 CTA 作为强制性试验，或替代神经系统检查。

3．放射性核素血管造影（radionuclide angiography） 近年来，单光子发射计算机断层扫描 / 计算机断层扫描（single-photon emission computed tomography / computed tomography，SPECT/CT）用于脑死亡判定。放射性核素血管造影具有安全、无创、可靠、可重复优势。美国核医学学会脑成像委员会推荐：^{99m}Tc-HMPAO 和乙基半胱氨酸二聚体更优，并经临床证实有助于脑死亡判定，其主要表现为颅内无血流，或空颅征（empty skull sign）。德国 1 例星形细胞瘤发生脑疝后的脑死亡患儿，^{99m}Tc-HMPAO SPECT/CT 检查示无脑血流，延迟成像显示颅内未见放射性核素，SPECT/CT 证实无示踪剂积累，故认为 ^{99m}Tc-HMPAO SPECT/CT 可实现基于成像的脑死亡确认。

4．TCD 脑死亡的 TCD 典型表现是颅内前、后循环血流呈振荡波、尖小收缩波或血流信号消失。TCD 具有无创、安全、床旁实施和耗时短优势，但对检查者专业性要求较高，故德国要求判定脑死亡的 TCD 检查者必须做过类似诊断。Poularas 等对 40 例临床诊断为脑死亡的患者行 TCD 和脑血管造影检查，结果发现，所有患者的脑血管造影和 TCD 结果均符合脑死亡标准，100% 与临床诊断一致。TCD 可分别表现为：①短暂收缩期前向血流或尖小收缩波和舒张期反向血流（50%）；②短暂收缩期前向血流或尖小收缩波，无舒张期血流（25%）；③既往 TCD 检查明确记录到血流的患者再次检查时发现血流信号消失（12.5%），这些患者在临床诊断脑死亡后 30 h，TCD 符合脑死亡标准。由此提示，TCD 是诊断脑死亡的敏感工具，可替代 DSA。然而，当患者颅骨缺损、颅骨骨折或脑脊液引流时，TCD 可能有残余血流（假阴性）。1 岁以内婴儿存在前囟，在一定程度上影响 TCD 的准确性。

5．CT 灌注成像（computed tomography perfusion，CTP） CTA 和 CTP 是 CT 成像技术的延伸。CTA 解读相对容易，而 CTP 需做数据后处理，即生成评估脑实质所需的平均通过时间、脑血流量和脑血容量图。全脑弥漫性损伤时，CTP 半定量检查有时欠可靠，因其依赖于对侧正常组织比率的比较。

6．磁共振血管造影（magnetic resonance angiography，MRA） MRA 对脑死亡的评估与 CTA 相似。MRA 虽然无创，但需至影像中心完成，且耗时长，对设备要求高，需专业人员解读。Karantanas 等报道了 10 例严重闭合性脑损伤患者，不符合脑死亡临床判定标准，MRA 均有颅内动脉循环存在并存活；20 例临床诊断为脑死亡的患者，MRA 提示脑血流消失且均死亡。MRA 联合 MRI、MRS、DWI 可能对脑死亡判定有益，但能否作为脑死亡确认尚未验证。

五、小结

脑死亡是临床诊断，但诸多因素使得临床判定无法完成，因此需要确认试验佐证。理想的确认试验技术应具有简便易行、快速无创、床旁价廉等优势。理想的确认试验实施应更加独立（单独一项），受混杂因素影响小，并有标准化解读。理想的确认试验结果应有更高的特异性和敏感性，更低的假阳性率和假阳性率。此外，实施确认试验的人员应接受更严格的培训，具有更高的专业水平，养成规范的操作习惯，以准确完成脑死亡判定。

参考文献

［1］ Wijdicks EF, Hijdra A, Young GB, et al. Practice parameter: prediction of outcome in comatose survivors after cardiopulmonary resuscitation (an evidence-based review): report of the Quality Standards Subcommittee of the American Academy of Neurology.

Neurology, 2006, 67 (2): 203-210.
[2] Wijdicks EF, et al. American Academy of Neurology. Evidence-based guideline update: determining brain death in adults: report of the quality standards subcommittee of the American academy of neurology. Neurology, 2010, 74 (23): 1911-1918.
[3] 国家卫生健康委员会脑损伤质控评价中心. 中国儿童脑死亡判定标准与操作规范. 中华儿科杂志，2019，57（5）：331-335.
[4] Dominguez-Roldan JM, Jimenez-Gonzalez PI, Garcia-Alfaro C, et al. Identification by Ctscan of ischemic stroke patients with high resk of brain death. Transplant Proc, 2004, 36 (9): 2562-2563.
[5] Tan WS, Wilbur AC, Jafar JJ, et al. Brain death: use of dynamic CT and intravenous digital subtraction angiography. AJNR Am J Neuroradiol, 1987, 8 (1): 123-125.
[6] Szurhaj W, Lamblin MD, Kaminska A, et al. EEG guidelines in the diagnosis of brain death. Nerrophysiol Clin, 2015, 45 (1): 97-104.
[7] American Clinical Neurophysiology Society -2006-Guideline 3: minimum technical standards for eeg recording in suspected cerebral death. www. acns. org/pdfs/ Guideline%203. pdf. Accessed August 15, 2012.
[8] Buchner H, Schuchardt V. Reliability of electroencephalogram in the diagnosis of brain death. Eur Neurol, 1990, 30: 138-141.
[9] Welschehold S, Boor S, Reuland K, et al. Technical aids inthe diagnosis of brain death—a comparison of SEP, AEP, EEG, TCD and CT angiography. Dtsch Arztebl Int, 2012, 109 (39): 624-630.
[10] Machado Calixto . Diagnosis of brain death. Neurol Int, 2010, 2 (1): e2.
[11] Facco E, Munari M, Gallo F, et al. Role of shout latency evoked potentials in the diagnosis of brain death. Clin Neurophysiol, 2002, 113 (11): 1855-1866.
[12] Scarpino M, Lanzo G, Carrai R, et al. Predictive patterns of sensory evoked potentials in comatose brain injured patients evolving to brain death. Neurophusol Clin, 2017, 47 (1): 19-29.
[13] Sawicki M, Bohatyrewicz R, Walecka A, et al. CT angiography in the diagnosis of brain death. Pol J Radiol, 2014, 79 (11): 417-421.
[14] Frampas E, Videcoq M, de Kerviler E, et al. CT angiography for brain death diagnosis. AJNR, 2009, 30 (8): 1566-1570.
[15] Shemie SD, Lee D, Sharpe M, et al. Brain blood flow in the neurological determination of death: Canadian expert report. Can J Neurol Sci, 2008, 35 (2): 140-145.
[16] Chakraborty S, Dhanani S. Guidelines for use of computed tomography angiogram as an ancillary test for diagnosis of suspected brain death. Can Assoc Radiol J, 2017, 68 (2): 224-228.

[17] Welschehold S, Kerz T, Boor S, et al. Detection of intracranial circulatory arrest in brain death using cranial CT angiography. Eur J Neurol, 2013, 20 (1): 173-179.

[18] Savard M, Turgeon AF, Gariépy JL, et al. Selective 4 vessels angiography in brain death: a retrospective study. Can J Neurol Sci, 2010, 37 (4): 492-497.

[19] Marcin Sawicki, R. Bohatyrewicz, K. Safranow, et al. Computed tomographic angiography criteria in the diagnosis of brain death—comparison of sensitivity and interobserver reliability of different evaluation scales. Neuroradiology, 2014, 56 (8): 609-620.

[20] Taylor T, Dineen RA, Gardiner DC, et al. Computed tomography (CT) angiography for confirmation the clinical diagnosis of brain death. Cochrane Catabase Sust Rev, 2014, 31 (3): CD009694.

[21] Donohoe KJ, Frey KA, Gerbaudo VH, et al. Society of nuclear medicine procedure guideline for brain death scintigraphy version 1. 0, approved February 25, 2003. www. interactive. snm. org/docs/pg_ch20_0403. pdf. Accessed August 15, 2012.

[22] Derlin T, Weiberg D. ^{99m}Tc-HMPAO perfusion SPECT/CT in the diagnosis of brain death. Nucl Med Rev Cent East Eur, 2016, 19 (B): 22-23.

[23] Poularas J, Karakitsos D, Kouraklis G, et al. Comparison between transcranial color Doppler ultrasonography and angiography in the confirmation of brain death. Transplant Proc, 2006, 38 (5): 1213-1217.

[24] Karantanas AH, Hadjigeorgiou GM, Paterakis K, et al. Contribution of MRI and MR angiography in early diagnosis of brain death. Eur Radiol, 2002, 12 (11): 2710-2716.

脑死亡临床判定后的确认试验

宿英英

【研究背景】

脑死亡确认试验在各个国家的诊断标准（或指南）中占有不同地位，试验项目的选择也有所不同。本研究的目的旨在探究适合在中国推广使用的脑死亡确认试验。

【研究方法】

本研究对 131 例判定为深昏迷的患者进行脑死亡临床判定，并分为临床判定脑死亡组和非脑死亡组。两组患者均按中国《脑死亡判定标准与操作规范（征求意见稿）》进行至少一项脑死亡确认试验，包括脑电图（electroencephalography，EEG）、躯体感觉诱发电位（somatosensory evoked potentials，SEP）和经颅多普勒超声（transcranial Doppler ultrasonography，TCD）。

【研究结果】

131 例患者中，103 例（78.6%）患者符合脑死亡临床判定标准，但仅有 44/103 例（42.7%）实施了自主呼吸激发试验（apnea test，AT），其中 32/44 例（72.7%）顺利完成 AT 并证实无自主呼吸。经 3 种确认试验的独立分析，EEG 完成率为 97.7%（敏感性为 83.2%，特异性为 97.0%），TCD 完成率为 54.2%（敏感性为 73.0%，特异性为 75.0%），SSEP 完成率为 48.9%（敏感性为 100.0%，特异性为 77.8%）。经 3 种确认试验的联合分析，EEG 与 SSEP 联合（58 例），敏感性提升至 86.0%，特异性达到 100.0%；EEG 与 TCD 联合（63 例），敏感性为 69.6%，特异性达到 100.0%；SSEP 与 TCD 联合（39 例），敏感性和特异性分别提升至 84.3% 和 85.7%。

【研究结论】

呼吸停止激发试验的安全性和完成率仍是脑死亡临床诊断中存在的问题之一。按假阴性率顺序选择 SSEP、EEG、TCD，可以保证脑死亡高检出率。当某一项确认试验存在质疑时，建议增加另外 1～2 项确认试验，其中以 EEG 与 SSEP 联合最为理想。为保证脑死亡诊断确切、可靠，建议每间隔 6～12 h 重复检测 1 次，直至符合判定标准。

原始文献

Su YY，Yang QL，Liu G，et al. Diagnosis of brain death：confirmatory tests after clinical test. Chin Med J，2014，127（7）：1272-1276.

第一作者：宿英英

②

中国脑死亡判定调查与改进建议

宿英英

【研究背景】

自 2013 年中国第一个《脑死亡判定标准与技术规范（成人）》发表以来，全国各地脑死亡判定工作正在有序展开，越来越多的经脑死亡判定培训的合格人员在本医院或本地区开展了脑死亡判定工作。2017 年 12 月，国家卫生和计划生育委员会脑损伤质控评价中心（Brain Injury Evaluation Quality Control Centre，BQCC）对中国已经开始规范化脑死亡判定的 44 家大型三级甲等医院进行了调查，旨在发现脑死亡评估过程中存在的问题，并为相关工作的改进提出意见或建议。

【研究方法】

2013—2017 年，按顺序纳入 44 家大型三级甲等医院的脑死亡病例，并进行脑死亡判定信息分析。调查方法采用 BQCC 质控网站（BQCC.org）收集相关数据。调查内容包括以下 6 项：①按《脑死亡判定标准与技术规范（成人）》，调查脑死亡判定完成率；②脑死亡判定次数（至少 2 次）完成率；③脑死亡判定间隔≥12 h 完成率；④脑死亡判定医师人数［4 个步骤（理论、示范、模拟、考题解析）培训（four skills and four steps training，FFT）合格人员至少 2 人］完成率；⑤临床判定实施率、完成率和符合率（包括深昏迷，以及瞳孔对光反射、角膜反射、头眼反射、眼前庭反射和咳嗽反射消失，无自主呼吸和自主呼吸激发试验证实无自主呼吸）；⑥确认试验实施率、完成率和符合率［包括脑电图（electroencephalography，EEG）的波幅<2 μV，短潜伏期体感诱发电位（short-latency somatosensory evoked potential，SLSEP）的 P14 以后波形消失，经颅多普勒超声（transcranial Doppler ultrasonography，TCD）的振荡波或钉子波或血流信号消失］。

【研究结果】

纳入脑死亡分析病例 550 例，深昏迷检查的实施率、完成率和脑死亡判定符合率均达到 100%。5 项脑干反射检查：11 例未实施瞳孔对光反射和头眼反射，13 例未实施角膜反射，14 例未实施眼前庭反射；脑干反射的总实施率为 97.5%～98.0%（536～539 例），而完成率和脑死亡判定符合率达到 100%。呼吸停止激发试验（apnea testing，AT）：81 例（14.7%）未实施 AT，主要原因为不满足 AT 实施条件，其中低血压 16 例（19.8%）、低氧血症 25 例（30.9%）、家属拒绝 40 例（49.4%）；231 例（42.0%）在实施 AT 过程中出现低血压（149 例，64.5%）或低氧血症（82 例，35.5%），从而中止试验；238 例（50.7%）实施并完成 AT，全部（100%）符合脑死亡判定标准（证实无自主呼吸）。

3 项确认试验项目中，EEG 检查实施率为 89.5%（492/550），完成率和脑死亡判定标准符合率分别为 89.5%（492/550 例）和 98.6%（485/492 例）。SLSEP 实施率为 67.5%（371/550 例），完成率和脑死亡判定标准符合率分别为 67.5%（371/550 例）和 96.5%（358/371 例）。TCD 实施率为 79.8%（437/550 例），完成率和脑死亡判定标准符合率分别为 79.5%（437/550 例）和 99.5%（435/437 例）。未实施确认试验的原因为患者自身条件受到限制或临床医师的主观选择。3 项确认试验中，任何 1 项神经电生理检查项目（EEG 或 SLSEP）完成率为 100%，符合率为 96.5%～98.6%；任何 1 项神经电生理检查项目或脑血流检查项目（TCD）完成率为 100%，符合率为 96.5%～99.5%；2 项神经电生理项目完成率为 57.6%，符合率为 99.4%；任何 1 项神经电生理检查项目联合脑血流检查项目的完成率为 64.4%～71.8%，符合率为 99.7%。由此提示，无论 EEG

与 SLSEP 联合，还是 TCD 与 EEG 或 SLSEP 联合，只要能够顺利完成，符合脑死亡确认试验标准的一致性均很高，并高于单项检查。

临床判定和确认试验的 1 次完成率为 94.4%，符合率为 100%；临床判定和确认试验的 2 次完成率为 72.9%，符合率为 100%。未能完成第二次判定的主要原因是：①循环功能衰竭（42 例，28.2%）；②患者亲属获知第一次脑死亡判定结果后拒绝再次评估（107 例，71.8%）；③提示一次完整、严格的脑死亡临床判定和确认试验安全有效。全部脑死亡判定均有至少 2 名医师实施并确认。

【研究结论】

本次调查为中国《脑死亡判定标准与技术规范》的更新与改进提供了依据，随着该项工作更广泛和深入的展开，还将会有新的问题出现，笔者希望 BQCC 的工作能够不断解决这些问题，将中国脑死亡判定工作持续、有效地推进。

原始文献

Su YY, Chen WB, Liu G, et al. An investigation and suggestions for the improvement of brain death determination in China. Chinese Medical Journal, 2018, 131 (24): 2910-2914.

第一作者：宿英英

中国脑死亡判定的自主呼吸激发试验调查

陈忠云 宿英英

【研究背景】

脑死亡（brain death，BD）患者无自主呼吸并经自主呼吸激发试验（apnea test，AT）证实，是公认的 BD 判定标准之一。然而，并不是所有的患者均具备 AT 实施条件，也不是所有患者均能顺利完成 AT。不同国家或地区，AT 实施的成功率为 32%～95.2%。在中国，虽然 AT 实施率很高（85.2%，469/550），但完成率并不理想（50.7%，238/469）。为了寻找中国 AT 实施和完成过程中存在的问题，国家卫生健康委员会脑损伤质控评价中心（Brain Injury Evaluation Quality Control Centre，BQCC）对 2013—2019 年数据库的 BD 病例进行了回顾分析，并以此提出针对性改进意见和建议。

【研究方法】

调取 BQCC 数据库登记的 BD 病例，包括成年患者和未成年患者。BD 判定按第一版《脑死亡判定标准与技术规范》完成。根据 AT 完成情况，分为 AT 完成组和 AT 未完成组。对 AT 先决条件和器官功能状态进行比较分析。

【研究结果】

（1）纳入 1531 例 BD 患者，其中成年患者 1301 例，BD 判定 2185 例次，AT 未实施率和未完成率分别为 12.3% 和 34.5%；未成年患者 230 例，行 BD 判定 333 例次，AT 未实施率和未完成率分别为 11.7% 和 44.4%。

（2）成年患者与未成年患者的脑损伤原因有所不同。成年患者脑血管病（46.7%）和创伤性脑损伤（traumatic brain injury，TBI）（39.3%）比例更高，其次为缺血缺氧性脑病（8.6%）；未成年患者 TBI（37.8%）比例更高，其次为缺血缺氧性脑病（20.0%）和颅内感染（18.3%）。

（3）成年患者和未成年患者的未实施 AT 率相似（12.2% 和 11.7%），其中不符合先决条件是主要原因（84.0% 和 52.3%）。与成年患者相比，未成年患者家属拒绝或撤退治疗的比例更高（31.8% *vs.*12.6%）。

（4）与成年患者相比，未成年患者未完成 AT 的比例更高（44.4% *vs.* 34.5%），尤其是 TBI 患者（46.4%）。

（5）成年患者和未成年患者未完全达到先决条件是 AT 完成率偏低的共同原因。与完成患者相比，未完成患者心率更快（成人患者：99/min *vs.* 93/min），氧合指数更低（成人患者：230 mmHg *vs.* 317 mmHg；未成年患者：220 mmHg *vs.* 300 mmHg），$P_{(A-a)}O_2$ 更高（成人患者：480 mmHg *vs.* 338 mmHg；未成年患者：471 mmHg *vs.* 324 mmHg）。

（6）在 AT 先决条件中，动脉收缩压和动脉 PO_2 是成人患者和未成年患者（221 mmHg 和 208 mmHg；112 mmHg 和 117 mmHg）AT 完成率的共同要素。器官功能状态中，氧合指数和 $P_{(A-a)}O_2$ 是成人患者和未成年患者（326 mmHg 和 232 mmHg；428 mmHg 和 450 mmHg）AT 完成率的共同要素。

【研究结论】

AT 实施前，未满足 AT 先决条件和未达到良好器官功能状态是其完成率偏低的主要影响因素。在 AT 先决条件中，除了符合核心体温、收缩压、PO_2 和 $PaCO_2$ 最佳目标值外，还需考虑对增加心率、氧合指数和 $P_{(A-a)}O_2$ 的影响。

原始文献

Chen ZY，Su YY，Liu G，et al. Investigation of apnea testing during brain death determination in China. ASAIO Journal，2021 待发表

第一作者：陈忠云，2018 级博士研究生

通信作者：宿英英，硕士、博士研究生导师

Glasgow 昏迷量表评分 3 分的昏迷儿童脑死亡判定分析

王 荃 钱素云

【研究背景】

为推动我国儿童脑死亡判定工作有序、规范开展，2014 年，国家卫生和计划生育委员会脑损伤质控评价中心发表了《脑死亡判定标准与技术规范（儿童质控版）》。2015 年，首都医科大学附属北京儿童医院取得国家卫生和计划生育委员会脑死亡判定质控示范医院资格，并严格按照规范展开脑死亡判定工作。本文对 Glasgow 昏迷评分为 3 分的患儿进行了分析，旨在了解儿童脑死亡临床特点和技术要点。

【研究方法】

本研究为单中心前瞻性非随机对照研究。2015 年 5 月至 2017 年 2 月首都医科大学附属北京儿童医院收治 24 例 Glasgow 昏迷量表评分（Glasgow coma scale，GCS）为 3 分的患儿。所有患儿分为达标组（符合脑死亡判定标准，即符合临床判定标准和至少 2 项确认试验符合脑死亡判定标准）和未达标组（不符合脑死亡标准）。脑死亡临床判定标准包括：①深昏迷；②脑干反射消失；③无自主呼吸，依赖呼吸机维持通气，自主呼吸激发试验证实无自主呼吸。脑死亡确认试验标准包括：①脑电图（electroencephalography，EEG）显示全导联呈电静息状态（脑电波活动≤2 μV）；②经颅多普勒超声（transcranial Dopple ultrasonography，TCD）显示颅内前循环和后循环血流呈振荡波、尖小收缩波或血流信号消失；③短潜伏期躯体感觉诱发电位（short-latency samatosensory evoked potentials，SLSEP）显示双侧 N9 和（或）N13 存在，P14、N18 和 N20 消失。分析达标组和未达标组患儿临床判定特征，计算 EEG、TCD 和 SLSEP 脑死亡判定的敏感性、特异性、假阳性率和假阴性率。

【研究结果】

24 例患儿中，男性 16 例，年龄 2.0～8.8（平均 5.6）岁。10 例患儿完全符合脑死亡判定标准。

（1）临床判定分析：24 例（24/24，100%）患儿均为深昏迷，GCS 评分均为 3 分，瞳孔对光反射、角膜反射、头眼反射、前庭眼反射和咳嗽反射消失，无自主呼吸并需呼吸机维持通气。其中 12 例（12/24，50%）患儿实施了自主呼吸激发试验（25 人次），成功完成 21 人次，3 人次因心率下降、1 人次因血氧饱和度下降终止试验；10 例因脑死亡判定确认试验 2 项未达标而未进行自主呼吸激发试验，1 例因肺部病变较重无法满足先决条件，1 例家长拒绝未实施。

（2）确认试验分析：全部患儿至少完成 1 项确认试验，其中 11 例完成 2 项确认试验，11 例完成 3 项确认试验，2 例仅完成 1 项试验。EEG、TCD 和 SLSEP 的完成率依次为 100%（24/24 例）、83.3%（20/24 例）和 54.2%（13/24 例）。3 项确认试验中，EEG、SLSEP 的敏感性均能达到 100%，TCD 次之（89%）；EEG 特异性最高 79%，TCD 次之（64%），SLSEP 最低（40%）；SLSEP 的假阳性率最高（60%），TCD 次之（36%），EEG 最低（21%）。3 项确认试验联合分析发现，EEG 与 SLSEP 联合的敏感性和特异性最高（均为 100%），假阳性率为 0；EEG 与 TCD 联合的敏感性为 89%，特异性为 100%，假阳性率为 0；SLSEP 与 TCD 联合的敏感性和特异性分别为 86% 和 75%，假阳性率为 25%。

【研究结论】

本研究聚焦儿童脑死亡判定。当临床判定符合脑死亡判定标准后，单项确认试验分析提示 EEG 具有良好的敏感性和特异性，为优选项目。多项确认试验分析提示 EEG 联合 SLSEP 的敏感性和特异性优势突显，为最佳联合项目。本研究样本量小，结果可能有偏差，希冀大样本、高质量的研究加以证实。

原始文献

王荃，武洁，刘珺，等 . Glasgow 昏迷量表评分 3 分的昏迷儿童脑死亡判定分析 . 中华实用儿科临床杂志，2017，32（13）：996-999.

第一作者：王荃

通信作者：钱素云

成人脑死亡判定

刘　刚

【病例摘要】

患者，男性，42 岁，主因突发意识丧失 3 h 于 2014 年 10 月 24 日入院。

患者入院前 3 h 在手术间被同事发现倒地，意识不清、呼之不应、口唇发绀，呼吸停止，但可触及脉搏。麻醉科医师即刻予以胸外按压和人工通气。发病 30 min 后，送到医院急诊科。心电监护仪显示：心率 80 次 / 分，血压 250/100 mmHg，自主呼吸浅快

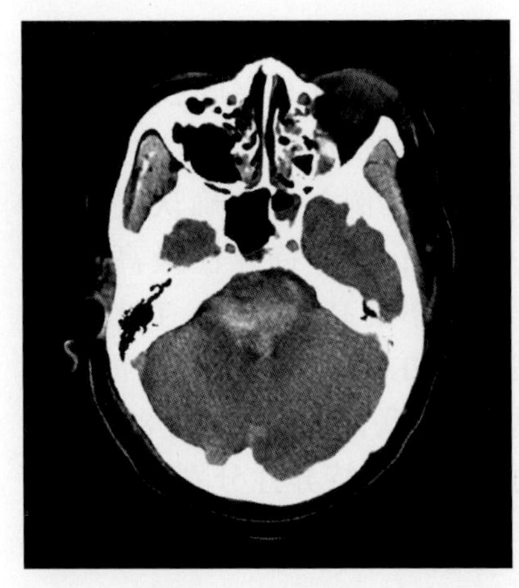

图 3-1 脑部 CT 显示脑桥出血（约 14 ml），破入第四脑室及环池

（30 次 / 分），即刻给予呼吸机辅助呼吸；深昏迷；左侧瞳孔 1.5 mm，右侧瞳孔 2.5 mm，对光反射、角膜反射、头眼反射消失，咳嗽反射存在；四肢无自主运动，双侧病理征未引出；即刻急查脑部 CT，结果显示脑桥出血（约 14 ml），破入第四脑室及环池（图 3-1），收入重症监护病房。

患者既往无特殊病史。

患者入院时查体：体温 38.5 ℃，心率 108 次 / 分，血压 167/87 mmHg，呼吸机辅助呼吸；双肺呼吸音清，未闻及干湿啰音；深昏迷，GCS 3 分；双侧瞳孔对光反射、角膜反射、头眼反射消失，咳嗽反射存在。四肢无自主活动和其他不自主运动，腱反射对称，双侧病理征未引出；脑膜刺激征阴性。

患者入院后治疗经过：继续机械通气，以及血压管控、脱水降颅内压、治疗性低温、脑室穿刺外引流和营养代谢支持等治疗。

入院第 35 天，咳嗽反射消失。脑死亡临床评估显示：深昏迷（眶上切迹压痛无反应），5 项脑干反射（瞳孔对光反射、角膜反射、头眼反射、前庭眼反射和咳嗽反射）全部消失，无自主呼吸。经确认试验，EEG 显示：全部导联波幅＜2 μV（图 3-2）。正中神经 SLSEP 显示：双侧 N9 和 N13 存在，P14、N18 和 N20 消失（图 3-3）。TCD 颅内前循环和后循环血流显示：尖小收缩波（图 3-4）。自主呼吸激发试验进一步证实无自主呼吸。第一次判定脑死亡后，间隔 12 h 再次复判，结果与第一次一致。

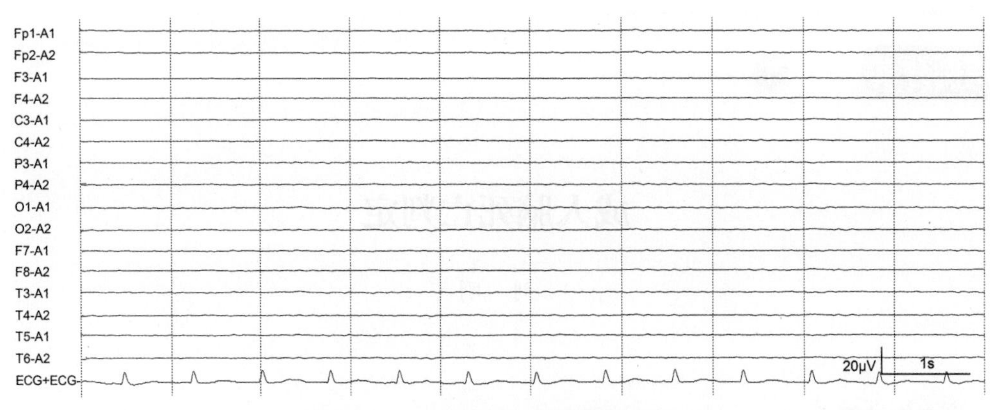

图 3-2 EEG 显示全部导联波幅＜2 μV

【病例讨论】

脑死亡判定流程中，首先需要符合先决条件。患者病后数小时内进入深昏迷状态，昏迷原因经脑部 CT 扫描证实为脑出血（脑桥），并排除了任何可逆性昏迷原因，如急

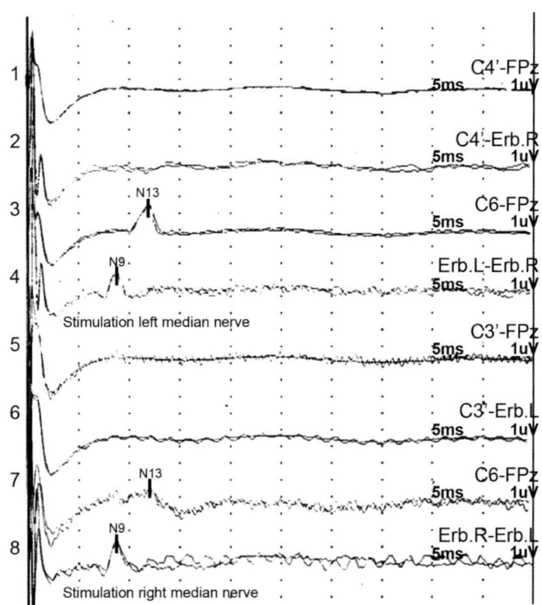

图 3-3 SLSEP 显示双侧 N9 和 N13 存在，P14、N18 和 N20 消失

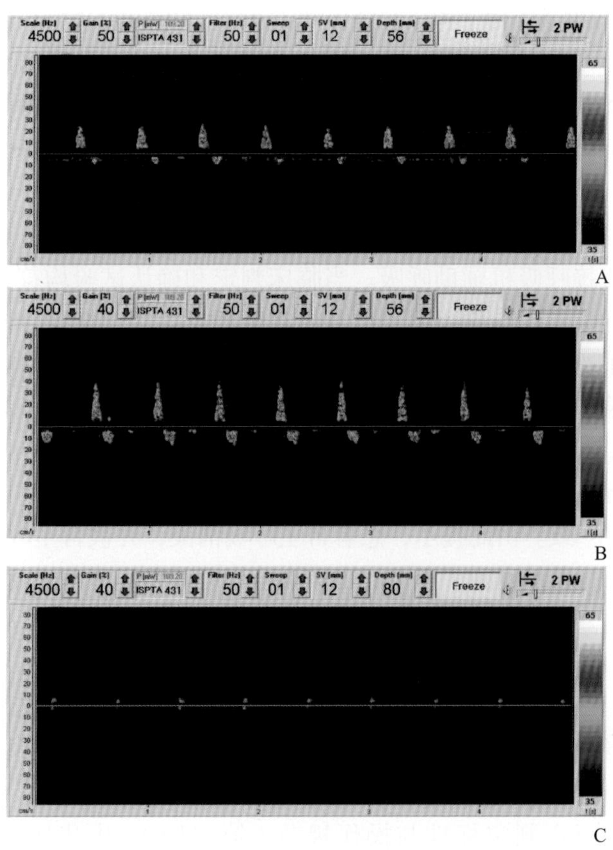

图 3-4 TCD 图像

A．左侧大脑中动脉振荡波；B．右侧大脑中动脉振荡波；C．基底动脉尖小收缩波

性中毒、低温（膀胱温度或肛温≤32℃）、严重电解质和酸碱平衡紊乱，以及严重代谢和内分泌功能障碍等。

脑死亡临床判定中，对深昏迷的检查需多次强力压迫双侧眶上切迹压证实，若仍未见面部任何肌肉活动，可判定为深昏迷。在深昏迷检查过程中应注意：①疼痛刺激应局限于头面部；②三叉神经或面神经病变时，深昏迷判定受到影响；③颈部以下刺激可能引出脊髓反射，各种深反射和病理反射为脊髓反射，与刺激部位相关的反射为脊髓自动反射，当脊髓仍然存活时，这些反射可被引出，但并非否定脑死亡的依据。此外，脑死亡后，不应存在肢体自发运动、去大脑强直运动、去皮质强直运动和痉挛发作。本例患者经临床观察，并未发现与上述深昏迷相关检查不符合的情况。

脑死亡临床判定中，5 项脑干反射均应消失。本例患者入院时 4 项脑干反射（瞳孔对光反射、角膜反射、头眼反射和前庭眼反射）消失，而咳嗽反射依然保留。随着时间的推移（入院第 35 天），最终咳嗽反射消失。至此，5 项脑干反射全部消失。脑干反射的检查需要反复核实，并且需要遵循操作规范完成，本例患者在此过程中并未遇到影响脑干检查的意外因素。

脑死亡确认试验是中国脑死亡判定标准中必须完成的项目。本例患者在临床判定符合脑死亡判定标准后，即刻实施了确认试验，结果为：EEG 显示全脑电静息；正中神经 SLSEP 显示双侧 N9 和（或）N13 存在，P14、N18 和 N20 消失；TCD 显示颅内前循环和后循环血流呈尖小收缩波。3 项确认试验全部符合脑死亡判定标准。确认试验可能存在自身的技术劣势，而接受检查的患者也可能存在自身条件的限制，因此，实施脑死亡判定的医师需合理选择确认试验项目，并达到至少 2 项符合脑死亡判定标准的要求。

自主呼吸激发试验是脑死亡判定的核心项目。本例患者心肺复苏后，自主呼吸始终未能恢复，并依赖呼吸机辅助呼吸。当临床判定和确认试验均符合脑死亡判断标准后，实施了自主呼吸激发试验。第一次自主呼吸激发试验：在符合试验先决条件的前提下实施；脱离呼吸机前血气分析的 PaO_2 为 219 mmHg，$PaCO_2$ 为 38.8 mmHg；脱离呼吸机后，即刻将输氧导管通过人工气道置于隆突水平，并输入 100% 氧气（6 L/min），观察 8 min 始终未见胸、腹部呼吸运动；即刻抽取动脉血气，恢复机械通气；血气分析的 PaO_2 为 102 mmHg，$PaCO_2$ 为 105 mmHg。间隔 12 h 后实施的第二次自主呼吸激发试验结果与第一次一致。由此提示，患者自主呼吸消失，并被自主呼吸激发试验证实。

患者住院 35 d，虽然实施了积极的抢救措施，但最终宣布为脑死亡。

参考文献

[1] 宿英英. 神经系统急危重症监护与治疗. 北京：人民卫生出版社，2005.

[2] 宿英英. 脑损伤后昏迷评估. 北京：人民卫生出版社，2011.

[3] 中国成人脑死亡判定标准与操作规范（第二版）. 中华医学杂志，2019，99: 1288-1292.

[4] Brain Injury Evaluation Quality Control Centre of National Health and Family Planning Commission. Criteria and practical guidance for determination of brain death in adults (BQCC version). Chin Med J (Engl), 2013, 126: 4786-4790.

[5] A definition of irreversible coma. Report of the Ad Hoc Committee of the Harvard Medical School to Examine the Definition of Brain Death. JAMA, 1968, 205: 337-340.

[6] Wijdicks EF, Varelas PN, Gronseth GS, et al. Evidence-based guideline update: determining brain death in adults: report of the Quality Standards Subcommittee of the American Academy of Neurology. Neurology, 2010, 74: 1911-1918.

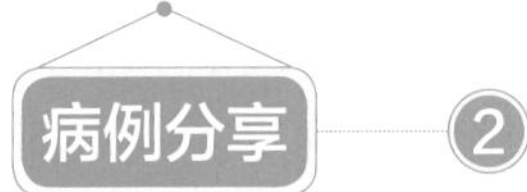

儿童脑死亡判定

刘 珺

【病例摘要】

患儿，男性，1岁2个月，体重10 kg，主因车祸后昏迷8 h入院。入院前8 h，患儿所乘轿车与反向驶来货车相撞，创伤后昏迷。入院前7 h，曾在当地医院静脉输注甘露醇。转我院急诊后：深昏迷，Glasgow评分4分（V 1分，E 1分，M 2分）；双瞳孔等大等圆，直径5 mm，直接和间接对光反射迟钝；呼吸不规则。即刻予气管插管和机械通气，静脉输注甘露醇（50 ml）和地塞米松（5 mg）。脑部CT显示脑实质弥漫肿胀，左侧为著，脑池消失，蛛网膜下腔出血和硬膜下出血（图3-5）。经神经外科医师会诊，考虑手术很难获益，随后收入儿科重症监护病房（pediatric intensive care unit，PICU）。

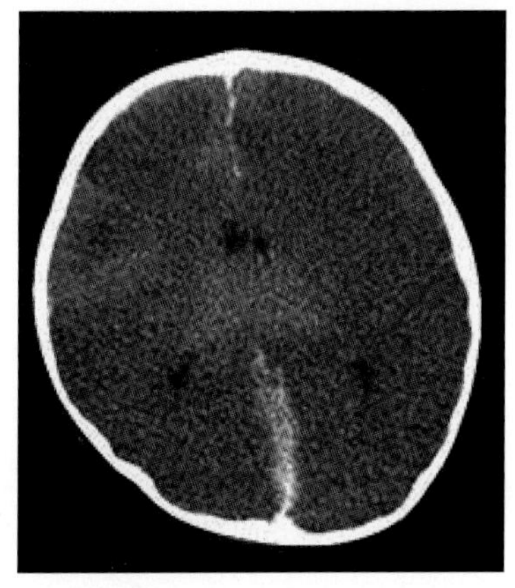

图3-5 颅脑外伤。脑部CT显示创伤后9 h脑实质弥漫肿胀，左侧为著，脑沟、脑池消失；蛛网膜下腔出血；硬膜下出血

患儿既往体健，无特殊家族病史。

患儿入院时查体：体温37.3℃，脉搏90次/分，血压132/78 mmHg，经皮氧饱和度96%；右侧头面部、头顶部散在擦伤；昏迷，Glasgow评分4分（T 1分，E 1分，M 2分）；双瞳孔等大等圆，直径5 mm，直接和间接对光反射迟钝；无自主呼吸；肌力查体不配合，双上肢肌张力稍高，双下肢肌张力正常；双侧腱反射存在，双侧巴宾斯基征阳性。心、肺、腹查体无明显阳性体征。

患儿入院后诊治经过按闭合性颅脑损伤、脑疝形成给予机械通气，药物降颅压、止血等治疗。

入院后 4 h，Glasgow 评分降至 3 分（T 1 分，E 1 分，M 1 分），无自主运动，深浅反射消失。复查脑部 CT 显示：颅内广泛（双侧大脑半球、小脑）脑实质密度减低、脑灰白质分界不清；脑干受压，轮廓分界不清，密度欠均匀；枕骨大孔区域拥挤，周围间隙消失；脑室、脑池广泛变窄或消失（图 3-6）。

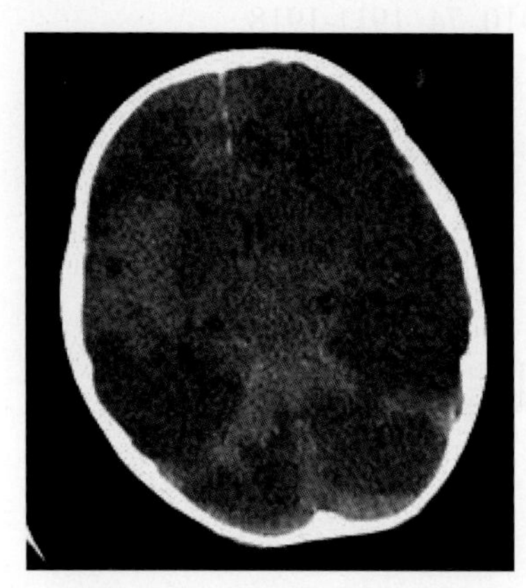

图 3-6　颅脑外伤。脑部 CT 显示创伤后 12 h 颅内广泛（双侧大脑半球、小脑）脑实质密度减低、脑灰白质分界不清；脑干受压，轮廓分界不清，密度欠均匀；枕骨大孔区域拥挤，周围间隙消失；脑室、脑池广泛变窄或消失

入院后 17h，尿量增多，血糖（9.9 mmol/L）和血钠（150.4 mmol/L）增高。

患儿脑死亡判定过程：入院后第 3 天（脑外伤后 72 h）启动脑死亡判定。判定前确定昏迷原因明确（颅脑外伤），排除了其他影响昏迷判断因素（镇静、镇痛和肌肉松弛药物应用，持续低血压，低体温等可逆性昏迷）。患儿双瞳孔散大固定，直径 5 mm，Glasgow 评分 3 分（T 1 分，E 1 分，M 1 分）。

第一次判定（入院后第 3 天）与第二次判定（入院后第 4 天）间隔 25 h，2 次判定结果一致。①临床判定：深昏迷，瞳孔反射（直接、间接）、角膜反射、头眼反射、前庭眼反射和咳嗽反射均消失，自主呼吸消失；②确认试验：2 次脑电图（electroencephalogram，EEG）长程（30 min）监测显示，全部导联电静息，对光刺激、声音刺激、疼痛刺激均无反应性（图 3-7 和图 3-8）；2 次正中神经短潜伏期体感诱发电

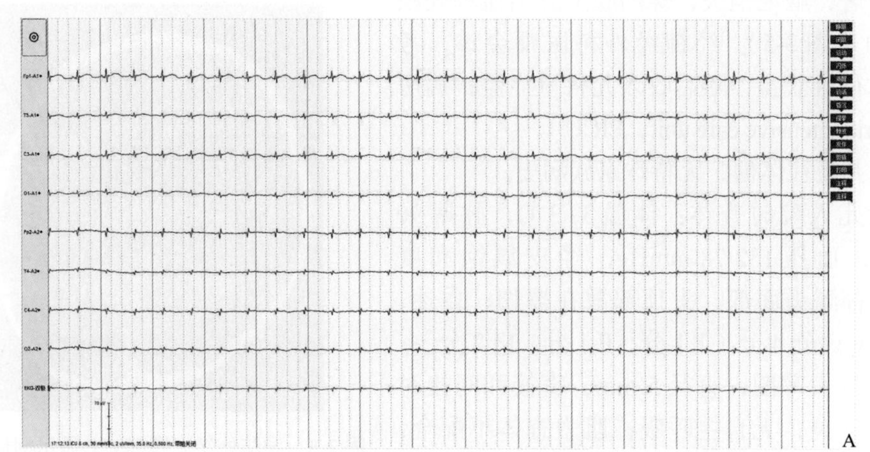

图 3-7　颅脑外伤。第 1 次 EEG 评估结果：8 导 EEG 显示电静息（脑电波活动≤2 μV），可见心电干扰（A）

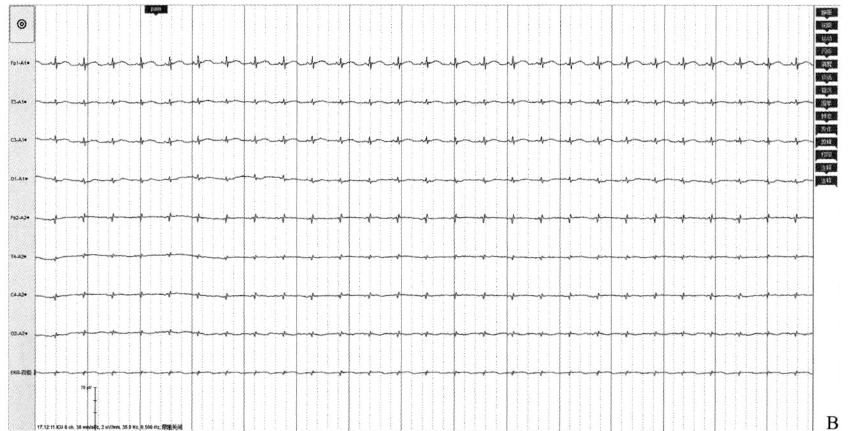

图 3-7（续）　疼痛刺激后无反应性（B）

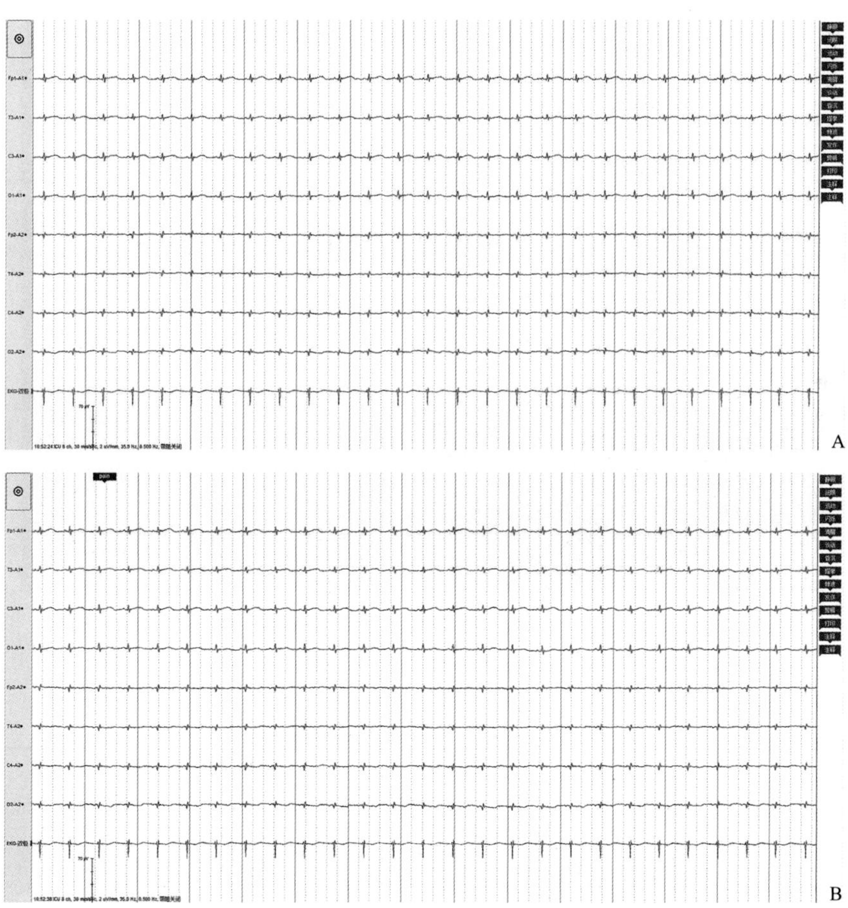

图 3-8　颅脑外伤。第 2 次 EEG 评估结果：8 导 EEG 显示电静息（脑电波活动≤2 μV），可见心电干扰（A）；疼痛刺激无反应性（B）

位（short latency somatosensory evoked potential，SLSEP）显示，双侧 N9 和（或）N13 存在，P14、N18 和 N20 消失（图 3-9）；2 次经颅多普勒超声（transcranial Doppler，TCD）显示，颅内前循环和后循环血流呈振荡波、尖小收缩波或血流信号消失（图 3-10 和图 3-11）；③第 1 次自主呼吸激发试验（apnea test，AT）证实自主呼吸消失；第 2 次 AT 过程中出现心率减慢至 70 次 / 分，血氧下降至 80%，即刻终止试验并宣告失败，但间隔 12 h 后再次（第 3 次）实施 AT 时获得成功，故先后 2 次 AT 证实患儿自主呼吸消失（表 3-9）。患儿家人能够接受脑死亡判定结果，撤退治疗后宣布临床死亡。

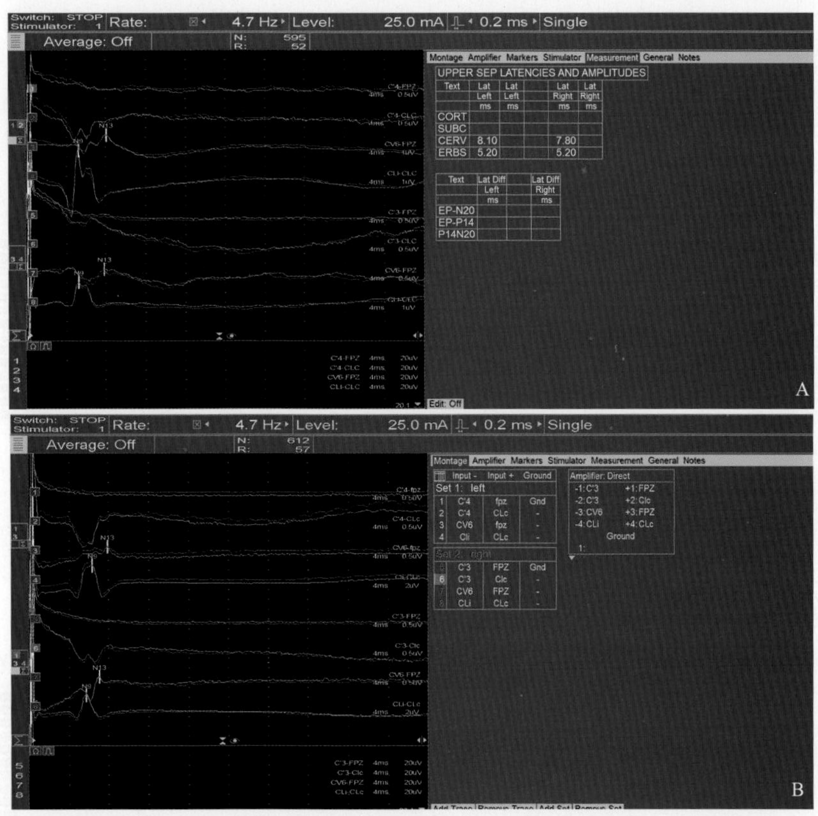

图 3-9　颅脑外伤。第 1 次 SLSEP 评估（A）：双侧 N9 和（或）N13 存在，P14、N18 和 N20 消失；第二次 SLSEP 评估（B）与第 1 次一致

表 3-9　自主呼吸激发试验参数汇总

		第 1 次	第 2 次	第 3 次
体温（℃）		36.2	36.1	36.1
血压（mmHg）		107/83	102/76	106/72
心率（次 / 分）		108	107	108
试验前血气	PCO_2（mmHg）	30.9	32.4	31.6
	PO_2（mmHg）	352	319	322
试验时间（min）		10	6	8

（待　续）

（续 表）

		第 1 次	第 2 次	第 3 次
试验后血气	PCO_2（mmHg）	69.4	未查	77.9
	PO_2（mmHg）	157	未查	142
试验结果		无自主呼吸	试验失败	无自主呼吸

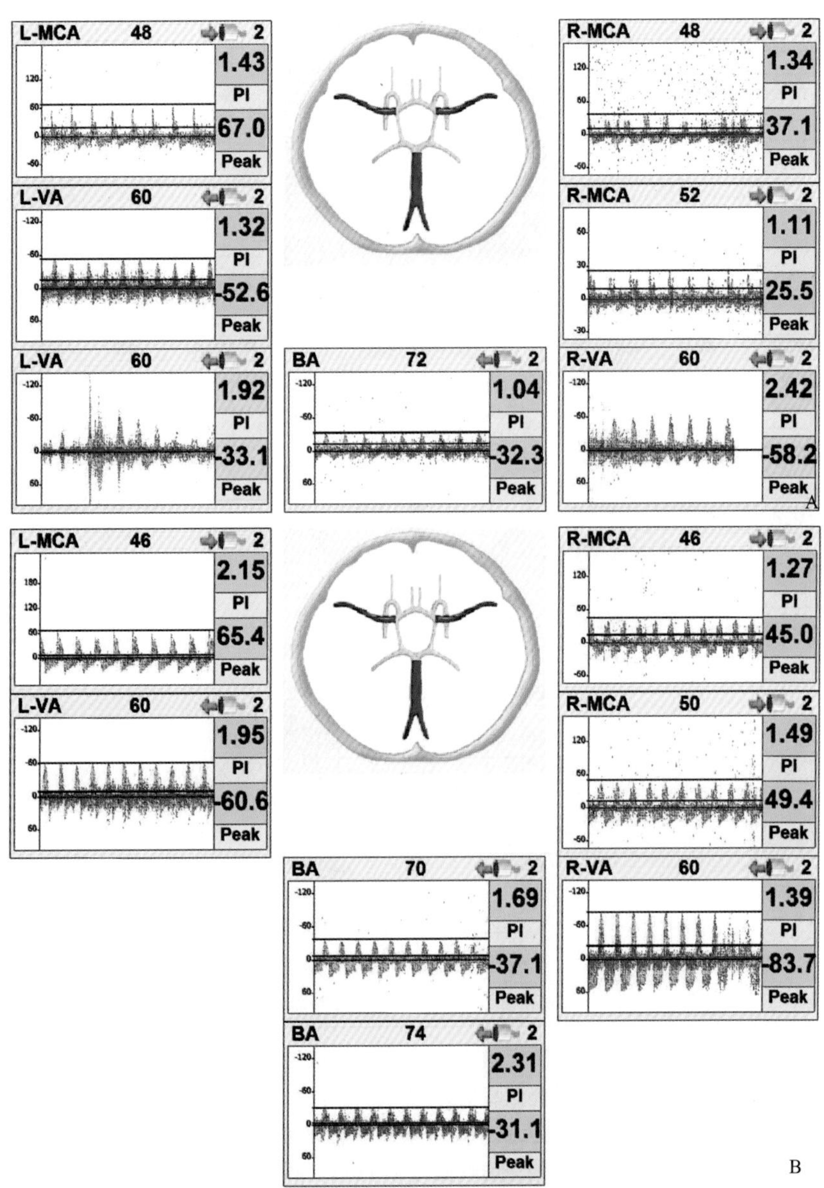

图 3-10 颅脑外伤。第 1 次 TCD 评估（A）：双侧大脑中动脉收缩期流速峰值为 37～67 cm/s，舒张期血流反向，血流指数<0.8；椎 - 基底动脉收缩期流速峰值为 32～58 cm/s，舒张期血流反向，血流指数<0.8；第 1 次 TCD 评估（B）：30 min 后重复检查，双侧大脑中动脉收缩期流速峰值为 49～65 cm/s，舒张期血流反向，血流指数<0.8；椎 - 基底动脉收缩期流速峰值为 37～83 cm/s，舒张期血流反向，血流指数<0.8

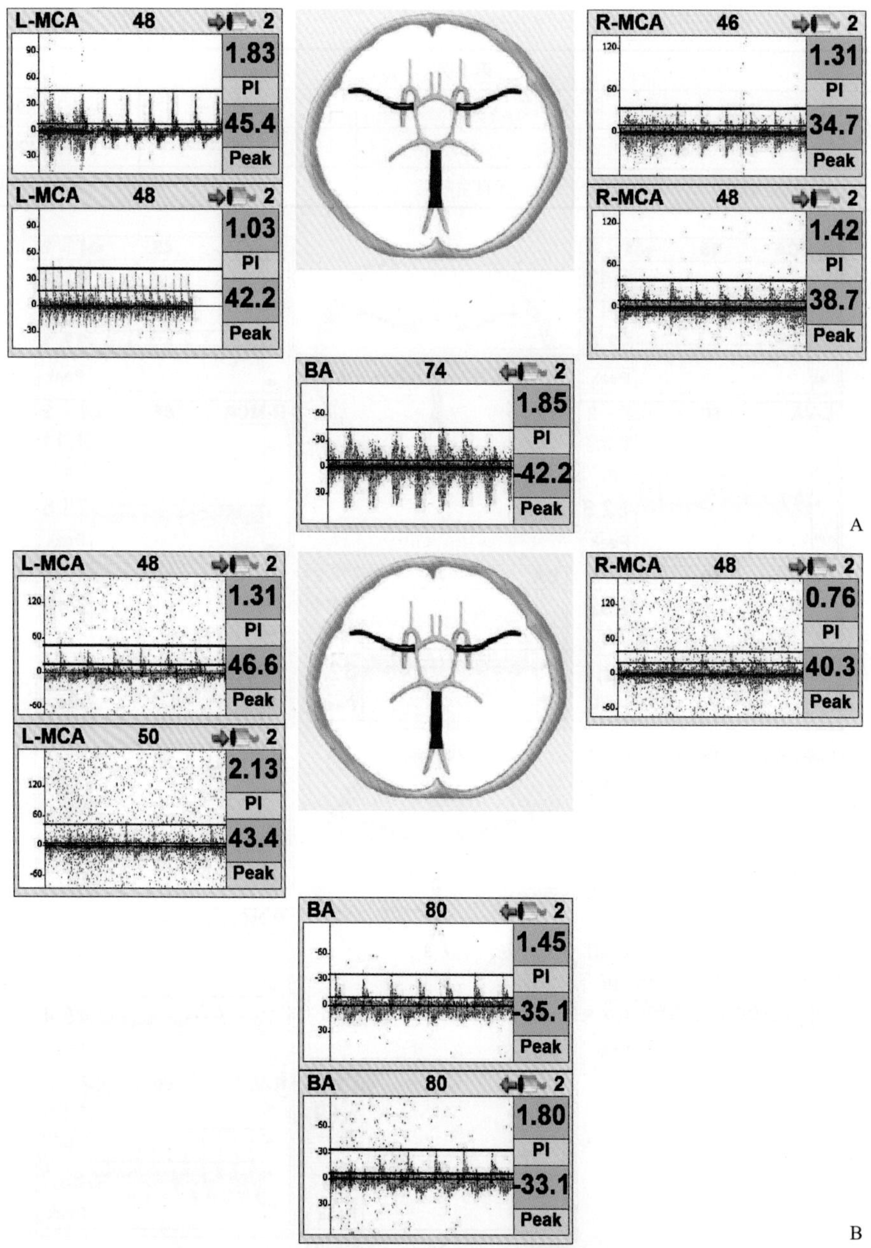

图 3-11　第 2 次 TCD 评估（A）：双侧大脑中动脉收缩期流速峰值为 38～45 cm/s，舒张期血流反向，血流指数＜0.8；基底动脉收缩期流速峰值为 42 cm/s，舒张期血流反向，血流指数＜0.8；第 2 次 TCD 评估（B）：30 min 后重复，双侧大脑中动脉收缩期流速峰值为 40～46 cm/s，舒张期血流反向，血流指数＜0.8；基底动脉收缩期流速峰值为 35 cm/s，舒张期血流反向，血流指数＜0.8

【病例讨论】

脑死亡（brain death，BD）是指包括脑干在内的全脑功能不可逆转的丧失。由于世界各国国情不同，儿童脑死亡判定尚无统一标准。2014 和 2019 年，国家卫生健康委员会脑损伤质控评价中心制定并发布了第一版和第二版《儿童脑死亡判定标准与操作规范》，由此推动了中国儿童脑死亡判定工作有序、规范开展。首都医科大学附属北京儿童医院于 2015 年 4 月 23 日取得国家卫生计划生育委员会脑死亡判定质控合格医院资质，此后，便按照标准和规范展开了一系列脑死亡判定工作。

本例患儿在第 2 次 AT 过程中，虽然满足了 AT 的各项先决条件，但仍因实施过程中出现心率减慢和低血氧而被迫中止。进一步调整患儿状态后（间隔 12 h）再次实施 AT，结果顺利完成。推测 AT 失败原因在于患儿一般状况较差，难以耐受呼吸机脱机。类似情况在临床实践中并不少见，除患儿自身条件外，操作欠妥当，如气流量过大可导致二氧化碳带出过多，从而无法达到判定要求的动脉 PCO_2 目标值，致使 AT 失败。如果一次 AT 失败后，分析失败原因，调整实施方法，特别是强化生命支持和各器官系统功能支持 12～24 h 后，仍可重新试行 AT。在目前的儿童脑死亡判定标准中，AT 是必备的条件，不能通过增加确认试验项目替代 AT。因此，更明确的目标是增加 AT 次数，或提高 AT 成功率，从而减少因 AT 失败而导致的脑死亡判定无果。

中国的脑死亡判定工作任重而道远。如何准确、高效地实施脑死亡判定，成为值得关注的话题。尤其当严重头皮水肿影响 EEG 判定，严重颅骨缺损影响 TCD 判定，周围神经病变影响 SLSEP 判定时，如何提供更多的确认试验技术值得探讨。当器官功能障碍和生命体征不平稳而影响 AT 时，如何提供更好的机体状态和更好的 AT 技术，已成为今后临床脑死亡研究方向。

参考文献

[1] 国家卫生和计划生育委员会脑损伤质控评价中心. 脑死亡判定标准和技术规范（儿童质控版）. 中华儿科杂志，2014，52（10）：756-759.

[2] 国家卫生健康委员会脑损伤质控评价中心. 中国儿童脑死亡判定标准与操作规范. 中华儿科杂志，2019，57（5）：331-335.

第四章 心肺复苏后昏迷评估

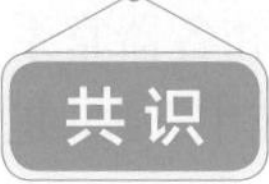

心肺复苏后昏迷评估中国专家共识

中华医学会神经病学分会神经重症协作组

心肺复苏（cardiopulmonary resuscitation）后昏迷患者可能会出现预后不良［脑功能分类评分（cerebral performance categories score，CPCS）3～5 分］，如果能在脑损伤早期客观、准确地评估其严重程度并预测预后，则可合理地进行医疗投入或撤退。自 20 世纪 60 年代以来，国内、外学者开始致力于心肺复苏后昏迷患者的评估研究，并取得了长足进步。为了更好地应用这一研究成果，为临床医师或患者家属提供医疗决策依据，中华医学会神经病学分会神经重症协作组从临床征象、神经电生理、神经生化和神经影像 4 个方面对心肺复苏后昏迷评估进行了撰写。撰写步骤包括文献检索与复习（1988—2014 年 Medline 和 CNKI 数据库）、证据级别确认和推荐意见确认（2011 版牛津循证医学中心标准）3 个步骤。对证据暂不充分，经专家讨论达到高度共识后提高推荐级别（A 级推荐）。对假阳性率过高的 1 级证据，经专家讨论达到高度共识后降低推荐级别（B 级推荐）。

一、非低温治疗患者评估

（一）临床征象

证据背景

心肺复苏患者格拉斯哥昏迷量表（Glasgow coma scale，GCS）的运动评分能够准确预测患者的预后情况。2006 年，一项荟萃分析（10 项研究，1303 例患者）结果显示，心肺复苏 72 h 后，GCS 运动评分≤2 分（肢体伸直 / 无运动）预测不良预后的假阳性率（false positive rates，FPR）为 0（95% *CI* 0～0.06）。（1 级证据）。2013 年，一项荟萃分析（13 项研究，1188 例患者）结果显示：心肺复苏后 24 h，前庭眼反射消失预测不良预后的 FPR 为 0（95%*CI* 0～0.35），心肺复苏后 48 h，角膜反射消失预测不良预后的 FPR 为 0（95%*CI* 0～0.22）；心肺复苏后 72 h，瞳孔对光反射消失预测不良预后的 FPR 为 0（95%*CI* 0～0.08）（1 级证据）。2013 年，一项荟萃分析（6 项研究，764 例患者）结果显示，心肺复苏后 24 h，肌阵挛癫痫持续状态（自发性、重复性、持续性、广泛多部位的肌阵挛）预测不良预后的 FPR 为 0（95%*CI* 0～0.03）（1 级证据）。

推荐意见

心肺复苏后 24 h 肌阵挛癫痫持续状态，心肺复苏后 72 h 瞳孔对光反射消失，心肺复苏 72 h 后的 GCS 运动评分≤2 分，可作为预测患者不良预后的指标（A 级推荐，1 级证据）。心肺复苏后 24 h 前庭眼反射消失，心肺复苏后 48 h 角膜反射消失，可作为预测患者不良预后的指标（B 级推荐，1 级证据）。具有疑问的评估结果必须多次反复进行评估（A 级推荐，专家意见）。

（二）脑电图（electroencephalograph）

证据背景

2006 年（5 项研究，237 例患者）、2010 年（25 项研究，2395 例患者）和 2013 年（12 项研究，778 例患者）3 项荟萃分析结果显示，心肺复苏后 72 h 内，全面抑制模式和爆发抑制模式预测不良预后（1 级证据）的 FPR 为 0（95%*CI* 0～0.24）。心肺复苏后 24～48 h，全面性痫样放电或全面性周期性复合波预测不良预后的 FPR 为 0.02（3 级证据）。心肺复苏后 72 h，持续痫样放电预测不良预后的 FPR 为 0.07（95%*CI* 0.01～0.24）（2 级证据）。心肺复苏后 24 h，α 昏迷模式预测不良预后的阳性预测值（positive predictive value）为 100（95%*CI* 37～100）（1 级或 2 级证据），但也有小样本回顾队列研究结果显示患者可长期存活并最终意识恢复。心肺复苏后 1～7 d，脑电图无反应性预测不良预后的 FPR 为 0.45（95%*CI* 0.17～0.77）（2 级证据）。心肺复苏后 1～7 d，量化脑电图（quantitative electroencephalograph，QEEG）的爆发 - 抑制比（burst suppression ratio，BSR）＞0.239 时，预测不良预后的 FPR 为 0.27，优于其他量化参数（2 级证据）。

推荐意见

心肺复苏后 72 h 内，脑电图显示全面抑制模式和爆发抑制模式可作为预测患者不良预后的指标（B 级推荐，1 级证据）。心肺复苏后 24 h，脑电图显示 α 昏迷模式；心肺复苏后 72 h，持续痫样放电；心肺复苏后 1～7 d，脑电图无反应性或 BSR 增高可作为预测患者不良预后的指标（B 级推荐，2 级证据）。心肺复苏后 24～48 h，脑电图显示全面性痫样放电或全面性周期性复合波可作为预测患者预后不良的指标（B 级推荐，3 级证据）。脑电图结果可能会受到药物影响，需注意鉴别假阳性结果（A 级推荐，专家意见）。

（三）诱发电位（evoked potential）

证据背景

2010 年，一项荟萃分析（25 项研究，2395 例患者）结果显示，心肺复苏后 24 h，短潜伏期体感诱发电位（short-latency somatosensory evoked potential，SLSEP）双侧 N20 缺失的受试者工作特征曲线下面积（area under curve，AUC）为 0.891；心肺复苏后 48～72 h，AUC 为 0.912（1 级证据）。SLSEP 预测心肺复苏患者预后良好的准确性较差，已有 2 项研究显示，双侧 N20 存在的患者约 40% 意识未能恢复（1 级或 3 级证据）。一项针对中潜伏期体感诱发电位（middle-latency somatosensory evoked potentials，MLSEP）的研究显示，心肺复苏后 24 h 和 72 h，MLSEP 预测预后良好的准确性优于 SLSEP，MLSEP 与 SLSEP 联合应用可使良好预后的阳性预测值从 70% 提升至 82%。以 SLSEP 皮质波存在来预测良好预后的准确率为 66%，如果在 N20 存在的情况下，MLSEP 成分 P45 和 N60（或 N70）也存在，患者的意识可能恢复（2 级证据）。一项事件相关电位研究结果显示，心肺复苏后 1～56（平均 8）d，一旦出现失匹配负波（mismatch negativity，MMN），预示患者意识可以转清（特异性为 100%）（2 级证据）。

推荐意见

心肺复苏后 24～72 h，双侧 N20 消失可作为预测患者不良预后的指标，但双侧 N20 存在并不意味着患者一定预后良好（A 级推荐，1 级证据）。心肺复苏后 7 d，双侧 N60（或 N70）存在或 MMN 存在可作为预测患者意识转清的指标（B 级推荐，2 级证据）。

（四）神经生物化学标志物

证据背景

2013 年，一项荟萃分析（10 项研究，935 例患者）结果显示，心肺复苏后 24 h，血清神经元特异性烯醇化酶（neuron-specific enolase，NSE；与神经元损伤相关）浓度＞33 μg/L，预测患者预后不良的 FPR 为 0（95%*CI* 0～0.08）；心肺复苏后 48 h，血清 NSE 浓度＞65 μg/L，预测患者预后不良的 FPR 为 0（95%*CI* 0～0.03）；心肺复苏后 72 h，血清 NSE 浓度＞80 μg/L，预测患者预后不良的 FPR 为 0（95%*CI* 0～0.03）；心肺复苏后 72 h，血清 S-100B（与神经胶质细胞损伤相关）浓度＞0.7 μg/L，预测预后不良的 FPR 为 0（95%*CI* 0～0.08）（1 级证据）。

推荐意见

心肺复苏后血清 NSE 浓度增高（24 h＞33 μg/L、48 h＞65 μg/L、72 h＞80 μg/L），或血清 S-100B 浓度增高（72 h＞0.7 μg/L）可作为预测患者不良预后的指标（A 级推荐，1 级证据）。

（五）神经影像

证据背景

2013 年，一项荟萃分析（3 项研究，113 例）结果显示，心肺复苏后 72 h，脑部 CT 因脑水肿而显示基底节层面灰 / 白质密度（CT 值）比（gray metter/white metter，GM/WM）下降（＜1.22），预测患者不良预后的 FPR 为 0.05（95%*CI* 0～0.25）（1 级证据）。一项队列研究结果显示，心肺复苏后 49～108 h，脑部 MRI 大于 10% 脑容积的表观弥散系数（apparent diffusion coefficient，ADC）数值＜650×10^{-6} mm^2/s 预示患者预后不良（2 级证据），FPR 为 0（95%*CI* 0～0.78）。

推荐意见

心肺复苏后 72 h 脑部 CT 显示脑水肿，即基底节层面 GM/WM 下降（＜1.22）可作为预测患者预后不良的指标（B 级推荐，1 级证据）。心肺复苏后 2～5 d 脑部 MRI 大于 10% 脑容积的 ADC 值降低（＜650×10^{-6} mm^2/s）可作为预测患者预后不良的指标（B 级推荐，2 级证据）。

二、低温治疗患者评估

低温治疗是指身体核心部位（肺动脉、食道、膀胱、直肠等）体温降至正常以下的治疗，已有可靠临床试验证实低温治疗对心肺复苏患者具有脑保护作用。目前公认的低温目标温度为 32～34 ℃。低温治疗及抗寒战药物（镇痛药、镇静药和肌松药）的应用均对神经系统活动有所影响。因此，对低温治疗患者的评估时间和评估价值需重新确认。

证据背景

2013 年（10 项研究，1153 例患者）和 2014 年（10 项研究，1250 例患者）2 项荟萃分析结果分别显示，心肺复苏后行低温治疗的患者，低温中或复温后肌阵挛癫痫持续状态预测不良预后的 FPR 分别为 0.05（95%*CI* 0.03～0.09）和 0.02（95%*CI* 0.01～0.07）；复温后 GCS 的运动评分≤2 分（肢体伸直 / 无运动）预测不良预后的 FPR 分别为 0.21（95%*CI* 0.08～0.43）和 0.04（95%*CI* 0.01～0.10），而复温后瞳孔对光反射消失和角膜反射消失的预测价值与非低温患者相比，并无明显改变（1 级证据）。

两项针对脑电图的 QEEG 双频指数（bispectral index，BIS）的研究结果显示，心肺复苏后低温治疗患者，低温中或复温后 BIS 值为 0 时，不良预后的发生率均为 100%（2 级证据）。2014 年的一项荟萃分析（11 项研究，552 例患者）结果显示，心肺复苏后低温治疗患者，复温后全面抑制模式、爆发 - 抑制模式、持续痫样放电和脑电图无反应性的预测价值与非低温患者相比，无显著改变（1 级证据）。

2013 年的一项荟萃分析（12 项研究，1058 例患者）结果显示，心肺复苏后低温治疗患者，低温中和复温后诱发电位的双侧 N20 消失预测预后不良的 FPR 均为 0（95%*CI* 0～0.02，95%*CI* 0～0.04）（1 级证据）。

2013年的一项荟萃分析（12项研究，976例患者）结果显示，预测低温治疗患者预后的血清NSE和S-100B界值发生变化，心肺复苏后24 h（低温中）NSE≥52.4 μg/L和S-100B≥0.18～0.21 μg/L，预测不良预后的FPR均为0（95%*CI* 0～0.14，95%*CI* 0～0.07），48 h（复温后）NSE≥81.8 μg/L和S-100B≥0.3 μg/L预测不良预后的FPR也均为0（95%*CI* 0～0.02，95%*CI* 0～0.07），72 h（复温后）NSE≥78.9 μg/L预测不良预后的FPR为0（95%*CI* 0～0.06）（1级证据）。

推荐意见

① SLSEP双侧N20消失，神经生物化学标志物的NSE（24 h≥52.4 μg/L）或S-100B（24 h≥0.18～0.21 μg/L）浓度升高（A级推荐，1级证据），QEEG的BIS值为0（B级推荐，2级证据）在低温（32～34℃）过程中仍可作为预测不良预后的指标。②临床征象（瞳孔对光反射、角膜反射、肌阵挛癫痫持续状态）、脑电图（全面抑制模式、爆发-抑制模式、持续痫样放电、无反应性）和神经生物化学标志物（NSE在48 h≥81.8 μg/L或72 h≥78.9 μg/L，S-100B在48 h≥0.3 μg/L）只有在复温后才能作为预测不良预后的指标（A级推荐，1级证据）。GCS运动评分≤2分在复温后可作为预测不良预后的指标（B级推荐，1级证据）。③ GCS运动评分≤2分和肌阵挛癫痫持续状态即使在复温后仍有较高的假阳性率，因此，下结论需慎重（A级推荐，1级证据）。

三、展望

心肺复苏后昏迷在临床上十分常见，自从有了脑损伤的评估技术，医疗决策就变得更加容易。目前，虽然各项评估技术尚存在不足，但随着评估技术和评估方法的改进，评估结果将具备更高的敏感性和特异性，为临床医师提供医疗决策和治疗指导的参考依据。

执笔专家：宿英英、黄旭升、潘速跃、彭斌、江文

中华医学会神经病学分会神经重症协作组专家和相关领域专家（按姓氏拼音排序）曹秉振、崔丽英、丁里、韩杰、胡颖红、黄卫、黄旭升、贾建平、江文、李力、李连弟、刘丽萍、刘祎菲、卢洁、倪俊、牛小媛、潘速跃、彭斌、蒲传强、石向群、宿英英、谭红、田飞、田林郁、王芙蓉、王学峰、王玉平、吴永明、杨渝、袁军、张乐、张猛、张旭、张艳、周东、朱沂

参考文献从略

（通信作者：宿英英　蒲传强）

（本文刊载于《中华神经科杂志》

2015年11月第48卷第11期第965-968页）

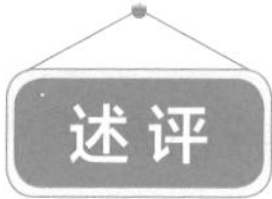

神经重症监护病房的脑损伤评估意义何在

宿英英

一、脑损伤评估的历史与意义

当我国临床医师还在疑惑脑损伤评估意义何在的时候，世界范围内脑损伤评估技术的前进步伐已跨越了半个世纪。1962 年，Alexander 应用瞳孔直径和瞳孔对光反射对颅脑外伤患者的颅内高压进行了评估；1974 年，Teasdale 基于颅脑外伤创建的格拉斯哥昏迷量表（GCS）问世，并以其简便实用的优势，广泛应用于各种脑损伤评估。时至今日，最先进的医疗技术已陆续被应用于脑损伤的评估。2013 年，Palacios 尝试应用静息态功能磁共振成像技术来评估颅脑外伤患者轴索损伤的严重程度；2015 年，Alvarez 应用皮肤电活动持续监测技术评估心肺复苏后低温治疗患者交感神经的活动情况。近 50 多年来，因心肺复苏后昏迷（70%）、颅脑外伤后昏迷（41%）和脑卒中后昏迷（至少占 17%）等惊人的数据与脑损伤评估有着极其密切的联系，数十种脑损伤评估技术开始彰显其强大的生命力。医师需要探索昏迷的奥秘，这关系到生存的可能和意义；更需要了解脑损伤的严重程度，这关系到医疗决策、治疗选择和结局改变。因此，脑损伤评估的意义不言而喻，相关的研究成果也必将为神经病学和危重症医学写下浓重的一笔。

二、脑损伤评估的技术分类与选择

中国很多临床医师面对诸多的脑损伤评估技术不知所措，如何选择优质、合理的评估项目成为目前临床医师的迫切需求。按照技术原理分类，脑损伤的评估包括：①简便的临床评分技术，如 GCS 和全面无反应性量表（FOUR）评分；②敏感的神经电生理技术，如脑电图和诱发电位；③量化的神经生化标志物技术，如血清神经元特异性烯醇酶（NSE）和 S100B 蛋白；④直观的神经影像技术，如 CT 和磁共振成像；⑤无创的经颅多普勒（TCD）超声技术；⑥可靠的数字减影血管造影成像技术；⑦实时的脑组织氧分压监测技术；⑧传统的颅内压监测（ICP）和（或）脑实质温度监测技术，以及最新研发的微透析技术等。在神经重症监护病房（NCU*），脑损伤患者通常接受诸多

---

* 注：现通用英文全称及缩写为 neurocritical intensive care unit, neuro-ICU

复杂的临床监测（如心电、脑电、脑压等）与治疗（如机械通气、液体/药物/营养输注、降温/低温等），只有适合床旁操作的评估技术才有可能被保留下来，并被高效使用。因此，床旁操作简便易行、结果判定准确可靠、信息传递实时快捷、医疗消费经济合理，成为评估技术存在与发展的最基本要求。目前，国内外应用最多、最成熟的评估技术仍然是 GCS 或 FOUR、脑电图和诱发电位、NSE 或 S100B 蛋白、TCD 和 ICP 等。

三、脑损伤评估标准的确立与应用

中国的不少临床医师纠结于脑损伤评估的标准应如何应用。追溯历史，最早的评估研究都以尽可能多地搜集和分析参数为目标，即“全参数评估”。如进行临床评估时，所有的神经系统检查结果均可作为评估参数。但由于参数“纷乱庞杂”，临床医师很难快速做出判断。1974 年，Teasdale 将神经系统体检简化为睁眼动作、言语反应、运动反应共 3 项 15 分的评分系统（GCS），并将其划分为轻（13～15 分）、中（9～12 分）、重（≤8 分）3 个级别，即“简化参数分级评估”。此后，临床医师仅需数分钟，便可知晓患者脑损伤的严重程度。随后，各种临床评分标准相继问世，一时间，我们又陷入多种标准的比对与优选的困扰中。近年来，评估研究开始向简明精准的方向发展，其设想是应用某项最重要的参数（如运动反应 M1、M2、M3）便可做出准确的判断，即“独立参数分级评估”。以此类推，脑电图、诱发电位、TCD 也分别经历了上述评估标准研究的 3 个阶段。目前，神经系统运动检查的 M1-3、短潜伏期体感诱发电位（SLSEP）的 N20 消失和脑电图的电静息等，已被公认为心肺复苏后昏迷患者不良预后的判定标准。脑损伤评估标准的确立历经了由繁入简的过程，只有对其有了充分的了解并能够准确选取，才可以保证脑损伤评估的准确、无误。

四、脑损伤评估步伐的跟进与拓展

心肺复苏后昏迷评估研究的进展飞速。1998 年，Zandbergen 第一次进行了阶段性总结（系统回顾 1966—1998 年的 33 篇文献），在 14 项临床征象和神经电生理评估指标中，仅瞳孔对光反射消失、肢体对疼痛刺激无反应和 SLSEP 双侧皮质 N20 波消失 3 项指标预测不良预后的特异性高达 100%，但其敏感性仅为 11%～84%。这一系统性回顾研究结果为临床对心肺复苏后昏迷的评估增添了信心。2006 年，Wijdicks 再次进行总结（系统回顾 1966—2006 年的 48 篇文献），除 15 项临床征象和神经电生理指标外，又增加了 8 项神经生化和神经影像指标，瞳孔对光反射消失、角膜反射消失、肢体对疼痛刺激过伸或无反应、肌阵挛癫痫持续状态、脑电图爆发 - 抑制或广泛痫样放电模式、SLSEP 双侧皮质 N20 波消失、NSE＞33 μg/L 共 7 项指标预测不良预后的假阳性率低至 0～3%（95%*CI* 0～11%）。但纳入研究存在“自我实现预言（self-fulfilling prophecy）”现象，其可能对医师产生负面预期并过度以至影响医疗决策的影响。因此，相关的研究设计需要具备大规模、前瞻性和盲法的条件。2010 年，Lee 等的最新一项系统回顾（1996—2007 年的 25 篇文献）研究结果虽然并未改变以往的结论，但其明确指出，低温治疗患者的临床征象和神经电生理评估指标需要重新确定评估界值，必要时可以开拓新的评估项目。回首 1966—2015 年，针对心肺复苏后昏迷患者的不良预后（死亡、持续植物状态、最低意识状态）评估研究已经获得阶段性的成果，中国 2005—2015 年的相关研究也已紧跟这一进程。接下来，医师们必须加快脚步，全面开拓良好（意识恢复）预后评估的研究视野，把昏迷后清醒并得到高质量生活的希望带给患者。

颅脑外伤和脑卒中后昏迷评估研究的行进步伐较慢。2010 年，Husson 曾第一次对中重度颅脑外伤后昏迷评估研究进行了系统性的回顾（1995—2008 年的 28 篇文献），并从临床神经系统检查与评分、生理生化检验、SLSEP、TCD、颅内压监测和神经影像（CT 和 MRS）共 6 类 20 个指标中，筛选出 4 个指标（GCS 低分、运动反应≤3 分、CT 硬膜下出血或中线结构移位＞5 mm 和脑血流搏动指数增高）与不良预后高度相关，但其未对文献证据进行分级，也未提出相应的推荐意见。2009—2013 年，虽然首都医科大学宣武医院 NCU 的多项脑卒中后昏迷评估研究结果提示在 5 个临床评估量表中，FOUR 的不良预后预测辨别力最强［受试者工作特征曲线（ROC）下面积为 0.85］；在 5 个脑电图分级模式中，改良脑电图分级模式预测不良预后的准确性最高（ROC 曲线下面积为 0.78）；SLSEP 双侧皮质 N20 波消失和脑干听觉诱发电位双侧Ⅴ波消失的不良预后预测特异性最高（100%，95%*CI* 80.8%～100%），但相关研究的高级别（系统回顾或荟萃分析）证据缺如。总之，无论颅脑外伤还是脑卒中后昏迷评估的相关研究，可开拓的空间还很大。我们相信，只要找对了研究方向，选对了研究指标，做对了研究方案，投对了研究力量，就能走在这一领域的前沿，使更多的脑损伤患者在评估后获益。

参考文献从略

（本文刊载于《中华神经科杂志》
2015 年 11 月第 48 卷第 11 期第 1013-1015 页）

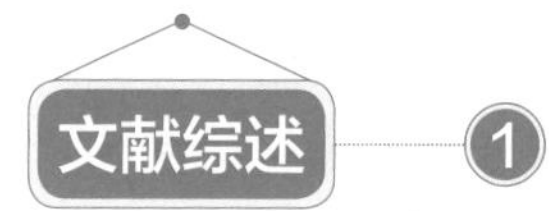

心肺复苏后昏迷患者：非低温治疗期间的脑电图评估

杨庆林　宿英英

脑电图（electroencephalography，EEG）是神经重症监护病房（neurointensive care unit，neuro-ICU）内重要的神经电生理监测技术。EEG 能够敏感地评估昏迷患者大脑皮质功能，床旁操作简便易行，可重复性强，并可实现长程监测。20 世纪后叶，EEG 开始用于心肺复苏（cardiopulmonary resuscitation，CPR）后昏迷的脑功能评估。评估方法包括 EEG 分级、振幅整合脑电图（amplitude integrated EEG，aEEG）和定量脑电图（quantitative EEG，qEEG）。

一、EEG 分级评估

1965 年，美国麻省总医院 Hockaday 等首次提出 EEG 分级，并对 39 例 CPR 后的昏迷患者进行 EEG 与预后相关性研究。结果发现，EEG 分级与脑损伤严重程度相关，EEG 预测预后的准确性可达 80% 以上。1987 年，瑞士巴塞尔大学医院 Lavizzari 等总结分析了 1965—1978 年 Hockaday、Prior 及 Møller 等的研究结果，并应用新的 EEG 分级对 408 例 CPR 后昏迷患者进行研究。结果发现，Lavizzari 的分级标准能够更好地反映 EEG 由正常到异常的动态演变过程，并且与临床预后密切相关。

1988 年，新西兰奥克兰医院 Synek 等也提出了新的分级标准。该分级标准在两个方面进行了改进：①第一次将反应性作为分级标准的重要因素，之后经 Rossetti 等研究证实，无论是否接受低温治疗，EEG 反应性均与预后显著相关；②在原有 5 级基础上，加入了一些特殊的昏迷模式（α 昏迷、纺锤波昏迷、θ 昏迷），并将每个级别细化出亚级。各亚级的 EEG 内容更为丰满，对临床的指导更为具体。

1997 年，加拿大韦仕敦大学临床神经科学系 Young 等对 92 例昏迷患者，即 CPR、严重外伤性颅脑损伤、肾功能衰竭、脓毒血症后昏迷患者进行了 EEG 分析，并在以往分级标准基础上提出了新分级标准。该研究采用双盲法，分别应用 2 种标准予以分级，并评价两者的相符性。统计分析提示 2 种分级标准观察相符性都很好，但 Young 分级标准更好。2 种分级标准的区别在于，Young 分级标准将慢波（δ/θ）大于 50% 定为 Ⅰ 级，而 Synek 标准 Ⅱ、Ⅲ 级是对不同频率和波幅的慢波进行细分。2 种分级标准的临床意义在于，Young 分级标准定义简洁，可操作性强，判定结果一致性高；Synek 分级标准内容丰富细致，适用范围更广，预测功能趋于完善。此外，Young 建立了分级指导原则：①爆发 - 抑制模式必须至少每 20 s 普遍抑制 1 s；②抑制模式必须全部导联脑电波幅均小于 20 μV；③ EEG 记录分级困难时，选择最严重模式，严重程度由重到轻依次为：抑制，爆发 - 抑制，三相波，失节律或 δ 波，局灶性棘波、三相波、失节律或 δ 波。

2005 年，中国首都医科大学宣武医院 neuro-ICU 团队王晓梅等经各种分级标准比对发现，Young 分级标准预测 CPR 后昏迷患者预后的一致性和准确性更好。

二、aEEG 评估

aEEG 是简单化的单频道脑功能监测，属于广义上的 qEEG。aEEG 从双侧顶骨处采集脑电活动信号，放大后经波段滤波器进行过滤，滤除 2 Hz 以下和 15 Hz 以上的信号，然后，经半对数化的振幅压缩使原始脑电波缩小，再通过模拟整流模块将压缩后的波形整合。描记的轨迹代表了整个脑电背景活动电压改变的信号。aEEG 需要结合原始 EEG 进行分析，并采用模式分类来评估脑功能。

成人 aEEG 模式的分类除了参考新生儿标准外，瑞典隆德大学临床科学系 Malin 等于 2010 年提出了新的分类：①全面抑制模式，全导联脑电最高波幅小于 10 μV；②爆发 - 抑制模式，全部导联非癫痫样活动（爆发波的波幅大于 50 μv），每 20 s 至少有 1 s 的抑制（抑制波的波幅小于 10 μV）；③癫痫持续状态模式（全部导联癫痫样活动）；④慢波增多模式，慢波占比明显增多，最低波幅大于 10 μV，且无癫痫样放电活动。

aEEG 用于评估非低温治疗的成人 CPR 后昏迷患者脑功能研究已有报道。2012 年，南方医科大学南方医院团队田歌等应用 aEEG 对 30 例发病 72 h 内非低温治疗的 CPR 后昏迷患者进行研究。其参考新生儿 aEEG 分类标准，将 aEEG 分为 3 级。结果提示，aEEG 分级与格拉斯哥昏迷量表（Glasgow coma scale，GCS）评分和短期（1 个月）预后有明显的相关性（spearman 相关系数分别为 0.339 和 0.395；$P<0.05$）。但这一研究的病例数过少，缺乏 aEEG 分级与远期预后的相关性分析。2014 年，中国首都医科大学宣武医院 neuro-ICU 团队杨庆林等对 60 例发病 24 h 以上的 CPR 后昏迷患者进行了 aEEG 分析研究，结合原始 EEG 将 aEEG 分为 4 种模式：慢波增多模式、全面抑制模式、癫痫持续状态模式和爆发 - 抑制模式。第 1 种为良性模式，后 3 种模式为恶性模式。结果提示，恶性模式预测不良预后的准确性好于 EEG 分级，敏感性为（0.903 *vs.* 0.902），特异性为（0.724 *vs.* 0.474），阳性预测值为（0.777*vs.* 0.787），阴性预测值为（0.875 *vs.* 0.692）。

三、qEEG 评估

qEEG 是常规 EEG 的计算机“定量”分析，主要内容包括时域分析、频域分析、双谱分析、非线性动力学分析等。时域分析呈现脑电信号数据随时间变化的规律和所反映的信息，包括波幅、频率、时程、瞬态分布等波形特征，核心技术是波幅谱分析；频域分析呈现脑电信号数据随频率变化的规律和所反映的信息，其核心技术是功率频谱分析；时域和频域的联合分析为脑电双频谱指数（bispectral index，BIS）。qEEG 具有敏感性高、可定量分析和可统计处理等优势。

时域分析、频域分析、时域和频域联合分析，在预测 CPR 后昏迷患者预后的研究中均有应用。具有代表性参数包括：①爆发抑制比（burst suppression ratio，BSR），是描述整个 EEG 抑制成分比例的参数，通过设定脑电电压阈值来达到定量目的，参数数值波动在 0～100%；②基于 qEEG 频域分析的参数，包括 δ+θ 与 α+β 功率比［（delta+theta）/（alpha+beta）ratio，DTABR］、相对功率比（relative power ratio，RP）、总功率（total power，TP）等；③脑对称指数（brain symmetry index，BSI），主要反映两侧半球功率的差异性，数值波动在 0～1 之间；④频谱边界频率（spectral edge frequency，SEF），代表某段 EEG 功率频谱内功率值占据一定百分率的高边界频率，其百分率波动在 75%～95% 之间，即 SEF75%～SEF95%，其中以 SEF95% 和 SEF90% 最为常用；⑤ BIS，是双频谱分析，用于研究非线性特征的现象，包括频率、振幅、位相 3 种特性的脑电图定量分析。目前，众多的 qEEG 参数已开始用于评估 CPR 后昏迷患者的脑功能和预测预后。这些研究中，或单独监测某个特定 qEEG 参数，或监测多个 qEEG 参数。

功率频谱分析最早应用于麻醉和卒中领域，临床应用价值得到肯定。很多研究尝试将功率频谱分析用于评估和预测窒息引起的新生儿缺血缺氧性脑病和 CPR 后昏迷。2007 年和 2016 年，Flora 和 Doyle 分别应用功率频谱分析参数（包括 TP、SEF 及 TP 变异性）预测新生儿窒息后是否发生缺血缺氧性脑病（26 例和 13 例），结果显示，虽然缺血缺氧性脑病组和非缺血缺氧性脑病组的 SEF 及 TP 无统计学差异，但 TP 变异性有显著差异。

目前，将功率频谱参数用于成人 CPR 后昏迷的研究并不多。2008 年，南方医科大学南方医院团队林正豪等对 30 例昏迷患者（包括 5 例 CPR 后昏迷患者）进行 EEG 定量分析，结果发现，SEF 及 TP 与 GCS 评分呈正相关，但未对 qEEG 各参数预测预后能力进行阐述。2014 年，首都医科大学宣武医院团队杨庆林等对 60 例未接受低温治疗的 CPR 后昏迷患者进行 EEG 定量分析，结果发现，DATBR 预测不良预后并不理想（ROC 曲线下面积为 0.507，95%*CI* 0.308～0.705，P=0.943）；同样，反映双侧半球脑电功率对称性的 BSI 预测不良预后亦不具有临床价值（ROC 曲线下面积为 0.359，95%*CI* 0.215～0.502，P=0.117）。2016 年，首都医科大学宣武医院团队刘刚等对 96 例 CPR 后昏迷患者进行 EEG 反应性的总功率分析，结果发现预测苏醒的准确性提高。综上所述，无论成人还是新生儿，应用功率频谱参数预测缺氧性弥漫性脑损害预后不甚满意。

随着 BSR、BIS 和非线性参数（包括复杂度、近似熵、状态熵、李氏指数、反应性等）越来越多地用于脑功能评估，技术日趋成熟，评估准确性也趋于理想。2009 年，卢森堡中心医院 Pascal 等对 45 例未接受低温治疗的 CPR 后昏迷患者进行了连续 72 h 的 BIS 监测，证实 BIS 能够准确预测不良神经功能预后。由此可见，BSR、BIS 和非线性参数预测 CPR 后昏迷不良预后优于功率谱参数，推测与 CPR 后昏迷患者神经细胞的电活动受到严重抑制有关，此时频率的变化不如波幅、位相等变化明显。因此，反映脑电波波幅、位相、协同性等变化的参数成为更加敏感的指标。

四、小结

EEG 分级、aEEG 模式及 qEEG 各项参数在非低温治疗 CPR 后昏迷的脑功能评估中各具不同的临床应用价值。通常，EEG 分级评估可广泛用于所有医疗单位，aEEG 评估可用于多个头皮电极安放困难的患者，qEEG 评估虽然准确性最好，但对原始 EEG 质量控制的要求很高。随着数字脑电图技术的发展和量化分析软件的升级，3 项技术联合使用，能够使 EEG 评估更加广泛和更加准确。EEG 还包括众多其他重要信息，如位相、波形、变异性、连续性、反应性等非线性分析，其适用范围和准确性还有待进一步研究。

第一作者：杨庆林，2003 级硕士研究生，2010 年博士研究生
通讯作者：宿英英，博士研究生导师

参考文献

[1] Hockaday JM, Potts F, Bonazzi A, et al. EEG changes in acute cerebral anoxia from cardiac or respiration arrest. Electroenceph clin Neurophysio, 1965, 18: 575-586.

[2] Lavizzari GS, Bassetti C. Prognostic value of EEG in post-anoxic coma after cardiac arrest. Eur Neurol, 1987, 26: 161-170.

[3] Synek VM. EEG abnormality grades and subdivisions of prognostic importance in traumatic and anoxic coma in adults. Clin Electroencephalogr, 1988, 19: 160-166.

[4] Rossetti, AO, Oddo M, Logroscino G, et al. Prognostication after Cardiac Arrest and Hypothermia: a prospective study. Ann Neurol, 2010, 67: 301-307.

[5] Young GB, McLachlan RS, Kreeft JH, et a1. An electroencephalographic classification for coma. Can J Neurol Sci, 1997, 24: 320-325.

[6] 王晓梅，宿英英. 重症脑功能损伤的脑电图分级标准研究. 中华神经科杂志，2005，38：104-107.

[7] Wang XM, Su YY. Electroencephalography grading standard research in severe cerebral dysfunction. Chin J Neurol, 2005, 38: 104-107.

[8] Malin R, Erik W, Tobias C, et al. Continuous amplitude-integrated electroencephalogram predicts outcome in hypothermia-treated cardiac arrest patients. Crit Care Med, 2010, 38: 1838-1844.

[9] Tian G, Qin K, Wu Y, et al. Outcome prediction by amplitude-integrated EEG in adults with hypoxic ischemic encephalopathy. Clinical Neurology and Neurosurgery, 2012, 114: 585-589.

[10] Yang QL, Su YY, Mohammed H, et al. Poor outcome prediction by burst suppression ratio in adults with post-anoxic coma without hypothermia. Neurological Research, 2014, 36: 453-460.

[11] Flora YW, Charles P, Barfieldb, AM, et al. Power spectral analysis of two-channel EEG in hypoxic-ischaemic encephalopathy. Early Human Development, 2007, 83: 379–383.

[12] Doyle OM, Greene BR, Murray DM, et al. The effect of frequency band on quantitative EEG measures in neonates with hypoxic-ischaemic encephalopathy. Conf Proc IEEE Eng Med Biol Soc, 2007, 2007: 717-721.

[13] 林正豪，潘速跃，郑伟城，等. 频谱边界频率与意识障碍程度相关性研究. 临床神经电生理杂志，2008，17（6）：331-333.

[14] Lin ZH, Pan SY, Zheng WC, et al. The correlation between spectral edge frequency and degree of conscious disturbance. Journal of Epileptology and Electroneurophysiology, 2008, 17 (6): 331-333.

[15] Liu G, Su Y, Jiang M, et al. Electroencephalography reactivity for prognostication of post-anoxic coma after cardiopulmonary resuscitation: A comparison of quantitative analysis and visual analysis. Neurosci Lett, 2016, 626: 74-78.

[16] Hofineijer J, Tjepkema-Cloostermans MC, vail Putten MJ, et a1. Burst—suppression with identical bursts: a distinct EEG pattern with poor outcome in postanoxic coma. Clin Neurophysiol, 2014, 125 (5): 947-954.

[17] David BS, Gilles LF, Tracy R, et al. The bispectral index and suppression ratio are very early predictors of neurological outcome during therapeutic hypothermia after cardiac arrest. Intensive Care Med, 2010, 36: 281-288.

[18] Effhymiou E, Renzel R, Baumann C, et al. Predictive value of EEG in postanoxic encephalopathy: a quantitative model-based approach. Resuscitation, 2017, 1 (19): 27-32.

[19] Hofmeijer J, van Putten MJ. EEG in postanoxic coma: prognostic and diagnostic value. Clin Neurophysiol, 2016, 127 (4): 2047-2045.

[20] Pascal S, Christophe W, Luc M, et al. Bispectral index (BIS) helps predicting bad neurological outcome in comatose survivors after cardiac arrest and induced therapeutic hypothermia. Resuscitation, 2009, 80: 437-442.

心肺复苏后昏迷患者：低温治疗期间的神经电生理评估

刘祎菲　贾庆霞　宿英英

心脏停搏（cardiac arrest，CA）是导致成年人死亡和严重残疾的主要原因之一，仅有 10.6% 的院外 CA 患者能够存活，而存活患者中仅有 8.3% 能够获得良好神经功能结局（苏醒伴或不伴神经功能残疾）。因此，心肺复苏（cardiopulmonary resuscitation，CPR）后昏迷患者的神经功能预后评估十分重要。2006 年美国神经病学会实践指南指出，CPR 后 24～72 h，脑干反射消失、脑电图爆发 - 抑制模式、体感诱发电位 N20 皮质波消失等均可准确预测 CPR 后昏迷患者的不良预后（死亡或植物状态）。

近年来，治疗性低温兴起，其不仅提高了 CPR 患者的生存率，还改善了其神经功能预后。然而，治疗性低温启动后是否还能沿用以往的预后评估指标，成为新的挑战。因为低体温与抗寒战药物（大剂量麻醉镇静药物）的作用与相互作用可能影响评估结果。已有研究证实，低温治疗期间，临床评估指标无法准确预测 CPR 后昏迷患者不良预后，但神经电生理评估技术是否能够继续沿用，目前尚不清楚。本文聚焦治疗性低温（CPR 后 12～24 h）对神经电生理参数的影响，为临床应用提供可参考依据。

一、CPR 后神经电生理功能演变

一项临床病例系列研究显示，CPR 期间和 CPR 后连续监测生存患者脑电图（electroencephalography，EEG），意识恢复患者常在持续 10 min～8 h 电静息后 EEG 活动恢复正常，但有时也会历经数小时至数天的爆发 - 抑制模式后，转为正常。如果爆发 - 抑制模式持续时间更长，则很难从昏迷中苏醒。无论是动物实验还是临床研究结果，CPR 后意识恢复与爆发 - 抑制 EEG 持续时间均呈负相关，爆发 - 抑制模式持续 24 h 以上的昏迷患者几乎不会苏醒。躯体感觉诱发电位（somatosensory evoked potential，SEP）与 EEG 相似，CPR 后脑功能恢复也有规律可循，即 CPR 动物模型发现，皮质电位在 CPR 后数秒内消失，随后的几分钟丘脑电位消失，最后脑干电位消失。脑复苏后，1 h 内脑干和丘脑电位出现，数小时内皮质电位出现。

二、CPR 后脑电图评估的准确性

（一）EEG 动态评估

CPR 后 10～14 s EEG 呈现等电位改变。然而，CPR 后早期 EEG 等电位不一定预示预后不良，因此，CPR 后昏迷患者需要持续监测 EEG 演变过程。如果昏迷患者 EEG 在 CPR 后 24 h 内没有改善，则预后不良；如果 CPR 后 12 h 内恢复至生理节律，则预后良好。

这种基于 CPR 后 24 h 内 EEG 动态演变的预测预后方法，对接受低温或麻醉镇静药物治疗的 CPR 后昏迷患者同样适用。2012—2015 年，4 项 CPR 后昏迷患者经早期连续监测 EEG 动态演变预测预后的前瞻队列研究显示，CPR 后 12 h（低温期间）EEG 恢复正常节律或弥漫性慢波增多与 6 个月良好预后（CPC 1～2 分）相关，预测敏感性为 55%～56%（95%*CI* 41%～70%），特异性为 91%～96%（95%*CI* 86%～100%）。其中 EEG 恢复的部分 CPR 患者因其他脏器（特别是心脏）功能衰竭死亡，从而导致 EEG 预测特异性降低。而 CPR 后 24 h（低温治疗期间）EEG 持续等电位或低电压（$<$ 20 μV）患者预后不良，敏感性为 40%（95%*CI* 19%～64%），特异性为 100%（95%*CI* 86%～100%）。

（二）EEG 模式评估

CPR 后 24 h，昏迷患者 EEG 常向各种不同的非特异 EEG 背景演变。2006 年美国神经病学会简化 EEG 背景为恶性 EEG 模式、良性 EEG 模式和不确定 EEG 模式。其中，恶性 EEG 模式包括抑制模式（等电位 / 低电压）、爆发 - 抑制模式、α/θ 昏迷模式和广泛周期性放电模式。在低温治疗期间，以抑制、爆发 - 抑制、痫样放电等恶性 EEG 模式最为常见。

1. EEG 抑制模式　2010 年和 2012 年，2 项研究显示，低温治疗期间，恶性 EEG 模式中的抑制模式可准确预测患者不良预后（CPC 3～5 分），敏感性为 37%～40%（95%*CI* 19%～64%），特异性为 100%（95%*CI* 89%～100%）。也有研究显示，在接受低温治疗的 CPR 后昏迷患者中，9 例呈抑制模式，但其中 3 例病后 6 个月随访时意识恢复，抑制模式作为 CPR 后不良预后评估指标，特异性并未达到 100%（95%*CI* 85%～99%）。而有趣的是，3 例患者复温结束并停止麻醉镇静药物使用后，EEG 监测仍然为抑制模式，作者推测，这一假阳性结果很可能与麻醉镇静药物并未完全清除有关。

2. EEG 爆发 - 抑制模式　2013 年的一项系统回顾与荟萃分析显示，以 CPC 4～5 分为不良预后评判标准时，低温治疗期间 EEG爆发 - 抑制模式的不良预后预测敏感性为 37%（95%*CI* 22%～54%），特异性为 100%（95%*CI* 95%～100%）；以 CPC 3～5 分作为不良预后评判标准时，低温治疗期间 EEG 呈爆发 - 抑制模式的不良预后预测敏感性升至 55%（95%*CI* 43%～67%），特异性降至 95%（95%*CI* 86%～99%）。因此，预后评估标准不同，EEG 评估的准确性也会有所变动。此外，临床研究对爆发 - 抑制模式的定义不同，也会影响 EEG 预后预测准确性。2013 年，美国临床神经生理学协会对重症监护患者 EEG 使用标准术语提出建议：EEG 爆发 - 抑制模式的爆发为＞50 μV 快速瞬变的慢波，抑制为＜10 μV 并超过 1 s。参照这一建议的研究结果显示，爆发 - 抑制模式预测不良预后的敏感性为 37%，特异性为 100%。

3. EEG 痫样放电模式　根据不同诊断标准，CPR 后昏迷患者 EEG 痫样放电（electrographic status epilepticus，ESE）模式的发生率为 10%～35%，其表现为＞1 Hz 的重复癫痫放电至少持续 30 min。大多数 ESE 模式可进展为临床可见的癫痫发作，发作形式以肌阵挛或强直 - 阵挛为主，并可被丙泊酚抑制。ESE 模式是真正的癫痫发作，还是大脑皮质严重受损的标志，并不十分清楚。2010 年，Rundgren 等将 ESE 模式分为 2 种类型，一种是从爆发 - 抑制模式演变而来，另一种是从连续性 / 反应性 EEG 背景演变而来。2 种不同类型的 ESE 模式对预后预测的准确度稍有不同。低温治疗期间，由爆发 - 抑制模式演变而来的 ESE（SB-ESE）不良预后预测特异性达到 100%，而连续性 / 反应性 EEG 背景演变而来的 ESE（C-ESE）不良预后预测特异性为 96%（95%*CI* 88%～100%）。

（三）脑电图反应性评估

EEG 反应性是指外部刺激（听觉、视觉、体感等）引起的 EEG 背景在频率或振幅上的变化。EEG 反应性与昏迷后苏醒密切相关。有研究表明，EEG 无反应性可准确评估低温治疗期间患者的不良预后。CPR 后 24 h，EEG 无反应性预测不良预后的敏感性为 74%，特异性为 93%～99%。2013 年的一项系统回顾和荟萃分析显示，低温治疗期间，EEG 无反应性对不良预后的预测敏感性为 63%（95%*CI* 49%～76%），特异性为 97%（95%*CI* 88%～100%）。此外，EEG 有反应性可很好预测患者良好预后。即使在低温治疗的维持阶段（CPR 后 24 h 内），对声音刺激有 EEG 反应性的昏迷患者更有苏醒的可能。然而，目前 EEG 反应性还存在定义不够明确、刺激强度及其质量评定不够可靠、结果分析不够精准（肉眼观察）等问题。

（四）量化脑电图评估

量化 EEG 是通过计算机辅助分析方法，对 EEG 频率、振幅、时间等信息进行的定量计算，其有助于准确、客观获得分析 EEG 结果。最早用于 CPR 后昏迷患者的量化 EEG 方法是振幅整合脑电图（amplitude-integrated EEG，aEEG）。2009 年的一项前瞻性队列研究显示，aEEG 参数可预测低温治疗期间（33℃持续 24 h）CPR 后昏迷患者不良预后，即 CPR 后 24 h（低温治疗期间）爆发抑制比（burst-suppression ratio，BSR）≥21.48 提示预后不良，敏感性为 89%，特异性为 62%；反应熵（response entropy，RE）≤12.53 和状态熵（state entropy，SE）≤11.84 提示不良预后，敏感性为 78%，特异性为 81%。2014 年的一项 BSR、aEEG 与脑电图模式对比的前瞻性研究显示，BSR 是预测非低温治疗 CPR 后昏迷患者不良预后的理想参数，其准确性优于 aEEG 和 EEG 分级。

2013 年，Tjepkema-Cloostermans 等应用脑恢复指数（cerebral recovery index，CRI）评估 CPR 后昏迷患者预后。即 CPR 后 24 h（低温治疗期间），CRI＜0.29 与不良预后相关，敏感性为 55%（95%*CI* 32%～76%），特异性为 100%（95%*CI* 86%～100%）；CRI＞0.69 与良好预后相关，敏感性为 25%（95%*CI* 10%～14%），特异性为 100%（95%*CI* 85%～100%）。

近年来，EEG 双频指数（bispectral index，BIS）也开始用于 CPR 后昏迷患者预后评估。目前最大规模（83 例患者）的一项前瞻性队列研究显示，CPR 后昏迷患者低温治疗期间 BIS＜22 预测不良预后似然比为 14.2，曲线下面积为 0.91（95%*CI* 0.85～0.98）。2013 年的一项系统回顾和荟萃分析显示，低温治疗期间 BIS≤6 预测不良预后敏感性为 49%（95%*CI* 37%～60%），特异性为 100%（95%*CI* 94%～100%）。

三、CPR 后短潜伏期躯体感觉诱发电位评估的准确性

2006 年美国神经病学会实践指南推荐，双上肢正中神经短潜伏期躯体感觉诱发电位（short-latency somatosensory evoked potential，SLSEP）N20 波形缺失可作为不良预后最明确的预测指标之一。即便在低温治疗期间，SLSEP 也保留了其预测价值。Tiainen 等研究证实，无论低温治疗组还是正常体温治疗组，双侧 N20 波形消失预示永久性昏迷，特异性达到 100%。Bouwes 等在低温治疗期间（平均 CPR 后 20 h）和复温后（平均 CPR 后 63 h）分别对昏迷患者进行 SLSEP 检测，结果发现，低温治疗期间的 SLSEP 双侧皮质波消失（13 例）预示预后不良，特异性为 100%。2 项系统回

顾与荟萃分析显示，SLSEP 双侧 N20 波形消失预测不良预后的敏感性为 28%（95%*CI* 21%～36%），特异性为 97%～100%（95%*CI* 93%～100%）。

然而，也有一项回顾性队列研究发现，SLSEP 双侧 N20 消失并不能独立预测不良预后，并且存在 N20 恢复的可能。因此，临床上需要更多前瞻性研究，进一步证实双侧 N20 消失对 CPR 后低温治疗患者预后预测的准确性。

四、CPR 后神经电生理技术评估脑死亡的准确性

CPR 患者脑复苏后临床研究显示，脑死亡占所有 CPR 患者死亡原因的 1/4～1/3。尽管在低温治疗期间，CPR 后 6 h 内所有脑干反射完全消失的昏迷患者存活概率不超过 5%，但低温治疗期间应用神经电生理技术进行脑死亡评估并不恰当。评估时间对于脑死亡判定至关重要，CPR 后 24 h 内（低温治疗期间）神经电生理检查极有可能出现预后不良的假阳性结果。中国和英国脑死亡评估指南均强调，脑干反射检查和自主呼吸激发试验时的核心体温应＞36℃，并延续至神经电生理检查完毕。

五、小结

低温治疗期间，尤其是 CPR 后 24 h 内，EEG 的良性动态演变可作为良好预后的依据，而 EEG 恶性模式和 EEG 反应性消失与不良预后相关。低温治疗可能并不改变 SLSEP 的预后评估价值，双侧 N20 波形消失与不良预后相关，但需注意有否 N20 的“再现”。总之，低温治疗期间，EEG 和 SLSEP 仍可作为 CPR 后昏迷患者的预后预测评估，但需与低温结束后的检查结果一致。低温治疗期间的 EEG 和 SLSEP 检测结果，不能作为脑死亡判定依据。

第一作者：刘祎菲，2013 级硕士研究生，2015 级博士研究生
第二作者：贾庆霞，2016 级博士研究生
通信作者：宿英英，硕士、博士研究生导师

参考文献

［1］ Mozaffarian D, Benjamin EJ, Go AS, et al. Heart disease and stroke statistics-2015 update: a report from the American Heart Association. Circulation, 2015, 131 (4): e29-322.

［2］ Wijdicks EF, Hijdra A, Young GB, et al. Quality standards subcommittee of the American academy of neurology. Practice parameter: Prediction of outcome in comatose survivors after cardiopulmonary resuscitation (an evidence-based review): report of the Quality Standards Subcommittee of the American Academy of Neurology. Neurology, 2006, 67: 203-210.

[3] Arrich J, Holzer M, Havel C, et al. Hypothermia for neuroprotection in adults after cardiopulmonary resuscitation. Cochrane Database of Systematic Reviews, 2012, 9: CD004128.

[4] Kim YM, Yim HW, Jeong SH, et al. Does therapeutic hypothermia benefit adult cardiac arrest patients presenting with non-shockable initial rhythms: a systematic review and meta-analysis of randomized and non-randomized studies. Resuscitation, 2012, 83 (2): 188-196.

[5] Bouwes A, Binnekade JM, Kuiper MA, et al. Prognosis of coma after therapeutic hypothermia: a prospective cohort study. Ann Neurol, 2012, 71 (2): 206-212.

[6] Greer DM. Unexpected good recovery in a comatose post-cardiac arrest patient with poor prognostic features. Resuscitation, 2013, 84 (6): 81-82.

[7] Jørgensen EO, Malchow-Møller A. Natural history of global and critical brain ischaemia. Part Ⅰ: EEG and neurological signs during the first year after cardiopulmonary resuscitation in patients subsequently regaining consciousness. Resuscitation, 1981, 9 (2): 133-153.

[8] Jørgensen EO, Malchow-Møller A. Natural history of global and critical brain ischaemia. Part Ⅱ: EEG and neurological signs in patients remaining unconscious after cardiopulmonary resuscitation. Resuscitation, 1981, 9 (2): 155-174.

[9] Sherman DL, Brambrink AM, Ichord RN, et al. Quantitative EEG during early recovery from hypoxic-ischemic injury in immature piglets: burst occurrence and duration. Clin Electroencephalogr, 1999, 30 (4): 175-183.

[10] Gurvitch AM, Romanova NP, Mutuskina EA. Quantitative evaluation of brain damage resulting from circulatory arrest to the central nervous system or the enire body. Ⅰ. Electroencephalographic and histological evaluation of the severity of permanent post-ischaemic damage. Resuscitation, 1972, 1 (3): 205-218.

[11] Brechner VL, Kavan EM, Bethune RW, et al. The electroencephalographic effects of arrested circulation during hypothermia. Am Surg, 1959, 25: 833-842.

[12] Yashon D, White RJ, Taslitz N, et al. Experimental cerebral circulatory arrest: effect on electrocortical potentials. J Neurosurg, 1970, 32 (1): 74-82.

[13] Gendo A, Kramer L, Häfner M, et al. Time-dependency of sensory evoked potentials in comatose cardiac arrest survivors. Intensive Care Med, 2001, 27 (8): 1305-1311.

[14] Nakabayashi M, Kurokawa A, Yamamoto Y. Immediate prediction of recovery of consciousness after cardiac arrest. Intensive Care Med, 2001, 27 (7): 1210-1214.

[15] Hossmann V, Hossmann KA. Return of neuronal functions after prolonged cardiac arrest. Brain Res, 1973, 60 (2): 423-438.

[16] Cerchiari EL, Sclabassi RJ, Safar P, et al. Effects of combined superoxide dismutase and deferoxamine on recovery of brainstem auditory evoked potentials and EEG after asphyxial cardiac arrest in dogs. Resuscitation, 1990, 19 (1): 25-40.

[17] Muthuswamy J, Kimura T, Ding MC, et al. Vulnerability of the thalamic somatosensory pathway after prolonged global hypoxic-ischemic injury. Neuroscience, 2002, 115 (3): 917-929.

[18] Hofmeijer J, van Putten MJ. Ischemic cerebral damage: an appraisal of synaptic failure. Stroke, 2012, 43 (2): 607-615.

[19] Tjepkema-Cloostermans MC, Hofmeijer J, Trof RJ, et al. Electroencephalogram predicts outcome in patients with postanoxic coma during mild therapeutic hypothermia. Crit Care Med, 2015, 43 (1): 159-167.

[20] Hofmeijer J, Beernink TM, Bosch FH, et al. Early EEG contributes to multimodal outcome prediction of postanoxic coma. Neurology, 2015, 85 (2): 137-143.

[21] Sivaraju A, Gilmore EJ, Wira CR, et al. Prognostication of post-cardiac arrest coma: early clinical and electroencephalographic predictors of outcome. Intensive Care Med, 2015, 41 (7): 1264-1272.

[22] Cloostermans MC, van Meulen FB, Eertman CJ, et al. Continuous electroencephalography monitoring for early prediction of neurological outcome in postanoxic patients after cardiac arrest: a prospective cohort study. Crit Care Med, 2012, 40 (10): 2867-2875.

[23] Hofmeijer J, van Putten MJ. EEG in postanoxic coma: prognostic and diagnostic value. Clin Neurophysiol, 2016, 127 (4): 2047-2055.

[24] Rossetti AO, Oddo M, Logroscino G, et al. Prognostication after cardiac arrest and hypothermia: a prospective study. Ann Neurol, 2010, 67 (3): 301-307.

[25] Sandroni C, Cavallaro F, Callaway CW, et al. Predictors of poor neurological outcome in adult comatose survivors of cardiac arrest: a systematic review and meta-analysis. Part 2: Patients treated with therapeutic hypothermia. Resuscitation, 2013, 84 (10): 1324-1338.

[26] Rundgren M, Westhall E, Cronberg T, et al. Continuous amplitude-integrated electroencephalogram predicts outcome in hypothermia-treated cardiac arrest patients. Crit Care Med, 2010, 38 (9): 1838-1844.

[27] Kamps MJ, Horn J, Oddo M, et al. Prognostication of neurologic outcome in cardiac arrest patients after mild therapeutic hypothermia: a meta-analysis of the current literature. Intensive Care Med, 2013, 39 (10): 1671-1682.

[28] Hirsch LJ, LaRoche SM, Gaspard N, et al. American Clinical Neurophysiology Society's Standardized Critical Care EEG Terminology: 2012 version. J Clin Neurophysiol, 2013, 30 (1): 1-27.

[29] Ruijter BJ, van Putten MJ, Horn J, et al. Treatment of electroencephalographic status epilepticus after cardiopulmonary resuscitation (TELSTAR): study protocol for a randomized controlled trial. Trials, 2014, 15: 433.

[30] Seder DB, Sunde K, Rubertsson S, et al. Neurologic outcomes and postresuscitation care of patients with myoclonus following cardiac arrest. Crit Care Med, 2015, 43 (5): 965-972.

[31] Thömke F, Marx JJ, Sauer O, et al. Observations on comatose survivors of cardiopulmonary resuscitation with generalized myoclonus. BMC Neurol, 2005, 5: 14.

[32] Oddo M, Rossetti AO. Early multimodal outcome prediction after cardiac arrest in patients treated with hypothermia. Crit Care Med, 2014, 42 (6): 1340-1347.

[33] Snyder BD, Hauser WA, Loewenson RB, et al. Neurologic prognosis after cardiopulmonary arrest: Ⅲ. Seizure activity. Neurology, 1980, 30 (12): 1292-1297.

[34] Rossetti AO, Urbano LA, Delodder F, et al. Prognostic value of continuous EEG monitoring during therapeutic hypothermia after cardiac arrest. Crit Care, 2010, 14 (5): R173.

[35] Wennervirta JE, Ermes MJ, Tiainen SM, et al. Hypothermia-treated cardiac arrest patients with good neurological outcome differ early in quantitative variables of EEG suppression and epileptiform activity. Crit Care Med, 2009, 37 (8): 2427-2435.

[36] Yang QL , Su YY, Hussain M, et al. Poor outcome prediction by burst suppression ratio in adults with post-anoxic coma without hypothermia. Neurol Res, 2014, 36 (5): 453-460.

[37] Tjepkema-Cloostermans MC, van Meulen FB, Meinsma G, et al. A Cerebral Recovery Index (CRI) for early prognosis in patients after cardiac arrest. Crit Care, 2013, 17 (5): R252.

[38] Seder DB, Fraser GL, Robbins T, et al. The bispectral index and suppression ratio are very early predictors of neurological outcome during therapeutic hypothermia after cardiac arrest. Intensive Care Med, 2010, 36 (2): 281-288.

[39] Tiainen M, Kovala TT, Takkunen OS, et al. Somatosensory and brainstem auditory evoked potentials in cardiac arrest patients treated with hypothermia. Crit Care Med, 2005, 33 (8): 1736-1740.

[40] Bouwes A, Binnekade JM, Zandstra DF, et al. Somatosensory evoked potentials during mild hypothermia after cardiopulmonary resuscitation. Neurology, 2009, 73 (18): 1457-1461.

[41] Golan E, Barrett K, Alali AS, et al. Predicting neurologic outcome after targeted temperature management for cardiac arrest: systematic review and meta-analysis. Crit Care Med, 2014, 42 (8): 1919-1930.

[42] Howell K, Grill E, Klein AM, et al. Rehabilitation outcome of anoxic-ischaemic encephalopathy survivors with prolonged disorders of consciousness. Resuscitation, 2013, 84 (10): 1409-1415.

[43] Rothstein T. Does hypothermia influence the predictive value of bilateral absent N20

after cardiac arrest? Neurology, 2010, 75 (6): 575-576.

[44] Leithner C, Ploner CJ, Hasper D, et al. Does hypothermia influence the predictive value of bilateral absent N20 after cardiac arrest? Neurology, 2010, 74 (12): 965-969.

[45] Rab T, Kern KB, Tamis-Holland JE, et al. Cardiac Arrest: a treatment algorithm for emergent invasive cardiac procedures in the resuscitated comatose patient. J Am Coll Cardiol, 2015, 66 (1): 62-73.

[46] Peberdy MA, Andersen LW, Abbate A, et al. Inflammatory markers following resuscitation from out-of-hospital cardiac arrest-A prospective multicenter observational study. Resuscitation, 2016: 117-124.

[47] Coba V, Jaehne AK, Suarez A, et al. The incidence and significance of bacteremia in out of hospital cardiac arrest. Resuscitation, 2014, 85 (2): 196-202.

[48] Davies KJ, Walters JH, Kerslake IM, et al. Early antibiotics improve survival following out-of hospital cardiac arrest. Resuscitation, 2013, 84 (5): 616-619.

[49] Reynolds JC, Rittenberger JC, Toma C, et al. Risk-adjusted outcome prediction with initial post-cardiac arrest illness severity: implications for cardiac arrest survivors being considered for early invasive strategy. Resuscitation, 2014, 85 (9): 1232-1239.

[50] Coppler PJ, Elmer J, Calderon L, et al. Validation of the Pittsburgh Cardiac Arrest Category illness severity score. Resuscitation, 2015, 89: 86-92.

[51] 国家卫生健康委员会脑损伤指控评价中心，中华医学会神经病学分会神经重症协作组，中国医师协会神经内科医师分会神经重症专业委员会. 中国成人脑死亡判定标准与操作规范（第二版）. 中华医学杂志，2019，99（17）：1288-1292.

[52] Martin Smith, MBBS, FRCA, FFICM. Brain Death: The United Kingdom Perspective. Semin Neurol, 2015, 35: 145-151.

成人定量脑电图 BSR 预测非低温治疗缺氧后昏迷患者不良预后

杨庆林　宿英英

【研究背景】

缺氧后昏迷（post-anoxic coma）是指由于各种原因所致的心跳停止或严重低氧血症导致广泛大脑皮质损伤后出现的昏迷。全脑缺血缺氧是导致死亡和致残的主要原因。接受心肺复苏（cardiopulmonary resuscitation，CPR）患者的自主循环恢复率为 17%～49%，但其中 80% 处于昏迷状态。2006 年的一项 meta 分析显示，脑电图（electroencephalography，EEG）可作为缺氧后存活患者预测预后的客观工具，但最有价值的定量脑电图（quantitative EEG，qEEG）参数缺如。本研究试图通过非低温治疗缺氧后昏迷患者 EEG 分析，获取更为敏感、特异、准确的不良预后预测参数。

【研究方法】

本研究为单中心前瞻队列研究，并采用盲法评估。

（1）评估对象：非低温治疗的缺氧后昏迷（7 d 内）患者。

（2）评估项目：EEG 分级评估、EEG 模式评估（aEEG）和 EEG 参数定量（qEEG）评估。

（3）定量评估参数：爆发抑制比（BSR）、慢快波功率比（DTABR）和脑对称指数（BSI）。

（4）预后评估：病后 3 个月采用格拉斯哥预后评分（Glasgow outcome scale，GOS）。对 EEG 分级评估、EEG 模式评估和 EEG 参数定量评估进行不良预后预测的准确性分析。

【研究结果】

（1）qEEG 各参数预测死亡的 ROC 曲线显示，BSR 的曲线下面积为 0.899（95%*CI* 0.814～0.984，P＜0.000），预测界值为 39.6%；BSI 和 DTABR 的曲线下面积分别为 0.618（95%*CI* 0.475～0.761，P＝0.06）和 0.359（95%*CI* 0.215～0.502，P＝0.117）。

（2）qEEG 各参数预测不良预后的 ROC 曲线显示，BSR 的曲线下面积为 0.820（95%*CI* 0.712～0.928，P＜0.000），预测界值为 23.9%。BSI 和 DTABR 的曲线下面积分别为 0.588（95%*CI* 0.393～0.784，P＝0.333）和 0.507（95%*CI* 0.308～0.705，P＝0.943）。多因素分析发现 BSR 预测死亡的 *OR* 值为 1.042（95%*CI* 1.012～1.073，P＝0.006）。BSR 预测死亡和不良预后的敏感性、特异性、阳性预测值和阴性预测值均高于 EEG 分级评估和 aEEG 模式评估。

【研究结论】

BSR 是预测非低温治疗缺氧后昏迷患者死亡和不良预后的理想参数，其准确性优于 aEEG 模式和 EEG 分级。

原始文献

Yang QL, Su YY, Hussain M, et al. Poor outcome prediction by burst suppression ratio in adults with post-anoxic coma without hypothermia. Neurological Research, 2014, 36: 453-460.

第一作者：杨庆林，2003 级硕士研究生，2010 级博士研究生

通信作者：宿英英，硕士、博士研究生导师

脑电图反应性预测心肺复苏后昏迷患者预后：量化分析与目测分析比较

刘　刚　宿英英

【研究背景】

脑电图（electroencephalogram，EEG）反应性是早期评估昏迷患者预后的一项重要指标。大多数应用EEG反应性评估昏迷患者预后采用目测分析法，然而，这一分析方法很容易受到判定人员主观性影响，且增加了非EEG专业的重症医师判断的难度。本研究旨在通过目测分析法和量化分析法对比，探讨EEG反应性的可行性和准确性，提高EEG反应性对心肺复苏（cardiopulmonary resuscitation，CPR）后昏迷患者预后的预测价值。

【研究方法】

2006年3月至2015年3月首都医科大学宣武医院神经内科监护病房收治的格拉斯哥昏迷评分（Glasgow coma score，GCS）≤8分的CPR后昏迷患者。CPR后昏迷的第1～3天（核心温度＞36℃）在床旁行EEG监测，并对疼痛刺激后EEG反应性进行评估。EEG反应性判定由不知晓患者临床资料的2位研究者分别进行目测分析和量化分析。病后3个月预后评估由不知晓临床资料和EEG判定结果的医师（1位）实施，并将患者分为苏醒组和未苏醒组。苏醒组的格拉斯哥市匹兹堡脑功能分类评分（Glasgow-Pittsburgh cerebral performance categories，CPC）包括1分、2分、3分（可执行简单命令，或能重复和持续有目的活动），未苏醒组的CPC评分包括5分、4分、3分（不能执行简单命令，或不能重复和持续有目的活动）。CPC评分：1＝恢复良好，2＝中度残疾，3＝重度残疾，4＝植物状态，5＝死亡。

【研究结果】

在本研究纳入CPR后昏迷患者96例，3个月随访时苏醒38例（40%）。

EEG反应性判定：目测分析法判定EEG有反应性的27例，其中22例苏醒（阳性预测值81%）；目测分析方法判定EEG反应性消失的69例，但仍有16例患者苏醒（阴性预测值77%）。目测分析法判定EEG反应性的敏感性和特异性分别为58%和91%。量化分析法判定EEG反应性的受试者工作曲线下面积为0.92（95%*CI* 0.87～0.97），0.10为最佳预测界值，界值下敏感性和特异性分别为90%和83%。

【研究结论】

EEG 反应性是早期评估 CPR 后昏迷患者预后良好指标，与目测分析法对比，EEG 反应性量化分析的准确性更好，可在临床工作中推广使用。

原始文献

Liu G, Su YY, Jiang MD, et al. Electroencephalography reactivity for prognostication of post-anoxic coma after cardiopulmonary resuscitation: A comparison of quantitative analysis and visual analysis. Neuroscience Letters, 2016, 626: 74-78.

第一作者：刘刚，2013 级博士研究生

通信作者：宿英英，博士研究生导师

LHI 早期意识障碍患者：基于脑电定量和脑网络特征分析

黄荟瑾　宿英英

【研究背景】

大脑半球大面积梗死（large hemispheric infarction，LHI）是大脑中动脉供血区域≥2/3 的梗死，伴或不伴大脑前动脉或大脑后动脉供血区域梗死，其中约 77% 的 LHI 患者出现早期意识障碍（early consciousness disorder，ECD）。如果能在发病早期预判苏醒，并通过治疗方案促进苏醒，将改变神经功能预后。为此，笔者基于静息态 EEG 构建 LHI 患者意识障碍早期脑功能网络，并试图通过其特征分析、机制解析，探讨预判苏醒的可能。

【研究方法】

使用 Nicolet 64 导 EEG 设备，对 2017 年 8 月至 2018 年 9 月收集的 30 例 LHI 患者意识障碍急性期（<1 个月）进行 EEG 信号采集。采用 MATLAB 数据处理软件计算功率谱、熵、相干性和相位同步，并分析（$\alpha=0.05$）不同意识状态下各频段（δ：1～4 Hz，θ：4～8 Hz，α：8～13 Hz，β：13～30 Hz）定量脑电及功能性脑网络特征。30 例患者采集 EEG 数据 38 例次，其中意识障碍组 25 例次，意识清醒组 13 例次。

【研究结果】

主要研究结果如下。

（1）功率谱分析（图 4-1）：与意识障碍组比对，清醒组全脑 β 频段、部分脑区 α

频段相对功率值增加，部分脑区 θ 和 δ 频段相对功率值减低。

（2）熵分析（图 4-2）：与意识障碍组对比，清醒组全脑近似熵和排序熵值均增加。

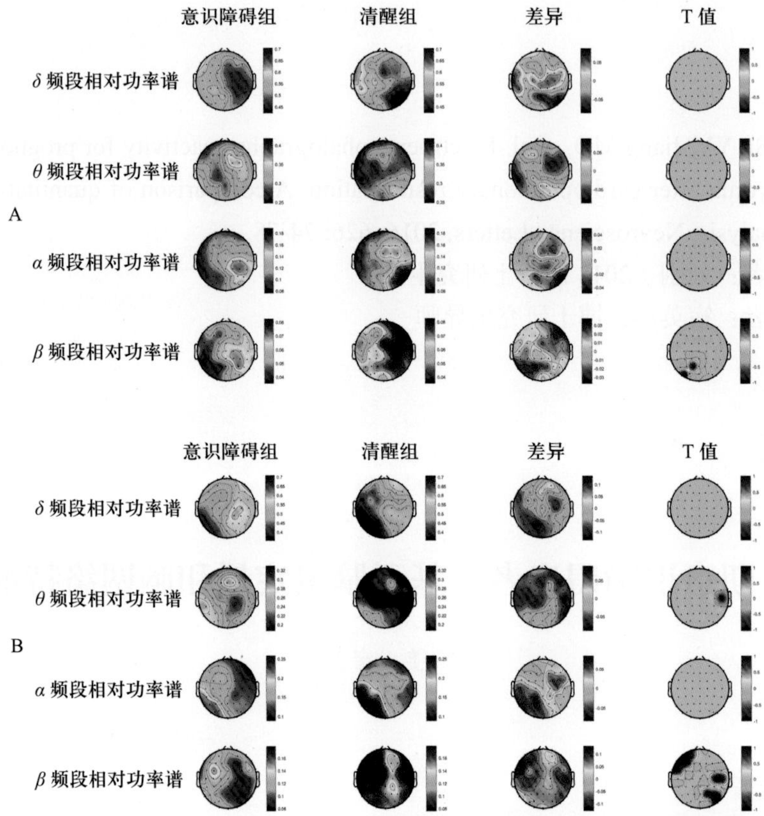

图 4-1　基于相对功率谱绘制的脑电地形图。A. 左侧 LHI 患者；B. 右侧 LHI 患者。清醒组与意识障碍组比较，Significance 代表有统计学差异的通道，Significance 绝对值越大，差异越大

（3）相干分析：与意识障碍组对比，清醒组几乎全脑的 α 频段相干性增强，部分脑区 β 频段相干性增强（图 4-3）。

（4）相位同步：与意识障碍组对比，清醒组以额 - 顶、顶枕叶为主的全脑 α 和 β 频段同步性增强（图 4-3）。

（5）小世界度：与意识障碍组对比，无论是基于相干性还是相位同步构建的连接网络，清醒组各个频段的小世界度均更高。

【研究结论】

本研究发现，LHI 患者的 α 和 β 频段震荡越多、δ 和 θ 频段震荡越少，意识水平越高。近似熵和排序熵越高，分布范围越广，意识水平越高。全脑连接性越强，意识水平越高。这些指标均有可能成为预判苏醒的指标。

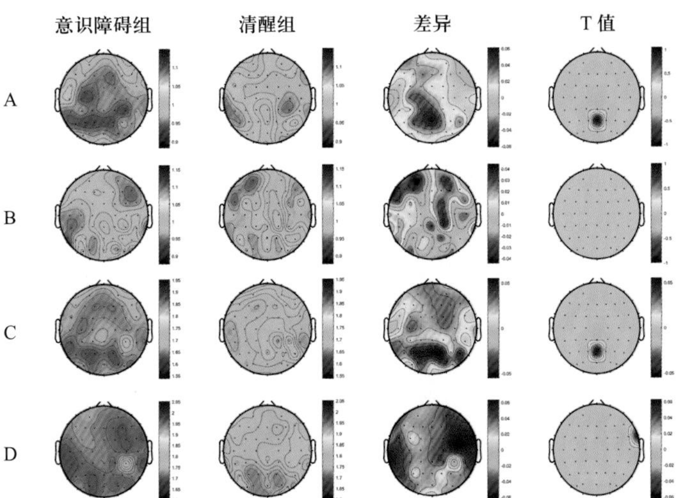

图 4-2　基于近似熵（ApEn）和排序熵（PeEn）绘制的脑电地形图。A 和 B 分别为左侧和右侧 LHI 患者基于 ApEn 绘制的地形图，C 和 D 分别为左侧和右侧 LHI 患者基于 PeEn 绘制的地形图。将清醒组与意识障碍组进行比较，彩色标尺表示熵值。越红熵值越高，越蓝熵值越低。Significance 是统计学 P 值，P 的绝对值越大，差异越大

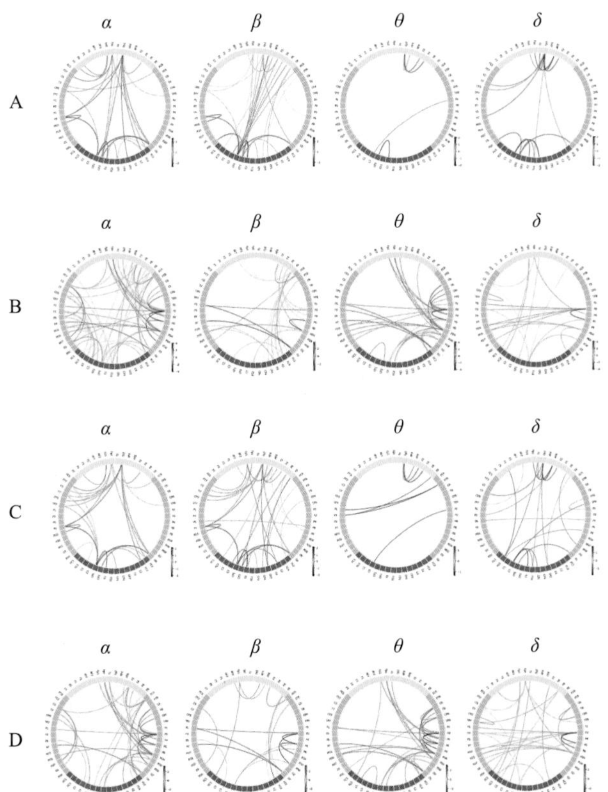

图 4-3　基于相干性和相位同步构建的脑连接图。A 和 B 分别为左侧和右侧 LHI 患者基于相干性构建的脑连接图，C 和 D 分别为左侧和右侧 LHI 患者基于相位同步构建的脑连接图。将清醒组与意识障碍组进行比较，红线表示连接增强，蓝线表示连接减弱

原始文献

Huang H, Niu Z, Liu G, et al. Early Consciousness disorder in acute large hemispheric infarction: an analysis based on quantitative EEG and brain network characteristics Neurocrit Care, 2020, 33 (1): 376-388.

第一作者：黄荟瑾，2016 级硕士研究生，2019 级博士研究生

通信作者：宿英英，硕士、博士研究生导师

心肺复苏后昏迷早期患者的脑电图量化与脑网络研究

姜梦迪　宿英英

【研究背景】

昏迷后苏醒机制十分复杂，皮质各脑区之间，以及皮质与皮质下结构之间的脑网络连接成为近年探索的热点。基于静息态脑电图（electroencephalography，EEG）的脑网络研究发现，长期昏迷患者，如持续植物状态（persistent vegetative state，PVS）或无反应觉醒综合征（unresponsive wakefulness syndrome，UWS）患者的全脑平均近似熵（approximate entropy，ApEn）、中央皮质和颞叶排序熵（permutation entropy，PeEn），以及顶叶区域 α 相干性均显著低于健康对照组；PeEn、顶叶区域 α 相干性、θ 和 α 频带的前 - 后连接性均显著低于最低意识状态（minimally conscious state，MCS）患者。其中，ApEn 与苏醒密切相关，高 ApEn 患者病后 6 个月苏醒概率增加。笔者基于慢性意识障碍患者静息态 EEG 脑网络变化特征，将研究时间点前移，即在昏迷的早期分析功能性脑网络变化，进而预判苏醒的可能，解析苏醒的机制，为早期药物或物理干预提供依据。

【研究方法】

对 2016—2018 年收入首都医科大学宣武医院神经内科重症监护病房的心肺复苏（cardiopulmonary resuscitation，CPR）后昏迷［格拉斯哥昏迷评分（Glasgow coma scale，GCS）≤8 分］患者进行前瞻性队列研究。按 3 个月后格拉斯哥预后评分（Glasgow outcome scale，GOS），分为苏醒组（GOS 3～5 分）和未苏醒组（GOS 1～2 分）。全部患者在 30 d 内进行 GCS 和床旁高密度（64 导联）EEG 监测。EEG 分析参数包括功率谱、熵和脑网络连接性（相干性、相位同步、相位迟滞指数和互相关）。

【研究结果】

纳入患者 25 例。苏醒组与未苏醒组的性别、年龄、缺血缺氧时间等基线资料比较均无显著性差异（$P>0.05$）。EEG 慢波增多且有反应性模式预测苏醒的准确性最高（88.0%），敏感性和特异性分别达到 88.9% 和 87.5%。与未苏醒组相比，苏醒组患者全脑 θ 绝对功率值、θ 相对功率比、θ/α 能量均显著增高，具有统计学意义（$P<0.05$）；全脑及各脑区（除枕叶）近似熵、左颞叶排序熵减小，具有统计学意义（$P<0.05$）；全脑互相关和各频带基于相干性、相位同步性、相位延迟指数（phase lag index，PLI）的连接性显著增强（$P<0.05$）。

【研究结论】

CPR 后昏迷患者早期基于静息态 EEG 的功率谱、熵、脑网络连接性均有预测苏醒价值。

原始文献

待发表

第一作者：姜梦迪，2013 级硕士研究生，2016 级博士研究生

通信作者：宿英英，硕士、博士研究生导师

ERP 联合 MLSEP 预测昏迷患者苏醒

刘祎菲　宿英英

【研究背景】

中潜伏期体感诱发电位（middle-latency somatosensory evoked potentials，MLSEP）和事件相关电位（event-related potential，ERP）已用于预测昏迷后苏醒，但 N60 的预测特异性和 MMN 的敏感性仍存在争议。本研究假设：MLSEP 和失匹配负波（mismatch negativity，MMN）可能具有预测昏迷患者苏醒价值。如果将 MLSEP 与 MMN 联合，可提高预测的敏感性和特异性，使预测更加准确、可靠。

【研究方法】

前瞻队列盲法研究。昏迷患者病因包括脑卒中、缺血缺氧性脑病、颅内感染等。全部患者在昏迷后 7、14、30 d 进行评估，评估指标包括格拉斯哥昏迷评分（Glasgow coma scale，GCS）、MLSEP、MLAEP、N100 和 MMN。按昏迷后 3 个月的格拉斯哥预

后评分（Glasgow outcome scale，GOS）分为苏醒组（GOS 3～5）和未苏醒组（GOS 1～2 分），对比 2 组的预测指标差异。

【研究结果】

纳入昏迷患者 113 例。预测昏迷后苏醒的指标中，单侧 N60 存在的预测敏感性最高（82.7%），MMN 存在的预测特异性最高（82.0%），且高于 GCS（6～8 分）的预测敏感性和特异性。与昏迷 14 d、30 d 对比，昏迷后 7 d 的 N60 和 MMN 预测昏迷后苏醒最优（分别为 0.796 和 0.756）。昏迷后 7 d，N60 与 MMN 联合后，预测的准确度提高（受试者工作特征曲线下面积为 0.852，95%*CI* 0.652～1.000），特异性高达 91.7%，敏感性达到 70.0%。

【研究结论】

昏迷后 7 d，双侧 N60 存在和 MMN 存在是预示昏迷患者苏醒的最佳指标，2 个指标的联合将明显提高预测的敏感性、特异性和准确性。

原始文献

待发表

第一作者：刘祎菲，2013 级硕士研究生，2015 级博士研究生

通信作者：宿英英，硕士、博士研究生导师

心肺复苏后昏迷患者的脑功能评估

刘祎菲　宿英英

【病例摘要】

患者，女性，53 岁，主因心肺复苏后昏迷 12 d 入院。

患者于 2014 年 11 月 14 日无明显诱因突发呼吸、心跳停止伴意识丧失，即刻予心肺复苏（cardiopulmonary resuscitation，CPR），即电复律、静脉注射肾上腺素和阿托品、机械通气等，2 min 后心率恢复至 30 次 / 分；气管插管、机械通气 20 min 后自主呼吸恢复至 3～4 次 / 分；3.5 h 后间断四肢强直；72 h 后脑部 CT 显示大脑皮质轻度肿胀。予以持续机械通气呼吸支持、静脉泵注多巴胺和去甲肾上腺素提升血压、静脉输注甘露醇和呋塞米降低颅内压、静脉泵注咪达唑仑控制抽搐 10 d，仍未苏醒，以“心肺复苏后昏迷”收入我院神经内科神经重症监护病房。

患者既往高血压病史 2 年，最高 140/100 mmHg（1 mmHg＝0.133 kPa）。

患者入院时查体：体温 37.8 ℃，心率 108 次 / 分，自主呼吸 18 次 / 分，血压 120/60 mmHg；双肺呼吸音粗，可闻及散在干湿啰音；浅昏迷，时有躁动（静脉泵注咪达唑仑，3 mg/h）；双侧瞳孔等大、等圆，直径约 3 mm，对光反射灵敏；双侧角膜反射、头眼反射、咳嗽反射存在；四肢可见不自主运动，疼痛刺激可见躲避，双侧腱反射亢进，双侧巴宾斯基征阳性；格拉斯哥昏迷评分（Glasgow coma scale，GCS）为 6 分（V1E1M4）。

患者入院后诊治经过：辅助检查发现全血白细胞计数 8.32×10^9/L，中性粒细胞计数 6.76×10^9/L，中性粒细胞百分率 81.3%，红细胞计数 4.78×10^{12}/L，血红蛋白 124 g/L。胸部 X 线平片显示双肺纹理增粗。

入院后 2 d（心肺复苏后 14 d）停用咪达唑仑，停药 12 h 后脑电图（electroencephalogram，EEG）检查显示慢波增多模式，即全脑导联双侧基本对称，可见频率 6～9 Hz、波幅 10～60 μV 的脑电活动，可见疼痛刺激后反应性，未见痫样放电（图 4-4）。双上肢正中神经短潜伏期躯体感觉诱发电位（short-lantency somatosensory evoked potential，SLSEP）显示双侧 N9、N13、P14、N18、N20 波形存在，峰潜伏期在正常值范围。双上肢正中神经中潜伏期体感诱发电位（middle-lantency somatosensory evoked potential，MLSEP）显示双侧 N35、P45 波形存在，峰潜伏期在正常值范围，右侧 N60 波存在、峰潜伏期延长，左侧 N60 波未引出（图 4-5）。事件相关电位（event-related potential，ERP）显示 N100、P200、失匹配负波（mismatch negativity，MMN）存在，峰潜伏期在正常值范围（图 4-6）。临床诊断为缺血缺氧性脑病，高血压 2 级（极高危）和肺炎。给予静脉输注甘油果糖（250 ml，2 次 / 天）、神经节苷脂钠盐（100 mg/d）、奥拉西坦（4 g/d）、前列地尔（5 μg/d）、醒脑静（20 ml/d）、比阿培南（0.30 g，每 12 小时 1 次）、万古霉素（1 g，每 12 小时 1 次）；物理降温（直肠体温控制在 36.5℃）和肠内营养支持治疗。

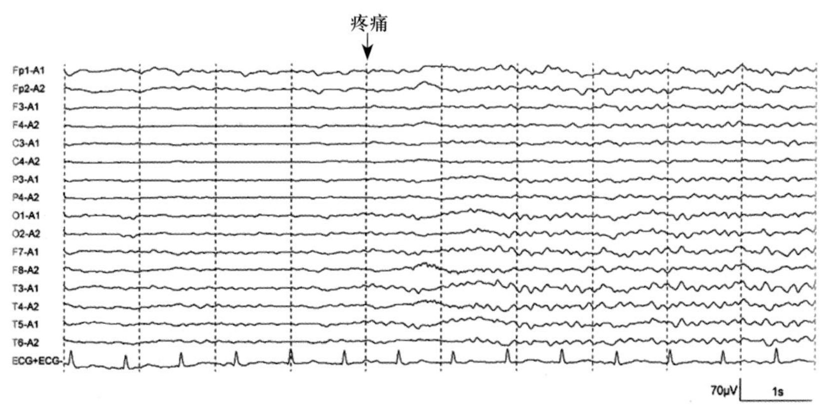

图 4-4　心肺复苏后 14 d，脑电图显示慢波增多模式，以 α 和 β 节律为主，疼痛刺激可见反应性

入院后 10 d（心肺复苏后 21 d），患者可自动睁眼，可追物，可呼唤后流泪，转院行高压氧治疗和康复治疗。3 个月后随访，患者意识清醒，生活完全自理。

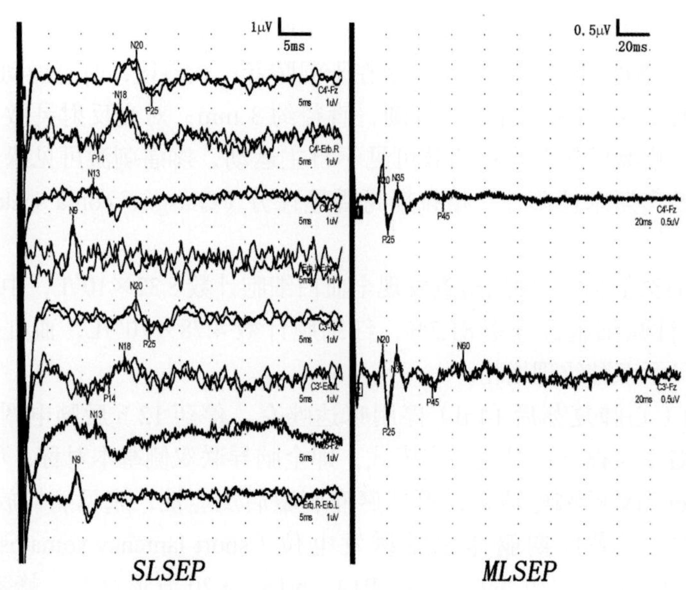

图 4-5　心肺复苏后 14 d，双上肢正中神经 SLSEP 显示双侧 N20 存在，潜伏期在正常值范围内（左侧 18.4 ms，右侧 19.2 ms）。双上肢正中神经 MLSEP 显示右侧 N60 存在、潜伏期延长（68.4 ms），左侧 N60 未引出。SLSEP. 短潜伏期体感诱发电位；MLSEP. 中潜伏期体感诱发电位

【病例讨论】

心肺复苏后昏迷患者约 70% 死亡或处于长期无反应状态，给社会和家庭带来巨大的心理和经济负担。因此，临床医师需要早期、准确地评估脑功能状态及其远期预后，并根据评估结果进行医疗决策和治疗方案调整。目前，以临床征象、脑电图及诱发电位评估技术的应用最为广泛且成熟。

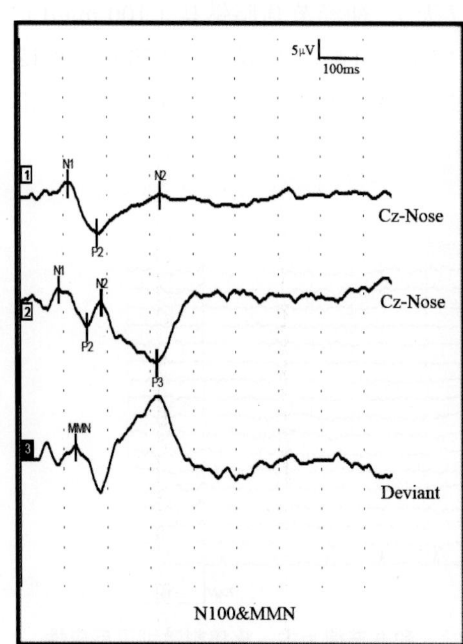

图 4-6　心肺复苏后 14 d，ERP 显示 N100、P200 和 MMN 存在，潜伏期均在正常范围内（96、182 和 124 ms）

本例患者于心肺复苏后昏迷后 12 d 予以临床征象评估，结果 GCS-M 为 4 分，重要脑干反射（瞳孔对光反射、角膜反射、头眼反射和咳嗽反射）均存在，提示全脑损伤程度并不十分严重。以往系统回顾和荟萃分析显示，对于心肺复苏后昏迷（第 3 天）患者，如果脑干反射消失或 GCS-M 1～3 分预示预后不良。由于临床征象评估简单、便捷，已被临床医师广泛用于脑损伤严重程度评估和预后预测评估。

本例患者于心肺复苏后昏迷后 14 d（咪达唑仑停药后 12 h）进行了脑电图评估，结果显示呈慢波增多模式，并存在 EEG 反应性，由此提示大脑皮质损伤程度相对较轻，皮质和皮质下联络功能保留。以往系统回顾和荟萃分析显示，心肺复苏后昏迷患者脑电图呈现全面性抑制模式（波幅<20 μV）时，意识恢复的可能性极小（假阳性率为 0，95%*CI* 0～0.06）；而脑电图呈现慢波增多模式时，存在意识恢复的可能。脑电图在神经电生理的脑功能评估技术中最为常用，脑电图模式和反应性可以敏感地反映脑功能状态，去除药物因素影响后，可以准确预测患者预后。

本例患者于心肺复苏后昏迷后 14 d 进行了体感诱发电位（somatosensory evoked potentials，SEP）评估，结果显示 N20 存在，提示初级皮质功能基本正常；N60 潜伏期改变（右侧延长、左侧消失），提示高级皮质功能受损；失匹配负波存在，提示各脑功能区之间的高级联系存在。心肺复苏后昏迷患者的诱发电位评估主要包括 SEP 和 MMN。SLSEP 的 N20 被认为起源于顶叶初级躯体感觉皮质，可以直接反映大脑皮质功能损伤程度。以往系统回顾和荟萃分析显示，双侧正中神经 N20 消失的心肺复苏后昏迷患者难以恢复意识或生存，其预测的特异性高达 100%（假阳性率为 0，95%*CI* 0～0.24%）。MLSEP 的 N60 和事件相关电位的 MMN 失匹配负波，与不同皮质功能区之间的联络相关，反映高级皮质信息的整合功能，如果两者存在，提示存在意识恢复的可能。以往荟萃分析显示，MMN 存在时，预测昏迷后意识恢复的特异性高达 91%。尽管诱发电位评估技术不如脑电图普及，但 SLSEP 和 MLSEP 对不良预后的预测，长潜伏期体感诱发电位（long-lantency somatosensory evoked potential，LLSEP）对良好预后的预测，均显示出更好的敏感性、准确性和稳定性。

【小结】

通过临床征象评估、脑电图评估和体感诱发电位评估，临床医师可了解脑损伤严重程度和脑功能状态，并据此展开治疗与康复，使更多患者获益。

第一作者：刘祎菲，2013 级硕士研究生，2015 级博士研究生
通信作者：宿英英，硕士、博士研究生导师

参考文献

[1] Logi F, Pasqualetti P, Tomaiuolo F. Predict recovery of consciousness in post-acute severe brain injury: the role of EEG reactivity. Brain Inj, 2011, 25: 972-979.

[2] 中华医学会神经病学分会神经重症协作组．心肺复苏后昏迷评估中国专家共识．中华神经科杂志，2015，48（11）：965-968.

[3] Sandroni C, Cavallaro F, Callaway CW, et al. Predictors of poor neurological outcome in adult comatose survivors of cardiac arrest: a systematic review and meta-analysis. Part 1: patients not treated with therapeutic hypothermia. Resuscitation, 2013, 84 (10): 1310-1323.

［4］宿英英，李红亮．心肺复苏后昏迷患者脑电图模式对预后的预测．中国脑血管病杂志，2006，3（11）：484-488．
［5］宿英英．脑损伤后昏迷评估．北京：人民卫生出版社，2011．
［6］Daltrozzo J, Wioland N, Mutschler V et al. Predicting coma and other low responsive patients outcome using event-related brain potentials: a meta-analysis. Clin Neurophysiol, 2007, 118: 606-614.

第五章
大面积脑梗死诊治

共识

大脑半球大面积梗死监护与治疗中国专家共识

中华医学会神经病学分会神经重症协作组
中国医师协会神经内科医师分会神经重症专委会

大脑半球大面积梗死（large hemispheric infarction，LHI）是大脑中动脉供血区域≥2/3 的梗死，伴或不伴大脑前动脉 / 大脑后动脉供血区域梗死。LHI 发病率为（10～20）/10 万人 · 年。LHI 患者临床表现为偏瘫、偏身感觉障碍、偏盲、凝视障碍、头眼分离和失语（优势半球）。如果 LHI 患者发病早期神经功能缺失和意识障碍进行性加重，并迅速出现脑疝，则称为恶性大脑中动脉梗死（malignant middle cerebral artery infarction，MMI）。MMI 病死率高达 60.9%～78.0%，死亡原因多为脑疝形成。即便患者存活，也将遗留严重神经功能残疾（改良 Rankin 评分 4～5 分占 43%～89%）。神经科医师必须尽早识别 LHI，在有条件的情况下，尽早将患者收入神经重症监护病房（neuro-intensive care unit，NCU）*，予以监护与治疗。

为了降低 LHI 病死率，提高生存质量，中华医学会神经病学分会神经重症协作组和中国医师协会神经内科医师分会神经重症专委会撰写了《大脑半球大面积梗死监护与治疗中国专家共识》。共识主要针对 LHI 的急性期诊治，共涵括 LHI 判断与 MMI 预判、基础生命支持与监护、部分颅骨切除减压治疗、低温治疗、系统并发症防治和预后评估 6 个部分，发病早期溶栓治疗、血管内介入治疗和康复治疗可参考相关指导性文献，本文不再赘述。

共识撰写方法与步骤（参考改良德尔菲法）：①撰写方案由神经重症协作组组长宿

* 注：现通用英文全称及缩写为 neurocritical intensive care unit, neuro-ICU

英英教授起草，撰写小组成员审议。基于多学科专业知识需求，撰写专家来自神经内科、神经外科、重症医学科和影像科。②文献检索与复习（1995—2016 年 Medline 数据库）由 2 名神经内科博士完成。③按照 2011 版牛津循证医学中心（Center for Evidence-based Medicine，CEBM）的证据分级标准，进行证据级别和推荐意见确认。对于 LHI 相关证据缺如部分，参考卒中或重症文献。④共识执笔小组成员 3 次回顾文献并讨论共识草稿，1 次以邮件方式征求意见，并由组长归纳修订。⑤最终讨论会于 2016 年 3 月 25 日在中国湖南长沙召开，全体成员独立完成共识意见分级，并进行充分讨论。对证据暂不充分，但 75% 的专家达到共识的意见予以推荐（专家共识）；90% 以上高度共识的意见予以高级别推荐（专家共识，A 级推荐）。

一、LHI 判断与 MMI 预判

证据背景

2010 年一项大脑中动脉主干闭塞患者（140 例）的多中心前瞻队列研究显示：入院时美国国立卫生研究院卒中量表（National Institute of Health Stroke Scale，NIHSS）＞18 分伴意识障碍是 MMI 的独立预测指标（*OR*＝1.16，95%*CI* 1.00～1.35），预判敏感性 63%，特异性 71%（2 级证据）。2007 年，3 项 LHI 患者颅骨切除减压治疗的 RCT 研究（DESTINY、DECIMAL、HAMLET）分别将入院时 NIHSS＞15 分，或非优势半球梗死 NIHSS＞15 分或 18 分和优势半球＞20 分作为 MMI 的预判指标，并使手术患者获益。

2008 年一项（23 项研究，1042 例 LHI 患者）神经影像检查［计算机断层扫描（CT）、磁共振成像（MRI）、单光子发射计算机断层扫描（SPECT）、正电子发射计算机断层显像（PET）和数字减影血管造影（DSA）］的系统评价显示，发病 6 h 内梗死体积＞大脑中动脉供血区域 66%（*RR*＝7.49，95%*CI* 3.92～14.33）、早期占位效应（*RR*＝1.5，95%*CI* 1.2～2.0）、大脑前动脉或大脑后动脉供血区域受累（*RR*＝2.54，95%*CI* 1.99～3.24）、颈内动脉闭塞（*RR*＝2.8，95%*CI* 1.9～4.1）是 MMI 的预判指标（1 级证据）。2010 年一项大脑中动脉主干闭塞患者（140 例）的多中心前瞻队列研究显示，发病 6 h 内弥散加权成像梗死体积＞82 cm^3 是 MMI 的独立预判指标（敏感性 52%，特异性 98%）（2 级证据）。2000 年一项大脑中动脉或颈内动脉颅内段闭塞患者（28 例）的回顾病例对照研究显示，发病 14 h 内弥散加权成像梗死体积＞145 cm^3 是预判 MMI 的最佳指标（敏感性 100%，特异性 94%）（4 级证据）。

推荐意见

1．临床表现为偏瘫、偏身感觉障碍、偏盲、凝视障碍、头眼分离和失语（优势半球）的缺血性卒中，应高度怀疑 LHI；发病早期神经功能缺失伴意识障碍进行性加重，并迅速出现脑疝时，可判断为 MMI（专家共识，A 级推荐）。

2．发病早期 NIHSS 评分＞15 分（非优势半球）或＞20 分（优势半球），并伴有意识障碍，可作为 MMI 临床预判指标（2 级证据，B 级推荐）。

3．发病 6 h 内神经影像学检查显示梗死体积大于大脑中动脉供血区域 2/3、早期占位效应、同侧大脑前动脉和（或）大脑后动脉供血区域受累，可作为 MMI 影像预判指标（1 级证据，B 级推荐）。

4．发病 6 h 内弥散加权成像（DWI）＞82 cm^3（2 级证据，B 级推荐）或 14 h 内弥散加权成像＞145 cm^3（4 级证据，C 级推荐），可作为 MMI 影像预判指标。

二、基础生命支持与监护

（一）体温

证据背景

一项缺血性卒中（6 个队列研究，2986 例患者）的荟萃分析显示，发病 24 h 内体温升高的发生率为 4.2%～24.9%，并与 30 d 病死率相关（*OR*＝2.20，95%*CI* 1.59～3.03）（1 级证据）。肺动脉、膀胱、鼻咽部温度（核心体温）最接近脑温，其中肺动脉与脑温（颈静脉球部温度）的相关系数最高（0.949～0.999）（4 级证据）。膀胱温度和直肠温度略低于脑温（脑内温度）（差值均数分别为 0.32～1.9℃和 0.1～2.0℃），当脑内温度＞38℃或＜36℃时，与脑温差异增大（4 级证据）。

推荐意见

1．虽然针对 LHI 患者发热的研究缺如，但可参考缺血性卒中相关文献证据加强体温管控；管控目标为核心体温低于 37.5℃（专家共识，A 级推荐）。

2．管控方法包括药物降温（如对乙酰氨基酚）和（或）物理降温（降温毯、冰袋、体表 / 血管内温度控制装置）（专家共识，A 级推荐）。

3．在有条件情况下，实施核心（肺动脉、膀胱、直肠、鼻咽）体温监测（4 级证据，C 级推荐）。

（二）血压

证据背景

DESTINY 研究方案规定：颅骨切除减压术前对高血压患者采用 180/100～105 mmHg（1 mmHg＝0.133 kPa）的管控目标，对无高血压患者采用 160～180/90～100 mmHg 的管控目标，术后 8 h 内采用 SBP 140～160 mmHg 的管控目标；DECIMAL、HAMLET 和中国一项研究方案规定，所有患者均采取 SBP≤220 mmHg，DBP≤120 mmHg 的血压管控目标；4 项研究结果患者均获益。当血压高于目标值时，静脉输注拉贝洛尔或硝普钠降低血压；当出现低血压或脑灌注压下降时，静脉输注儿茶酚胺类药物提升血压。

推荐意见

1．对 LHI 患者须行血压管控，管控目标应顾忌颅脑外科手术；部分颅骨切除减压术前，管控目标≤180/100 mmHg；术后 8 h 内，管控目标为 SBP 140～160 mmHg（专家共识，A 级推荐）。

2. 降血压药物可选择静脉输注 β 受体阻滞药（拉贝洛尔）或 α 受体阻滞药（乌拉地尔），必要时选择血管扩张药（硝普钠、尼卡地平）（专家共识，A 级推荐）。

3. 用药期间，常规采用袖带血压测量法监测血压，血压不稳定时，至少每 15 min 测量一次，警惕低血压发生（专家共识，A 级推荐）。

4. 一旦出现低血压，可静脉输注儿茶酚胺类药物提升血压（专家共识，A 级推荐）。

（三）血氧

证据背景

LHI 患者需要维持 PO_2≥75 mmHg，PCO_2 36～44 mmHg。当颅内压增高时，调整 PO_2＞100 mmHg，PCO_2 35～40 mmHg。DESTINY 研究和中国的一项研究方案规定：GCS≤8 分、SpO_2＜92%（鼻导管吸氧 2～4 L/min）、PO_2＜60 mmHg、PCO_2＞48 mmHg，或气道功能不全患者予以气管插管或（和）机械通气，结果 2 项研究患者均获益。监测方法包括持续脉搏血氧饱和度和呼气末 CO_2（$ETCO_2$）监测，或间断动脉血气分析监测。

推荐意见

1. 对 LHI 患者需要血氧管控；管控目标为血氧饱和度≥94%，PO_2≥75 mmHg，PCO_2 36～44 mmHg。当颅内压增高时，可将管控目标调整至 PO_2＞100 mmHg，PCO_2 35～40 mmHg（专家共识，A 级推荐）。

2. GCS≤8 分、PO_2＜60 mmHg、PCO_2＞48 mmHg，或气道功能不全可作为 LHI 患者气管插管和（或）机械通气指征（专家共识，A 级推荐）。

3. 血氧监测方法包括无创持续脉搏血氧饱和度和呼气末二氧化碳监测，或间断动脉血气分析监测（专家共识，A 级推荐）。

（四）血钠

证据背景

2006 年一项纳入 4296 例神经重症患者的队列研究结果显示，脑梗死患者高钠血症发生率为 8.2%，其中接受甘露醇治疗的脑梗死患者高钠血症发生率为 36%，血钠＞160 mmol/L 是病死率增高的独立危险因素（渗透性药物治疗组 *OR*＝5，95%*CI* 2.55～9.80，非渗透性药物治疗组 *OR*＝2.56，95%*CI* 1.10～5.92）（3 级证据）。2006 年一项纳入 81 例 LHI 患者的队列研究结果显示，低钠血症发生率为 29.6%，低钠血症患者病死率高于血钠正常患者（79.2% *vs.* 19.3%）（3 级证据）。2011 年一项纳入 215 例重症脑血管病伴颅内压增高的病例对照研究显示，3% 氯化钠溶液将血钠控制在 145～155 mmol/L 时，颅内压增高次数减少，住院病死率降低（4 级证据）。

推荐意见

1. 对 LHI 患者须行血钠管控（3 级证据，B 级推荐）。管控目标为 135～145 mmol/L，当颅内压增高时，将管控目标调整至 145～155 mmol/L（专家共识，A 级推荐）。

2. 纠正低钠血症方法包括限制管饲或静脉水的摄入和促进水排出（针对稀释性低

钠血症），增加管饲钠摄入或静脉泵注高浓度氯化钠溶液（针对中、重度低钠血症患者），并根据血钠浓度调整泵注速度（专家共识，A 级推荐）。

3．纠正高钠血症的方法包括限制管饲或静脉钠的摄入，增加管饲水泵注或静脉等渗溶液泵注（针对中、重度高钠血症患者）（专家共识，A 级推荐）。

4．在纠正异常血钠过程中，避免血钠波动过大（每日＜8～10 mmol/L），以防渗透性脑病发生；监测血钠方法包括静脉血清钠测定法或动脉抗凝全血钠（血气分析）测定法，每 1～6 小时 1 次（专家共识，A 级推荐）。

（五）血糖

证据背景

2013 年，中国一项非糖尿病 LHI 患者（72 例患者）队列研究显示，72 h 内平均血糖愈高（＜7.8 mmol/L、7.8～11.1 mmol/L、＞11.1 mmol/L），28 d 病死率（5.00%、13.89%、37.50%）和并发症发生率（35.00%、55.56%、93.75%）愈高；血糖变异率（血糖标准差 / 平均血糖）愈大（＜15%、15%～30%、30%～50%、＞50%），28 d 病死率（0、8.7%、23.81%、38.46%）和并发症发生率（40%、47.83%、57.14%、100%）愈高（3 级证据）。2012 年，一项纳入 16 个 RCT 研究（1248 例神经重症患者）的系统回顾和荟萃分析显示，强化胰岛素治疗组（血糖 3.9～7.8 mmol/L）与传统血糖治疗组（血糖 8.0～16.7 mmol/L）病死率差异无统计学意义（*RR*＝0.99，95%*CI* 0.83～1.17），但预后不良（GOS 1～3 分，mRS 4～6 分或 CPC 3～5 分）率降低（*RR*＝0.91，95%*CI* 0.84～1.00）；强化治疗组更易发生低血糖（30% *vs.* 14%，*RR*＝3.10，95%*CI* 1.54～6.23）（1 级证据）。2009 年一项 RCT 研究（6104 例 ICU 患者）显示，强化胰岛素治疗（目标值 4.5～6.0 mmol/L）组 90 d 病死率（27.5%）高于传统血糖控制（目标值≤10 mmol/L）组患者（24.9%）（*OR*＝1.14，95%*CI* 1.02～1.28）；强化血糖控制组患者低血糖（≤2.2 mmol/L）发生率（6.8%）高于传统血糖控制组（0.5%）（2 级证据）。基于血糖管控研究，多采用静脉血清血糖测定法和毛细血管全血血糖测定法。

推荐意见

1．对 LHI 患者须行血糖管控（3 级证据，B 级推荐）。血糖控制目标为 7.8～10.0 mmol/L（1～2 级证据，B 级推荐）。

2．降血糖方法可选择短效胰岛素静脉持续泵注（专家共识，A 级推荐）；但在治疗过程中，需要关注血糖波动，将血糖变异率（血糖标准差 / 平均血糖）控制在 15% 以下，并避免低血糖发生（3 级证据，B 级推荐）。

3．监测血糖的方法可采用静脉血清血糖测定法，若采用末梢血血糖快速测定法，则须注意测量误差（专家共识，A 级推荐）。

（六）营养

证据背景

2009 年，北京三级甲等医院（北京协和医院、北京医院、宣武医院）神经科住院患者（753 例）调查显示，营养不足发生率为 4.2%。2003 年欧洲 FOOD 实验结果显示，急性卒中伴吞咽障碍患者营养不足发生率为 9.3%（279/3012），与营养正常患者相比，营养不足患者病死率增加（37% *vs.* 20%，*OR*=1.82，95%*CI* 1.34～2.47）；与营养正常和超重患者相比，营养不足患者肺炎（21%、12%、11%）、其他感染（23%、15%、16%）和胃肠道出血（4%、1%、2%）的发生率更高（2 级证据）；早期（＜7 d）肠内喂养可降低绝对死亡危险（2 级证据）。

推荐意见

1. LHI 患者急性期多伴有意识障碍或吞咽障碍，故须实施营养指标管控（专家共识，A 级推荐）。

2. 管控目标和规范可参考《神经系统疾病肠内营养支持操作规范共识（2011 版）》和《神经系统疾病经皮内镜下胃造口喂养中国专家共识》（专家共识，A 级推荐）。

（七）颅内压与脑灌注压

证据背景

LHI 患者因颅内压增高而致脑疝的发生率高（39%～78%），病死率高。LHI 患者瞳孔异常或颅内压＞20～25 mmHg 时，甘露醇输注后颅内压下降，45 min 时降幅最大（24%）；脑灌注压升高，35 min 时升幅最高（19.2%）（3 级证据）。甘露醇治疗无效时，10% 氯化钠溶液 75 ml 静脉输注 35 min，颅内压从（26.7±6.8）mmHg 降至（16.8±6.5）mmHg；但血钠升高 5.6 mmol/L，血浆渗透压升高 9 mmol/L（3 级证据）。一项 LHI 患者前瞻性队列研究显示，12/19 例患者缺血体积平均（241.3±83.0）cm、中线移位≥5 mm［（6.7±2.0）mm］但病侧颅内压持续≤20 mmHg（2 级证据）。

推荐意见

1. 对 LHI 患者须行颅内压管控（专家共识，A 级推荐）。

2. 降颅压药物首选甘露醇，当甘露醇无效时，可试用高浓度氯化钠溶液，同时密切监测血钠和血浆渗透压变化（3 级证据，B 级推荐）。

3. 临床征象（瞳孔、意识、肢体自主运动）仍可作为脑疝早期的临床监测指标，不应完全被有创颅内压监测替代；有创颅内压作为 LHI 患者颅内压增高的监测指标尚需进一步研究确认（专家共识，A 级推荐）。

三、部分颅骨切除减压治疗

（一）手术适应证

证据背景

2007 年，一项纳入 93 例 18～60 岁 LHI 患者的 pooled 分析（DECIMAL、DESTINY、HAMLET）显示，发病 48 h 内颅骨切除减压治疗患者 12 个月生存率高于非手术患者（78% *vs.* 29%，*ARR*=50%，95%*CI* 33%～67%）（1 级证据）。2012 年，中国一项纳入 47

例 18～80 岁 LHI 患者的 RCT 研究显示，发病 48 h 内颅骨切除减压治疗患者 6 个月病死率低于非手术患者（12.5% *vs.* 60.9%），手术组不良预后（mRS 5～6 分）患者低于非手术组（33.3% *vs.* 82.6%）（2 级证据）。2014 年一项纳入 112 例＞60 岁 LHI 患者的 RCT 研究（DESTINY Ⅱ）显示，发病 48 h 内颅骨切除减压患者病死率低于非手术患者（33% *vs.* 70%），手术组 6 个月预后良好（mRS 0～4 分）患者高于对照组（38% *vs.* 18%，*OR*＝2.91，95%*CI* 1.06～7.49）（2 级证据）。

推荐意见

1．年龄 18～80 岁的 LHI 患者，在发病 48 h 内应尽早实施部分颅骨切除减压治疗（1～2 级证据，B 级推荐）。手术指征包括：伴有意识障碍、NIHSS＞15 分、梗死范围≥大脑中动脉供血区 2/3，伴或不伴同侧大脑前动脉 / 大脑后动脉受累；手术排除指征包括：病前 mRS＞2 分、双侧大脑半球 / 幕下梗死、出血转化伴占位效应、瞳孔散大固定、凝血功能异常或患有凝血疾病（专家共识，A 级推荐）。

2．即便采取手术治疗，也有可能遗留严重残疾，患者或患者家属须知情同意（专家共识，A 级推荐）。

（二）手术关键步骤

证据背景

4 项 LHI 患者部分颅骨切除减压治疗的 RCT 研究显示，手术关键步骤大致相同，即①大骨瓣（直径≥12 cm）切除，包括额顶颞枕骨，特别是去除额外的颞鳞，达到颅中窝底，以利颅中窝脑组织膨出；②十字状或放射状打开硬脑膜，以充分减压；③硬脑膜固定于颅骨切除边缘，以防硬膜外出血；④减张硬膜修复；⑤必要时置入颅内压监测传感器，以持续监测颅内压；⑥颞肌和皮瓣复位并减张缝合。6～8 周后行颅骨成形术。

推荐意见

部分颅骨切除减压手术关键步骤包括：大骨瓣（直径≥12 cm）切除，硬脑膜、颞肌、皮瓣减张缝合，以充分减压，必要时置入传感器监测颅内压（专家共识，A 级推荐）。

四、低温治疗

证据背景

多项临床研究证实缺血性卒中患者血管内或体表低温治疗安全、可行（3 级证据）。2006 年，一项颅骨切除减压联合全身体表低温治疗 LHI 患者（25 例）的 RCT 研究显示，发病 48 h 内联合治疗患者 6 个月 NIHSS 具有优于单纯手术患者趋势（2 级证据）。2016 年一项非颅骨切除减压治疗 LHI 患者（33 例）的 RCT 研究显示，发病 48 h 内血管内低温治疗可使存活患者 6 个月 mRS 改善，并具有优于常温患者趋势（2 级证据）。

推荐意见

1．发病 48 h 内低温治疗可能改善 LHI 患者神经功能预后，但还需多中心、大样本临床研究证实（专家共识，A 级推荐）。

2. 低温治疗的诱导低温阶段最好在数小时内，低温目标 33～34℃，维持目标温度的最大温度偏差≤0.3℃，复温持续时间至少 24～48 h，低温治疗相关操作规范可参考《神经重症低温治疗中国专家共识》（专家共识，A 级推荐）。

五、系统并发症防治

（一）肺炎

证据背景

LHI 患者肺炎发生率为 15.8%～78.0%，其将导致不良预后。预防肺炎的关键在于有效干预危险因素，如半卧位、清除口咽部定植细菌、持续声门下吸引、尽早管饲喂养（持续泵注营养液）、避免长期过度应用药物镇静药、质子泵抑制药、H_2 受体拮抗药等。2015 年，一项急性卒中伴吞咽障碍患者（1217 例）的 RCT 研究显示：预防性抗菌药物不能降低卒中后肺炎的发生率（13% *vs.* 10%，*OR*=1.21，95%*CI* 0.71～2.08）（2 级证据）。治疗肺炎的关键是有效气道管理（胸部护理、气管插管、机械通气）与合理的抗生素应用。肺炎与原发疾病的治疗并无冲突，尽早、尽快控制肺炎，将改善预后。肺炎监测指标包括：体温、气道分泌物（性质、量、涂片、培养）、血常规、炎性标志物（C 反应蛋白、降钙素原）、胸部 X 线检查 /CT 扫描等。

推荐意见

肺炎是 LHI 最常见并发症，一旦导致呼吸功能障碍，直接影响预后，故须积极防治，具体措施可参考《神经疾病并发医院获得性肺炎诊治共识》（专家共识，A 级推荐）。

（二）下肢深静脉血栓

证据背景

急性卒中卧床患者下肢深静脉血栓（deep venous thrombosis，DVT）发生率为 11.4%，肺栓塞发生率为 0.7%。LHI 患者部分颅骨切除减压术后，DVT 发生率为 35%，肺栓塞发生率为 13%，明显高于其他卒中患者。2008 年一项预防 DVT 的 Cochrane 系统评价（9 项 RCT 研究，3137 例）显示，应用低分子肝素或类肝素的急性卒中患者 DVT 发生率低于普通肝素患者 *OR*=0.55，95%*CI* 0.44～0.70）（1 级证据）。2013 年一项 RCT 研究（脑梗死患者 2428/2876 例，84.5%）显示，应用下肢间歇气压加压患者 30 d 的 DVT 发生率低于对照组（8.5% *vs.* 12.1%，*OR*=0.65，95%*CI* 0.51～0.84）；30 d 病死率也低于对照组（11% *vs.* 13%）（2 级证据）。2015 年一项治疗 DVT 的 Cochrane 系统评价（11 项 RCT 研究，27 945 例患者）显示，凝血酶直接抑制药（达比加群、西美加群）和口服Ⅹa 因子抑制药（阿哌沙班、艾多沙班）分别与标准抗凝药物（普通肝素、低分子肝素、维生素 K 拮抗药）相比，疗效（血管血栓栓塞复发、DVT 复发、致死性 / 非致死性肺栓塞、总体死亡率）无统计学差异，且出血率更低（1 级证据）。2014 年一项 Cochrane 系统评价（17 项 RCT 研究，1103 例患者）显示，与单纯抗凝治疗相比，急性 DVT 溶栓联合抗凝治疗的血栓完全溶解率高，血栓形成综合征发生率低，但出血并发症多（1 级证据）。

推荐意见

1. LHI 部分颅骨切除减压治疗患者的 DVT 发生率和肺栓塞发生率明显高于其他卒中患者，故须积极防治（专家共识，A 级推荐）。

2. 监测 DVT 指标包括：观察下肢疼痛、皮温 / 皮色、皮下组织水肿和静脉性溃疡，测量腿围，检测 D- 二聚体等凝血功能，以及下肢静脉超声检查等（专家共识，A 级推荐）。

3. 预防 DVT 可选择低分子肝素 / 类肝素（1 级证据，A 级推荐），或下肢间歇气压加压（2 级证据，B 级推荐）。

4. 治疗 DVT 可选择抗凝治疗（低分子肝素、维生素 K 拮抗药、凝血酶直接抑制药、Ⅹa 因子抑制药），或溶栓（尿激酶或 rt-PA）联合抗凝治疗（1 级证据，B 级推荐）。但 LHI 部分颅骨切除减压治疗患者的用药需要慎重（专家共识）。介入或手术治疗 DVT，可选取机械性血栓清除、球囊血管成形、支架置入、髂静脉阻塞、下腔静脉滤器置入等（专家共识，A 级推荐）。

5. LHI 与 DVT 治疗虽然并无冲突，但对脑出血转化、胃肠道出血、部分颅骨切除减压治疗患者的抗凝或溶栓治疗仍需慎重（专家共识，A 级推荐）。

（三）应激相关性黏膜病变伴胃肠道出血

证据背景

应激相关性黏膜病变（stress-related mucosal disease，SRMD）伴胃肠道出血可见于 LHI 患者（4.5%），低温治疗时发生率增加（30%），其与 6 个月病死率独立相关（*HR*＝1.5，95%*CI* 1.1～2.0）。2010 年一项荟萃分析（10 个 RCT 研究，2092 例机械通气患者）显示，预防性应用 H_2 受体拮抗药患者，严重胃肠道出血发生率低于硫糖铝组（1.8% *vs.* 3.9%，*OR*＝0.87，95%*CI* 0.49～1.53），但上消化道细菌定植风险（*OR*＝2.03，95%*CI* 1.29～3.19）和呼吸机相关肺炎（*OR*＝1.32，95%*CI* 1.07～1.64）增加，两组病死率差异无统计学意义（*OR*＝1.08，95%*CI* 0.86～1.34）（1 级证据）。2012 年一项荟萃分析（13 项 RCT 研究）显示，预防性应用质子泵抑制药患者，胃肠道出血发生率低于 H_2 受体拮抗药患者（1587 例，*OR*＝0.30；95%*CI* 0.17～0.54），但病死率和医院获得性肺炎差异无统计学意义（1 级证据）。2010 年一项治疗 SRMD 伴胃肠出血的 Cochrane 系统评价（6 个 RCT 研究，2223 例患者）显示，内镜治疗前应用质子泵抑制药可显著降低近期出血红斑率（37.2% *vs.* 46.5%，*OR*＝0.67，95%*CI* 0.54～0.84）和内镜止血治疗率（8.6% *vs.* 11.7%，*OR*＝0.68，95%*CI* 0.50～0.93），但再出血率、手术率和病死率差异无统计学意义（1 级证据）。LHI 的溶栓、抗凝、抗血小板等治疗可能加重 SRMD 伴胃肠出血，必要时根据严重程度调整用药。

推荐意见

1．LHI 患者可并发 SRMD 伴胃肠出血，须行合理防治（专家共识，A 级推荐）。

2．SRMD 伴胃肠出血的监测项目包括：定期抽吸胃残留液并送胃内容物潜血检查，定期观察粪便性状并送粪便潜血检查；一旦诊断明确，常规监测出血量、心率、血压、肠鸣音、血色素等（专家共识，A 级推荐）。

3．预防 SRMD 伴胃肠出血可选择硫糖铝，存在高风险因素（机械通气>48 h，INR>1.5 或 PPT>2 倍对照，1 年内胃肠道溃疡或出血等）时，可选择质子泵抑制药或 H_2 受体拮抗药（1 级证据，A 级推荐）。

4．治疗 SRMD 伴胃肠出血可选择质子泵抑制药（1 级证据，A 级推荐）；出血量大于血容量 20%、血色素<90 g/L，血细胞比容<25% 时，应予成分输血；必要时配合内镜检查和治疗（专家共识，A 级推荐）。

5．防治 SRMD 伴胃肠出血的抑酸治疗可能增加上消化道细菌定植风险和肺炎风险，故须缩短抑酸疗程（<3～5 d），合理掌握抑酸药物剂量（专家共识，A 级推荐）。

六、预后评估

证据背景

大多数重症卒中临床研究的预后评估项目分为：主要终点指标，即病死率、生存率、生存曲线、并发症、NIHSS 和 mRS 评分等；次要终点指标，即 NCU 停留时间、住院时间和住院费用等。随访评估时间为住院期间，病后 30 d、3 个月、6 个月、12 个月。

推荐意见

对 LHI 患者需要在患者转出 NCU 或出院后进行随访和评估。评估指标至少包括病死率、并发症、NIHSS 和 mRS 评分，以此了解诊治效果，并为住院期间制定、改进和完善诊治方案提供依据（专家共识，A 级推荐）。

前景

LHI 患者病情危重，进展迅速，预后不良；神经科医师和神经重症医师须根据所在地区、医院、科室和患者的具体情况，进行规范化监护与治疗，并在此基础上开展临床研究工作，以不断提高医疗质量。

执笔专家：宿英英（首都医科大学宣武医院神经内科）、潘速跃（南方医科大学南方医院神经内科）、江文（解放军第四军医大学西京医院神经内科）、张乐（中南大学湘雅医院神经内科）、王芙蓉（华中科技大学同济医学院附属同济医院神经内科）、叶红（首都医科大学宣武医院神经内科）

参与共识撰写的专家（按姓氏拼音排序）：才鼎（青海省人民医院神经内科）、曹秉振（济南军区总医院神经内科）、曹杰（吉林大学第一医院神经内科）、陈胜利（重庆三峡中心医院神经内科）、狄晴（南京医科大学附属脑科医院神经内科）、丁里（云南省第一人民医院神经内科）、段枫（海军总医院神经内科）、郭涛（宁夏医科大学总医院神经内科）、胡颖红（浙江大学医学院附属第二医院脑重症医学科）、黄卫（南昌大学第二附属医院神经内科）、黄旭升（解放军总医院神经内科）、黄月（河南省人民医院神经内科）、江文（解放军第四军医大学西京医院神经内科）、李力（解放军第四军医大学西京医院神经内科）、李连弟（青岛大学医学院附属医院神经内科）、李玮（第三军医大学大坪医院神经内科）、刘丽萍（首都医科大学附属北京天坛医院神经重症医学科）、刘勇（第三军医大学第二附属医院神经内科）、倪俊（北京协和医院神经内科）、牛小媛（山西医科大学第一医院神经内科）、潘速跃（南方医科大学南方医院神经内科）、彭斌（北京协和医院神经内科）、石向群（兰州军区总医院神经内科）、宿英英（首都医科大学宣武医院神经内科）、谭红（湖南长沙市第一医院神经内科）、滕军放（郑州大学第一附属医院神经内科）、田飞（甘肃省人民医院神经内科）、田林郁（四川大学华西医院神经内科）、仝秀清（内蒙古医科大学附属医院神经内科）、王长青（安徽医科大学附属第一医院神经内科）、王芙蓉（华中科技大学同济医学院附属同济医院神经内科）、王学峰（重庆医科大学附属第一医院神经内科）、王彦（河北省唐山市人民医院神经内科）、王振海（宁夏医科大学总医院神经内科）、吴永明（南方医科大学南方医院神经内科）、严勇（昆明医科大学第二附属医院神经内科）、杨渝（中山大学附属第三医院神经内科）、游明瑶（贵州医科大学附属医院神经内科）、袁军（内蒙古自治区人民医院神经内科）、曾丽（广西医科大学第一附属医院神经内科）、张乐（中南大学湘雅医院神经内科）、张蕾（云南省第一人民医院神经内科）、张猛（第三军医大学大坪医院神经内科）、张馨（南京大学医学院附属鼓楼医院神经内科）、张旭（温州医科大学附属第一医院神经内科）、张艳（首都医科大学宣武医院神经内科）、张永巍（上海长海医院脑血管病中心）、张忠玲（哈尔滨医科大学第一医院）、周东（四川大学华西医院神经内科）、周赛君（温州医科大学附属第一医院神经内科）、朱沂（新疆省人民医院神经内科）

志谢：感谢首都医科大学宣武医院神经内科刘祎菲博士对共识文献的检索与整理。感谢神经内科专家曾进胜教授（中山大学附属第一医院）、朱遂强教授（华中科技大学同济医学院附属同济医院）和武剑教授（北京清华长庚医院）、神经外科专家张鸿祺教授（首都医科大学宣武医院）和高亮教授（上海第十人民医院）、重症医学科席修明教授（首都医科大学附属复兴医院）、影像科专家卢洁教授（首都医科大学宣武医院）对共识撰提出的宝贵意见。感谢中华医学会神经病学分会贾建平教授（首都医科大学宣武医院）对共识撰写的支持与帮助。感谢肖波教授（中南大学湘雅医院神经内科）对共识讨论会议提供的支持

参考文献从略

（通信作者：宿英英）

（本文刊载于《中华医学杂志》
2017 年 3 月第 97 卷第 9 期第 645-652 页）

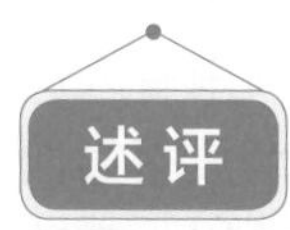

改善大脑半球大面积梗死预后不是不可能

宿英英

大脑半球大面积脑梗死（large hemispheric infarction，LHI）是大脑中动脉供血区域≥2/3 的梗死（伴或不伴大脑前动脉 / 大脑后动脉供血区域梗死）。如果患者发病早期神经功能缺失伴意识障碍进行性加重，并迅速脑疝形成，称为恶性大脑中动脉梗死（malignant middle cerebral artery infarction，MMI）。MMI 患者预后不良，病死率高达 78%；即便存活，严重神经功能残疾（mRS 4～5 分）率也高达 89%。进入 21 世纪，神经科医师，特别是重症神经科医师开始挑战这一严重脑血管疾病。

一、迈出降低 MMI 病死率的第一步

MMI 病死率之所以居高不下，是因为脑血管主干闭塞后，恶性缺血性脑水肿产生巨大占位效应，致使神经生命中枢受到威胁。2004 年，一项回顾性（1935—2003 年）观察提示，如果对 MMI 患者实施部分颅骨切除减压（decompressive，DC）手术，病死率大幅度下降（26.5%）。虽然这项研究回顾的时间漫长（70 年），病例数也不多（219 例），但毕竟为后续临床研究提供了思路。2007 年，一项前瞻性随机对照汇总研究（法国 DECIMAL、荷兰 HAMLET、德国 DESTINY）证实了 DC 手术的作用［22%（DC 病死率）*vs.* 71%（非 DC 病死率）］。从此，MMI 病死率下降出现拐点。但遗憾的是，获益年龄仅限于不到 60 岁的患者。2012 年，中国一项前瞻性随机对照研究将 MMI 患者获益年龄延长至 80 岁［13%（DC 病死率）*vs.* 61%（非 DC 病死率）］。当然，获益的关键取决于最新研究方案所选择的手术时机、手术技术改良和手术操作规范，如早期（24～48 h）大骨瓣（直径＞12 cm）切除、放射状切开硬脑膜并减张缝合、严密缝合颞肌而不缝合筋膜等。由此，颅腔得到充分减压，水肿肿胀的脑组织因适度向外膨出而减轻了占位效应和继发性脑损伤。

在中国，这一临床学术进步尚未得到广泛共识，不能及时 DC 手术的 MMI 患者，仍有很高的病死率；未经规范化培训的 DC 手术仍然存在“虽然手术，但未充分减压”的现象。为此，中华医学会神经病学分会神经重症协作组和中国医师协会神经内科医师分会神经重症专委会撰写了《大脑半球大面积梗死监护与治疗中国专家共识》一文，旨在神经内、外科医师通过共识，了解 MMI 治疗进展，加强 MMI 手术规范，共同为

中国 MMI 病死率下降作出贡献。

二、迈进神经功能预后改善的第二步

DC 术后的 MMI 存活患者，仍有 45%～70% 的患者存在严重神经功能残疾（mRS 4～5 分）。其原因可能与 DC 术后神经元保护治疗跟进不够有关。2006 年，德国一项前瞻性随机对照研究提示，DC 手术联合低温治疗的 MMI 患者，病后 6 个月 NIHSS 评分出现好于单纯 DC 手术趋势（10±1 *vs.* 11±3，*P*＜0.08）。2016 年，中国 2 项前瞻性随机研究显示，非 DC 手术的低温治疗 MMI 存活患者，病后 6 个月 mRS 评分出现好于非低温患者趋势（mRS 1～3 分，87.5% *vs.* 40%）；DC 手术联合低温治疗的 MMI 存活患者，病后 6 个月 mRS 评分也出现好于单纯 DC 手术患者趋势（mRS 2～3 分，58.8% *vs.*40.0%）（注册号：ChiCTR-TRC-12002698）。改良的低温研究方案已经弃去以往不合理部分，如应用具有温度反馈调控系统的新型体表降温装置或血管内低温装置；在 MMI 发病早期（24～48 h）快速（2～4 h）诱导低温、平稳维持低温（33～34 ℃≥24 h）、缓慢恢复（≥48 h）常温和维持常温（36.5～37.5 ℃）。这些低温治疗措施加强了神经元保护，使血 - 脑屏障破坏减轻，细胞能量消耗降低，自由基形成减少，兴奋性神经介质毒性和炎性反应减轻。与单纯药物治疗相比，低温治疗更具缺血瀑布多点作用优势。此外，改良低温治疗方案可减少或减轻低温相关并发症，保证了低温治疗安全。或许，DC 手术联合低温治疗可给 MMI 患者神经功能预后改善带来希望。

在中国，对患者 MMI 进行规范化低温治疗并未得到广泛共识与规范，虽为“低温治疗”，但非核心体温下降；虽有“低温目标”，但无目标管理措施的现象普遍存在，而低温治疗的质量又直接影响着神经功能预后的改善。为此，中华医学会神经病学分会神经重症协作组撰写了《大脑半球大面积梗死监测与治疗中国专家共识》和《神经重症低温治疗中国专家共识》。两个共识均涉及低温治疗相关问题，旨在了解低温治疗进展，加强低温治疗规范，包括神经重症医师的低温治疗方案、护师的围术期和低体温期护理、呼吸治疗师的机械通气、临床药师的药物不良反应监测、临床营养师的肠内 / 肠外喂养支持等。相信低温治疗团队的通力合作，将使中国 MMI 患者神经功能改善达到预期目标。

三、迈向改善长期生活质量的第三步

急性期治疗结束的 MMI 患者，出院后短期内仍有可能因神经功能残疾（mRS 评分 4～5 分）而出现各种并发症，从而影响生活质量。已有研究显示，MMI 患者最易并发肺炎（15.8%～78.0%），并可能在发病 6 个月内增加病死率。中国一项刚刚结束的研究再次印证，MMI 患者病后 6 个月预后追踪，肺炎（66.7%）是增加病死率的主要原因（注册号：ChiCTR-TRC-12002698）。

在中国，普遍存在 MMI 伴神经功能障碍患者离开医院后，并未获得“全程接力式

（三级医院、二级医院、一级社区医院或家庭护理院）”治疗与康复，如持续颅骨缺损保护与颅骨修复，持续胸部护理与肺炎早期治疗，持续肠内喂养与良好营养状态维持，持续康复训练与生活质量提高等，这些问题不断地困扰患者及其家属。如果各级医院的医师、护士、康复师、营养师能够持续通力合作，则可在MMI患者急性期住院病死率下降的第一个目标完成后，实现改善神经功能预后，提高生活质量的第二个目标。当然，这是一个更加艰巨而持久的任务。

总之，MMI预后改善不是不可能，从病死率的下降到神经功能预后改善，我们已经看到医学理念的进步，如单一专科治疗转变为多科协作治疗；看到医学技术的进步，如DC手术减压效果和低温神经元保护效果的改变；当然，也看到医疗过程还存在不足，如分级诊疗的衔接等。

我们有信心，经过不懈努力，中国神经疾病治疗将得到快速发展，危重神经疾病救治将获得更大成功。

参考文献从略

（本文刊载于《中华医学杂志》
2017年3月第97卷第9期第641-642页）

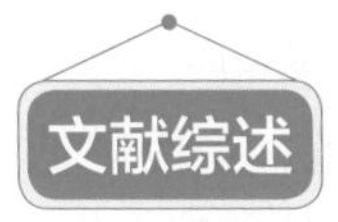

大脑半球大面积梗死患者的颅内压管控

陈忠云　宿英英

大脑半球大面积梗死（large hemispheric infarction，LHI）是指幕上梗死面积＞大脑中动脉供血区域的50%，或幕下梗死面积≥小脑供血区域的1/3。LHI是脑梗死致死、致残的主要类型，病死率为40%～80%。超过50%的LHI患者在病后2～3 d内形成恶性脑水肿，导致严重的脑组织移位和（或）脑疝，表现为病情急剧恶化，并成为早期死亡的主要原因。临床上，可以通过简捷方便、可重复性强的意识和瞳孔变化观察颅内压（intracranial pressure，ICP）变化，但其不具有预知性。也可以通过同侧脑沟消失、脑室受压、中线结构移位等直观、确切、无创的影像学改变观察ICP变化，但其缺乏床旁持续监测的优势。因此，无论是临床观察，还是影像检查，均无法很好地预测ICP增加风险，也不能将治疗时机掌控在神经功能恶化之前。有创ICP监测已应用多年，并被公认是ICP的“金标准”，对掌控手术时机、调整药物治疗和预测预后发挥着重要作用。然而近年来，诸多研究对 ICP 监测 LHI 提出质疑，由此引发相关问题的讨论。

一、LHI 与 ICP 增高

LHI 患者是否伴随 ICP 升高，目前有所争议。多数研究发现，在 LHI 期间，通常伴随 ICP 显著增高。根据 Monroe Kellie 假说，颅内内容物（脑、血容量和脑脊液量）的容积总和是不变的。当出现占位性病变时，将通过其他部分容积的减少进行代偿。颅内总容积与 ICP 呈反“L”形曲线。因此，即使早期脑组织肿胀明显，只要在代偿范围内，ICP 升高并不明显。一旦这种代偿机制失效，一个很小的容积变化便可导致明显的 ICP 增高。临床研究结果提示，ICP 监测对 LHI 早期神经功能恶化的预测作用有限。1995 年，Frank 的研究（19 例）发现，神经功能恶化出现 3 h 内 ICP 监测（12 例病灶侧脑实质，5 例病灶对侧脑室，2 例病灶侧硬膜外）显示，仅 26.3% 的患者 ICP＞15 mmHg。1996 年，Schwab 等对 48 例 LHI 进行的硬膜外 ICP 监测发现，瞳孔直径和对光反应变化（颞叶钩回疝）早于 ICP 增高，且 ICP 增高与中线（透明隔）移位无显著相关性。2010 年，Poca 等对 19 例 LHI 进行了病灶侧脑实质 ICP 监测，结果发现 12 例（63%）ICP 值始终≤20 mmHg，即使这些患者中线移位≥5 mm 或出现了颞叶钩回疝。因此，2014 年美国心脏协会 / 美国卒中协会，关于大脑和小脑梗死伴肿胀的管理声明中，不推荐对 LHI 患者进行常规 ICP 监测。虽然 ICP 对早期神经功能恶化的预测作用有限，但可很好地预测 LHI 不良预后。与 ICP 正常者相比，无论同侧脑实质还是对侧脑室内 ICP 增高（＞15 mmHg），LHI 患者的死亡率（83.3% *vs.* 23.1%）和脑疝发生率（22.2% *vs.* 11.1%）均更高。部分颅骨切除术后，与 ICP＜20 mmHg（脑实质）相比，ICP＜15 mmHg 患者的 30 d 良好预后（中度残疾、恢复正常）和生存率更高。

二、ICP 与监测方式

根据传感器放置位置的不同，有创 ICP 监测可分为脑室内、脑实质、蛛网膜下腔、硬膜下和硬膜外测压。脑室内测压和脑实质测压的准确性更好，是目前普遍选择和推荐使用的方法，其中具有脑室外引流功能（external ventricular drainage，EVD）的脑室内 ICP 监测被认为是“金标准”。有研究发现，EVD 降低 LHI 患者 ICP 增高的有效率为 84.5%。但由于 LHI 患者在发病早期便可出现脑组织肿胀，从而导致脑室受压变小和移位，这不仅增加了穿刺难度，也增加了脑组织损伤、出血和感染的风险。放置在病灶侧脑实质的 ICP 研究显示，ICP 操作简易，不受中线移位或脑组织膨胀影响；而且 ICP 使用方便，不受出血或碎片堵塞的影响。然而，也有证据表明，继发于脑组织局部肿胀的 ICP 升高，在整个大脑中不会平均分布。一项非人灵长类脑梗死模型的研究发现，当梗死面积大于半球的 20% 时，左、右侧半球存在显著的 ICP 梯度，并且在监测过程中持续存在。这一现象在人类 LHI 的硬膜外 ICP 监测中同样被证实。一项动物实验研究发现，脑梗死核心区域压力显著高于周边区域。因此，对于距离监测部位较远的幕上梗死或幕下梗死患者，脑实质 ICP 监测不能真实、准确地反映局部脑组织压力。反之，如果仍需选择脑实质 ICP 监测，则应更加接近病灶核心区域。

三、ICP 与干预阈值

阻止 ICP 增高是 LHI 早期治疗的关键。当 ICP 增高至某一数值后，临床医师应及时给予坚决有效的降 ICP 治疗，以避免病情恶化。以往 ICP 干预阈值多基于成人重型颅脑外伤治疗指南的推荐，即 ICP＞20 mmHg，而最新版的指南将这一阈值调至 22 mmHg。Sauvigny 对 57 例 LHI 和 45 例重型颅脑外伤患者研究发现，去骨瓣后 12 h 内 ICP 均值＞15 mmHg 与 1 个月后高死亡率密切相关。如果仅根据群体研究的固定阈值选择干预启动时间，则缺失了个体针对性。因为不同个体之间颅内代偿空间（顺应性）不同。与顺应性较好的患者相比，顺应性较差患者的病情恶化风险更高。即便两者 ICP 值均正常，治疗也存在较大差异。设定 ICP 干预阈值，需要根据患者年龄、颅内空间代偿能力、生理学参数和治疗风险 - 效益分析等进行系统的个体化分析。临床征象、影像检查和生理参数的监测可帮助临床医师更好地解读 ICP 数值，进而更加客观、可靠地评估脑损伤严重程度，指导治疗和预测预后。

综上所述，目前对 LHI 患者 ICP 监测的质疑，尚需深入分析与研究：①如果能够获得准确、实时的 ICP 值，则对恶性脑水肿的高危 LHI 患者仍然有益；②如果 ICP 与临床征象、影像学占位效应和病理生理参数结合，则可更早预测 LHI 患者的神经功能恶化和预后；③如果参考 ICP 监测、脑组织氧合监测，脑微透析监测和持续脑电图监测等多模脑功能监测结果，则可指导 LHI 伴恶性脑水肿患者的个体化治疗。

第一作者：陈忠云，2018 级博士研究生
通信作者：宿英英，博士研究生导师

参考文献

[1] Thomalla G, Hartmann F, Juettler E, et al. Prediction of malignant middle cerebral artery infarction by magnetic resonance imaging within 6 hours of symptom onset: A prospective multicenter observational study. Annals of neurology , 2010, 68 (4): 435-445.

[2] Hacke W, Schwab S, Horn M, et al. “Malignant” middle cerebral artery territory infarction: clinical course and prognostic signs. Archives of neurology, 1996, 53 (4): 309-315.

[3] Yu JW, Choi JH, Kim DH, et al. Outcome following decompressive craniectomy for malignant middle cerebral artery infarction in patients older than 70 years old. Journal of cerebrovascular and endovascular neurosurgery, 2012, 14 (2): 65-74.

[4] Qureshi AI, Suarez JI, Yahia AM, et al. Timing of neurologic deterioration in massive middle cerebral artery infarction: a multicenter review. Critical care medicine, 2003, 31

(1): 272-277.
[5] Wartenberg KE. Malignant middle cerebral artery infarction. Current opinion in critical care, 2012, 18 (2): 152-163.
[6] Schwab S, Aschoff A, Spranger M, et al. The value of intracranial pressure monitoring in acute hemispheric stroke. Neurology, 1996, 47 (2): 393-398.
[7] Frank JI. Large hemispheric infarction, deterioration, and intracranial pressure. Neurology, 1995, 45 (7): 1286-1290.
[8] Poca MA, Benejam B, Sahuquillo J, et al. Monitoring intracranial pressure in patients with malignant middle cerebral artery infarction: is it useful?Journal of neurosurgery, 2010, 112 (3): 648-657.
[9] Huh J, Yang SY, Huh HY, et al. Compare the intracranial pressure trend after the decompressive craniectomy between massive intracerebral hemorrhagic and major ischemic stroke patients. Journal of Korean Neurosurgical Society, 2018, 61 (1): 42-50.
[10] Paldor I, Rosenthal G, Cohen JE, et al. Intracranial pressure monitoring following decompressive hemicraniectomy for malignant cerebral infarction. J Clin Neurosci, 2015, 22 (1): 79-82.
[11] Stevens RD, Shoykhet M, Cadena R. Emergency neurological life support: intracranial hypertension and herniation. Neurocriti Care, 2015, 23, (Suppl 2): S76-82.
[12] Wijdicks EF, Sheth KN, Carter BS, et al. Recommendations for the management of cerebral and cerebellar infarction with swelling: a statement for healthcare professionals from the American Heart Association/American Stroke Association. Stroke, 2014, 45 (4): 1222-1238.
[13] D'Ambrosio A, Hoh DJ, Mack WJ, et al. Interhemispheric intracranial pressure gradients in nonhuman primate stroke. Surgical Neurology, 2002, 58 (5): 295-301.
[14] Hatashita S, Hoff JT. Cortical tissue pressure gradients in early ischemic brain edema. J Cereb Blood Flow Metab, 1986, 6 (1): 1-7.
[15] Sauvigny T, Göttsche J, Czorlich P, et al. Intracranial pressure in patients undergoing decompressive craniectomy: new perspective on thresholds. Journal of neurosurgery, 2018, 128 (3): 819-827.
[16] Bosche B, Dohmen C, Graf R, et al. Extracellular concentrations of non-transmitter amino acids in peri-infarct tissue of patients predict malignant middle cerebral artery infarction. Stroke, 2003, 34 (12): 2908-2913.
[17] Heiss WD, Dohmen C, Sobesky J, et al. Identification of malignant brain edema after hemispheric stroke by PET-imaging and microdialysis, Acta neurochirurgica. Supplement, 2003, 86: 237-240.
[18] Steiner T, Pilz J, Schellinger P, et al. Multimodal online monitoring in middle cerebral artery territory stroke. Stroke, 2001, 32 (11): 2500-2506.

恶性大脑中动脉梗死偏侧颅骨切除减压术：80 岁以下患者随机对照研究

宿英英

【研究背景】

大脑半球大面积梗死（large hemispheric infarction，LHI）是大脑主干动脉，如大脑中动脉（middle cerebral artery，MCA）、颈内动脉（internal carotid artery，ICA）或其主要分支闭塞引起的脑梗死。因其梗死面积大，急性期（发病 2～7 d 内）常表现为严重占位性脑水肿，并导致脑疝形成（40%～50%）。经内科标准治疗的 LHI 病死率非常高（80%），即使侥幸存活，也会遗留严重的神经功能残疾而长期卧床，因而又被称为恶性大脑半球大面积梗死（malignant middle cerebral artery infarction，mMCAI）。近些年，外科手术治疗——偏侧颅骨切除减压术（decompressive hemicraniectomy，DHC）越来越受到关注，小样本病例对照研究和随机对照研究提示，DHC 能够显著降低病死率（41%～52.8%），但受益患者年龄局限在 60 岁以下，且生存质量改善不明显。本研究对 60 岁以上患者年龄进行了限定，旨在评估 DHC 治疗的有效性。

【研究方法】

采用前瞻、随机、对照（盲法预后评估）研究，比对 18～80 岁 mMCAI 患者发病 48 h 内 DHC 治疗与非 DHC 治疗（标准内科治疗）的预后。病后 6、12 个月进行预后评估，包括改良 Rankin 评分（modified Rankin Scale，mRS）和病死率。预后评估者对治疗方案不知情。统计处理包括 18～80 岁患者资料分析和 60 岁以上亚组患者资料分析。

【研究结果】

（1）18～80 岁患者：与非 DHC 组（23 例）相比，DHC 组（24 例）6 个月和 12 个月病死率减少（12.5% *vs.* 60.9%，$P=0.001$；16.7% *vs.* 69.6%，$P<0.001$）；不良预后（mRS>4）率增加（33.3% *vs.* 82.6%，$P=0.001$；25.0% *vs.* 87.0%，$P<0.001$）。

（2）>60 岁患者：与非 DHC 组（13 例）相比，DHC 组（16 例）6 个月和 12 个月病死率减少（12.5% *vs.* 61.5%，$P=0.016$；18.8% *vs.* 69.2%，$P<0.010$）；不良预后（mRS>4）率增加（31.2% *vs.* 92.3%，$P=0.002$；37.5% *vs.* 100%，$P<0.001$）。

【研究结论】

60～80 岁的 mMCAI 患者在发病 48 h 内接受 DHC 治疗，不仅可以降低病死率，还可减少存活患者严重不良预后（mRS=5）率。

原始文献

Zhao JW，Su YY，Zhang Y，et al. Decompressive hemicraniectomy in malignant middle cerebral artery infarct：a randomized controlled trial enrolling patients up to 80 years old. Neurocrit Care，2012，17：161-171.

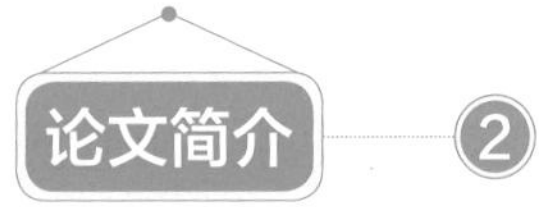

轻度低温治疗改善大脑半球大面积梗死存活患者的神经功能预后

宿英英

【研究背景】

大脑半球大面积梗死（large hemispheric infarction，LHI）在幕上脑梗死中最为险恶，梗死后脑水肿所致的颅内压升高可直接导致患者死亡，即便内科治疗做到最大努力，病死率仍高达 53%～78%。近年来，已有 5 项部分颅骨切除减压（decompressive craniotomy，DC）治疗的随机对照研究（randomized controlled trial，RCT）证实，DC 可使 LHI 患者的颅内压下降，病死率减少（17%～36%）。但遗憾的是，并非所有的 LHI 患者均能接受 DC 治疗，如长期大量口服抗血小板或抗凝药物患者。此外，即便接受 DC 治疗患者能够存活下来，神经功能改善亦不理想。大量临床前试验证实，低温治疗可有效降低颅内压，改善神经功能预后。2012 年一项基于 RCT 的心肺复苏后昏迷患者（481 例）系统分析显示，低温治疗组出院时生存率高于对照组（RR=1.35，95%CI 1.10～1.65），神经功能预后（出院至病后 6 个月）改善好于对照组（RR=1.55，95%CI 1.22～1.96）。然而，LHI 患者低温治疗的相关临床研究还停留在可操作性和安全性上，疗效评估缺乏证据，特别是非 DC 患者低温治疗的 RCT 研究缺如。笔者假设，低温治疗的降颅压作用可挽救部分 LHI 患者生命，神经保护作用可改善存活患者神经功能预后。

【研究方法】

采用前瞻随机对照研究，纳入发病 48 h 内的 LHI 患者，随机分为低温治疗组和对照组。低温组患者接受标准化内科治疗联合血管内低温治疗，低温目标 33℃或 34℃，维持低温至少 24 h。对照组患者接受标准化内科治疗，体温维持常温。预后终点指标为发病 6 个月的病死率和 mRS 评分。

【研究结果】

33 例患者纳入研究，其中低温治疗组 16 例，对照组 17 例。病后 6 个月，低温组死亡 8 例（50%），对照组死亡 7 例（41%），2 组比较无统计学差异（P=0.732）。患者死亡的主要原因为颅内压增高所致的致死性脑疝。病后 6 个月时，低温治疗组 7 例患者预后良好（mRS 1～3），对照组 4 例患者预后良好（mRS 1～3），2 组比较无统计学差异（43.8% *vs.* 23.5%，P=0.282）。但在存活患者中，与对照组比对，低温治疗组获得更好的神经功能预后（7/8 例，87.5%；4/10 例，40.0%；P=0.066；OR=10.5，95%CI 0.9～121.4）。

【研究结论】

轻度低温治疗虽然未能降低 LHI 患者的病死率，但可提高生存患者的神经功能预后。本研究结果有待多中心大样本研究证实。

原始文献

Su YY，Fan LL，Zhang YZ，et al. Improved neurological outcome with mild hypothermia in surviving patients with massive cerebral hemispheric infarction. Stroke，2016，47：457-463.

大脑半球大面积梗死诊治

叶　红

【病例摘要】

患者，男性，47 岁，主因突发言语不能伴右侧肢体活动不利 5 h，于 2017 年 4 月 17 日入院。

患者入院前 5 h 做饭时突然摔倒，呼唤可睁眼；不能言语，也不理解他人语言；右侧肢体完全不能活动。1 h 后当地医院脑部 CT 检查显示，左侧额顶叶部分脑沟变浅。4 h 后到我院急诊就诊。

患者既往有高血压病史，否认糖尿病、冠心病、卒中病史，否认胃肠道溃疡病史。

患者入院时查体：体温 36.2 ℃，脉搏 68 次 / 分，呼吸 18 次 / 分，血压 132/90 mmHg；意识清楚，完全性失语；双眼向左侧凝视，双瞳孔等大等圆，直径 3 mm，对光反射灵敏；面纹对称，伸舌不合作；右侧肌力 0 级，腱反射减弱，巴宾斯基征阳性；全身多处擦伤和皮下血肿。NIHSS 17 分，ESSEN 1 分（低危）。

（1）患者入院后脑梗死诊治经过：患者既往有高血压病史，本次起病呈卒中样，表现为完全混合性失语和右侧肢体瘫痪，且迅速达到高峰，脑部 CT 未见出血，故首先考虑为左侧大脑中动脉或颈内动脉供血区域梗死（栓塞可能性大）。经全脑血管造影证实为左侧颈内动脉以远段闭塞，予以动脉机械碎栓和颈动脉颅内段支架植入术。术后左侧大脑中动脉和左侧大脑前动脉血流恢复，收入神经内科重症监护病房。常规治疗方案包括：床头抬高目标值 30°；体温控制目标值 36～37℃；收缩压控制目标值 120～130 mmHg；SpO_2 维持目标值≥94%；血糖控制目标值 7.8～10.0 mmol/L；肠内营养能量目标值 25～30 kcal/（kg · d）；静脉输注 20% 甘露醇（125 ml，每 6 小时 1 次）控制颅内压（intracranial pressure，ICP）；下肢间歇加压泵预防深静脉血栓。

患者入院第 2 天（2017 年 4 月 18 日）意识清楚。经颅多普勒超声（transcranial Doppler，TCD）显示左大脑中动脉闭塞（图 5-1）。脑部双能 CT 显示左侧半球弥漫性肿胀，提示脑组织水肿加重；左侧基底节、左侧额顶叶高密度影，虚拟平扫高密度影消失，提示对比剂渗出可能性大（图 5-2）。有创 ICP 监测（左侧额叶）显示：ICP 在 6 天内（4 月 18—23 日）波动在 15～23 mmHg 之间（图 5-3），根据 ICP 监测结果调整脱水降颅压药物，即 ICP＞15 mmHg 并持续 5 min 时，给予 1 次 20% 甘露醇 125 ml 或 10% 氯化钠溶液 60 ml 静脉输注。

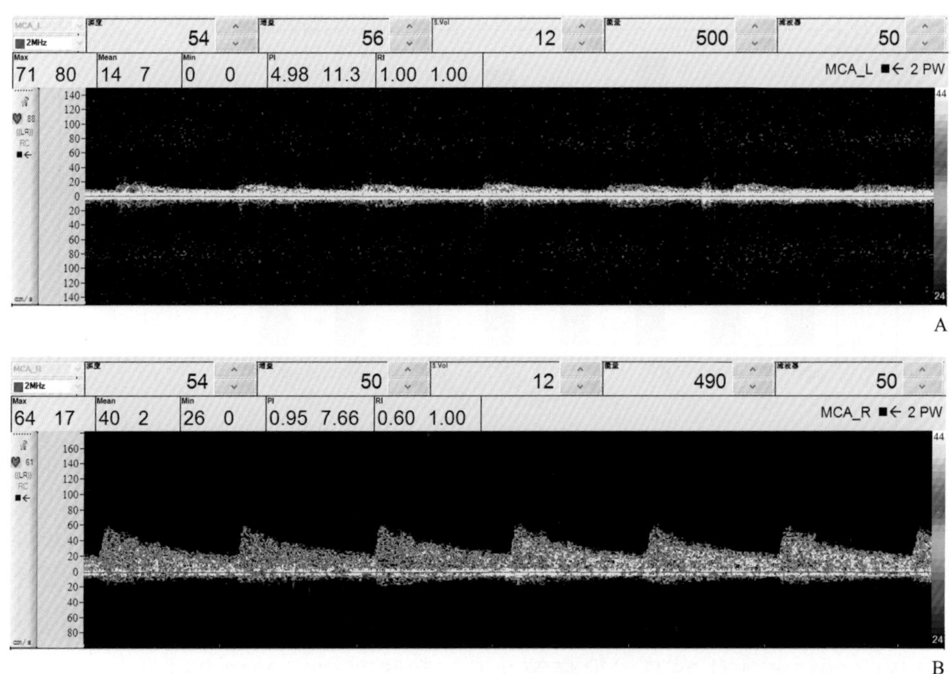

图 5-1　经颅多普勒超声（4 月 18 日）显示左大脑中动脉未见血流，提示血管闭塞（A）；右侧大脑中动脉血流正常（B）

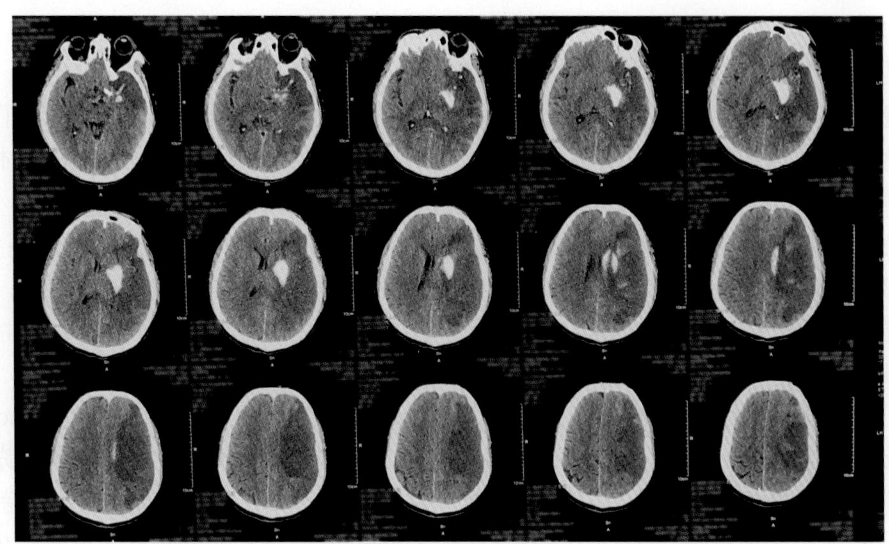

图 5-2　脑部 CT（4 月 18 日）显示左侧半球弥漫性肿胀、左侧基底节、左侧额顶叶高密度影，经虚拟平扫高密度影消失，提示对比剂渗出

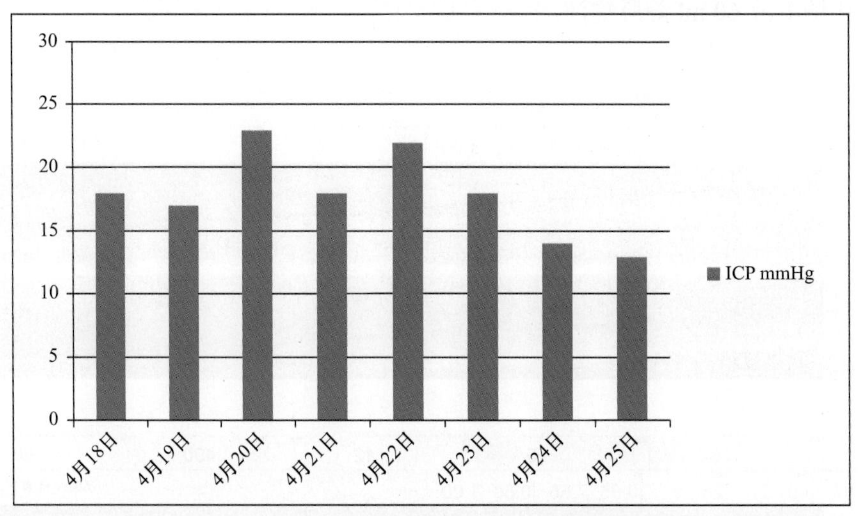

图 5-3　入院后 4 月 18—25 日，ICP 监测结果

入院第 4 天（2017 年 4 月 20 日）意识转为昏睡。加用阿司匹林（100 mg，1 次 / 天）、氯吡格雷（75 mg，1 次 / 天）。

入院第 5～8 天（2017 年 4 月 21—24 日）呈浅昏迷状态，瞳孔对光反射转为迟钝。脑部 MRI（2017 年 4 月 25 日，发病第 9 天）和脑部 CT（2017 年 5 月 5 日，发病第 19 天）均提示脑梗死后出血转化，左侧额颞顶岛叶、左基底核区梗死伴渗血（图 5-4 和图 5-5）。停用阿司匹林，保留氯吡格雷。颈动脉超声（2017 年 4 月 26 日）显示：双侧颈动脉内膜和中膜不均匀增厚伴多发斑块，右锁骨下动脉斑块。

（2）患者入院后并发症诊治经过：患者入院后体温波动在 37.5～38℃之间，双肺

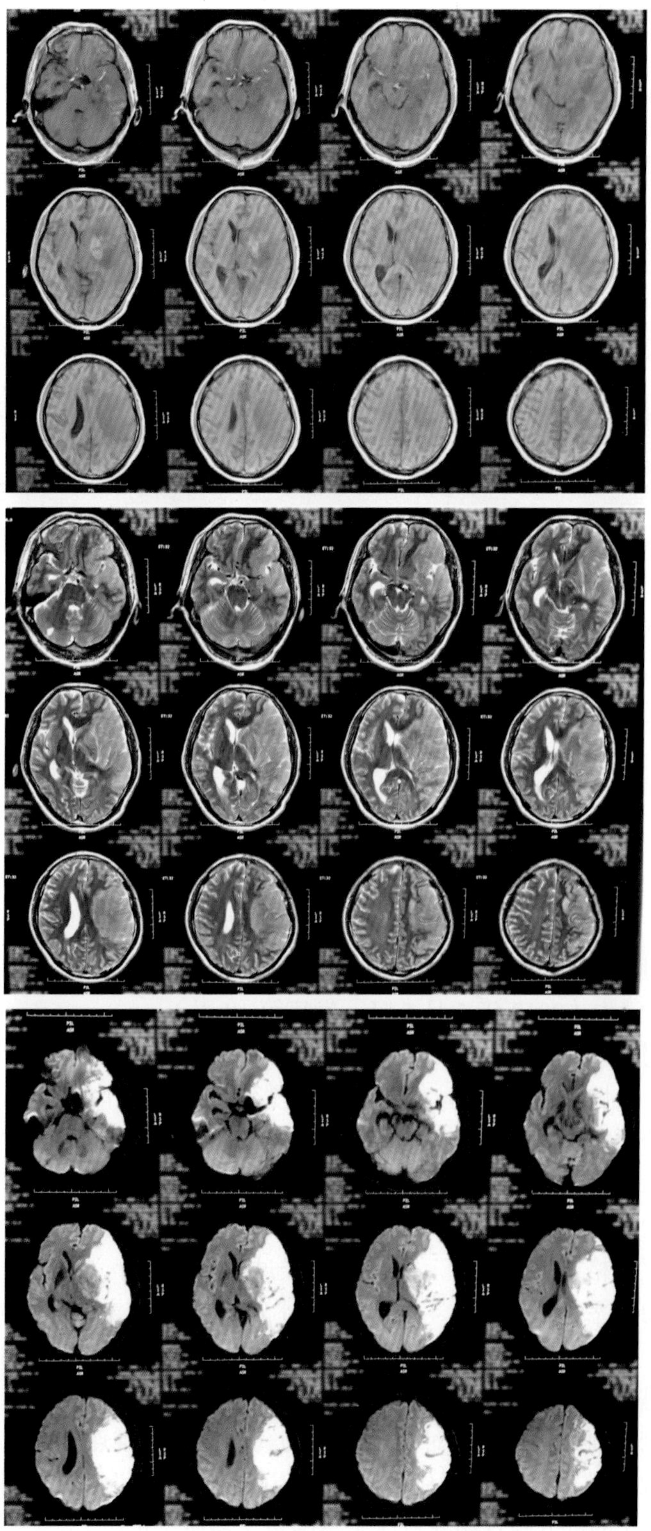

图 5-4　脑部 MRI（4 月 25 日）显示左侧额颞顶岛叶、左基底节新发脑梗死、左基底节渗血

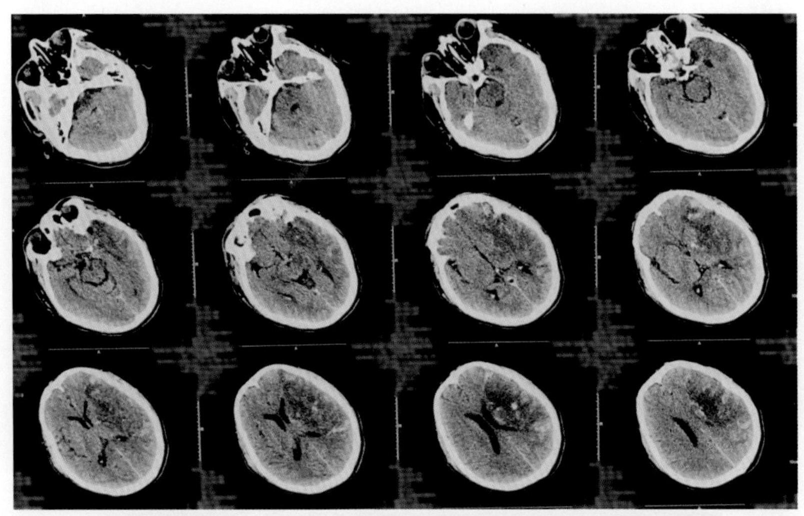

图 5-5 脑部 CT（5 月 5 日）显示左侧额颞顶岛叶、左基底核区梗死伴渗血

可闻及湿啰音；全血白细胞计数 8.5×10^9～12.2×10^9/L，中性粒细胞 72%～97.6%，降钙素原（procalcitonin，PCT）0.02～0.158 ng/ml；胸部 X 线平片显示双肺纹理重；痰培养显示肺炎克雷伯菌（敏感菌株）。按细菌性肺炎先后予以头孢他啶、比阿培南抗感染治疗，渐好转。

患者入院后胃内抽出咖啡色内容物 30 ml（2017 年 4 月 18 日，发病第 2 天），胃液潜血检查阳性。按急性胃黏膜病变伴消化道出血予以质子泵抑制药治疗，3 d 后潜血转阴。

患者入院第一次下肢静脉超声（2017 年 4 月 19 日，发病第 3 天）检查未见异常，予以间歇加压泵预防下肢深静脉血栓。第二次下肢静脉超声（2017 年 4 月 25 日，发病第 9 天）检查显示，右小腿肌间静脉血栓形成（完全型），经低分子肝素（0.4 ml，2 次 / 天）皮下注射 10 d，血栓消失（2017 年 5 月 5 日，发病第 19 天）。

【病例讨论】

患者为中年男性，急性起病，全脑血管造影显示左侧颈内动脉闭塞。血管内治疗术中显示血管开通，但术后第 3 天（入院第 4 天）意识障碍加重，TCD 检查发现左侧大脑中动脉闭塞，脑部双能 CT 提示造影剂外渗，故给予阿司匹林、氯吡格雷抗血小板治疗。血管内治疗后第 9、19 天，脑部 MRI 和 CT 检查提示基底核区出血转化，抗血小板药调整为氯吡格雷单药治疗。患者虽然经过血管内治疗，出现短暂血管再通，但随后出现神经功能恶化（术后第 4 天 NIHSS 评分 21 分，较术前增加 4 分），表现为缺血进展［大脑半球大面积梗死（large hemispheric infarction，LHI）］和脑出血并存，血管内治疗后早期神经功能恶化（early neurological deterioration，END）诊断明确。此时，针对脑梗死与脑出血的治疗发生冲突，并成为药物治疗的难点。因考虑“双抗”可能加重脑出血，故调整了抗血小板药物，即双药联合治疗改为单抗血小板治疗。此外，做好了脑水肿恶化的部分颅骨切除减压手术准备（输血、止血）。

患者血管内治疗后，既有脑缺血，又有脑出血，且意识障碍加重，提示 ICP 增高风险增加，故于术后予以了有创 ICP 监测，用以指导脱水降颅压药物调整。结果 ICP 持续 6 d>15 mmHg，经脱水降颅压药物调整，逐渐降至 15 mmHg 以下。因此，有创 ICP 监测可用于 LHI 伴严重脑水肿患者，在 ICP 的指导下合理应用脱水降颅压药物可使患者平稳度过脑疝形成最危险的时期。

患者住院期间出现细菌性肺炎、急性胃黏膜病变伴出血、下肢静脉血栓等并发症，这些并发症在脑梗死的早期最为常见。针对细菌性肺炎的早期经验性治疗和后续的目标（基于痰培养和药敏结果分析）治疗、针对急性胃黏膜病变伴出血的质子泵抑制药治疗、针对下肢静脉血栓的间歇加压泵和低分子肝素抗凝防治，以及针对进食困难的肠内营养支持均提示，对 LHI 患者的治疗需要全面、系统，并发症的防治需要早期发现、早期干预，药物治疗遇到冲突时需要慎重权衡利弊，才能保证患者度过危险，转危为安。

参考文献

［1］中华医学会神经病学分会神经重症协作组，中国医师协会神经内科医师分会神经重症专委会．大脑半球大面积梗死监护与治疗中国专家共识．中华医学杂志，2017，97（9）：645-652.

［2］Wijdicks EF, Sheth KN, Carter BS, et al. American Heart Association Stroke Council. Recommendations for the management of cerebral and cerebellar infarction with swelling: a statement for healthcare professionals from the American Heart Association/American Stroke Association. Stroke, 2014 , 45 (4): 1222-1238.

［3］Treadwell SD, Thanvi B. Malignant Middle Cerebral Artery (MCA) Infarction: pathophysiology, diagnosis and management. Postgrad Med J, 2010, 86 (1014): 235-242.

［4］Mohney N, Alkhatib O, Koch S, et al. What is the Role of Hyperosmolar Therapy in hemispheric stroke patients? Neurocrit Care, 2020, 32 (2): 609-619.

［5］Schwab S, Aschoff A, Spranger M, et al. The value of intracranial pressure monitoring in acute hemispheric stroke. Neurology, 1996, 47 (2): 393-398.

［6］Helbok R, Olson DM, Le Roux PD, et al. Participants in the International Multidisciplinary Consensus Conference on Multimodality Monitoring. Intracranial pressure and cerebral perfusion pressure monitoring in non-TBI patients: special considerations. Neurocrit Care, 2014, 21: S85-94.

第六章
大容积脑出血诊治

自发性大容积脑出血监测与治疗中国专家共识

中华医学会神经病学分会神经重症协作组
中国医师协会神经内科医师分会神经重症专委会

自发性脑出血（intracerebral hemorrhage，ICH）指脑实质内自发性、非创伤性血管破裂，导致血液在脑实质内聚集。2010 年，一项荟萃分析（世界各地 21 个国家 36 项研究）显示，ICH 发病率为 24.6/（10 万人·年）（95%*CI* 19.7～30.7），ICH 发病 30 d 内病死率为 40.4%（13.1%～61.0%），其中主要是大容积 ICH 患者。神经科医师必须尽早识别大容积 ICH，在有条件的情况下，收入神经重症监护病房（neuro-intensive care unit，NCU）*，予以监护与治疗。

为了降低大容积 ICH 病死率，并改善神经功能预后，中华医学会神经病学分会神经重症协作组和中国医师协会神经内科医师分会神经重症专委会对大容积 ICH 的相关文献进行检索与复习，并参考我国实际情况撰写了《自发性大容积脑出血监测与治疗中国专家共识》。

共识撰写方法与步骤（参考改良德尔菲法）：①撰写方案由神经重症协作组组长宿英英教授起草，撰写小组成员审议。基于多学科专业知识需求，撰写专家来自神经内科、神经外科、重症医学科和影像科。②文献检索与复习（1995—2016 年 Medline 数据库）由 2 名神经内科博士完成。③按照 2011 版牛津循证医学中心（Center for Evidence-based Medicine，CEBM）的证据分级标准，进行证据级别和推荐意见确认，对暂无针对大容积 ICH 的文献证据，参考卒中或重症相关文献。④共识执笔人 3 次回

---

* 注：现通用英文全称及缩写为 neurocritical intensive care unit, neuro-ICU

顾文献和讨论共识草稿，1 次以邮件方式征求意见，并由组长归纳修订。⑤最终讨论会于 2016 年 3 月 25 日在中国湖南长沙召开，全体成员独立完成共识意见分级，并进行讨论。对证据暂不充分，但 75% 的专家达成共识的意见予以推荐（专家共识），90% 以上高度共识的意见予以高级别（专家共识，A 级推荐）推荐。

一、大容积 ICH 判断与不良预后预判

证据背景

ICH 患者发病早期出现局限性神经功能缺损伴意识障碍、瞳孔不等大、呼吸节律异常时，提示大容积 ICH 可能（3 级证据）。根据发病首次 CT 扫描计算，幕上脑实质血肿容积 30～60 ml（GCS≤8 分）患者 30 d 病死率 44%～74%，>60 ml 患者 91%；幕下桥脑血肿容积≥5 ml（GCS≤8 分）患者 30 d 病死率 100%（2 级证据）；丘脑和小脑血肿容积>15 ml 患者病死率为 35% 和 81%（3 级证据）。CT 血管成像（computer tomography angiography，CTA）出现"点征（spot sign）"时，预示血肿将进一步扩大（2 级证据）。大容积 ICH 病死率与占位效应导致的脑疝形成有关。占位效应主要表现为中线结构移位。当松果体水平移位 3～4 mm 时，临床表现为嗜睡；6.0～8.5 mm 时昏睡；8～13 mm 时昏迷（2 级证据）。大容积 ICH 伴脑室出血（intraventricular hemorrhage，IVH）比不伴 IVH 的病死率和重残（mRS≥3 分）率高（66% *vs.* 49%，*OR*=1.68，95%*CI* 1.38～2.06，*P*<0.01）（2 级证据）。大容积 ICH 伴脑积水比不伴脑积水的不良预后（mRS≥3 分）率高（31.4% *vs.* 15.1%；*P*<0.000 01）（2 级证据）。ICH 评分是临床指标和影像学指标的综合评分（表 6-1），ICH 评分 1～5 分的病死率分别为 13%、26%、72%、97% 和 100%（3 级证据）。

推荐意见

1. 发病早期表现为局限性神经功能缺损伴意识障碍（GCS≤8 分）、瞳孔不等大、呼吸节律异常，提示大容积 ICH 可能（3 级证据，B 级推荐）。

2. 发病早期 CT 扫描显示幕上血肿≥30 ml、脑桥血肿≥5 ml、丘脑或小脑血肿≥15 ml，可判定为大容积 ICH（2～3 级证据，B 级推荐）。

表 6-1　ICH 评分

评价指标	ICH 评分量表评分	评价指标	ICH 评分量表评分
GCS 评分（分）		血肿破入脑室	
3～4	2	是	1
5～12	1	否	0
13～15	0	血肿源自幕下	
血肿体积（ml）		是	1
≥30	1	否	0
<30	0	患者年龄（岁）	
		≥80	1
		<80	0

3．CTA 出现“点征”可作为血肿扩大的预判指标（2 级证据，B 级推荐）。

4．大容积 ICH 伴占位效应、IVH、脑积水，可作为不良预后的影像学预判指标（2 级证据，B 级推荐）。ICH 评分≥3 分可作为不良预后的临床和影像综合预判指标（3 级证据，B 级推荐）。

二、基础生命支持与监护

（一）体温

证据背景

2000 年一项前瞻性队列研究（251 例患者）显示，生存期>3 d 的 ICH 患者，发热（体温≥38.5℃）是病情恶化（NIHSS 增加≥4 分或 GCS 评分降低≥2 分）的独立影响因素（2 级证据）。2010 年和 2013 年两项小样本历史对照研究显示，血管内低温（34～35℃，连续 10 d）可减轻幕上大容积（>25 ml）ICH 患者血肿周围水肿，降低 3 个月和 1 年病死率（8.3% *vs.* 16.7% 和 28% *vs.* 44%）（3 级证据）。

推荐意见

1．对大容积 ICH 患者须行体温管控，管控目标为体温<38.5℃（2 级证据，B 级推荐）。

2．低温（34～35℃）治疗获益证据尚显不足，有待进一步研究（3 级证据，B 级推荐）。

3．在有条件情况下，采用更加接近脑温的核心体温（膀胱、直肠、鼻咽深部）监测，降温与低温方法可参考《神经重症低温治疗中国专家共识》。

（二）血压

证据背景

2013 年一项前瞻性队列研究（117 例患者，平均血肿容积 25 ml）显示，发病 6 h 内收缩压≥180 mmHg（1 mmHg=0.133 kPa）与血肿扩大（OR=1.05，95%CI 1.010～1.097，P=0.016）和神经功能恶化（OR=1.04，95%CI 1.010～1.076，P=0.042）相关（2 级证据）。2010—2013 年三项幕上血肿体积平均<25 ml 的 RCT 研究（ATACH、INTERACT2、ADAPT）显示，尼卡地平、乌拉地尔、拉贝洛尔等降压药物持续静脉泵注，袖带血压测量法监测血压（不平稳期每 15 分钟测量 1 次），血压强制管控<140 mmHg 是安全的；与标准降压目标（收缩压<180 mmHg）相比，接受强化降压（收缩压<140 mmHg）患者的 mRS 评分更低（OR=0.87，95%CI 0.77～1.00，P=0.04）（2 级证据）。但遗憾的是，这些研究并未针对大容积 ICH 进行分层分析。

推荐意见

1．对大容积 ICH 患者须行血压管控（2 级证据，B 级推荐），但管控目标并不明确，需要加强相关研究。在管控血压时，必须考虑颅内压和脑灌注压，以免继发脑缺血（专家共识，A 级推荐）。

2. 降压治疗药物可选择尼卡地平、乌拉地尔、拉贝洛尔静脉持续泵注，并采用袖带血压测量法监测血压（不稳定时每 15 分钟 1 次），避免血压过度、过快波动（专家共识，A 级推荐）。

（三）血氧

证据背景

大容积 ICH 患者可因呼吸中枢受累而致呼吸泵衰竭，可因意识水平下降和吞咽功能障碍（保护性反射减弱或消失）而致肺衰竭。此时，需要对呼吸频率、节律和幅度进行监测，对动脉血气（PO_2、PCO_2）进行监测，并据此加强呼吸支持治疗。2015 年，一项调查（25 家医院，798 255 例卒中患者）显示，机械通气的 ICH 患者住院病死率高达 61%。由此提示，ICH 并发呼吸衰竭时，如何进行呼吸功能支持，维持血氧饱和度≥94%，避免各重要脏器缺氧，特别是脑组织缺氧，成为降低大容积 ICH 患者病死率的关键。

推荐意见

1. 对大容积 ICH 患者须行血氧管控，管控目标为血氧饱和度≥94%，PO_2≥75 mmHg（专家共识，A 级推荐）。

2. 必要时，尽早建立人工气道，和（或）机械通气；在此期间，加强临床呼吸指标（频率、节律、幅度）监测和动脉血气分析监测（专家共识，A 级推荐）。

（四）血钠

证据背景

2015 年的一项回顾性研究（325 例患者）显示，ICH 患者住院期间低钠（＜135 mmol/L）血症或高钠（＞155 mmol/L）血症的发生率分别为 45% 和 28%。2014 年的一项回顾性队列研究（422 例患者）显示，ICH 患者入院时低钠（＜135 mmol/L）血症是死亡的独立预测因素（OR＝2.2，95%CI 1.05，P＝0.037）（3 级证据）。低钠血症的常见原因包括抗利尿激素异常分泌综合征和脑耗盐综合征。治疗上应根据病因和低钠血症程度区别对待。有效的治疗方法包括限水和利尿，必要时静脉输注高渗盐水。静脉输注高渗（浓度≤3%）盐水的第 1 个 24 h 血钠增加＜10 mmol/L，此后每 24 小时增加＜8 mmol/L，直至血钠恢复至 130 mmol/L；治疗后 6 h 和 12 h 分别测量血钠 1 次，此后每天 1 次，直至血钠达到稳态。纠正高钠血症的有效方法包括增加水摄入和限制钠摄入，保持血钠＜155 mmol/L，血钠大幅度的波动可能导致渗透性脑病，特别是血脑屏障破坏时，因此需要加强血钠监测。

推荐意见

1. 大容积 ICH 患者须行血钠管控，管控目标为 135～155 mmol/L（3 级证据，B 级推荐）。

2. 纠正血钠异常的关键在于控制水和钠的出入，同时加强血钠监测（每 6 h 或 12 h 或 24 h），将每日血钠控制在 8～10 mmol/L 以内波动，以减少渗透性脑病的发生

（专家共识，A 级推荐）。

（五）血糖

证据背景

2007 年的一项前瞻性队列研究（100 例患者）显示，入院时 ICH 患者（血肿容积平均 23.3 ml）血糖≥11 mmol/L（末梢血糖快速测定法）死亡风险增加（*OR*=37.5，95%*CI* 1.4～992.7，*P*=0.03）（2 级证据）。2012 年的一项系统回顾和荟萃分析（16 个 RCT，其中 1248 例神经重症患者）显示，与常规血糖治疗组（目标值 8.0～16.7 mmol/L）相比，强化胰岛素治疗组（目标值 3.9～7.8 mmol/L）不能降低病死率（*RR*=0.99，95%*CI* 0.83～1.17，*P*=0.88），但不良预后率（mRS 4～6 分）降低（*RR*=0.91，95%*CI* 0.84～1.00，*P*=0.04）；强化胰岛素治疗组低血糖发生率增加（30% *vs.* 14%，*RR*=3.10，95%*CI* 1.54～6.23，*P*=0.002）（1 级证据）。

推荐意见

1．大容积 ICH 患者须行血糖管控，管控目标为 7.8～10.0 mmol/L（1～2 级证据，B 级推荐）。

2．急性期降血糖药物可选择短效胰岛素静脉持续泵注，每 2～4 小时测定血糖 1 次，以免低血糖发生（专家共识，A 级推荐）。监测血糖的方法可采用静脉血清血糖测定法，如果采用末梢血血糖快速测定法则需注意测量误差（专家共识，A 级推荐）。

（六）营养

证据背景

2003 年的一项急性卒中患者喂养与普通膳食临床试验（Feed Or Ordinary Food，FOOD）研究（3012 例患者）显示，喂养不足卒中患者肺部感染、消化道出血、其他部位感染风险增加，同时死亡和神经功能依赖（mRS 3～5 分）增加（*OR*=2.08，95%*CI* 1.50～2.88）（1 级证据）。

推荐意见

对大容积 ICH 患者须行营养指标管控（1 级证据，A 级推荐），管控目标和规范可参考《神经系统疾病肠内营养支持操作规范共识（2011 版）》和《神经系统疾病经皮内镜下胃造口喂养中国专家共识》（专家共识，A 级推荐）。

（七）颅内压与脑灌注压

证据背景

颅内压（intracranial pressure，ICP）持续>20 mmHg 为颅内压增高。2013 年一项大容积 ICH（56 例患者）回顾队列研究显示，ICH（平均血肿容积>50 ml）患者的 ICP 高变异性（每小时 ICP 变异均值>2.8 mmHg）和 ICP>20 mmHg 与不良预后（GOS≤3 分）相关（4 级证据）。2014 年，一项回顾队列研究（121 例患者）显示，ICH（血肿容积中位数 41.7 ml）昏迷患者 ICP>20 mmHg 时，ICP 的平均值增高（*OR*=

1.2，95%*CI* 1.08～1.45，*P*=0.003）、波动增大（*OR*=1.3，95%*CI* 1.03～1.73，*P*=0.03）和频次增多（*OR*=1.1，95%*CI* 1.02～1.15，*P*=0.008）与3个月死亡独立相关；频次增多（*OR*=1.1，95%*CI* 1.00 1～1.300，*P*=0.04）与3个月不良预后（mRS 5～6分）独立相关（4级证据）。

脑灌注压（cerebral perfusion pressure，CPP）取决于平均动脉压（mean arterial pressure，MAP）与ICP的差（CPP=MAP−ICP）。2014年的一项前瞻性队列研究（55例患者）显示，ICH（血肿容积中位数36 ml）患者平均压力反应指数（pressure reactivity index，PRx）>0.2的持续时间与3个月mRS相关（*r*=0.50，*P*=0.002；*r*=0.46，*P*=0.004）；理想的CPP中位数为83 mmHg（四分位间距范围68～98 mmHg），愈接近这一目标，病死率愈低（3级证据）。

2015年的一项RCT研究（2839例患者）显示，急性ICH（<20 ml）患者应用甘露醇并无严重不良反应，用与不用甘露醇的不良预后（3个月死亡或功能依赖）比较差异并无统计学意义（*OR*=0.90，95%*CI* 0.75～1.09，*P*=0.30）（2级证据）。2011年的一项前瞻队列研究（26例患者）显示，幕上ICH（血肿容积平均52.8 ml）患者早期（72 h内）持续输注3%高渗盐水（维持血钠<155 mmol/L）可明显控制血肿周围水肿（*F*=4.531，*P*=0.04），并有降低死亡风险趋势（11.5% *vs.* 25%，*P*=0.078）（3级证据）。1983年的一项RCT研究（93例患者）显示，ICH急性期应用地塞米松不但不降低病死率（χ^2=0.01，*P*=0.93），反而显著增加并发症（尤其是感染和糖尿病）发生率（χ^2=10.89，*P*<0.003）（2级证据）。

推荐意见

1. 对大容积ICH患者须行ICP管控，管控目标为ICP≤20 mmHg，同时ICP变异性<2.8 mmHg/h（专家共识）。

2. CPP的管控目标不够明确，需要进一步临床研究证实（专家共识，A级推荐）。

3. 必要时，选择20%甘露醇或高浓度氯化钠溶液降颅压治疗（2～3级证据，C级推荐），但不推荐应用皮质类固醇激素（2级证据，B级推荐）。

三、血肿手术治疗

血肿手术治疗，需要尊重神经外科医师意见，即便是血肿微侵袭手术，也需要加强神经内科医师与神经外科医师的会诊。

（一）血肿微侵袭术

证据背景

2011年中国一项RCT研究（122例患者）显示，与外科开颅手术相比，幕上大容积ICH（30～100 ml）患者发病24 h内血肿微侵袭术（minimally invasive surgery，MIS）联合血肿腔内尿激酶注射治疗（20 000～40 000 U，3～5次/天，持续2～4 d）12个月时，预后明显改善［血肿<50 ml患者的mRS（1.8±1.0）分 *vs.*（2.7±1.3）分，

P=0.009；血肿≥50 ml患者mRS（2.2±1.2）分 *vs.*（3.0±1.6）分，P=0.033]，MIS患者病死率更低（17.2% *vs.* 25.9%，P=0.199）、再出血风险更小（9.4% *vs.* 17.2%，P=0.243）、术后并发症更少（32.3% *vs.* 80.7%，P=0.001）（2级证据）。2012年一项荟萃分析（12项RCT研究，1955例患者）显示，与内科治疗和外科开颅手术相比，幕上ICH（10～120 ml）患者72 h内MIS治疗的病死率和功能依赖显著下降（OR=0.54，95%CI 0.39～0.76，P＜0.000 01；OR=0.53，95%CI 0.40～0.71，P＜0.000 01），其中30～80岁、浅表血肿、GCS≥9分、幕上血肿体积25～40 ml、发病＜72 h患者更加获益（1级证据）。2013年一项多中心RCT研究（MISTIE Ⅱ，120例）显示，幕上ICH（≥20 ml）发病＜72 h MIS联合血肿腔内重组组织型纤溶酶原激活药（recombinant tissue plasminogen activator，rt-PA）注射（1.0 mg/8 h，总剂量9.0 mg），5 d内大部分血肿清除，且未增加灶周水肿体积（1级证据）。目前，MISTIE Ⅲ正在针对幕上大容积ICH（≥30 ml、发病72 h、GCS≤14分或NIHSS≥6分）患者MIS联合rt-PA疗效研究。应用神经内镜辅助脑血肿清除更为彻底，需要临床研究证实。

推荐意见

在有条件情况下，对发病72 h内幕上大容积ICH患者，可选择MIS联合血肿腔内尿激酶注射的血肿清除治疗方案，用药剂量20 000～40 000 U（2级证据，B级推荐），或适当予以增减（10 000～50 000 U）（专家共识，A级推荐）；也可选择MIS不联合血肿腔内尿激酶注射的血肿清除治疗方案（1级证据，A级推荐）；此外，还可选择MIS联合血肿腔内rt-PA注射的血肿清除治疗方案，用药剂量1.0 mg/8 h，总剂量9.0 mg（1级证据，B级推荐）。

（二）脑室积血穿刺外引流术

证据背景

2011年，一项幕上ICH伴严重IVH患者荟萃分析（4项RCT研究、8项观察性研究，316例患者）显示，与单纯脑室积血穿刺外引流术（external ventricular drainage，EVD）相比，EVD联合脑室内溶栓剂（尿激酶或rt-PA）注射，病死率更低（46.7% *vs.* 22.7%，OR=0.32，95%CI 0.19～0.52），生活改善更好（54.5% *vs.* 34%，OR=2.35，95%CI 0.97～5.69）；病死率下降主要与尿激酶脑室腔内注射相关（OR=0.17，95%CI 0.09～0.33），而非rt-PA（OR=0.73，95%CI 0.34～1.55）（1级证据）。神经内镜治疗IVH的疗效仍存争议，需要进一步证实。

推荐意见

ICH并发严重IVH患者，可选择EVD联合脑室内尿激酶注射治疗（1级证据，A级推荐）。神经内镜治疗IVH证据尚不充分，不推荐作为常规治疗。

（三）血肿开颅清除术

证据背景

2008年一项荟萃分析（10项研究，其中7项RCT研究，共2059例患者）显示，与单纯药物治疗相比，24～72 h 内手术联合药物治疗幕上 ICH（>10 ml）可显著降低不良预后（死亡或功能依赖）率（*OR*=0.71，95%*CI* 0.58～0.88，*P*=0.001），各研究之间无异质性（1 级证据）。2013 年 1 项多中心 RCT 研究（27 个国家、83 个中心、601 例患者）显示，与单纯内科治疗相比，发病早期（48 h 内）外科开颅手术清除幕上脑叶出血（血肿体积中位数 36 ml，不伴 IVH）并不能改善患者预后（死亡或功能依赖）（59% *vs.* 62%，*OR*=0.86，95%*CI* 4.3%～11.6%，*P*=0.367）（1 级证据）。1984 年，意大利一项多中心研究（22 个中心、205 例患者）显示，小脑出血（血肿容积直径>3 cm，伴脑干受压或脑积水）患者经开颅手术清除血肿，可改善预后（2 级证据）。

推荐意见

幕上（基底节或脑叶）ICH 开颅手术清除血肿的治疗效果不一，建议请神经外科医师会诊，并尊重患者亲属意见（专家共识，A 级推荐）。小脑出血（血肿容积直径>3 cm，伴脑干受压或脑积水）可选择开颅手术清除血肿治疗，以降低病死率和改善神经功能预后（2 级证据，B 级推荐）。

四、系统并发症防治

（一）肺炎

证据背景

ICH 伴肺炎的发生率为 19.4%，病死率为 22%。2014 年一项多中心病例对照研究（800 例患者）显示，ICH 伴意识水平下降患者肺炎发生率比无意识障碍患者高（33% *vs.* 10%，*P*<0.001）。2005 年，一项前瞻多中心研究（2532 例患者）显示，伴吞咽功能障碍卒中患者，限制经口进食可减少误吸，降低肺炎发生率（2 级证据）。2015 年两项前瞻性 RCT 研究显示，伴有吞咽障碍的 ICH 患者，预防性应用抗生素既不能降低肺炎发生率，也不能改善 3 个月预后（2 级证据）。

推荐意见

1．大容积 ICH 并发肺炎可增加病死率。

2．ICH 伴意识障碍患者无论是否存在吞咽功能障碍，均需要管饲喂养，以减少肺炎发生（专家共识，A 级推荐）。

3．不推荐常规应用抗生素预防肺炎（2 级证据，B 级推荐）。

4．一经确诊肺炎（包括呼吸机相关性肺炎）必须尽早开始治疗，治疗规范可参考《神经疾病并发医院获得性肺炎诊治中国专家共识（2012）》（专家共识，A 级推荐）。

（二）下肢深静脉血栓

证据背景

卒中患者血栓相关并发症的发生率为 18.4%，病死率为 8.7%，其中主要见于下肢深静脉血栓（deep vein thrombosis，DVT）（10.5%）和肺栓塞（pulmonary embolism，PE）

(1.6%)。2009 年、2010 年和 2013 年连续三项前瞻性多中心研究（CLOT 试验）显示，弹力袜并未减少 DVT 风险，与短弹力袜（膝以下）相比，长弹力袜（大腿以上）更易发生 DVT。间歇性充气加压或间歇性充气加压联合弹力袜可显著降低 DVT 发生率（1 级证据）。2011 年，一项荟萃分析（4 项研究，其中 2 项 RCT 研究，1000 例患者）显示，抗凝药物不会扩大 ICH 血肿和增加病死率，但也未能降低 DVT 发生率（4.2% *vs.* 3.3%，$P=0.36$）（1 级证据）。对于已出现 DVT 或 PE 的 ICH 患者，抗凝治疗或下腔静脉滤网植入治疗尚无更多证据支持。

推荐意见

1．大容积 ICH 并发血栓相关并发症可增加病死率。在有条件情况下，应予间歇充气加压或间歇性充气加压联合弹力袜，以预防 DVT（1 级证据，B 级推荐）。

2．抗凝药物虽然不会扩大 ICH 血肿或增加病死率，但亦未能降低 DVT 发生率，故不推荐常规预防性用药（1 级证据，A 级推荐）。

3．抗凝药物或下腔静脉滤网植入治疗 DVT 或 PE，与 ICH 治疗存在冲突，尚待进一步安全性评估（专家共识，A 级推荐）。

（三）应激相关性黏膜病变伴胃肠道出血

证据背景

ICH 患者应激相关性黏膜病变伴胃肠道出血（stress-related mucosal disease，SRMD）的发病率为 26.7%，病死率为 50%。2014 年一项荟萃分析（20 项 RCT 研究，1970 例患者）显示，SRMD 患者预防性与非预防性治疗相比，病死率差异无统计学意义（$P=0.87$）（1 级证据）。2012 年（8 项 RCT 研究，1587 例 ICU 患者）和 2013 年（14 项 RCT 研究，1720 例 ICU 患者）两项荟萃分析显示，与 H_2 受体拮抗药相比，质子泵抑制药（proton pump inhibitor，PPI）具有降低 SRMD 伴胃肠道出血风险优势（1 级证据）；内镜止血或手术止血后，大剂量静脉输注 PPI 可降低再出血、再次内镜治疗及外科手术率（1 级证据）。2007 年，一项持续胃肠道出血的 RCT 研究（638 例患者）显示，PPI 可改善消化道出血症状，减少内镜治疗患者比例（19.1% *vs.* 28.4%，$P=0.007$）（2 级证据）。

推荐意见

1．大容积 ICH 并发 SRMD 伴胃肠道出血患者病死率增加，一旦诊断明确，应即刻开始质子泵抑制药治疗，即便已行内镜止血或手术止血治疗（1 级证据，A 级推荐）。

2．不推荐预防性应用质子泵抑制药（1 级证据，A 级推荐）。

五、预后追踪

证据背景

多数大容积 ICH 的临床研究采用病死率、生存曲线、预后不良（mRS）作为主要终点评估指标，而并发症、NCU 停留时间、住院时间和住院费用等多作为次要评估指标，评估时间多在病后 1、3、6、12 个月。

推荐意见

大容积 ICH 患者需要预后追踪与评估，病死率、生存曲线和 mRS 可作为主要预后评估指标，并发症、NCU 停留时间、住院时间和住院费用可作为次要评估指标，评估时间分为近期（出院时、病后 1 个月）和远期（3～12 个月）预后评估。

前景

大容积 ICH 患者病情危重，进展迅速，预后不良；神经科医师和神经重症医师需根据所在地区、医院、科室和患者的具体情况，进行规范化监护与治疗，并在此基础上开展临床研究，不断改进医疗质量。

执笔专家：宿英英（首都医科大学宣武医院神经内科）、潘速跃（南方医科大学南方医院神经内科）、江文（解放军第四军医大学西京医院神经内科）、张乐（中南大学湘雅医院神经内科）、王芙蓉（华中科技大学同济医学院附属同济医院神经内科）

参与共识撰写的专家（按姓氏拼音排序）：才鼎（青海省人民医院神经内科）、曹秉振（济南军区总医院神经内科）、曹杰（吉林大学第一医院神经内科）、陈胜利（重庆三峡中心医院神经内科）、狄晴（南京医科大学附属脑科医院神经内科）、丁里（云南省第一人民医院神经内科）、段枫（海军总医院神经内科）、郭涛（宁夏医科大学总医院神经内科）、胡颖红（浙江大学医学院附属第二医院脑重症医学科）、黄卫（南昌大学第二附属医院神经内科）、黄旭升（解放军总医院神经内科）、黄月（河南省人民医院神经内科）、江文（解放军第四军医大学西京医院神经内科）、李力（解放军第四军医大学西京医院神经内科）、李连弟（青岛大学医学院附属医院神经内科）、李玮（第三军医大学大坪医院神经内科）、刘丽萍（首都医科大学附属北京天坛医院神经重症医学科）、刘勇（第三军医大学第二附属医院神经内科）、倪俊（北京协和医院神经内科）、牛小媛（山西医科大学第一医院神经内科）、潘速跃（南方医科大学南方医院神经内科）、彭斌（北京协和医院神经内科）、石向群（兰州军区总医院神经内科）、宿英英（首都医科大学宣武医院神经内科）、谭红（湖南长沙市第一医院神经内科）、滕军放（郑州大学第一附属医院神经内科）、田飞（甘肃省人民医院神经内科）、田林郁（四川大学华西医院神经内科）、仝秀清（内蒙古医科大学附属医院神经内科）、王长青（安徽医科大学附属第一医院神经内科）、王芙蓉（华中科技大学同济医学院附属同济医院神经内科）、王学峰（重庆医科大学附属第一医院神经内科）、王彦（河北省唐山市人民医院神经内科）、王振海（宁夏医科大学总医院神经内科）、吴永明（南方医科大学南方医院神经内科）、严勇（昆明医科大学第二附属医院神经内科）、杨渝（中山大学附属第三医院神经内科）、游明瑶（贵州医科大学附属医院神经内科）、袁军（内蒙古自治区人民医院神经内科）、曾丽（广西医科大学第一附属医院神经内科）、张乐（中南大学湘雅医院神经内科）、张蕾（云南省第一人民医院神经内科）、张猛（第三军医大学大坪医院神经内科）、张馨（南京大学医学院附属鼓楼医院神经内科）、张旭（温州医科大学附属第一医院神经内科）、张艳（首都医科大学宣武医院神经内科）、张永巍（上海长海医院脑血管病中心）、张忠玲（哈尔滨医科大学第一医院）、周东（四川大学华西医院神经内科）、周赛君（温州医

科大学附属第一医院神经内科）、朱沂（新疆人民医院神经内科）

志谢：感谢华中科技大学同济医学院附属同济医院神经内科连立飞和赵骎医师对共识文献的检索与整理。感谢神经内科专家曾进胜教授（中山大学附属第一医院）、朱遂强教授（华中科技大学同济医学院附属同济医院）和武剑教授（北京清华长庚医院）、神经外科专家张鸿祺教授（首都医科大学宣武医院）和高亮教授（上海第十人民医院）、重症医学科专家席修明教授（首都医科大学附属复兴医院）、影像科专家卢洁教授（首都医科大学宣武医院）对共识撰写提出的宝贵意见。感谢中华医学会神经病学分会前主任委员贾建平教授（首都医科大学宣武医院）对共识撰写的支持与帮助。感谢肖波教授（中南大学湘雅医院神经内科）对共识讨论会议提供的支持

参考文献从略

（通信作者：宿英英）

（本文刊载于《中华医学杂志》

2017 年 3 月第 97 卷第 9 期第 653-660 页）

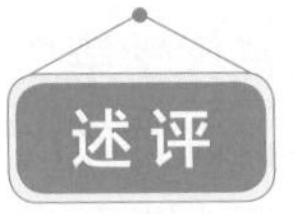

降低大容积脑出血病死率需要共识

宿英英

自发性脑出血（intracerebral hemorrhage，ICH）患者在发病早期出现局限性神经功能缺损伴意识障碍、瞳孔不等大、呼吸节律异常，头 CT 扫描显示幕上血肿容积≥30 ml、桥脑血肿容积≥5 ml、丘脑或小脑血肿≥15 ml，称为大容积 ICH（larger volume of intracerebral hemorrhage，LICH）。神经科医师和神经重症医师面对 LICH 患者，首先想到的是：怎样才能使患者存活下来。有研究表明，经内科治疗的幕上 LICH 患者病死率高达 74%～91%，小脑 LICH 患者病死率为 81%，脑桥 LICH 患者病死率达到 100%。高病死率的直接致死原因是脑疝形成。因此，如何清除血肿，减轻占位效应，减少脑疝形成，成为降低 LICH 病死率的关键。

一、开颅脑血肿清除

1977 年，美国 Becker 等最早倡导开颅血肿清除解决急性颅内血肿问题。2013 年，

一项多个国家参与的（27 个国家，78 个中心）RCT 研究（601 例患者）显示，与内科治疗相比，发病 48 h 内开颅清除幕上血肿（10～100 ml），病死率更低（18% *vs.* 24%，*OR*＝0.71，95% *CI* 0.48～1.06，*P*＝0.095）。另一项单中心小样本（20 例患者）回顾性分析显示：与内科治疗相比，发病 3 h 内开颅清除小脑血肿（血肿直径 4～7 cm），病死率更低（37.5% *vs.* 100%）。

开颅清除血肿的优势在于手术过程直观、血肿清除彻底，占位效应可得到有效解除。然而，手术需要全麻，而且创伤大、耗时长、失血量多，由此增加了适应证选择的复杂性和手术承担的风险。

在中国，虽然传统的开颅手术清除血肿治疗受到挑战，但针对 LICH 仍然备受争议。近几年最新发表的脑出血诊治指南推荐意见一致的是，小脑出血伴随神经功能恶化或脑干受压和（或）梗阻性脑积水患者，必须尽快手术清除血肿。2017 年，中华医学会神经病学分会神经重症协作组和中国医师协会神经内科医师分会神经重症专委会撰写的《自发性大容积脑出血监测与治疗中国专家共识》推荐：小脑 LICH 可选择开颅手术清除血肿治疗，幕上 LICH 请神经外科医师会诊，并尊重患者亲属意见。

二、立体定向微侵袭脑血肿抽吸引流

1978 年，挪威 Backlund 等首次报道 CT 引导下立体定向颅内血肿抽吸引流治疗 ICH。很快，这一治疗方法因患者获益而被神经科医生接受，并逐步规范命名为立体定向微侵袭血肿抽吸引流（minimally invasive clot evacuation with stereotactic aspiration，MICESA）。2011 年，中国一项 RCT 研究（122 例患者）显示，与外科开颅脑血肿清除相比，幕上 LICH（30～100 ml）患者，在发病 24 h 内 MICESA 联合血肿局部尿激酶注射治疗，病死率更低（17.2% *vs.* 25.9%，*P*＝0.199）。2012 年，一项荟萃分析显示，与外科开颅脑血肿清除相比，幕上 LICH（30～100 ml）患者，经 MICESA 联合尿激酶治疗的病死率更低（*OR*＝0.55，95%*CI* 0.29～1.03，*P*＝0.06）。我们更加期待正在进行的 MISTIE Ⅲ研究结果，即幕上 LICH（血肿容积≥30 ml）患者 MIS 联合血肿局部 rt-PA 的治疗效果。

MIS 的优势在于创伤小、操作简单、手术时间短，并可在局麻下完成。而血肿靶点精准度和血肿引流的通畅度成为关键，其直接影响是否能够彻底清除血肿和是否可以迅速消退灶周水肿。

中国 MIS 的实施良莠不齐，CT 片定位下徒手穿刺法、简易头架定位法、CT 引导有框头架立体定向法、Rosa 机器人辅助无框立体定向法等一并存在，MICESA 患者纳入标准、MICESA 手术时机和血肿腔 rt-PA 注射方案等并不明确，从而获益患者的精确统计数字难以确定。为此，中华医学会神经病学分会神经重症协作组和中国医师协会神经内科医师分会神经重症专委会撰写了《自发性大容积脑出血监测与治疗中国专家共识》一文，旨在神经内、外科医师就国内现状和目前研究结果达成共识，共同为降低 LICH 患者病死率作出贡献。

三、内镜外科微侵袭脑血肿清除

1989 年，奥地利 Auer 等首次报道内镜外科微侵袭（minimally invasive endoscopic surgery，MIES）脑血肿清除。2006 年，一项 RCT 研究（90 例患者）显示，与 MICESA 和开颅脑血肿清除相比，幕上 LICH（≥25 ml）经 MIES 治疗的病死率最低（依次为：0、6.7%、13.3%，P=0.21）。我们更加期待中国一项正在进行的针对中等量（20～40 ml）基底核区出血的单中心 MIES 研究（注册号：ChiCTRTRC-11001614）结果和美国国立神经疾病卒中研究院资助的一项针对幕上 LICH（血肿≥30 ml）在 CT 引导下内镜外科（intraoperative computed tomography guided endoscopic surgery，ICES）多中心 RCT 研究（注册号：NCT00224770）结果，以更加精准、有效地指导血肿清除。

MIES 血肿清除的优势在于直视下血肿定位、清除和止血，无须精确定位。由此带来的结果是血肿清除更加彻底、出血并发症概率更低、手术等待时间更短等。

中国 MIES 血肿清除技术开展的问题在于：因手术技术要求高而难以在短时间内推广普及，因地域辽阔而难以快速完成规范化培训，因缺乏技术推广和规范化培训而难以实施优质的临床研究。

总之，经过近半个世纪的努力，降低 LICH 病死率已经不是不可能。但中国地域辽阔，血肿清除治疗的技术与方法需要达成共识；中国医学进步迅速，血肿清除治疗的临床研究也需要提高质量。我们希冀 21 世纪的中国，加快走向降低 LICH 病死率、改善神经功能预后这一终极目标的步伐。

参考文献从略

（本文刊载于《中华医学杂志》
2017 年 3 月第 97 卷第 9 期第 643-644 页）

自发性大容积脑出血监测与治疗中国专家共识解读

王芙蓉

自发性脑出血（intracerebral hemorrhage，ICH）占脑卒中的 10%～15%，每年超过 400 万人发病。发病 30 d 死亡率高达 35%～52%，发病 6 个月后能够生活自理的仅占

20%。有文献报道，血肿体积是预测患者 30 d 死亡和临床转归的要素。当临床医师试图为大容积 ICH 制定最佳处理方案时，却发现高质量研究并不多，即便是 ICH 诊治指南也很少涉及这一领域。为此，中华医学会神经病学分会神经重症协作组采用 2009 版和 2011 版牛津循证医学中心（Center for Evidence-based Medicine，CEBM）的证据分级标准和推荐意见标准，经过文献检索与复习，结合中国国情并多次讨论，于 2017 年推出《自发性大容积脑出血监测与治疗中国专家共识》（以下简称中国专家共识），并发表在《中华医学杂志》上。共识从大容积 ICH 判定、基础生命体征支持、手术治疗、并发症处理，到预后追踪依次展开。为了更好地理解和践行中国专家共识，本文重点解读几个热点和难点问题。

一、自发性大容积脑出血的预后预判

中国专家共识对大容积 ICH 的预后预判予以了明确的推荐意见，即基于血肿体积（幕上血肿≥30 ml、桥脑血肿≥5 ml、丘脑或小脑血肿≥15 ml），结合影像学特征（占位效应、脑室出血、脑室积水）和早期临床表现（GCS≤8 分、瞳孔不等大、呼吸节律异常），对大容积 ICH 严重程度做出综合评估，对大容积 ICH 预后做出准确预判，并以此作为医疗决策和治疗方案依据。

通常大容积 ICH 患者发病早期出现意识障碍伴局限性神经功能缺损、瞳孔不等大、呼吸节律异常、甚至生命体征不平稳时，不久便会发生不良结局。有研究显示，患者年龄、血肿体积、出血部位、入院时格拉斯哥昏迷评分（Glasgow coma scale，GCS）、脑室出血（intraventricular hemorrhage，IVH）、脑积水和早期血肿扩大（hematoma expansion，HE）是影响 ICH 患者预后的重要因素，其中血肿体积和出血部位最为重要。1993 年，一项纳入 188 例患者的前瞻性队列研究显示，当血肿体积≥60 ml 时，脑深部血肿 30 d 病死率高达 93%，脑叶血肿 71%；血肿体积 30～60 ml 时，脑深部血肿 30 d 病死率为 64%、脑叶血肿为 60%、小脑为 75%；血肿＜30 ml 时，脑深部血肿死亡率为 23%、脑叶血肿为 7%、小脑血肿为 57%。1996 年和 1998 年的 2 项分别纳入 175 例和 72 例 ICH 患者的回顾性队列研究显示，丘脑和小脑血肿直径＞3 cm 时，患者病情易于恶化，且预后不良。因此，掌握 ICH 血肿大小、出血部位、影像学特征和早期临床表现非常重要，其不仅影响医疗决策和治疗方案，也会影响近期和远期预后。

二、自发性大容积脑出血的血压管控

中国专家共识对大容积 ICH 的血压管控目标并未予以明确推荐意见，而是强调在血压管控的同时考虑 ICP 和 CPP 变化。

已有研究证实，部分 ICH 患者急性期收缩压（systolic blood pressure，SBP）显著升高，而且血压升高与血肿扩大和早期神经功能恶化有关。为此，人们试图早期积极降低血压，以阻止血肿扩大，但同时又担心降低血压会引起脑灌注不足。2013 年，

INTERACTⅡ研究发现，ICH 急性期将 SBP 降至 140 mmHg 以下是安全的，与标准降血压（SBP＜180 mmHg）组对比，神经功能预后更佳，健康生活质量更优。随后，INTERACTⅡ研究提出收缩压 130～139 mmHg 的管控目标值。2015 年，AHA/ASA 据此对 ICH 指南进行了修订，推荐在 ICH 急性期快速降低收缩压至 140 mmHg。然而，2016 年的 ATACHⅡ研究结果与 INTERACTⅡ并不一致，且过度降低血压（SBP＜120 mmHg）反而增加肾损害。笔者注意到，上述 2 项研究纳入的受试者出血量并不大，血肿体积中位数仅为 11 ml。通常小量 ICH 对颅内压（intracranial pressure，ICP）和血压的影响不大，只有当血肿＞30 ml 时，才有可能引起 ICP 升高。为了维持脑灌注，血压也相应升高。此时，若降低收缩压，可能引起脑灌注压（cerebral perfusion pressure，CPP）不足，进而出现继发性脑缺血和神经功能恶化。因此，INTERACTⅡ研究和 AHA/ASA 指南推荐的血压管控目标并不适合大容积 ICH 患者。目前，大容积 ICH 的最佳血压状态并不明确，管控目标值仅供参考。

ICP 是指颅腔内容物对颅腔内壁的压力，当 ICP 持续＞20 mmHg 时，称为 ICP 增高。有研究显示，ICP 增高（＞20 mmHg）与脑疝发生率（*OR*＝2.7，95%*CI* 0.3～29）、病死率（*OR*＝1.15，95%*CI* 1.05～1.26，*P*＝0.003）、1 个月不良神经功能预后率相关（*OR*＝1.11，95%*CI* 1.02～1.20，*P*＝0.01）。

CPP 取决于平均动脉压（mean arterial pressure，MAP）与 ICP 的差值（CPP＝MAP－ICP）。大容积 ICH 患者 ICP 增高的常见原因是血肿和（或）周围水肿导致的占位效应和脑积水。2010 年 AHA/ASA 的 ICH 指南和 2014 年中国 ICH 指南均强调在降血压的同时关注 ICP 和 CPP。2014 年的一项 ICH 患者的前瞻性队列研究显示，理想的 CPP 中位数为 83 mmHg（四分位间距范围 68～98 mmHg）。2015 年 AHA/ASA 的 ICH 指南推荐，GCS≤8 分，小脑幕裂孔疝形成，合并 IVH 或脑积水的患者需要予以 ICP 监测。根据患者脑血管自动调节能力将 CPP 维持在 50～70 mmHg。实际上，大容积 ICH 的最佳 CPP 值研究并不多，目前推荐的管控目标仅供参考。

三、自发性大容积脑出血的手术治疗

中国专家共识对大容积 ICH 的血肿微侵袭术、脑室积血外引流术和血肿开颅清除术均提出了明确的推荐意见，并强调与神经外科医师和患者亲属的沟通合作。

ICH 后脑损伤的机制包括：①血肿直接破坏脑组织，导致原发性损伤；②脑水肿、炎症反应、凝血级联反应、血性降解产物毒性作用导致继发性损伤。其中，血肿本身是造成脑损伤的关键。因此，手术清除血肿最为重要，既有利于减轻血肿占位效应、清除血肿降解产物，又可降低颅内压、提高脑灌注。然而，迄今为止，与内科治疗相比，尚无Ⅲ期临床研究证实开颅手术清除血肿可使幕上自发性 ICH 患者获益的文献报道，相当比例的内科治疗患者最后还是接受了开颅手术清除血肿治疗。2013 年的 STICH Ⅱ研究显示，与内科治疗对比，手术治疗具有微弱的生存优势。为什么仅仅是微弱优势，推测与手术周边脑组织损伤和再出血有关。

近年来，微侵袭手术（minimally invasive surgery, MIS）清除血肿的治疗日益成熟，多项队列研究和 RCT 研究证实 MIS 是安全的，并可能获益。2009 年和 2011 年，国内 2 项 RCT 研究发现，MIS 联合尿激酶清除血肿治疗对幕上大容积 ICH 安全有效。由于尿激酶退出欧美医疗市场，MIS 更多采用了重组组织型纤溶酶原激活药（recombinant tissue plasminogen activator，rt-PA）。2012 年一项 meta 分析显示，MIS 治疗幕上大容积 ICH 优于常规外科手术和内科保守治疗，尤其是 30～80 岁、发病 72 h 内、GCS 评分≥9 分、血肿浅表且体积 25～40 ml 的患者。2014 年和 2016 年的 MISTIE Ⅱ多中心 RCT 研究显示，发病后 72 h 内 MIS 联合 rt-PA 清除血肿（≥20 ml）安全有效，即灶周水肿减轻，180 d 神经功能预后改善。目前，备受瞩目的是 MISTIE Ⅲ期临床研究，其关注的是幕上大容积 ICH（≥30 ml）患者是否获益。中国专家共识建议，在有条件的情况下，对发病 72 h 内幕上大容积血肿患者可采取 MIS 联合 rt-PA（或尿激酶）清除血肿，以挽留生命和减少残疾。

2017 年的 CLEAR Ⅲ研究结果显示，尽管脑室外引流联合 rt-PA 清除颅内积血未能改善严重 IVH 预后，但可使严重 IVH（≥20 ml）患者病死率下降 10%，且 IVH 清除越彻底，患者预后越好（mRS 0～3），尤其当清除量＞85% 时。中国专家共识推荐，可选择脑室外引流联合尿激酶清除血肿治疗严重 IVH。但如何通过调整 rt-PA 剂量和给药频率，或联合其他治疗方法（如腰椎穿刺置管引流）使 IVH 更快速、更完全地清除，仍具扩展研究的空间。

四、小结

大容量 ICH 患者临床表现危重，进展迅速，预后不佳。希冀更多的神经重症医师和神经外科医师关注大容积 ICH 研究领域，关注《自发性大容积脑出血监测与治疗中国专家共识》，共同为降低病死率，改善神经功能预后作出贡献。

参考文献

［1］ van Asch CJ, Luitse MJ Rinkel GJ, et al. Incidence, case fatality, and functional outcome of intracerebral haemorrhage over time, according to age, sex, and ethnic origin: a systematic review and meta-analysis. Lancet Neurol, 2010, 9 (2): 167-176.

［2］ Broderick JP, Brott TG, Duldner JE, et al. Volume of intracerebral hemorrhage. A powerful and easy-to-use predictor of 30-day mortality. Stroke , 1993, 24 (7): 987-993.

［3］ Hemphill JC, Greenberg SM, Anderson CS, et al. Guidelines for the management of spontaneous intracerebral hemorrhage: a guideline for healthcare professionals from the American Heart Association/American Stroke Association. Stroke, 2015, 46 (7): 2032-2060.

［4］ Steiner T, Al-Shahi Salman R, Beer R, et al. European Stroke Organisation (ESO) guidelines for the management of spontaneous intracerebral hemorrhage. Int J Stroke,

2014, 9 (7): 840-855.

[5] 中华医学会神经病学分会神经重症协作组，中国医师协会神经内科医师分会神经重症专委会. 自发性大容积脑出血监测与治疗中国专家共识. 中华医学杂志，2017，97（9）：653-660.

[6] Hemphill JC, Bonovich DC, Besmertis L, et al. The ICH score: a simple, reliable grading scale for intracerebral hemorrhage. Stroke , 2001, 32 (4): 891-897.

[7] Chan E, Anderson CS, Wang X, et al. Significance of intraventricular hemorrhage in acute intracerebral hemorrhage: intensive blood pressure reduction in acute cerebral hemorrhage trial results. Stroke, 2015, 46 (3): 653-658.

[8] Chung CS, Caplan LR, Han W, et al. Thalamic haemorrhage. Brain , 1996, 119 (6): 1873-1886.

[9] St Louis EK, Wijdicks EF, Li H. Predicting neurologic deterioration in patients with cerebellar hematomas. Neurology, 1998, 51 (5): 1364-1369.

[10] Sakamoto Y, Koga M, Yamagami H, et al. Systolic blood pressure after intravenous antihypertensive treatment and clinical outcomes in hyperacute intracerebral hemorrhage: the stroke acute management with urgent risk-factor assessment and improvement-intracerebral hemorrhage study. Stroke, 2013, 44 (7): 1846-1851.

[11] Anderson CS, Heeley E, Huang Y, et al. Rapid blood-pressure lowering in patients with acute intracerebral hemorrhage. N Engl J Med, 2013, 368 (25): 2355-2365.

[12] Arima H, Heeley E, Delcourt C, et al. Optimal achieved blood pressure in acute intracerebral hemorrhage: INTERACT2. Neurology, 2015, 84 (5): 464-471.

[13] Qureshi AI, Palesch YY, Barsan WG, et al. Intensive blood-pressure lowering in patients with acute cerebral hemorrhage. N Engl J Med, 2016, 375 (11): 1033-1043.

[14] Kamel H, Hemphill JC. Characteristics and sequelae of intracranial hypertension after intracerebral hemorrhage. Neurocrit Care, 2012, 17 (2): 172-176.

[15] Ziai WC, Melnychuk E, Thompson CB, et al. Occurrence and impact of intracranial pressure elevation during treatment of severe intraventricular hemorrhage. Crit Care Med, 2012, 40 (5): 1601-1608.

[16] Morgenstern LB, Hemphill JC, Anderson C, et al. Guidelines for the management of spontaneous intracerebral hemorrhage: a guideline for healthcare professionals from the American Heart Association/American Stroke Association . Stroke, 2010, 41 (9): 2108-2129.

[17] 中华医学会神经病学分会，中华医学会神经病学分会脑血管病学组. 中国脑出血诊治指南（2014）. 中华神经科杂志，2015，48（6）：435-444.

[18] Diedler J, Santos E, Poli S, et al. Optimal cerebral perfusion pressure in patients with intracerebral hemorrhage: an observational case series. Crit Care, 2014, 18 (2): R51.

[19] Keep RF, Hua Y, Xi G. Intracerebral haemorrhage: mechanisms of injury and therapeutic targets. Lancet Neurol, 2012, 11 (8): 720-731.

[20] Mendelow AD, Gregson BA, Fernandes HM, et al. Early surgery versus initial conservative treatment in patients with spontaneous supratentorial intracerebral haematomas in the International Surgical Trial in Intracerebral Haemorrhage (STICH): a randomised trial. Lancet, 2005, 365 (9457): 387-397.
[21] Mendelow AD, Gregson BA, Rowan EN, et al. Early surgery versus initial conservative treatment in patients with spontaneous supratentorial lobar intracerebral haematomas (STICH Ⅱ): a randomised trial. Lancet, 2013, 382 (9890): 397-408.
[22] Wang WZ, Jiang B, Liu HM, et al. Minimally invasive craniopuncture therapy vs. conservative treatment for spontaneous intracerebral hemorrhage: results from a randomized clinical trial in China. Int J Stroke, 2009, 4 (1): 11-16.
[23] Zhou H, Zhang Y, Liu L, et al. Minimally invasive stereotactic puncture and thrombolysis therapy improves long-term outcome after acute intracerebral hemorrhage. J Neurol, 2011, 258 (4): 661-669.
[24] Mould WA, Carhuapoma JR, Muschelli J, et al. Minimally invasive surgery plus recombinant tissue-type plasminogen activator for intracerebral hemorrhage evacuation decreases perihematomal edema. Stroke, 2013, 44 (3): 627-634.
[25] Hanley DF, Thompson RE, Muschelli J, et al. Safety and efficacy of minimally invasive surgery plus alteplase in intracerebral haemorrhage evacuation (MISTIE): a randomised, controlled, open-label, phase 2 trial. Lancet Neurol, 2016, 15 (12): 1228-1237.
[26] Zhou X, Chen J, Li Q, et al. Minimally invasive surgery for spontaneous supratentorial intracerebral hemorrhage: a meta-analysis of randomized controlled trials. Stroke, 2012, 43 (11): 2923-2930.
[27] Hanley DF, Lane K, McBee N, et al. Thrombolytic removal of intraventricular haemorrhage in treatment of severe stroke: results of the randomised, multicentre, multiregion, placebo-controlled CLEAR Ⅲ trial. Lancet, 2017, 389 (10069): 603-611.

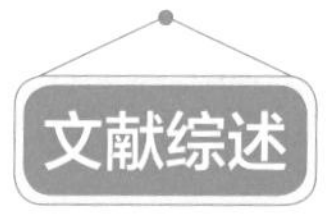

自发性脑出血手术治疗研究进展

连立飞

自发性脑出血（intracerebral hemorrhage，ICH）是脑实质内自发性血管破裂导致的血液聚集。ICH 占脑卒中所有亚型的 10%～15%，30 d 病死率高达 35%～52%。影响

ICH 不良预后的主要因素是年龄、出血部位、血肿体积、格拉斯哥昏迷评分（Glasgow coma scale，GCS）、并发脑室出血（intraventricular hemorrhage，IVH）和血肿扩大（hematoma expansion，HE）。CT 的出现使 ICH 诊断快速且准确，并为选择内科非手术治疗还是手术治疗提供了重要参考依据。本文就近些年来手术清除血肿治疗的最新研究进展予以归纳总结、分析和提炼，为提高 ICH 治疗疗效提供参考依据。

一、开颅手术清除血肿

理论上，清除血肿有助于减轻占位效应和继发性脑损伤（如水肿、细胞凋亡、坏死、炎症反应等）。然而，外科常规开颅手术清除血肿的疗效仍然受到争议。2008 年的一项荟萃分析（12 项开颅手术清除血肿临床试验）显示，手术治疗获益的比值比为 0.85（95%*CI* 0.71～1.02）。2005 年，早期手术治疗与初始非手术治疗幕上自发性 ICH（surgical treatment of ICH，STICH）的研究（27 个国家、83 个中心的 1033 例患者）显示，早期常规开颅手术治疗 ICH 疗效并不优于内科非手术治疗（26% *vs.* 24%；*OR*＝0.89，95%*CI* 0.66～1.19，*P*＝0.414）。随后又一项脑叶出血的外科治疗临床试验（STICH Ⅱ）显示，与单纯内科非手术治疗相比，早期手术清除血肿并未获得更佳的 6 个月临床转归或更低的病死率（59% *vs.* 62%；*OR*＝0.86，95%*CI* 0.62～1.20，*P*＝0.367）。

二、微侵袭手术清除血肿

近年来，微侵袭手术（minimally invasive surgery，MIS）的推出、完善和细化，使手术创伤更小、手术时间更短、操作更简便易行。其主要手术方法为神经内镜或立体定向引导的微创血肿清除。

（一）神经内镜下血肿清除

神经内镜下血肿切除是将内镜（直径 3～8 mm）穿过颅骨和脑组织，进入血肿，通过抽吸和冲洗，清除血肿。操作全程可视化，出血部位定位更准确，止血更直接，血肿清除更彻底。1989 年，Auer 等首次报道了一项随机对照研究，与内科治疗组对比，发病后 48 h 内接受内镜下清除血肿治疗，可使血肿体积缩小，神经功能预后良好（30% *vs.* 70%，*P*＜0.05），且降低了大容积血肿患者的病死率。然而，该项研究仅限于年龄＜60 岁的脑叶出血患者。随后 2 项非随机研究也发现，内镜下血肿清除不仅安全，而且预后良好。美国国立神经疾病卒中研究资助的一项 RCT 研究显示，与内科非手术治疗相比，CT 指导下内镜清除血肿（＞20 ml）手术（intraoperative stereotactic computed tomography-guided endoscopic surgery，ICES）安全有效，发病 29 h 内清除血肿率为 68%±21.6%（四分位间距 59%～84.5%），平均手术时间 1.9 h（四分位间距 1.5～2.2 h），180 d 和 365 d 良好预后（mRS 0～3 分）率更高（42.9% *vs.* 23.7%，*P*＝0.19）。

中国四川大学华西医院正在进行的一项单中心随机研究，比对内镜下基底核区中等量血肿（20～40 ml）清除手术与内科非手术治疗差异（ChiCTR-TRC-11001614），研究结果尚未发布。

（二）立体定向指引下微创血肿清除

立体定向指引下的微创血肿清除术是CT定位下穿刺针直达血肿腔，经碎吸、液化和引流清除血肿，其最大的优势是手术创伤小。

1978年，瑞典Backlund等仿照阿基米德原理成功设计了一种立体定向血肿排空器，并首先用于临床，被称之为阿基米德型螺旋器。旋转阿基米德螺旋针外径4 mm，前端两侧开孔，以利用负压从侧孔吸入血凝块，经血肿粉碎后排出体外。然而，这一技术的最大问题是急性期血肿多为固态，血凝块很容易堵塞引流管。此后，各种技术和方法均得到了改进与完善。

1．药物辅助溶栓　1982年，日本Doi等在术后应用尿激酶溶解血凝块，并获得很好的血肿清除效果。2003年，欧洲一项多中心RCT研究采用立体定向下微创手术联合尿激酶（stereotactic treatment of ICH by means of a plasminogen activator，SICHPA）治疗ICH，发现治疗7 d内血肿体积减小了18 ml，而内科非手术治疗仅减少了7 ml；7例（10%）患者出现再出血。尽管这一治疗方法明显加速了血肿清除，但对病后6个月的临床结局没有影响。由于患者入组太慢和尿激酶退出市场，试验被提前终止。中国王文志牵头的一项多中心RCT研究显示，与内科对照组相比，微创手术联合尿激酶治疗组能够明显改善ICH患者14 d神经功能预后和3个月日常活动能力。中国上海华山医院最近公布的一项单中心随机研究显示，与开颅手术组相比，微创手术组术后并发症发生率更低（32.3% *vs*. 80.7%，P＝0.001），再出血风险更低（9.4% *vs*. 17.2%，P＝0.243），长期预后更好［出血体积≥50 ml组：mRS评分（1.8±1.0）*vs*.（2.7±1.3），P＝0.009；出血体积≥50 ml组：mRS评分（2.2±1.2）*vs*.（3.0±1.6），P＝0.033］。

1994年，Lippitz等的一项立体定向基底节血肿清除的研究显示，抽吸血肿后，在腔内注入3.0 mg重组组织型纤溶酶原激活药（recombinant tissue plasminogen activator，rt-PA），24 h后重复注入1次，后续根据血肿体积再注入1～3 d，平均84%的血肿被清除。翌年，Schaller等的研究纳入了14例深部出血患者，ICH后72 h内进行立体定向血肿穿刺抽吸，术后应用rt-PA，rt-PA剂量与脑部CT所示初始出血面积最大层面的血肿直径成正比，即直径1 cm的血肿对应于1.0 mg rt-PA，必要时每24 h重复应用1次，最多应用3 d，其中13例患者的血肿在5 d内几乎被完全清除。最近，Vespa等一项无框立体定向下深部血肿抽吸术辅助血肿腔内注入rt-PA的研究，发现患者神经功能改善与血肿清除程度密切相关，不仅能够改善意识水平，还可提高患侧运动功能，且不增加血肿周围水肿。Barret等也观察到这一治疗方法（rt-PA 2.0 mg/12 h，直至血肿体积≤10 ml或CT上引流管周边血肿不连续）对血肿体积≥35 ml，意识障碍且不伴脑干受压（15例）患者的平均血肿清除率达83%，30 d病死率下降。

虽然血肿腔内注入 rt-PA 的有效性已被接受，但应用剂量和用药方案仍有差异（表 6-2）。为此，美国国立卫生研究院资助的一项多中心 RCT 试验（minimally invasive surgery and thrombolysis in intracerebral hemorrhage，MISTIE），旨在评估MIS联合 rt-PA 清除血肿治疗幕上脑出血（≥20 ml）的可行性，研究发现，ICH 后 72 h 内行 MIS＋rt-PA 治疗是安全的，能够减轻灶周水肿，有助于缩短住院时间和减轻住院费用，且有改善 180 d 神经功能的趋势。rt-PA 的用药方案为 1 mg/8 h、≤9.0 mg，连续用药≤3 d。MISTIE Ⅲ研究进一步评估了 MIS 联合 rt-PA 治疗幕上 ICH(≥30 ml）的疗效，结果发现 MIS 治疗 ICH 安全有效，365 d 病死率下降（HR＝0.67，95%CI 0.45～0.98；P＝0.037），但未改善神经功能预后。此外，血肿清除程度与预后良好（mRS 评分 0～3 分）相关（OR＝0.68，95%CI 0.59～0.78；P＜0.0001）。进一步分析发现，剩余血肿体积≤15 ml 时，MIS 患者预后良好率比内科非手术治疗组增加了 10.5%（95%CI 1.0～20.0；P＝0.03）。

表 6-2　rt-PA 应用方案

研究者	年限	患者例数	用药方案	最大剂量（mg）	清除率（%）	再出血（%）	颅内感染（%）
Schaller	1995	14	***	5～16	＞80.0	NA	NA
Barret	2005	15	2.0 mg/12 h	NA	83.0	13.3	6.6
Carhuapoma	2008	15	2.0 mg/12 h	NA	69.3	2（13.3）	0
Vespa	2005	28	1.0 mg/8 h	6.0	77.0	0	0
MISTIE	2008	19	0.3 mg/8 h	2.7	46.0	8	0
MISTIE Ⅱ	2013	18	0.3 mg/8 h	2.7	57.4	3（4.3）	2（2.9）
		51	1.0 mg/8 h	9.0			

*** 注：直径 1 cm 的血肿对应 1.0 mg rt-PA，每 24 h 应用 1 次

2．超声辅助溶栓　1990 年，日本 Hondo 等在微创术中首次应用超声溶解血凝块。2011 年，Newell 等在立体定向下向血肿内置入带有超声发射元件的微导管，通过微导管远端的尖端在血肿腔内 24 h 持续发射超声波（2 MHz 和 0.4 W），与此同时注入 rt-PA（方案与 MISTIE Ⅱ一致）。结果显示，与 MISTIE Ⅱ研究相比，超声波联合 rt-PA 可使血凝块溶解速度更快。不过，这一新技术的安全性和有效性还需要大规模临床研究证实。2013 年，一项动物实验（猪 ICH 模型）颅磁共振引导下聚焦超声（transcranial MR-guided focused ultrasound，MRgFUS）溶解血肿研究，确定了 MRgFUS 参数，即换能器中心频率 230 kHz，功率 3950 W，脉冲重复频率 1 kHz，照射时间 30 s，结果磁共振成像和组织学检查均证实 MRgFUS 未引起额外的脑损伤、血脑屏障破坏或热坏死；同时，研究者将 40 ml 血液注入尸脑（n＝10），采用上述参数，发现 MRgFUS 能高度精确地液化血肿（＞95%）。这项研究可能成为今后 MIS 联合超声治疗 ICH 的新方向。

三、问题与展望

围绕脑血肿清除的治疗仍有许多悬而未决的问题，例如，①尽管 MISTIE Ⅲ研究选择了 48 h 作为时间窗（为了优化操作安全性和使血肿稳定），但血肿清除的最佳时机仍不十分清楚。②实现最大血肿清除效果的最佳时段仍不十分明确。尽管 MISTIE Ⅲ是一个在＞72 h 的时间窗内逐渐清除血肿的过程，而内镜清除血肿（ICES）是一个＞1 h 的快速清除血肿的过程，目前还不清楚哪种方案更具优势。③适合手术的最佳血肿部位仍不十分清楚，可能某些脑区能更好地适应某种微创技术。④仍不确定能够从 MIS 治疗中获益的潜在人群。非手术患者预后不良的因素包括出血部位，但不明确出血部位是否也是预测 MIS 患者临床转归的因素。⑤尽管多数临床研究证实是安全的，但 rt-PA 潜在神经毒性影响仍不十分清楚。

ICH 仍然是世界范围内病死率和致残性最高的疾病，其给家庭和社会带来了沉重负担。以往传统的治疗方式已受到挑战，当前，新的定向术、微创技术、碎吸技术均在快速发展，希冀中国神经科医师与各国神经科医师携手，改变 ICH 治疗方案，使 ICH 患者最大获益。

参考文献

［1］ van Asch CJ, Luitse MJ, Rinkel GJ, et al. Incidence, case fatality, and functional outcome of intracerebral haemorrhage over time, according to age, sex, and ethnic origin: a systematic review and meta-analysis. Lancet Neurol, 2010, 9: 167-176.

［2］ Hemphill JC, 3rd, Bonovich DC, Besmertis L, et al. The ICH score: a simple, reliable grading scale for intracerebral hemorrhage. Stroke, 2001, 32: 891-897.

［3］ Brott T, Broderick J, Kothari R, et al. Early hemorrhage growth in patients with intracerebral hemorrhage. Stroke, 1997, 28: 1-5.

［4］ Broderick JP, Brott TG, Duldner JE, et al. Volume of intracerebral hemorrhage. A powerful and easy-to-use predictor of 30-day mortality. Stroke, 1993, 24: 987-993.

［5］ Keep RF, Hua Y, Xi G. Intracerebral haemorrhage: mechanisms of injury and therapeutic targets. Lancet Neurol, 2012, 11: 720-731.

［6］ Mould WA, Carhuapoma JR, Muschelli J, et al. Minimally invasive surgery plus recombinant tissue-type plasminogen activator for intracerebral hemorrhage evacuation decreases perihematomal edema. Stroke, 2013, 44: 627-634.

［7］ Carhuapoma JR, Barrett RJ, Keyl PM, et al. Stereotactic aspiration-thrombolysis of intracerebral hemorrhage and its impact on perihematoma brain edema. Neurocrit Care, 2008, 8: 322-329.

［8］ Hemphill JC, 3rd, Greenberg SM, Anderson CS, et al. Guidelines for the management of spontaneous intracerebral hemorrhage: a guideline for healthcare professionals from the American Heart Association/American Stroke Association. Stroke, 2015, 46: 2032-2060.

[9] Prasad K, Mendelow AD, Gregson B. Surgery for primary supratentorial intracerebral haemorrhage. Cochrane Database Syst Rev, 2008, CD000200.

[10] Mendelow AD, Gregson BA, Fernandes HM, et al. Early surgery versus initial conservative treatment in patients with spontaneous supratentorial intracerebral haematomas in the International Surgical Trial in Intracerebral Haemorrhage (STICH): a randomised trial. Lancet, 2005, 365: 387-397.

[11] Mendelow AD, Gregson BA, Rowan EN, et al. Early surgery versus initial conservative treatment in patients with spontaneous supratentorial lobar intracerebral haematomas (STICH Ⅱ): a randomised trial. Lancet, 2013, 382: 397-408.

[12] Auer LM, Deinsberger W, Niederkorn K, et al. Endoscopic surgery versus medical treatment for spontaneous intracerebral hematoma: a randomized study. J Neurosurg, 1989, 70: 530-535.

[13] Dye JA, Dusick JR, Lee DJ, et al. Frontal bur hole through an eyebrow incision for image-guided endoscopic evacuation of spontaneous intracerebral hemorrhage. J Neurosurg, 2012, 117: 767-773.

[14] Kuo LT, Chen CM, Li CH, et al. Early endoscope-assisted hematoma evacuation in patients with supratentorial intracerebral hemorrhage: case selection, surgical technique, and long-term results. Neurosurg Focus, 2011, 30: E9.

[15] Vespa P, Hanley D, Betz J, et al. ICES (Intraoperative Stereotactic Computed Tomography-Guided Endoscopic Surgery) for Brain Hemorrhage: A Multicenter Randomized Controlled Trial. Stroke, 2016, 47: 2749-2755.

[16] Zan X, Li H, Liu W, et al. Endoscopic surgery versus conservative treatment for the moderate-volume hematoma in spontaneous basal ganglia hemorrhage (ECMOH): study protocol for a randomized controlled trial. BMC Neurol, 2012, 12: 34.

[17] Backlund EO, von Holst H. Controlled subtotal evacuation of intracerebral haematomas by stereotactic technique. Surg Neurol, 1978, 9: 99-101.

[18] Doi E, Moriwaki H, Komai N, et al. [Stereotactic evacuation of intracerebral hematomas]. Neurol Med Chir (Tokyo), 1982, 22: 461-467.

[19] Teernstra OP, Evers SM, Lodder J, et al. Stereotactic treatment of intracerebral hematoma by means of a plasminogen activator: a multicenter randomized controlled trial (SICHPA). Stroke, 2003, 34: 968-974.

[20] Wang WZ, Jiang B, Liu HM, et al. Minimally invasive craniopuncture therapy vs. conservative treatment for spontaneous intracerebral hemorrhage: results from a randomized clinical trial in China. Int J Stroke, 2009, 4: 11-16.

[21] Zhou H, Zhang Y, Liu L, et al. Minimally invasive stereotactic puncture and thrombolysis therapy improves long-term outcome after acute intracerebral hemorrhage. J Neurol, 2011, 258: 661-669.

[22] Lippitz BE, Mayfrank L, Spetzger U, et al. Lysis of basal ganglia haematoma with recombinant tissue plasminogen activator (rtPA) after stereotactic aspiration: initial results. Acta Neurochir (Wien), 1994, 127: 157-160.

[23] Schaller C, Rohde V, Meyer B, et al. Stereotactic puncture and lysis of spontaneous intracerebral hemorrhage using recombinant tissue-plasminogen activator. Neurosurgery, 1995, 36: 328-333.

[24] Vespa P, McArthur D, Miller C, et al. Frameless stereotactic aspiration and thrombolysis of deep intracerebral hemorrhage is associated with reduction of hhemorrhage volume and neurological improvement. Neurocrit Care, 2005, 2: 274-281.

[25] Barrett RJ, Hussain R, Coplin WM, et al. Frameless stereotactic aspiration and thrombolysis of spontaneous intracerebral hemorrhage. Neurocrit Care, 2005, 3: 237-245.

[26] Morgan T, Zuccarello M, Narayan R, et al. Preliminary findings of the minimally-invasive surgery plus rtPA for intracerebral hemorrhage evacuation (MISTIE) clinical trial. Acta Neurochir Suppl, 2008, 105: 147-151.

[27] Hanley DF, Thompson RE, Muschelli J, et al. Safety and efficacy of minimally invasive surgery plus alteplase in intracerebral haemorrhage evacuation (MISTIE): a randomised, controlled, open-label, phase 2 trial. Lancet Neurol, 2016, 15: 1226-1235.

[28] Hanley DF, Thompson RE, Rosenblum M, et al. Efficacy and safety of minimally invasive surgery with thrombolysis in intracerebral haemorrhage evacuation (MISTIE Ⅲ): a randomised, controlled, open-label, blinded endpoint phase 3 trial. Lancet, 2019, 393: 1021-1032.

[29] Hondo H, Uno M, Sasaki K, et al. Computed tomography controlled aspiration surgery for hypertensive intracerebral hemorrhage. Experience of more than 400 cases. Stereotact Funct Neurosurg, 1990, 54-55: 432-437.

[30] Newell DW, Shah MM, Wilcox R, et al. Minimally invasive evacuation of spontaneous intracerebral hemorrhage using sonothrombolysis Clinical article. J Neurosurg, 2011, 115: 592-601.

[31] Monteith SJ, Harnof S, Medel R, et al. Minimally invasive treatment of intracerebral hemorrhage with magnetic resonance-guided focused ultrasound. J Neurosurg, 2013, 118: 1035-1045.

血肿内应用尿激酶治疗自发性脑出血不恶化血肿周围水肿

连立飞　朱遂强

【研究背景】

自发性脑出血（intracerebral hemorrhage，ICH）是一种严重的卒中形式，发病 30 d 的死亡率高达 35%～52%，仅有约 20% 的患者在 6 个月后能够生活自理。ICH 后脑损伤包括不可逆的原发性损害和潜在可逆的继发性损害，前者指血肿本身引起的占位效应和机械损伤，后者包括凝血级联反应、炎症反应、血凝块、血液降解产物（铁离子、血红蛋白等）毒性、血脑屏障（blood brain barrier，BBB）破坏和血肿周围水肿（perihematomal edema，PHE）等。有研究显示，血肿体积是预测 ICH 患者 30 d 死亡和预后的最重要因素。PHE 的形成和发展能够加重颅内占位效应、引起颅内压增高和脑积水，甚至促进脑疝形成，从而增加死亡率。

理论上，开颅手术血肿清除有利于减少血肿体积、清除血肿降解产物、降低颅内压及改善脑灌注，从而改善患者的预后。但迄今为止，无任何一项Ⅲ期临床研究证实开颅手术清除血肿能使幕上 ICH 患者显著获益。微侵袭手术（minimally invasive surgery，MIS）伴或不伴液化剂治疗 ICH 具有创伤小、操作简单、手术时间短和局部麻醉下完成的优势，并被认为是治疗 ICH 最有前景的技术。以往临床前研究发现，血肿内应用溶栓药物可加剧 ICH 后 PHE。最近，脑室外引流联合重组组织型纤溶酶原激活药（recombinant tissue-type plasminogen activator，rt-PA）治疗 ICH 伴脑室出血的临床研究发现，rt-PA 可加重 PHE。因此，MIS 后血肿内应用溶栓药物的安全性日益受到关注，尿激酶在中国是一种常用的溶栓药物，但其对 PHE 的作用不清楚。因此，笔者假设 MIS 清除血肿不会加重治疗结束时的 PHE，血肿内应用尿激酶也不会加剧 PHE。

【研究方法】

单中心回顾性研究。纳入 2009 年 7 月至 2013 年 3 月华中科技大学同济医学院附属同济医院神经内科重症监护病房自发性幕上脑出血患者（血肿体积≥20 ml、NIHSS 评分≥7 分、GCS 评分 6～14 分）。将患者分为单纯微创（MO）组、微创＋尿激酶（MIS＋U）组和对照组（非手术治疗组）。MIS＋U 组脑部 CT 检查分为 T_1 时 CT（MIS 前）和 T_2 时 CT（MIS 后，即拔除 MIS 穿刺针 ±24 h 内）。对照组为发病 7 d 内至少行 3 次脑部 CT 检查（入院时、T_1 时和 T_2 时）的幕上脑出血患者。计算机辅助的体积计

算方法用于评估 T_1 时（MIS 前）和 T_2 时（MIS 后）血肿体积和 PHE 体积。相对 PHE（rPHE）=PHE 体积 /T_1 血肿体积的比值。

【研究结果】

研究共纳入 60 例 MIS＋U、20 例 MO 和 30 例对照组。3 组之间的基线资料无统计学差异。与对照组相比，T_2 时，MIS＋U 和 MO 组血肿体积、PHE 体积和 rPHE 均显著减小（血肿体积：13.7±5.7 ml 和 17.0±10.5 ml *vs*. 30.5±10.3 ml，$P<0.01$；PHE 体积：36.5±18.9 ml 和 32.2±17.5 ml *vs*. 45.4±16.0 ml，$P<0.01$；rPHE：0.9±0.4 和 0.8±0.4 *vs*. 1.4±0.5，$P<0.01$）。T_2 时，MIS＋U 和 MO 组的血肿体积、PHE 体积和 rPHE 相似（$P=0.09$，$P=0.40$，$P=0.43$）。此外，血肿清除百分比与 PHE 下降程度呈明显正相关（$r=0.59$，$P<0.01$）。尿激酶累计剂量与 T_2 PHE 体积（$r=0.19$，$P=0.16$）或 T_2 rPHE 无相关性（$r=-0.12$，$P=0.37$）。

【研究结论】

幕上血肿采用 MIS 伴或不伴尿激酶清除血肿的治疗安全、有效。MIS 清除血肿可使 PHE 显著减少，血肿内应用尿激酶不会加重 PHE，从而使血肿中注入溶栓剂加重 PHE 的假设不成立。本研究为回顾性队列研究，存在一定的局限性，还需开展前瞻随机对照研究加以证实。

原始文献

Lian L，Xu F，Hu Q，et al. No exacerbation of perihematomal edema with intraclot urokinase in patients with spontaneous intracerebral hemorrhage. Acta Neurochir（Wien），2014，156（9）9：1735-1744.

第一作者：连立飞，2012 级博士研究生

通信作者：朱遂强，博士研究生导师

2

血小板糖蛋白Ⅰa 基因 807C/T 多态性与中国人群脑出血相关

曾 艺 张 乐

【研究背景】

中国脑出血是脑卒中患者死亡的头号杀手，其病死率高、医疗负担重，30 d 病死

率可达 35%～52%，直接医疗总费用高达 205.12 亿元 / 年。笔者前期研究发现，长沙地区人群脑出血的年均发病率达 131/10 万人，脑出血占脑卒中比例为 55.4%。中国长沙为世界脑出血高发区。目前大量研究证实，遗传因素在脑出血发生、发展过程中发挥着重要作用。血小板糖蛋白（glycoprotein，GP）在血小板黏附和聚集中起主要作用，这一过程是血栓形成和凝血发展的关键步骤。GP Ⅰa/Ⅱa 是血小板上主要的胶原受体，其表达与病理性血栓形成有关，若缺乏可导致出血性改变。血小板 GP Ⅰa 807C/T 是唯一与 GP Ⅰa/Ⅱa（血小板胶原受体）表达水平相关的 GP 多态性。但最近一项研究显示，高加索人群的 GP Ⅰa 807C/T 多态性与脑出血无关。本研究旨在评估血小板 GP Ⅰa 807C/T 多态性与中国长沙汉族人群脑出血的相关性。

【研究方法】

采用病例对照研究。对 195 例脑出血患者和 116 例健康对照人群进行 GP Ⅰa 807C/T 多态性基因型分析，并将长沙地区 GP Ⅰa 807C/T 多态性基因频率与其他国家人群进行对比分析。统计处理包括采用卡方检验进行等位基因和基因型频率比较。通过 *OR* 和 95%*CI* 评估等位基因或基因型频率与脑出血危险因素之间的关联强度。

【研究结果】

脑出血患者的 GP Ⅰa 807C/T*T* 等位基因、*CT* 和 *TT* 基因型的频率远远高于健康对照组（33.9% *vs.* 22.8%，*P*=0.004；45.5% 和 11.1% *vs.* 40.4% 和 2.6%，*P*=0.022）。Logistic 回归分析显示，分别与 *T* 等位基因、*CT* 和 *TT* 基因型比对，GP Ⅰa 807C/T*C* 等位基因和 *CC* 基因型均与脑出血发病风险降低相关，调整后的 *OR*=0.565，95%*CI* 0.384～0.887，*P*=0.005；*OR*=0.172，95%*CI* 0.043～0.639，*P*=0.009；*OR*=0.254，95%*CI* 0.085～0.961，*P*=0.041。

【研究结论】

血小板 GP Ⅰ a 807C/T 多态性可能是中国人群脑出血的保护因子。

原始文献

Zeng Y，Zhang L，Hu ZP，et al. 807C/T polymorphism of platelet glycoprotein Ⅰa gene is associated with cerebral hemorrhage in a Chinese population. Int J Neurosci，2016，126 (8): 729-733.

第一作者：曾艺

通信作者：张乐

大容积脑出血患者微侵袭血肿清除

连立飞

【病例摘要】

患者，女性，56 岁，主因意识不清 1 d 于 2017 年 5 月 24 日入院。

患者于 1 d 前打麻将时突然出现意识不清伴右侧肢体无力、小便失禁、呕吐（咖啡色胃内容物），当地医院脑部 CT 检查提示脑出血。为进一步诊治来我院并以脑出血收住入院。

患者既往高血压病史 5 年，不规范服用降压药；否认胃肠道溃疡史。

患者入院时查体：体温 37℃，脉搏 76 次 / 分，呼吸 14 次 / 分，血压 186/105 mmHg；双肺呼吸音粗，未闻及干湿啰音；昏睡状；双侧瞳孔等大等圆，直径约 2 mm，对光反射灵敏；双侧眼球向左侧凝视；右侧鼻唇沟浅，伸舌不配合；右上肢肌力 0 级，下肢肌力Ⅱ级；右巴宾斯基征阳性，脑膜刺激征阴性。GCS 评分 10 分，NIHSS 评分 20 分。

入院后诊治经过：全血白细胞 11.61×10^9/L，中性粒细胞 81.7%，血小板 182.0×10^9/L；血清总胆固醇 4.4 mmol/L，低密度脂蛋白 2.85 mmol/L；其他相关各项化验检查未见异常。胃液潜血阳性。心电图检查显示窦性心律。心脏超声和腹部超声检查未见异常。脑部 CT 检查显示左侧额、颞、岛叶和基底核区可见不规则高密度影，约 47 mm×46 mm（粗算血肿容积 35 ml）；血肿周围可见大片状低密度区，提示血肿周围水肿；左侧侧脑室受压、中线结构向右移位，提示占位效应显著（图 6-1）。头颈部 CTA 显示双侧大脑后动脉胎儿型，右侧颈内动脉 C_5 段稍狭窄，双侧大脑前动脉、大脑中动脉及大脑后动脉走行僵硬，提示动脉硬化（图 6-2）。入院初步诊断为脑出血，高血压病 3 级（极高危），急性胃黏膜病变伴上消化道出血。给予静脉输注 20% 甘露醇（125 ml，每 8 小时 1 次），静脉输注盐酸乌拉地尔注射液和口服硝苯地平缓释片，奥美拉唑（40 mg，2 次 / 天）。

入院次日（病后 42 h）在立体定向下行微侵袭手术联合重组组织型纤溶酶原激活剂（recombinant tissue plasminogen activator，rt-PA）（1 mg）清除血肿治疗，术后第 2 天复查脑部 CT 显示大部分（95%）血肿清除（图 6-3），术后第 5 天拔除头部引流管，转普通病房进一步治疗。住院 10 d 后转回当地医院治疗，出院时 GCS 评分 14 分，NIHSS 评分 13 分，病后 6 个月 mRS 评分 2 分。

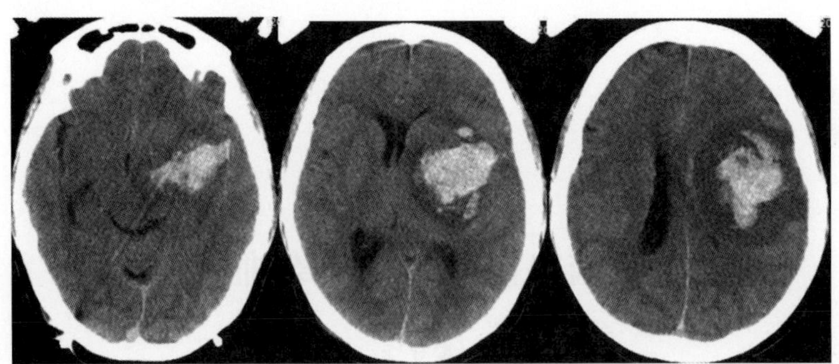

图 6-1　脑部 CT（2017 年 5 月 24 日）显示左侧额、颞、岛叶和基底核区不规则高密度影，约 47 mm×46 mm，血肿量约 35 ml；周围可见大片低密度区，左侧侧脑室受压、中线结构右偏

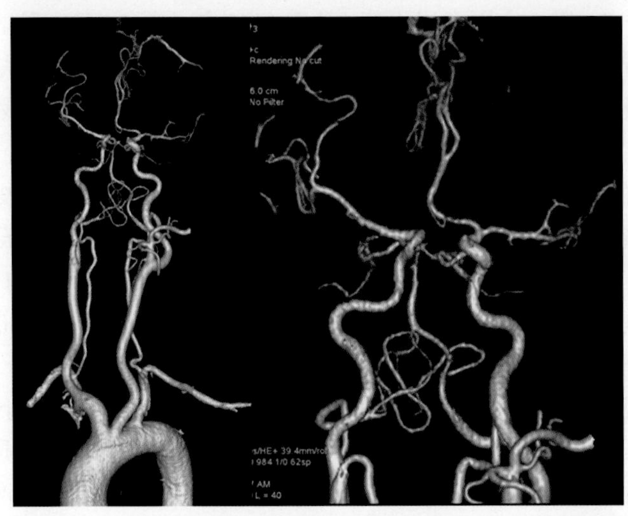

图 6-2　头颈部 CTA（2017 年 5 月 25 日）显示双侧大脑后动脉胎儿型；右侧颈内动脉 C_5 段稍狭窄；双侧大脑前动脉、大脑中动脉及大脑后动脉走行稍僵硬，考虑动脉硬化可能

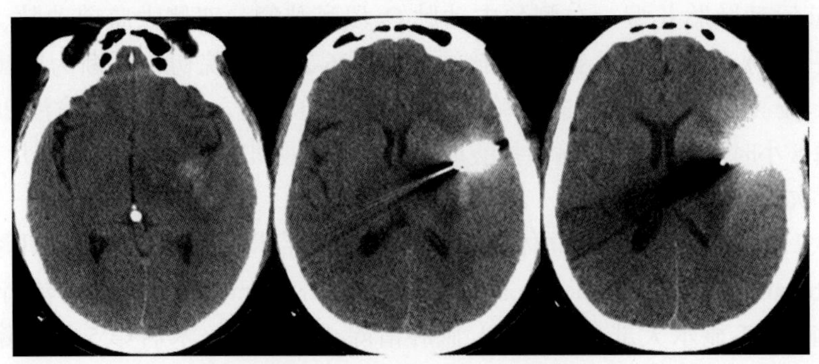

图 6-3　脑部 CT（应用 1 mg rt-PA 后，2017 年 5 月 26 日）显示出血明显减少，约减少 95%，中线结构居中，周边少量低密度水肿影

【病例讨论】

自发性脑出血（intracerebral hemorrhage，ICH）对脑组织的破坏包括原发性脑损害和继发性脑损害，而血肿体积是决定患者 30 d 转归的最重要因素。因此，尽早清除血肿成为治疗的关键，其有利于减少血肿体积，清除血肿降解产物，降低颅内压和改善脑灌注。然而，迄今为止临床 RCT 研究并未发现常规开颅手术清除血肿可使幕上 ICH 患者获益。

与常规开颅手术清除血肿相比，微侵袭手术（minimally invasive surgery，MIS）清除血肿有助于减少血肿周边脑组织创伤。因此，MIS 清除血肿成为手术治疗的主流。一项 MIS 与外科手术治疗 ICH 的 meta 分析显示，幕上 ICH 患者可从 MIS 治疗中获益。2019 年的 MISTIE Ⅲ研究发现，MIS 联合血肿内注入 rt-PA 有助于降低中等量至大量血肿（≥30 ml）患者的病死率。当残余血肿≤15 ml 时，MIS 治疗使 mRS 0～3 分的患者增加 10.4%。

本例患者卒中样起病，既往有高血压病史，脑部 CT 检查显示左侧大脑半球出血伴侧脑室受压、中线结构移位。GCS 评分 10 分，NIHSS 评分 20 分，符合大脑半球大容积脑出血诊断。入院后完善各项临床检查和签署知情同意书后，进行了 MIS 联合 rt-PA 治疗。术后仅 1 次 rt-PA（1 mg）便清除了 95% 的血肿，提示这一治疗效果显著。入住神经重症监护病房（neurological intensive care unit，neuro-ICU）5 d 后患者转普通病房，10 d 后转回当地医院，明显缩短了患者 neuro-ICU 停留时间和住院时间，减轻了患者的住院费用。患者病后 6 个月的 mRS 评分 2 分，显然从本次治疗中获益。

【小结】

对自发性大容积 ICH 患者，如果掌握合理的适应证，选择恰当的时机，排除动脉畸形等高风险疾病，早期实施微侵袭血肿清除术是可行的，其有助于改善患者神经功能预后，并降低死亡率。

参考文献

［1］ Broderick JP, Brott TG, Duldner JE, et al. Volume of intracerebral hemorrhage. A powerful and easy-to-use predictor of 30-day mortality. Stroke, 1993, 24 (7): 987-993.

［2］ Hemphill JC, Greenberg SM, Anderson CS, et al. Guidelines for the management of spontaneous intracerebral hemorrhage: a guideline for healthcare professionals from the American Heart Association/American Stroke Association. Stroke, 2015, 46: 2032-2060.

［3］ Scaggiante J, Zhang X, Mocco J, et al. Minimally invasive surgery for intracerebral hemorrhage. Stroke, 2018, 49 (11): 2612-2620.

［4］ Hanley DF, Thompson RE, Rosenblum M, et al. Efficacy and safety of minimally invasive surgery with thrombolysis in intracerebral haemorrhage evacuation (MISTIE Ⅲ): a randomised, controlled, open-label, blinded endpoint phase 3 trial. Lancet, 2019, 393 (10175): 1021-1032.

[5] 中华医学会神经病学分会神经重症协作组，中国医师协会神经内科医师分会神经重症专委会. 自发性大容积脑出血监测与治疗中国专家共识. 中华医学杂志，2017，97（9）：653-660.

第七章
癫痫持续状态诊治

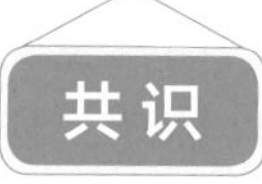

惊厥性癫痫持续状态监护与治疗（成人）中国专家共识

中华医学会神经病学分会神经重症协作组

癫痫持续状态（status epilepticus，SE）是高病死率和高致残率的神经科常见急危重症。据国外文献报道病死率为3%～33%。中国西南部地区SE的病死率为15.8%。早期规范的药物治疗和系统全面的生命支持，能防止因惊厥时间过长导致的不可逆性脑损伤和重要脏器功能损伤，成为改变SE不良预后的关键。2010年欧洲神经病学学会联盟的《成人癫痫持续状态治疗指南》（简称欧洲指南）和2012年美国神经重症学会癫痫持续状态指南编写委员会的《癫痫持续状态的评估与处理指南》（简称美国指南）相继发表，而迄今为止，中国尚无结合国内医疗现状和基于循证医学证据的相关指导性文件。为此，中华医学会神经病学分会神经重症协作组组织国内相关专家（神经科医师、神经重症医师、临床药师）撰写了《惊厥性癫痫持续状态监护与治疗（成人）中国专家共识》，希望对广大神经科医师、重症医学科医师、急诊科医师和临床药师的医疗实践有所借鉴与帮助。撰写方法：对癫痫持续状态（成人）文献（1962年至2012年10月，来自Medline数据库）进行检索与复习，采用2011版牛津循证医学中心证据分级标准进行证据级别确认和推荐意见确认，对证据暂不充分，但专家讨论达成高度共识的意见提高推荐级别（A级推荐）。

一、定义

1．SE　1981年国际抗癫痫联盟（ILAE）分类和术语委员会将SE定义为一次抽搐发作持续足够长时间，或反复抽搐发作而发作间期意识未恢复。2001年ILAE分类和术语委员会修改 SE 定义为发作时间超过该类型大多数患者的发作持续时间，或反复发作，在发作间期中枢神经系统功能未恢复到正常基线。随着临床试验和基础研究的不断深入，SE 发作持续时间的限定从最早的 30 min，逐渐缩短至 Lowenstein 等提出的适合临床应用的操作定义，即每次惊厥发作持续 5 min 以上，或 2 次以上发作，发作间期意识未能完全恢复。

2．惊厥性癫痫持续状态（convulsive status epilepticus，CSE） 在所有 SE 发作类型中，CSE 最急、最重，表现为持续的肢体强直、阵挛或强直 - 阵挛，并伴有意识障碍（包括意识模糊、嗜睡、昏睡、昏迷）。

3．微小发作持续状态（subtle status epilepticus，SSE） 是非惊厥性癫痫持续状态（non-convulsive status epilepticus，NCSE）的一种类型，常发生在 CSE 发作后期，表现为不同程度意识障碍伴（或不伴）微小面肌、眼肌、肢体远端肌肉的节律性抽动，脑电图显示持续性痫性放电活动。

4．难治性癫痫持续状态（refractory status epilepticus，RSE） 当足够剂量的一线抗 SE 药物，如苯二氮䓬类药物后续另一种抗癫痫药物（anti-epileptic drugs，AEDs）治疗仍无法终止惊厥发作和脑电图痫性放电时，称为 RSE。

5．超级难治性癫痫持续状态（super-refractory status epilepticus，super-RSE） 2011 年，Shorvon 在第 3 届伦敦 - 因斯布鲁克 SE 研讨会上提出，当麻醉药物治疗 SE 超过 24 h（包括麻醉药维持或减量过程），临床惊厥发作或脑电图痫性放电仍无法终止或复发时，定义为 super-RSE。

推荐意见

1．推荐 Lowenstein 的 SE 操作定义，以尽早开始 AEDs 初始治疗（A 级推荐）。

2．推荐 CSE 定义，以强调治疗快速跟进的重要性（A 级推荐）。

3．推荐 SSE 定义，以加强临床观察和脑电图监测，并指导后续药物治疗（A 级推荐）。

4．推荐 RSE 定义，以强化药物治疗和生命支持（A 级推荐）。

5．推荐 super-RSE 定义，以探讨有效治疗方法（A 级推荐）。

二、终止 CSE

CSE 的治疗目标是迅速终止临床惊厥发作和脑电图痫性放电。1998 年美国一项纳入 384 例 CSE 患者的多中心随机对照试验（RCT）研究显示，劳拉西泮（0.1 mg/kg，静脉注射），或地西泮（0.15 mg/kg，静脉注射）后续苯妥英钠（18 mg/kg，静脉注射），或苯巴比妥（15 mg/kg，静脉注射），或苯妥英钠（18 mg/kg，静脉注射），以上 4 种初始药物治疗方案的控制率分别为 64.9%、55.8%、58.2% 和 43.6%，其中劳拉西泮、地西泮注射后续苯妥英钠、苯巴比妥的控制率相近（$P=0.12$）（2 级证据）。2001 年美国一项纳入 205 例 CSE 患者的多中心 RCT 研究显示，劳拉西泮（2 mg，静脉注射）和地西泮（5 mg，静脉注射）控制率分别为 59.1% 和 42.6%（2 级证据）。2006 年印度一项纳入 68 例 CSE 患者的 RCT 研究显示，丙戊酸（30 mg/kg，静脉注射）和苯妥英钠（18 mg/kg，静脉注射）的控制率分别为 66% 和 42%（$P=0.046$）（2 级证据）。2011 年印度一项纳入 79 例 CSE 患者的 RCT 研究显示，左乙拉西坦（20 mg/kg，静脉注射）和劳拉西泮（0.1 mg/kg，静脉注射）的控制率分别为 76.3% 和 75.6%（$P=1.00$）（2 级证据）。2012 年美国一项纳入 893 例 CSE 患者的院前多中心非劣效性 RCT 研究显示，咪达唑仑（10 mg，肌内注射）和劳拉西泮（4 mg，静脉注射）的控制率分别为 73.4% 和 63.4%（$P<0.01$），提示疗效相近（2 级证据）。

苯二氮䓬类药物初始治疗失败后可选择其他 AEDs 治疗。2007 年印度一项纳入 100 例地西泮（0.2 mg/kg）2 次静脉注射控制 CSE 失败患者的 RCT 研究显示，丙戊酸（20 mg/kg）和苯妥英钠（20 mg/kg）静脉注射的控制率分别为 88% 和 84%（$P>0.05$）（2 级证据）。2011 年中国一项纳入 66 例地西泮（0.2 mg/kg）2 次静脉注射控制 CSE 失败患者的 RCT 研究显示，丙戊酸（30 mg/kg）静脉注射后续静脉泵注［1～2 mg/（kg·h）］维持和地西泮（0.2 mg/kg）静脉注射后续静脉泵注（4 mg/h）维持的控制率分别为 50% 和 56%（$P=0.652$）（2 级证据）。

2010 年欧洲指南推荐初始治疗药物为劳拉西泮，或地西泮后续苯妥英钠。2012 年美国指南推荐初始治疗药物为劳拉西泮，或地西泮，或咪达唑仑，或左乙拉西坦，或苯巴比妥，或丙戊酸。

推荐意见

1．初始治疗首选劳拉西泮 0.1 mg/kg（1～2 mg/min）静脉注射。若无劳拉西泮，可选地西泮 10 mg（2～5 mg/min）后续苯妥英钠 18 mg/kg（＜50 mg/min）静脉输注。若无苯妥英钠，可选地西泮 10 mg（2～5 mg/min）静脉注射后续 4 mg/h 静脉泵注，或丙戊酸 15～45 mg/kg［＜6 mg/（kg·min）］静脉推注后续 1～2 mg/（kg·h）静脉泵注，或苯巴比妥 15～20 mg/kg（50～100 mg/min）静脉注射，或左乙拉西坦 1000～3000 mg 静脉注射，或咪达唑仑 10 mg 肌内注射（静脉通路无法建立时；B 级推荐）。

2．首选药物失败，可后续使用其他 AEDs（D 级推荐）。

3．CSE 终止标准为临床发作终止，脑电图痫性放电消失，患者意识恢复。CSE 终止后，即刻予以同种或同类肌内注射或口服药物过渡治疗，如苯巴比妥、丙戊酸、左乙拉西坦、氯硝西泮等；注意口服药物的替换需达到稳态血药浓度（5～7 个半衰期），在此期间，静脉药物至少持续 24 h，并根据替换药物的血药浓度监测结果逐渐减量（A 级推荐）。

4．另外，CSE 治疗期间推荐脑电图监测，以指导药物治疗（A 级推荐）。

三、终止 RSE

一旦初始治疗失败，31%～43% 的患者将进入 RSE，其中 50% 的患者可能成为 super-RSE。此时，紧急处理除了即刻静脉输注麻醉药物外，还须予以必要的生命支持与器官保护，以防惊厥时间过长导致不可逆的脑损伤和重要脏器功能损伤。2002

年，美国一项纳入 193 例 RSE 患者的系统评价（回顾性队列研究或病例报道）显示，戊巴比妥［负荷量 13 mg/kg 静脉注射，维持量 0.25～5.28 mg/（kg · h）］给药 1～6 h 的癫痫复发率（8%）低于咪达唑仑［负荷量 0.2 mg/kg，静脉注射，维持量 0.04～0.40 mg/（kg · h）］和丙泊酚［负荷量 1 mg/kg，静脉注射，维持量 0.94～12.32 mg/（kg · h）］（23%；P＜0.01）；戊巴比妥给药 6 h 后癫痫复发率（12%）低于咪达唑仑和丙泊酚（42%；P＜0.01）；戊巴比妥（3%）换药率（首选麻醉药治疗失败后更换另一种 AEDs）低于咪达唑仑和丙泊酚（21%；P＜0.01）；麻醉药注射 6 h 后脑电图呈抑制模式的癫痫复发率（4%）低于仅临床抽搐控制的癫痫复发率（53%；P＜0.01）（2 级证据）。2011 年瑞士一项纳入 24 例 RSE 患者的 RCT 研究显示，丙泊酚（负荷量 2 mg/kg 静脉注射，并持续静脉泵注维持）和巴比妥类（戊巴比妥 5 mg/kg 或硫喷妥钠 2 mg/kg 静脉注射并持续静脉泵注维持）药物以脑电图爆发抑制（抑制 5～15 s）模式并持续 36～48 h 为目标的控制率分别为 44% 和 22%（P＝0.40），两药疗效差异无统计学意义（2 级证据）。脑电图呈爆发抑制模式或等电位模式通常作为麻醉深度的目标，因此，持续脑电图监测尤显重要（4 级证据）。关于 RSE 终止后如何选择过渡药物尚无相关研究。

推荐意见

1. 推荐选择咪达唑仑［0.2 mg/kg 静脉注射，后续持续静脉泵注 0.05～0.40 mg/（kg · h）］，或丙泊酚［2～3 mg/kg 静脉注射，可追加 1～2 mg/kg 直至发作控制，后续持续静脉泵注 4～10 mg/（kg · h）；B 级推荐］。

2. 尽管戊巴比妥有证据显示疗效确切，但考虑到药物不良反应，故不作为常规推荐（A 级推荐）。

3. 推荐的脑电图监测目标为脑电图痫样放电停止，并维持 24～48 h（A 级推荐）。

4. RSE 终止后，即刻予以口服 AEDs，如左乙拉西坦、卡马西平（或奥卡西平）、丙戊酸等单药或联合药物治疗。口服药物的替换需达到稳态血药浓度（5～7 个半衰期），静脉用药至少持续 24～48 h，方可依据替换药物血药浓度逐渐减少静脉输注麻醉药物（A 级推荐）。

四、终止 super-RSE

super-RSE 因常用麻醉药物不能终止抽搐发作而正处于积极探索与研究阶段。

1. 氯胺酮麻醉药　有文献报道氯胺酮治疗 20 例 super-RSE 患者中，12 例有效，8 例失败（4 级证据）。氯胺酮最大的优点是心血管抑制的不良反应少，但可能存在神经毒性（4 级证据）。当常用麻醉药物治疗无效或不能避免严重心血管不良反应时可试用。

2. 吸入性麻醉药　有文献报道异氟烷或醚氟烷治疗 30 例 super-RSE 患者中，27 例有效，3 例失败（4 级证据）。异氟烷和醚氟烷最大的优点是容易掌控。当常用麻醉药物治疗无效时可试用，但须衡量治疗风险，尤其是神经毒性等严重不良反应（4 级证据）。

3. 免疫调节药　有文献报道皮质类固醇（静脉注射甲泼尼龙 1 g，连续 3～5 d）

治疗 37 例 super-RSE 患者中，31 例有效，6 例失败（4 级证据），但其最佳剂量、疗程和疗效均不明确；静脉注射免疫球蛋白［0.4 mg/（kg·d），连续 3～5 d］治疗 43 例 super-RSE 患者中，10 例有效，33 例失败（4 级证据）；血浆置换（置换 1.0～1.5 倍血浆容量，隔日 1 次，连续 5～6 次）治疗 14 例 super-RSE 患者中，12 例有效，2 例失败（4 级证据）。若考虑免疫介导机制参与的 super-RSE，可尝试免疫调节治疗。

4. 低温　低温治疗 super-RSE 的成人病例报道共 10 例，全部有效。低温治疗的理论基础是神经保护和减轻脑水肿。低温（31～35℃）时需用麻醉药物，正是低温（持续 20～61 h）与麻醉药物的联合使临床抽搐发作和脑电图痫性放电有效控制。低温和麻醉药物均有心律失常、肺部感染、血栓形成、肠麻痹、酸碱和电解质失衡等不良反应风险，但这些风险在轻度低温（32～35℃）时可控（4 级证据）。

5. 外科手术：外科手术病例报道 36 例，其中 33 例有效（4 级证据）。手术治疗不建议过早进行，当药物治疗完全无效 2 周时可考虑。当 RSE 患者存在多个癫痫起源灶时，手术治疗须慎重。

6. 生酮饮食：2003 年和 2010 年分别报道了 15 例儿童和 4 例成人对生酮饮食治疗有效（4 级证据）。通常的方法是禁食 24 h 后，予以 4：1 生酮饮食，同时避免摄入葡萄糖（密切监测血糖、血 β 羟丁酸和尿酮体水平）。丙酮酸羧化酶和 β 氧化缺陷的患者禁用生酮饮食。生酮饮食与皮质类固醇同时应用可抑制酮体生成，与丙泊酚同时应用可出现致命性丙泊酚输注综合征（4 级证据）。

推荐意见

1. 推荐联合多种治疗方法控制 super-RSE，如氯胺酮麻醉和吸入性药物麻醉（请麻醉科协助）、轻度低温、免疫调节、外科手术和生酮饮食等，但须权衡利弊（C 级推荐）。

2. 联合治疗和手术患者须在神经重症监护病房（neuro-intensive care unit, NICU）* 严密监护（A 级推荐）。

五、生命支持与重要器官保护

1. NICU 监护　已有大量临床研究显示，CSE 患者，尤其是初始苯二氮䓬类药物治疗失败者，常因持续抽搐发作过长而出现多种严重并发症，如高热、低氧血症、高碳酸血症、肺水肿、心律失常、低血糖、代谢性酸中毒和横纹肌溶解等；同时 AEDs 或麻醉药物的应用也可引起多种药物不良反应，如呼吸抑制、循环抑制、肝功能损伤和骨髓功能抑制等（2 级证据）。因此，须对 CSE 患者加强生命体征监测，加强脑电图监测，加强重要器官功能监测，并予以生命支持与器官保护。已有相关指南建议将 CSE 患者收入 NICU 或 ICU，以加强监护与治疗。

2. 脑功能监测与保护　CSE 患者反复惊厥发作后期可致临床发作不典型（抽搐

* 注：现通用英文全称及缩写为 neurocritical intensive care unit, neuro-ICU

局限化、幅度减弱），或临床发作控制后处于 NCSE 状态，而其仍有可能影响预后。因此，有必要持续脑电图监测，以发现脑内异常放电。2010 年美国一项对神经病学临床医师的调查显示，330 位医师中，83% 至少每月使用持续脑电图 1 次，持续脑电图监测时间通常为 24 h。持续脑电图监测在获得痫性放电证据、指导调整药物治疗策略，尤其是判断麻醉药物剂量是否达到脑电图目标方面极具优势。2013 年中国一项纳入 94 例 CSE 患者的前瞻性队列研究显示，CSE 初始治疗后，持续脑电图监测到发作间期癫痫放电、周期性放电或 NCSE 时，6 h 内存在复发趋势（2 级证据）。因此，所有 CSE 患者均应在尽可能短的时间内完成脑电图监测，监测时间至少 48 h，即便 AEDs 减量，也须继续监测，以及时调整药物，预测癫痫复发。此外，还须加强减轻脑水肿等其他脑保护措施。

3．呼吸功能监测与保护　多项 RCT 研究证实，CSE 患者在临床发作或初始 AEDs 治疗过程中可出现呼吸抑制（5.5%～42.2%），用药期间必须加强呼吸功能监测，必要时可行气管插管和机械通气（2 级证据）。2013 年中国一项纳入 101 例 CSE 患者的 AEDs 不良反应分析显示，地西泮和苯巴比妥均可导致呼吸抑制（5.2% 和 13.0%），并须气管插管和机械通气（2 级证据）。对持续抽搐和麻醉药物应用患者，须即刻气管插管和机械通气（2 级证据）。RSE 或 super-RSE 患者因持续发作和持续麻醉药物或 AEDs 的应用，意识障碍时间延长，气管插管和机械通气时间延长，从而导致患医院获得性肺炎或呼吸机相关肺炎风险增加，由此必须加强肺炎控制和肺功能保护。

4．循环功能监测与保护　2012 年美国一项 893 例多中心 RCT 研究显示，CSE 患者经初始 AEDs 治疗后，低血压发生率为 2.8%（2 级证据）。2013 年中国一项 101 例前瞻性队列研究显示，CSE 患者经初始 AEDs 治疗后，低血压发生率为 7.9%～8.7%（2 级证据）。2011 年瑞士一项 23 例 RCT 研究显示，RSE 患者经麻醉药治疗后，低血压发生率 52.2%（2 级证据）。因此，无论 AEDs 还是麻醉药物均须监测血压，必要时予以升压药物。

5．肝功能监测与保护　2007 年印度一项 100 例 RCT 研究显示，经丙戊酸治疗的 CSE 患者肝功能异常（丙氨酸转氨酶增高）发生率为 4%（2 级证据）。2012 年印度一项 79 例 RCT 研究显示，经劳拉西泮治疗的 SE 患者肝功能异常发生率为 6.3%（2 级证据）。2013 年中国一项 101 例前瞻性队列研究显示，经丙戊酸和苯巴比妥治疗的 CSE 患者肝功能异常［血氨升高和（或）丙氨酸转氨酶升高］发生率为 25% 和 21.7%，但无 1 例高血氨脑病发生（2 级证据）。由此提示，用药期间须加强肝功能监测与保护。

6．胃肠功能监测与保护　原发疾病、癫痫发作后状态和 AEDs（或麻醉药）均可引发神经性胃肠动力障碍。2008 年澳大利亚一项 36 例危重症患者临床研究显示，应用咪达唑仑联合吗啡患者的胃潴留发生率为 95%，应用丙泊酚患者的胃潴留发生率为 56%（$P<0.01$）（2 级证据）。因此，应用麻醉药时须监测胃肠动力状态，控制胃残余量＜100 ml，必要时改鼻胃管为鼻肠管喂养或肠外营养支持。

7．骨髓功能监测与保护　2011 年中国一项 66 例 RCT 研究显示，经丙戊酸治疗的 CSE 患者中，1 例发生骨髓抑制，但未经特殊处理，停药后 1 个月逐渐恢复正常（2 级证据）。2012年印度一项79例RCT研究显示，经左乙拉西坦和劳拉西泮治疗的CSE患者血小板减少发生率分别为17%和5%（2级证据）。因此，用药期间须监测周围血象，必要时药物减量或更换药物。

8．内环境监测与维持 CSE患者经常出现内环境紊乱，如呼吸性或代谢性酸中毒（35%）、高氮质血症、高钾血症、低钠血症、低血糖或高血糖等，其不仅直接导致神经元损伤，还会引起其他多器官功能损伤。因此，监测和维持酸碱与电解质平衡十分重要。通常代谢性酸中毒随着发作的终止而迅速改善，故不强调过早应用碳酸氢钠溶液。但对持续大量静脉输注以丙二醇或甲醇为溶剂的巴比妥类药物或麻醉药患者，一旦出现高阴离子间隙性酸中毒，应考虑丙二醇或甲醇中毒可能，须停药或换药。

9．体温监测与控制 CSE患者经常伴随高热，并导致神经元损伤和多器官系统功能损伤。因此，有必要进行核心（膀胱或直肠）体温监测，以指导体表降温或血管内降温的实施。

10．血药浓度监测与指导 有条件情况下，对静脉输注AEDs患者进行血药浓度监测，若血药浓度超出参考值范围，须注意临床和实验室检查变化，监测可能出现的药物不良反应，并及时予以处理。

推荐意见

1．CSE患者在急诊初始治疗期间须加强监测与治疗；初始治疗失败后，须尽早收入NICU（A级推荐）。

2．CSE患者初始治疗后，需持续脑电图监测至少6 h，以便发现脑内异常放电或NCSE；RSE患者麻醉药治疗时，需持续脑电图监测至少24～48 h；SE和RSE患者在AEDs或麻醉药减量过程中，仍需继续监测持续脑电图；其目的在于及时调整治疗方案（B级推荐）。

3．加强其他脑保护措施，特别是脑水肿的监测与降颅压药物合理应用（A级推荐）。

4．CSE患者需行呼吸功能监测，如呼吸运动（频率、幅度和节律）、呼气末二氧化碳分压（气管插管患者）、脉搏氧饱和度和动脉血气等，必要时气管插管和（或）机械通气；加强肺炎的预防与治疗（A级推荐）。

5．CSE患者需行循环功能监测，特别是血压的监测，必要时给予血管活性药物支持治疗（A级推荐）。

6．CSE患者需行肝功能监测，必要时予以降血氨和降转氨酶药物治疗（B级推荐）。

7．CSE患者需进行胃肠功能，特别是胃肠动力功能的监测，必要时予以鼻肠管喂养或肠外营养支持（B级推荐）。

8．CSE患者需进行骨髓功能监测，必要时减药或换药（B级推荐）。

9．CSE患者需进行内环境监测，维持水、电解质平衡；对常见的低钠血症予以限水和（或）高渗盐补充，但需控制血浆渗透压升高速度，避免渗透性脑病发生；通常不需过早应用碳酸氢钠纠正酸中毒，但对丙二醇或甲醇中毒引起的酸中毒，需停药或换药（D级推荐）。

10．CSE患者需进行核心（膀胱或直肠）体温监测，以指导体表降温或血管内降温实施（D 级推荐）。

11. 有条件情况下，可以对 CSE 患者进行 AEDs 血药浓度监测，以指导合理用药（D 级推荐）。

六、预后追踪

2001 年美国一项 205 例 CSE 患者的多中心 RCT 研究显示，9.3% 患者于住院期间死亡，16.9% 患者出院时遗留神经系统后遗症（3 级证据）。2011 年中国一项 66 例 CSE 患者的 RCT 研究显示，10.6% 患者住院期间死亡，25.8% 遗留症状性癫痫（3 级证据）。2012 年印度一项 79 例 CSE 患者的 RCT 研究显示，30.3% 患者住院期间死亡（3 级证据）。因此，有必要对 CSE 患者进行预后追踪，探讨影响预后因素，并提出改善预后建议。

推荐意见

对 CSE 患者进行近期或远期预后评估，探讨影响预后因素（B 级推荐）。

七、终止 CSE 流程

我们将终止 CSE 的整个流程总结为图 7-1。

执笔专家：宿英英、黄旭升、潘速跃、彭斌、江文、田飞、陈卫碧、任国平

中华医学会神经病学分会神经重症协作组专家和相关领域专家（按姓氏笔画排序）：云南省第一人民医院（丁里）、山西医科大学第一医院（牛小媛）、首都医科大学宣武医院（王玉平）、首都医科大学附属北京天坛医院（王拥军）、重庆医科大学附属第一医院（王学峰）、首都医科大学宣武医院（王育琴）、第四军医大学西京医院（江文）、四川大学华西医院（刘鸣）、首都医科大学附属北京天坛医院（刘丽萍）、青岛大学医学院附属医院（李连弟）、吉林大学第一医院（吴江）、北京大学第一医院（吴逊）、中南大学湘雅医院（肖波）、温州医科大学附属第一医院（张旭）、第三军医大学附属大坪医院（张猛）、四川大学华西医院（周东）、第四军医大学西京医院（赵钢）、浙江大学医学院附属第二医院（胡颖红）、复旦大学附属华山医院（洪震）、首都医科大学宣武医院（贾建平）、内蒙古自治区人民医院（袁军）、南昌大学第二附属医院（黄卫）、解放军总医院（黄旭升）、中国医学科学院北京协和医院（崔丽英）、首都医科大学宣武医院（宿英英）、大连医科大学附属第一医院（韩杰）、中国医学科学院北京协和医院（彭斌）、中山大学附属第一医院（曾进胜）、解放军总医院（蒲传强）、广州医科大学附属第二医院（廖卫平）、南方医科大学南方医院（潘速跃）

志谢：本共识撰写过程中，相关领域具有丰富经验的神经重症专家、癫痫病学专家和临床药师完成了初稿、讨论稿和修改稿的反复修订与完善，在此一并表示诚挚的感谢

步骤	处理
第1步 SE初始处理(0~30 min)	鼻导管或面罩吸氧 生命体征监测 静脉通路建立 血糖、血常规、血生化、动脉血气检查 血、尿药物或毒物筛查 气管插管和机械通气准备 知情同意书签署，告知终止SE药物不良反应风险
第2步 SE初始治疗(0~30 min)	地西泮10mg (2~5mg/min)静脉推注，可间隔10min重复1次 或咪达唑仑10 mg肌内注射(静脉通路无法建立时)
第3步 SE初始治疗(30~90 min)	地西泮10mg (2~5mg/min)静脉推注，后续4 mg/h静脉泵注维持 或丙戊酸15~45 mg/kg [＜6mg/(kg · min)] 静脉推注，后续1~2 mg/(kg · h) 静脉泵注维持 或苯巴比妥15~20 mg/kg(50~100 mg/min)静脉推注
第4步 RSE紧急处理	进入神经重症监护病房 气管插管/机械通气 保护重要器官系统和维持内环境恒定
第5步 RSE麻醉药治疗(＞90min)	咪达唑仑0.2 mg/kg静脉推注，后续0.05~0.40 mg/(kg·h)静脉泵注维持或丙泊酚2~3 mg/kg静脉推注，追加负荷量1~2 mg/kg直到发作终止，后续4~10mg/(kg · h) 静脉泵注维持 脑电图痫样放电消失后继续药物维持24~48 h
第6步 super-RSE治疗	麻醉药物或AEDs联合其他治疗：氯胺酮麻醉药、吸入性麻醉药、免疫调 节药、低温、外科手术、生酮饮食
第7步 SE药物过渡	发作终止24~48 h后向常规治疗过渡 首选同种AEDs静脉注射药向肌内注射药或口服药过渡 备选其他AEDs：左乙拉西坦、拉莫三嗪、加巴喷丁等口服药 注意药物种类或药物剂型的过渡参考血药浓度，以避免SE复发
第8步 治疗后随访	短期和长期预后追踪随访

脑电图监测开始（第1步）……脑电图监测结束（第7步）

图 7-1　惊厥性癫痫持续状态终止流程。SE．癫痫持续状态；AEDs．抗癫痫药物；RSE．难治性癫痫持续状态；super-RSE．超级难治性癫痫持续状态

参考文献从略

（通信作者：宿英英）

（本文刊载于《中华神经科杂志》
2014 年 9 月第 47 卷第 9 期第 661-666 页）

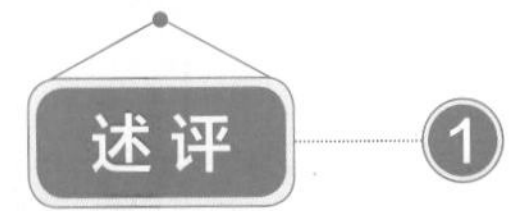

难治性癫痫持续状态治疗策略

宿英英

难治性癫痫持续状态（refractory status epilepticus，RSE）是指足够剂量的初始抗癫痫药物（anti-epileptic drugs，AEDs），如苯二氮䓬类药物后续另一种 AEDs 仍无法终止的癫痫持续发作和（或）脑电图持续痫性放电。在中国，无论在神经内科、神经外科、急诊科还是重症医学科，RSE 都是危及生命的急危重症。有数据显示，1/3～1/2 的癫痫持续状态（status epilepticus，SE）将发展成为 RSE，约 2/5 的 RSE 患者最终死亡，即便存活下来，也存在严重的神经功能缺损，如难治性癫痫或认知障碍。因此，如何尽早开始针对 SE 进行治疗及如何阻止 RSE 的发生，成为改善其预后或结局的关键，本文就此发表一些意见和看法。

一、避免 SE 初始治疗剂量不足

苯二氮䓬类药物后续另一种 AEDs 的初始治疗失败，是 SE 转变为 RSE 的重要因素。而初始治疗失败又与 AEDs 药物的首剂负荷量不足和（或）后续维持量不足或缺如相关。临床医师在 SE 发生后的第一时间予 AEDs 药物治疗毋庸置疑，但对药物剂量特别是首剂负荷量通常顾虑再三，大多采取不足量的“先给点，等等看”“再给点，再看看”的用药方式。其顾虑的原因无不与呼吸、循环抑制等药物不良反应的风险有关，但顾虑的结果却是终止癫痫发作的药物疗效大大下降，导致 SE 治疗的最佳时机被延误。殊不知，多数 AEDs（特别是苯二氮䓬类药物）随着癫痫持续时间的延长，神经细胞突触后膜上的 γ- 氨基丁酸（GABA）受体亚单位很快因胞膜内吞作用而移至细胞内，使抑制性电位产生减少；兴奋性谷氨酸受体迅速从胞质内转移至轴突附近，使兴奋性电位产生增加；结果对 AEDs 快速耐受，SE 很快转变为 RSE，并增加了控制 RSE 的难度。

解决 AEDs 快速耐受的最好办法是首次 AEDs 足量。有临床研究证实，只要静脉注射的负荷量和维持量足够，“新药”左乙拉西坦的 SE 终止率（76.3%）与“老药”劳拉西泮的终止率（75.6%）相当，而呼吸抑制（17.4%）和循环抑制（8.7%）的药物不良反应明显低于劳拉西泮（分别为 47.6% 和 38.1%）。但遗憾的是，两种药物的静脉制剂在中国均缺如，可供选择的初始 AEDs 只有地西泮、丙戊酸和苯巴比妥。2011 年，中国一项地西泮与丙戊酸钠比较的 RCT 研究发现，只要负荷量和维持量足够，丙戊酸钠的 SE 终止率（50%）与地西泮（56%）相当，呼吸抑制率（0）和循环抑制率（0）明显低于地西泮（5.5% 和 5.5%）。然而，显而易见的是，虽然两种药物的呼吸、循环抑制率较低，但 SE 的终止率并不理想。2014 年，中国另一项刚刚结束的将苯巴比妥与丙戊酸钠进行比较的 RCT 研究发现，只要苯巴比妥（静脉推注）的负荷量和维持量足够，SE 终止率可高达 81.8%，是丙戊酸钠控制率（41.9%）的近 2 倍。但苯巴比妥推注过程中出现的呼吸抑制率（6.1%）和循环抑制率（15.2%）均高于丙戊酸钠（0），并必须采用呼吸机机械通气支持、液体支持和（或）升压药物支持。因此，如何发挥"老药"苯巴比妥优势，并避免其劣势值得进一步探究。2012 年，有改变用药方法控制 SE 的相关文献报道，即将咪达唑仑静脉推注改为肌内注射，与劳拉西泮相比，既缩减了开始用药的时间（1.2 min，4.8 min），保持了良好的控制率（73.4%，63.4%）；且并未增加呼吸、循环抑制的发生率（14.1%，14.4%）。上述地西泮（负荷量 0.2 mg/kg 静脉推注，维持量 4 mg/h 静脉泵注）、丙戊酸钠 [负荷量 15～45 mg/kg 静脉推注，维持量 1～2 mg/（kg・h）静脉泵注]、苯巴比妥（负荷量 15～20 mg/kg 静脉推注，维持量 100～200 mg 静脉推注，每 6 小时 1 次）都是中国最常用的一线 SE 治疗药物，但值得注意的是，如果负荷量或维持量不足，将导致初始治疗失败，使 SE 发展成为 RSE。在难以抉择的药物作用与不良反应之间，我们建议根据患者的年龄、病因、重要器官功能等，选择最为合适的药物和最为合理的用药方式，以达到尽快安全有效终止 SE 的目的。

二、避免 RSE 麻醉药物治疗时间延误

一旦 SE 初始治疗失败，RSE 诊断成立，必须即刻开始麻醉药物治疗。2012 年，美国神经重症学会"癫痫持续状态评估与处理指南"推荐，临床和（或）脑电图癫痫发作 5 min 以上开始 SE 初始治疗；1 h 发作仍未终止，开始麻醉药治疗。而中国的一项研究显示，SE 患者初始治疗时间（平均 218 h，9 d）明显长于相关指南推荐意见。因此，延长 SE 初始治疗时间，启动麻醉药治疗过晚，是与 SE 初始治疗剂量不足并存的另一导致 SE 转变为 RSE 的重要因素，可导致后续 RSE 治疗困难和不良预后。在麻醉药物应用前，通常需要做好机械通气准备，并建立快速静脉输注通道，以应对麻醉药物的呼吸、循环抑制等不良反应。也许受环境和条件的限制，很多医师不愿意迈出这一步，并对 RSE 自行缓解抱有"幻想"。有研究证实，即便经规范的 RSE 麻醉药物治疗，无论传统的麻醉药物（戊巴比妥或硫喷妥钠）还是新型的麻醉药物（咪达唑仑或丙泊酚），仍有 28.5%～65.2% 的 RSE 不能早期（＜48 h）终止，18%～26% 的 RSE 不能最终终止。其机制在于频繁癫痫发作和神经元丢失时，脑神经环路发生重构，包括突触效能改变、现有连接丢失及新的连接生成，从而永久地改变癫痫易患性，最终导致 RSE 难以控制。

避免麻醉药物治疗延误的唯一方法是加强 SE 初始治疗后痫性发作的监测，一旦

RSE 成立，应即刻开始麻醉药物治疗。当然，麻醉药物治疗前必须做好应对药物不良反应的准备工作。

三、强化脑电图监控

SE 的终止不能仅看临床抽搐征象。有研究证实，至少 14% 的非惊厥性癫痫持续状态（nonconvulsive status epilepticus，NCSE）发生在临床抽搐征象消失之后。此时，应用脑电图（electroencephalogram）监测发现痫性放电仍在持续，并成为临床抽搐复发的最大潜在危险。一旦 SE 复发，将增加再次终止发作的难度，并很有可能发展成为 RSE。因此，在应用 AEDs 后，不仅要看到临床抽搐发作的终止，还需观察到脑电图痫性放电的终止。同样，RSE 的终止也不能仅以观察到临床抽搐的停止为标准，还需要看到脑电图上无痫性放电至少持续 24～48 h。中国医师对 SE/RSE 患者进行脑电图监测的意识不足，这是主观认识的问题。因此，2014 年，中华医学会神经病学分会神经重症协作组发表了《惊厥性癫痫持续状态监护与治疗（成人）中国专家共识》，其中特别强调了脑电图监测的重要性和必要性。据中国一项关于神经科重症监护病房（neurologicalcare unit，NCU）* 建设的调查报告显示，用于脑电图监测的仪器设备不足，即具有脑电图监测仪器设备的 NCU 不到 2/3，其中视频脑电图监测仪仅占半数，脑电图用于 SE/RSE 监测的比例更低，这又是客观条件问题。

解决这一问题的首要任务是临床医师相关认识的提高，即具有对 SE 患者实施脑电图监测的强烈意识；其次是创造条件，设法增加脑电图监测仪器设备（特别是便携脑电图或视频脑电图的监测设备）并开展工作；第三是争取得到 NCU 或癫痫中心的脑电图监测技术支持，从而彻底改变中国 SE/RSE 患者缺乏脑电图监测的现状。

四、加强病因治疗

尽管我们为终止 SE 采取了果断的治疗措施，仍然会有部分患者转变为 RSE。尽管我们为 RSE 想尽办法，即脑电图监测下麻醉药物治疗或联合其他（低温等）治疗，以终止发作，但仍然会有部分 RSE 难以控制，甚至发展成为“恶性癫痫持续状态”（足量或超剂量麻醉药物应用＞5 d，脑电图已达到爆发抑制，仍不能有效控制癫痫发作）。其重要原因在于原发疾病，如病毒性脑炎、缺血缺氧性脑病、静脉窦血栓和脑肿瘤等。因此，病因治疗更需突破，炎性反应的快速控制、脑水肿的全面消退、脑血流的迅速恢复及病灶的彻底清除等均需迅速而有效。只有原发疾病被去除或好转，癫痫发作才会逐渐减少或停止，就像“火焰”被“熄灭”一样。

解决这一问题的关键是重视原发疾病治疗，掌握疾病发生、发展过程中所需应对的关键措施与办法。

---

* 注：现通用英文全称及缩写为 neurocritical intensive care unit, neuro-ICU

总之，在 SE 的初始治疗阶段，AEDs 治疗应足量有效；在 RSE 的治疗阶段，麻醉药物治疗应果断缜密；在 SE 和 RSE 的治疗阶段，脑电图监测下指导用药应推广普及；在 SE 和 RSE 治疗的同时，突破性的病因治疗应为“立足之本”，这些举措将给 SE 和 RSE 的即刻终止和最终终止带来希望，给患者的良好预后带来转机。

参考文献从略

（本文刊载于《中华神经科杂志》
2015 年 3 月第 48 卷第 3 期第 161-163 页）

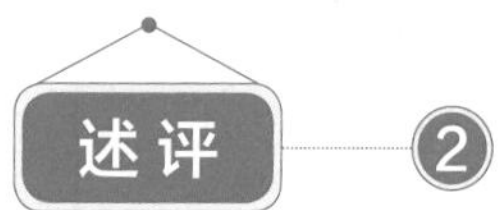

对惊厥性癫痫持续状态的监护与治疗需要加强规范

张　乐

癫痫持续状态（status epilepticus，SE）是一种以反复或持续痫性发作为特征的神经科常见急危重症。根据患者是否发生全身或局部肌肉抽搐，将 SE 分为惊厥性癫痫持续状态（convulsive status epilepticus，CSE）和非惊厥性癫痫持续状态（non-convulsive status epilepticus，NCSE）。SE 的总病死率高达 20%（1.9%～40%），其中 CSE 病死率为 9%～21%，给个人、家庭、社会和国家带来沉重负担。规范化治疗能及时阻止不可逆性脑损伤和重要脏器功能损伤。随着 2010 年欧洲《成人癫痫持续状态治疗指南》（以下简称欧洲指南）、2012 年美国《癫痫持续状态的评估与处理指南》（以下简称 2012 年美国指南）、2014 年中国《惊厥性癫痫持续状态监护与治疗中国专家共识》（以下简称中国共识）、2015 年国际抗癫痫联盟（International League Against Epilepsy，ILAE）SE 定义修订，以及 2016 年美国神经重症学会癫痫持续状态指南编写委员会《癫痫持续状态诊治指南》（以下简称 2016 年美国指南）的陆续发表，使 CSE 定义、不同阶段处理意见和脑电图（electroencephalography，EEG）监测规范更加明确和清晰。本文对国内、外最新发表的诊治指南和操作规范进行了梳理与解读（表 7-1），以使更多的神经科医师、重症医学科医师和急诊科医师深入了解这一领域发展。

表 7-1 各国 CSE 指南对比

国家 / 机构	中国	美国		奥地利	国际抗癫痫联盟
指南，共识	惊厥性癫痫持续状态监护与治疗（成人）中国专家共识 2014	Guidelines for the Evaluation and Management of Status Epilepticus2012	Evidence-Based Guideline：Treatment of Convulsive Status Epilepticus in Children and Adults：Report of the Guideline Committee of the American Epilepsy Society2016	25 years of advances in the definition，classification and treatment of status epilepticus2017	A definition and classification of status epilepticus～Report of the ILAE Task Force on Classification of Status Epilepticus2015
定义	每次惊厥发作持续 5 min 以上，或 2 次以上发作，发作间期意识未能完全恢复	每次惊厥发作持续 5 min 以上，或 2 次以上发作，发作间期意识未能完全恢复	每次惊厥发作持续 5 min 以上，或 2 次以上发作，发作间期意识未能完全恢复	由于癫痫发作自行终止机制失败或由于异常持续发作的机制启动（T_1）所致，可以导致长期不良后果（T_2），如神经元死亡、神经元损伤及神经元网络异常等，这些取决于癫痫发作类型和持续时间。对于强直 - 阵挛性癫痫持续状态，T_1 为 5 min，T_2 为 30 min	由于癫痫发作自行终止机制失败或由于异常持续发作的机制启动（T_1）所致，可以导致长期不良后果（T_2），如神经元死亡、神经元损伤及神经元网络异常等，这些取决于癫痫发作类型和持续时间。对于强直 - 阵挛性癫痫持续状态，T_1 为 5 min，T_2 为 30 min
阶段	（1）0～30 min，SE 第一阶段初始治疗 （2）30～90 min，SE 第二阶段初始治疗 （3）RSE 的麻醉药治疗（>90 min） （4）super-RSE 治疗	（1）0～5 min 初始处理 （2）5～20 min 初始药物治疗 20～60 min 第二步初始药物治疗 （3）>60 min 第三步药物治疗（麻醉药）	（1）0～5 min 初始处理 （2）5～20 min 初始药物治疗 （3）20～40 min 第二步初始药物治疗 （4）40～60 min 第三步药物治疗（麻醉药）	（1）早期 SE 为癫痫发作>5 min（Ⅰ期，5～10 min） （2）确定性 SE 为癫痫发作>30 min（Ⅱ期，10～30 min） （3）RSE（Ⅲ期，30～60 min） （4）super-RSE（Ⅳ期，>24 h）	
初始药物	首选劳拉西泮静脉注射，若无劳拉西泮，可选地西泮静脉注射后续静脉泵注，或丙戊酸静脉推注后续静脉泵注，或苯巴比妥静脉注射，或左乙拉西坦静脉注射；当静脉通道无法建立时推荐咪达唑仑肌内注射	劳拉西泮，或肌注咪达唑仑（静脉通道未建立时），或地西泮，或磷苯妥英，或苯巴比妥，或丙戊酸，或左乙拉西坦	肌注咪达唑仑（静脉通道未建立时），或劳拉西泮，或地西泮，或磷苯妥英，或苯巴比妥，或丙戊酸，或左乙拉西坦	肌注咪达唑仑（静脉通道未建立时），或劳拉西泮，或地西泮，或氯硝西泮，或苯巴比妥，或丙戊酸，或左乙拉西坦	

（待 续）

（续　表）

国家 / 机构	中国	美国		奥地利	国际抗癫痫联盟
后续药物	咪达唑仑静脉注射，后续持续静脉泵注，或丙泊酚静脉注射，后续持续静脉泵注；尽管戊巴比妥有证据显示疗效确切，但考虑到药物不良反应，故不作为常规推荐	咪达唑仑静脉注射，后续持续静脉泵注，或戊巴比妥静脉注射，后续持续静脉泵注；或丙泊酚静脉注射，后续持续静脉泵注；硫喷妥钠静脉注射，后续持续静脉泵注	咪达唑仑静脉注射，后续持续静脉泵注，或戊巴比妥静脉注射，后续持续静脉泵注；或丙泊酚静脉注射，后续持续静脉泵注；硫喷妥钠静脉注射，后续持续静脉泵注	丙泊酚静脉注射，后续持续静脉泵注；或咪达唑仑静脉注射，后续持续静脉泵注；或硫喷妥钠静脉注射，后续持续静脉泵注；或戊巴比妥静脉注射，后续持续静脉泵注	
EEG 监测	CSE 患者初始治疗后，需持续 EEG 监测至少 6 h，以便发现脑内异常放电或 NCSE；RSE 患者麻醉药治疗时，需持续 EEG 监测至少 24 h；SE 和 RSE 患者在 AEDs 或麻醉药减量过程中，仍需继续监测持续 EEG；其目的在于及时调整治疗方案	应在 SE 发作后 1 h 内开始持续 EEG 监测。昏迷患者脑电监测时间至少应为 48 h，以评估非惊厥性发作			

注：SE. 癫痫持续状态；RSE. 难治性癫痫持续状态；CSE. 惊厥性癫痫持续状态；super-RSE. 超级难治性癫痫持续状态；EEG. 脑电图；AEDs. 抗癫痫药物

一、癫痫持续状态的定义演变

近年来，SE 的定义不断地被修订和完善，主要涉及癫痫持续的时间、发作的频率、发作的临床表现及对治疗的反应等。通常认为，痫性发作持续超过 30 min 将会出现不可逆性脑损伤。故 1993 年，ILAE 将 SE 定义为单次癫痫发作持续 30 min 以上或频繁反复发作且发作间期无意识恢复。虽然这一定义符合 SE 病理生理学特点，但大多数临床医师认为，痫性发作持续时间越长伴随并发症的风险越高，不应等待 30 min 之后才启动 SE 的治疗，因此，该定义不利于院前快速诊断与治疗。随着临床研究的深入，医师发现大多数痫性发作的临床症状或 EEG 痫性放电在 5 min 之内，若超过 5 min，则难以自行终止。因此，2012 年，美国神经重症协会重新定义 SE，即单次临床和（或）EEG 发作＞5 min，或反复发作且发作间期意识未恢复至基线水平。2014 年，中国共识采纳了这一最新定义，并推出难治性 SE（refractory status epilepticus，RSE）和超级难治性 SE（super-RSE）定义，即足够剂量的一线抗 SE 药物，如苯二氮䓬类药物后续另一种抗癫痫药物（antiepileptic drugs，AEDs）治疗仍无法终止惊厥发作和 EEG 痫性放电的 RSE；麻醉药物治疗超过 24 h（包括麻醉药维持或减量过程），临床惊厥发作或 EEG 痫性放电仍无法终止或复发的 super-RSE。2015 年，ILAE 从 SE 的病理生理学改变和临床治疗决策出发，提出 SE 的 2 个操作时间点（T_1 和 T_2），即癫痫发作自行终止机制失败或异常持续发作机制启动（T_1），可导致远期预后不良（T_2），如神经元死亡、神经元损伤和神经元网络异常，其取决于癫痫发作类型和持续时间。T_1 提示了启动治疗的时间点，T_2 提示了强化治疗的时间点。而对于 CSE，T_1 为 5 min，T_2 为 30 min。T_1（可能导致持续发作时间）和 T_2（可能导致远期不良预后时间）的界定，更强调治疗与预后关联，治疗的启动时间点从 30 min 提前至 5 min，强化治疗的时间点从不确定提前至 30 min。

二、惊厥性癫痫持续状态治疗阶段划分

2014 年，中国专家共识将 CSE 治疗分为 3 个阶段，即 0～90 min 的初始 AEDs 治疗阶段（包括 0～30 min 的一线用药和 30～90 min 的二线用药），＞90 min 的麻醉药物治疗阶段（针对 RSE）和＞24 h 的多项技术联合治疗阶段（针对 super-RSE）。2016 年，美国指南将 CSE 治疗分为 2 个阶段，即 0～40 min 初始 AEDs 治疗阶段（0～20 min 的一线用药，20～40 min 的二线用药）和 40～60 min 的麻醉药物治疗阶段（针对 RSE）。2017 年，ILAE 的 Trinka 教授将 CSE 治疗分为 4 个阶段，即癫痫发作＞5 min（Stage Ⅰ，5～10 min）的早期 SE 阶段，癫痫发作＞10 min（Stage Ⅱ，10～30 min）的确定 SE 阶段，癫痫发作＞30 min（Stage Ⅲ，30～60 min）的 RSE 阶段，癫痫发作＞24 h 的 super-RSE（Stage Ⅳ，＞24 h）阶段，其中早期 SE 和确定 SE 为初始治疗阶段。显然，初始治疗时间限定在 30 min 内，之后将启动强化治疗。这一更短的初始治疗时限，基

于 T_1 和 T_2 概念，但可行性取决于临床实践。

三、惊厥性癫痫持续状态初始药物治疗

有研究显示，一旦初始治疗失败，31%～43% 的患者进入 RSE，其中 50% 的患者可能成为 super-RSE，而 RSE 和 super-RSE 的病死率高达 35%。因此，SE 的初始治疗尤为重要。通常 SE 初始治疗以 AEDs 为主，但多数 AEDs 使用后，随着惊厥持续时间的延长，神经细胞突触后膜上的 γ- 氨基丁酸受体亚单位会因细胞膜内吞作用而移至细胞内，使抑制性电位产生减少。而兴奋性谷氨酸受体迅速从细胞质内转移至轴突附近，使兴奋性电位产生增加。结果导致患者对 AEDs 的快速耐受，SE 会很快转变为 RSE，并导致控制 RSE 的难度增加。因此，首次给予足量的 AEDs 对于 SE 的初始治疗十分重要。有研究证实，只要予以足够的初始治疗药物（静脉注射负荷量和维持量），SE 终止率提高。所以，CSE 初始治疗阶段应予以规范的药物治疗，以迅速终止临床惊厥发作和 EEG 痫性放电，阻止 RSE 发生。

四、惊厥性癫痫持续状态治疗药物选择

CSE 的治疗药物分为 2 类，一类是针对 SE 的初始治疗 AEDs，另一类是针对 RSE 的麻醉药物。中国专家共识推荐初始治疗药物首选静脉推注劳拉西泮，若无劳拉西泮，可选地西泮，后续药物可选丙戊酸、苯巴比妥、左乙拉西坦等，当无法建立静脉通道时可选肌内注射咪达唑仑。然而，在中国目前暂无劳拉西泮的情况下，可首选的药物应是地西泮。

早期研究比较了劳拉西泮、地西泮后续苯妥英钠、苯巴比妥和苯妥英钠控制 CSE 的疗效，结果 4 种初始药物治疗方案的控制率分别为 64.9%、55.8%、58.2% 和 43.6%。另一研究发现，劳拉西泮和地西泮的 CSE 控制率分别为 59.1% 和 42.6%。以此为据，欧洲指南推荐首选劳拉西泮，或地西泮后续苯妥英钠。一项院前多中心非劣效性随机对照研究提示，肌内注射咪达唑仑和静脉注射劳拉西泮的控制率分别为 73.4% 和 63.4%，肌内注射咪达唑仑似乎更优于劳拉西泮。一项随机对照研究显示，左乙拉西坦和劳拉西泮的控制率分别为 76.3% 和 75.6%，提示左乙拉西坦与劳拉西泮有着同样的疗效。为此，2016 年美国指南推荐静脉通道未建立时选择肌内注射咪达唑仑，因其具有吸收迅速完全和简捷方便的优势。

SE 初始治疗剂量不足和 RSE 麻醉药物治疗延误是导致预后不良的重要因素。

1. SE 初始治疗剂量不足　SE 初始治疗剂量不足可分为 AEDs 的首剂负荷量不足和后续维持量不足。因此，给予足够的首剂负荷量 AEDs 是 SE 治疗成功的关键，后续维持治疗可通过临床惊厥发作监测、EEG 痫性放电监测、血药浓度监测达到控制 SE 的目标。在选择 AEDs 时，需避免药物之间的相互作用，如丙戊酸与碳青霉烯类药物同时使用时，丙戊酸血药浓度下降，很难达到有效血药浓度。

2. RSE 麻醉药物治疗时间延误　中国一项研究显示，SE 初始治疗时间（平均 218 h）明显长于指南推荐意见。因此，延误麻醉药物启动时间是导致 RSE 的最重要原因。有研究显示，在共计 488 次 RSE 治疗的全球调查中，最常用的麻醉药物是咪达唑仑（59%），其次是丙泊酚（32%）和巴比妥类（8%）。一项 RSE 治疗的系统评价显示，戊巴比妥的癫痫复发率低于咪达唑仑和丙泊酚（8% *vs.* 23%，$P<0.01$）。然而，巴比妥类药物容易出现心血管并发症、免疫抑制和感染，丙泊酚可引起代谢性酸中毒、横纹肌溶解、肾功能衰竭和心力衰竭，但咪达唑仑的心血管和代谢并发症发生率最低。因此，中国专家共识推荐 RSE 的治疗选择咪达唑仑 0.2 mg/kg 静脉注射，后续持续静脉泵注 0.05～0.40 mg/（kg・h），或丙泊酚 2～3 mg/kg 静脉注射，可追加 1～2 mg/kg 直至发作控制，后续持续静脉泵注 4～10 mg/（kg・h）。

五、惊厥性癫痫持续状态脑电图监测

中国专家共识推荐，CSE 患者初始治疗后，需持续 EEG 监测至少 6 h；RSE 患者麻醉药治疗时，需持续 EEG 监测至少 24 h。2012 年美国指南推荐，在 SE 发作后 1 h 内开始持续 EEG 监测。昏迷患者脑电监测时间至少 48 h，以评估非惊厥性发作。无论国内或国外，均强调了 EEG 监测在治疗 CSE 中的重要地位，其原因如下。

1. EEG 监测可发现临床痫性放电　有研究显示，至少 14% 的 NCSE 发生在临床抽搐征象消失后，是 SE 复发的潜在危险。而此时，实施 EEG 监测则可能发现痫性放电。众所周知，一旦 SE 复发，将增加再次终止发作的难度，并很有可能发展成为 RSE。因此，有必要进行持续 EEG 监测，以发现脑内异常放电。在 CSE 治疗过程中，不仅要看到临床痫性发作的终止，还需看到 EEG 痫性放电终止。

2. EEG 监测可预测 RSE，使药物治疗时机前移　有研究表明，临床发作停止后，EEG 模式是预测 RSE 的独立危险因素。与节律快速活动背景模式相比，发作间期痫样放电、周期性癫痫放电 / 微小 SE 模式与 RSE 发生率呈正相关，它们在 6 h 内存在临床发作复发趋势。此时，如何进行药物干预成为重要命题。

3. EEG 监测可协助治疗方案调整　通常 CSE 治疗的 EEG 目标为痫样放电停止，并维持 24～48 h。而当 EEG 呈爆发抑制模式或等电位模式时，提示麻醉达到一定深度，此时应调整治疗方案。在整个 CSE 治疗过程中，EEG 监测应贯穿始终。所有 CSE 患者均应在尽可能短的时间内实施 EEG 监测。目前，中国医师对 CSE 患者 EEG 监测的意识不强，EEG 监测设备的配备有限，希冀中国专家共识能够推动这一现状的改变。

六、小结

T_1 和 T_2 的最新理念，将优化 CSE 临床诊疗方案。SE 初始治疗的关键是把握好用药时机和药物选择顺序，相信随着初始药物治疗研究的深入，CSE 终止率将大幅度升高。另外，推广 EEG 监测将降低 RSE 发生率，提高精准药物治疗。虽然目前国内医师对 CSE 患者的 EEG 监测认识不足，但随着中国专家共识推荐意见的深入人心，SE 治疗讲更有成效。

参考文献

［1］ Betjemann JP, Lowenstein DH. Status epilepticus in adults. The Lancet Neurology, 2015, 14 (6): 615-624.

［2］ Giovannini G, Monti G, Tondelli M, et al. Mortality, morbidity and refractoriness prediction in status epilepticus: Comparison of STESS and EMSE scores. Seizure, 2017, 46 (Complete): 31-37.

［3］ Meierkord H, Boon P, Engelsen B, et al. EFNS guideline on the management of status epilepticus in adults. European Journal of Neurology, 2010, 17 (3): 348-355.

［4］ Brophy GM, Bell R, Claassen J, et al. Guidelines for the Evaluation and Management of Status Epilepticus. Neurocrit Care, 2012, 17: 3-23.

［5］ 中华医学会神经病学分会神经重症协作组．惊厥性癫痫持续状态监护与治疗（成人）中国专家共识．中华神经科杂志，2014，47（9）：661-666.

［6］ Trinka E, Cock H, Hesdorffer D, et al. A definition and classification of status epilepticus--Report of the ILAE Task Force on Classification of Status Epilepticus. Epilepsia, 2015, 56 (10): 1515-1523.

［7］ Tracy G, Shlomo S, David G, et al. Evidence-Based Guideline: treatment of convulsive status epilepticus in children and adults: report of the guideline committee of the American Epilepsy Society. Epilepsy Currents, 2016, 16 (1): 48-61.

［8］ Meldrum B. Prolonged epileptic seizures in primates: ischemic cell change and its relation to ictal physiological events. Arch Neurol, 1973: 28.

［9］ Jenssen S, Gracely EJ, Sperling MR . How long do most seizures last? a systematic comparison of seizures recorded in the epilepsy monitoring unit. Epilepsia, 2006, 47 (9): 1499-1503.

［10］ Trinka E, Reetta Kälviäinen. 25 Years of advances in definition, classification and treatment of status epilepticus. Seizure, 2016, 44: 65.

［11］ Mayer SA, Claassen J, Lokin J, et al. Refractory Status Epilepticus: Frequency, Risk Factors, and Impact on Outcome. Arch Neurol, 2002, 59 (2): 205-210.

［12］ Shorvon S, Ferlisi M . The outcome of therapies in refractory and super-refractory convulsive status epilepticus and recommendations for therapy. Brain, 2012, 135 (8): 2314-2328.

［13］ Terunuma M, Xu J, Vithlani M, et al. Deficits in phosphorylation of GABAA Receptors by intimately associated protein kinase c activity underlie compromised synaptic inhibition during status epilepticus. Journal of Neuroscience, 2008, 28 (2):

376-384.

[14] Wasterlain CG, Liu H, Naylor DE, et al. Molecular basis of self-sustaining seizures and pharmacoresistance during status epilepticus: The receptor trafficking hypothesis revisited. . Epilepsia, 2010, 50 (s12): 16-18.

[15] Misra UK, Kalita J, Maurya PK . Levetiracetam versus lorazepam in status epilepticus: a randomized, open labeled pilot study. Journal of Neurology, 2012, 259 (4): 645-648.

[16] Treiman DM, Meyers PD, Walton NY, et al. A comparison of four treatments for generalized convulsive status epilepticus. Veterans Affairs Status Epilepticus Cooperative Study Group. New England Journal of Medicine, 1998, 339 (12): 792.

[17] Alldredge BK, Gelb AM, Isaacs SM, et al. A comparison of lorazepam, diazepam, and placebo for the treatment of out-of-hospital status epilepticus. . N Engl J Med, 2001, 345 (9): 631-637.

[18] Silbergleit R, Durkalski V, Lowenstein D, et al. Intramuscular versus intravenous therapy for prehospital status epilepticus. New England Journal of Medicine, 2012, 366 (13): 1261.

[19] Chen WB, Gao R, Su YY, et al. Valproate versus diazepam for generalized convulsive status epilepticus: a pilot study. European Journal of Neurology, 2011, 18 (12): 1391-1396.

[20] Ferlisi M, Hocker S, Grade M, et al. Preliminary results of the global audit of treatment of refractory status epilepticus. Epilepsy & Behavior, 2015, 49 (30): 318-324.

[21] Claassen J, Hirsch LJ, Emerson RG, et al. Treatment of refractory status epilepticus with pentobarbital, propofol, or midazolam: A systematic review. Epilepsia, 2010, 43 (2): 146-153.

[22] Niermeijer JM, Uiterwaal CPM, Donselaar C. Propofol in status epilepticus: little evidence, many dangers? Journal of Neurology, 2003, 250 (10): 1237-1240.

[23] Delorenzo RJ, Waterhouse EJ, Towne AR, et al. Persistent nonconvulsive status epilepticus after the control of convulsive status epilepticus. Epilepsia, 1998, 39 (8): 833-840.

[24] Tian F, Su Y, Chen W, et al. RSE prediction by EEG patterns in adult GCSE patients. Epilepsy Research, 2013, 105 (1-2): 174-182.

[25] Holtkamp M. The management of refractory generalised convulsive and complex partial status epilepticus in three European countries: a survey among epileptologists and critical care neurologists. Journal of Neurology, Neurosurgery & Psychiatry, 2003, 74 (8): 1095-1099.

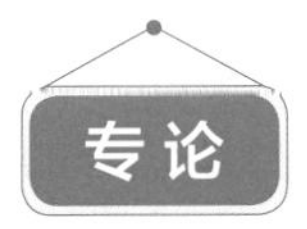

重视癫痫持续状态的脑电图监测

宿英英

癫痫持续状态（SE）的病理生理学基础是脑部神经元异常放电。脑电图（EEG）为其常规检测技术，欧洲神经科学协会联盟（EFNS）和美国神经重症学会（NCS）均推荐在癫痫持续状态的诊断与治疗过程中进行视频脑电图监测。截至2013年，流行病学调查资料提示，我国仅有33%的神经重症监护病房配有视频脑电图监测设备。显然，这些仪器设备的配置远远不够，相关工作的开展任重而道远。为了推进我国癫痫持续状态脑电图监测工作，中华医学会神经病学分会神经重症协作组分别于2014和2015年发布《惊厥性癫痫持续状态监护与治疗（成人）中国专家共识》和《神经重症监护病房脑电图监测规范推荐意见》。作为共识的执笔者和推广者，笔者期望更多的神经内科、神经外科、急诊科和重症医学科医师积极参与共识的解读与讨论。

一、脑电图监测的进展

1．脑电图监测设备的更新　20世纪90年代，随着脑电图仪器设备抗干扰部件的改进和优化，在各种医疗监测设备集中的神经重症监护病房可移动台式脑电图仪和脑电图工作站已经开始应用，便携式脑电图仪在急诊科、重症医学科或其他专科的应用亦极为方便、快捷。脑电图监测设备的更新换代，使癫痫持续状态的诊断与治疗更加精准。因此笔者认为，简单的临床推断式诊断与治疗方式应成为过去，充分应用脑电图技术进行癫痫持续状态的识别［如非惊厥性癫痫持续状态（NCSE）］与鉴别（如不自主运动）应引起重视。

2．脑电图监测技术的改进　与常规脑电图监测相比，视频脑电图监测技术更有助于诊断与治疗癫痫持续状态，特别是非经典或难以识别的癫痫持续状态、微小节律性抽搐而脑电图显示广泛性痫样放电的癫痫持续状态、抽搐停止而脑电图仍有持续痫样放电的癫痫持续状态，均可通过视频脑电图监测获得诊断依据。根据笔者的体会，神经重症监护病房诊断癫痫持续状态应有视频脑电图监测技术的支持，该项技术使我们进入一个全新的工作状态。

3．脑电图监测结果分析的突破　长达数小时至数天的持续脑电图监测包含大量的脑电信息，唯有改进和优化脑电图分析系统，才能为临床医师所用。目前的脑电图分析系统已经能够做到：①迅速检测和记录痫样放电，为及时诊断与治疗提供依据；②精确计算痫样放电频率，为调整药物治疗提供信息；③准确分析发作间期脑电模式，为复发风险提供预警。笔者相信，随着脑电图分析系统的不断突破，癫痫持续状态的诊断与治疗将会更加精准。

二、脑电图监测的临床意义

1. 提供诊断依据　脑电图监测技术的应用，使非惊厥性癫痫持续状态的识别更加容易。惊厥性癫痫持续状态（CSE）是临床最常见、最紧急、最严重的癫痫持续状态类型，临床主要表现为肢体强直、阵挛或强直-阵挛，进入神经重症监护病房的患者大多伴意识障碍。经抗癫痫药物（AEDs）治疗后，约48%的惊厥性癫痫持续状态患者脑电图呈现非惊厥性癫痫，14%仍为非惊厥性癫痫持续状态。非惊厥性癫痫持续状态发作持续时间在10 h内，病死率为10%；超过20 h，病死率增至85%。因此笔者强调，无论在急诊科还是在神经重症监护病房，均不应漏诊非惊厥性癫痫持续状态。

2. 指导药物治疗　脑电图监测技术的应用，使临床医师在治疗癫痫持续状态时能够做到：①初始抗癫痫药物治疗不满意时，根据脑电图监测结果，调整抗癫痫药物或麻醉药物；②难治性癫痫持续状态（RSE）麻醉药物疗效不理想时，根据脑电图监测结果，增加其他治疗方法（如低温疗法、手术等）；③癫痫持续状态或难治性癫痫持续状态得到有效控制时，为过渡治疗（静脉给药过渡到口服用药）提供依据。因此笔者建议，根据脑电图监测结果指导癫痫持续状态治疗应成为医疗常规。

3. 提出医疗决策　对于因抗癫痫药物或麻醉药物过量而出现深昏迷或脑电静息（＜10 μV）的患者，停止静脉给药或减少药物剂量成为合理选择，根据脑电图监测结果，可制定下一步治疗调整方案。对于排除药物影响而脑电持续静息（≤2 μV）的患者，虽然临床抽搐停止、脑电图痫样放电消失，但须结合诱发电位（EP）、经颅多普勒超声（TCD）和脑血管造影等技术，判断神经功能是否逆转，并决定是否撤退（withdraw）治疗。因此笔者强调，脑电图监测应成为神经功能评价不可或缺的方法。

三、脑电图监测的局限性

1. 监测人员的局限　脑电图监测需要经过专业训练的医师进行规范化操作和正确判读，脑电图仪的使用和养护也需要掌握仪器设备性能的专人负责。但目前我国从事这一专业的人员缺少、规范化培训不足。因此，神经重症监护病房脑电图监测的临床应用受到限制。笔者认为，能够改变这一现状的唯一方法是扩大培训规模，使更多的临床医师和技术人员掌握脑电图监测技术。

2. 监测时间的局限　癫痫持续状态患者的脑电图监测时间至少6 h，难治性癫痫持续状态患者至少24～48 h，甚至更长。监测期间，电极压迫和电极下导电膏对头皮的损伤、台式脑电图仪与床旁治疗或护理的冲突、患者离开重症监护病房进行其他检查等，均可干扰或中断脑电图监测。故笔者认为，改进脑电图监测技术是解决这一问题的唯一有效方法。

3．监测期间护理的局限性　为防止护理致电极脱落和视频监测目标移位，笔者提出“集中护理”概念，并建立“癫痫持续状态专项护理”规范，即翻身、拍背、吸痰、采血、注射药物等在相对较短时间内集中完成，随后即刻检查监测效果并调试视频监测目标。即便如此，护理工作与脑电图监测工作仍难免相互影响。因此笔者认为，神经重症监护病房脑电图监测患者的精细化管理成为新的挑战。

笔者将神经重症监护病房开展的癫痫持续状态患者脑电图监测的临床体会和思路加以整理，希望能够抛砖引玉，使癫痫持续状态和难治性癫痫持续状态的诊断与治疗更上一层楼，使更多的患者获得良好结局。

参考文献从略

（本文刊载于《中国现代神经疾病杂志》
2015 年 11 月第 15 卷第 11 期第 841-843 页）

昏迷患者痫性放电的识别

田　飞

2015 年，为规范神经重症监护病房（neurocritical intensive care unit，neuro-ICU）昏迷患者的脑电图（electroencephalography，EEG）监测，中华医学会神经病学分会神经重症协作组推出《神经重症监护病房脑电图监测规范推荐意见》。时隔 5 年，neuro-ICU 的 EEG 监测技术已在中国推广普及，为了更好地实施和规范昏迷患者痫性放电诊治，本文通过文献复习，展开相关内容的归纳与提炼。

neuro-ICU 收治的脑损伤患者多伴有意识障碍。神经重症医师可通过床旁持续脑电图（continuous electroencephalography，cEEG）监测技术评估患者脑损伤严重程度，通过脑电图模式（electroencephalography patterns，EEG patterns）分析、识别发作性痫性放电（epileptic discharges，EDs），并预测预后。有研究发现，cEEG 监测可发现 10%～33% 的昏迷患者存在 EDs，而持续性临床上 EDs 与死亡、认知功能障碍等神经功能不良预后（6.3%～14.6%）相关。因此，神经重症医师有必要掌握 cEEG 监测技术，以便及时识别和处理 EDs。然而，EDs 的识别并不简单，需要由掌握该项技术并具有丰富经验的医师完成。因为意识障碍患者可能存在各种不自主运动（咀嚼、眨眼、肢体摆动），病房内可能存在各种仪器设备运转，床周围可能存在医护人员活动，这些均可对 EEG 波形造成干扰，从而导致 EDs 识别困难。本文对近 5 年 Medline 数据库收录的有关 EDs 监测与识别的文献进行了复习，并归纳、总结、撰写成文，为临床医师提供参考。

一、通过传统 cEEG 分析技术识别 EDs

头皮 cEEG 监测技术仍然是探测和识别患者 EDs 的经典方法。其操作便捷，易在床旁实施，适用于意识障碍患者。随着 neuro-ICU 数量增加和神经重症医师增加，规范化 EEG 监测和判读的培训亟待普及推广，EDs 监测与识别成为其中的重要培训项目。

1．如何避免 EEG 判读差异　由于 EEG 判读者专业背景知识和经验的不同，cEEG 判读结果不可避免地存在差异，尤其是对一些不典型的 EDs 识别。一项针对临床医师 EDs 判定一致性的研究发现，与未取得资质的医师相比，通过 EEG 考核认证的医师对 EDs 识别的一致率更高。因此，神经重症医师的规范化 EEG 判读培训势在必行。

2．如何确定 cEEG 监测时长　对于昏迷患者的 EDs 探测究竟需要多长时间，目前并不十分清楚。Sansevere 等研究提示，在 cEEG 监测的最初 4～6 h 内，如果没有 EDs 发生，可停止监测，因为之后癫痫发作的概率为 0。Koren 等研究提示，在初始监测 30 min 内，如果有散在 EDs，则需要延长监测时间，因为之后发生持续性 EDs 的可能性很大。虽然这 2 项研究对象包括了儿童和成人，且均为回顾性研究，但亦可成为当前 cEEG 监测时长的参考依据。

3．如何确定 cEEG 监测导联数目　昏迷患者的 cEEG 监测导联数目各有不同，4 导联、8 导联、16 导联均有尝试。而就 EDs 探测而言，Sansevere 等研究提示，与 16 导联对比，8 导联 cEEG 降低了 EDs 探测敏感性，由此认为 16 导联 cEEG 探测 EDs 更为合理。

4．如何避免肌电干扰伪差　在 cEEG 监测过程中，因患者不自主活动造成的肌电伪差干扰时常困扰神经重症医师，并可导致 EDs 误判和抗癫痫药物误用。Newey 等研究发现，静脉注射短效肌肉松弛药（顺 - 阿曲库铵）可暂时消除肌电伪差对 cEEG 的干扰，从而显露真实的 cEEG 波形。此时，神经重症医师更易识别 EDs，以此制定的抗癫痫治疗方案亦更加准确有效。

二、通过量化脑电图分析技术识别 EDs

近年来，随着 cEEG 监测技术的推广，监测同步或监测后期的 cEEG 判读工作量大幅增加，由此促使 cEEG 的分析技术快速发展，如量化 EEG（quantitative EEG，qEEG）分析技术可自动识别 EDs，即一旦 EDs 出现，则呈现特定颜色和形状的功率谱。2015 年，Swisher 等研究（45 例脑损伤患者）发现，neuro-ICU 护士识别 EDs 的敏感性达到 0.87，特异性达到 0.61，基本等同于神经电生理专家。由此提示，qEEG

在 neuro-ICU 的应用更加简便易行。2017 年，在加拿大举办的神经电生理会议上，针对临床医师的问卷调查发现，qEEG 用于 EDs 识别已被临床医师认可，且使用率超过 50%。2018 年，Sansevere 等关于 qEEG 监测系统综述显示，qEEG 对非惊厥性癫痫持续状态（non-convulsive status epilepticus，NCSE）探测的敏感性（65%～83%）和特异性（65%～92%）已达到较为理想的水平。同年另一项队列研究将 58 例 562 次癫痫发作的 qEEG（累计监测 348 h）分析方法进行比对发现，EDs 识别敏感性为 43%～72%。由此看来，qEEG 常规用于昏迷患者 EDs 监测已日益成熟。

三、通过机器学习算法技术自动识别 EDs

机器学习算法（machine learning algorithm）是一统计模型，即通过计算机模拟人类学习行为和改进任务执行能力。这一方法应用领域广泛，可用于邮件过滤、网络入侵检测等。在医学领域，可用于难治性癫痫的 EDs 识别和辅助致痫灶定位。2015 年，Spyrou 等采用信号包络分布模型（signal envelope distribution modelling）算法对 30 例行颅内电极 EEG（intracranial EEG，iEEG）监测的难治性癫痫患者进行分析，发现其可以识别一些具有重要临床意义的、容易被人工判图方法忽略的低波幅 EDs。这一分析技术耗时短、误差小，优于人工判读。为了克服单一算法敏感性较低的问题，Spyrou 等将 3 种机器学习算法联合，应用于颞叶癫痫患者。当头皮 EEG 不能识别 EDs 时，经小波分析算法、线性调频小波分析算法和时频分析（Wavelet、Chirplet、time-frequency）算法综合分析后，可将 EDs 的识别率提升到 65%。Jing 等应用动态时间规整（dynamic time warping）算法分析了 100 例通过头皮 EEG 监测 EDs 的癫痫患者，结果发现，动态时间规整算法对 EDs 的判定时间比人工判读时间缩短了近 70%，从而凸显了机器学习算法在 EEG 判读中的高效性。随着算法研究的不断改进，非负矩阵分解分析算法问世，对于难治性癫痫患者，经 iEEG 记录 24 h，经非负矩阵分解算法探测 EDs，其敏感性和特异性分别达到 93% 和 97%，几乎接近作为“金标准”的人工判图，并优于当前其他机器学习算法。

然而，每种检测方法都具有局限性，机器学习算法也不例外。Zacharaki 等用机器学习算法与传统波形识别对比，结果发现，在 4708 次棘波探测中，机器学习算法对 EDs 的探测敏感性高达 97%，但存在伪差识别困难。因此，不推荐 cEEG 监测时间超过 24 h，因为其有更高的伪差率。Halford 等研究进一步证实，200 个 EEG 监测数据片段载入 Persyst 算法系统后，Persyst P13 检波器自动化分析的 EDs 假阳性率高于具有 EEG 判读资质的神经电生理医师。

四、EDs 误检

虽然识别 EDs 的新方法比传统 cEEG 判读更加快捷和省力，但均存在一个共性问题，即 EDs 的误检（false detection）。2014 年，Gaspard 等运用时频算法发现，EDs 的探查敏感性很高（88.6%），但有误检（1.4%）。2016 年，Wang 等运用非线性自适应去噪和卡尔曼滤波方法自动识别头皮 EEG 的 EDs，虽然敏感性达到 84.6%，但也有 0.087 次 / 小时的误检。同年，Haider 等研究（15 例）显示，以 9 名神经电生理专家的判读结果作为金标准，在 cEEG 监测的 6 h 中，虽然 qEEG 的判读时间明显短于 cEEG（6 min *vs.* 19 min），但 qEEG 识别 EDs 的敏感性仅为 67%，假阳性率为 1 次 /h。

在机器学习算法的研究中，误检率成为能否推广的关键。2018 年，一项运用三维卷积神经网络算法探测 EDs 的研究（13 例）发现，经多通道信息处理，将单通道的 EEG 数据整合为多通道三维图像，相比传统的二维机器学习方法，EDs 的探测敏感性和特异性分别提高到 88.9% 和 93.78%。

五、小结

EDs 的探测和识别对神经重症医师制定抗癫痫治疗策略至关重要，其影响到患者的神经功能预后。目前，传统的 cEEG 监测方法仍然是识别 EDs 的金标准，即便其耗时、费力，且专业水平要求高。在此基础上研发的各种自动化探测（automatic detection）技术和方法，如 qEEG 和各种机器学习算法，将不断改变临床工作方法和效率，但其存在样本选择偏移、样本例数偏少、监测方法要求高和自动化探测方法自身误检率等问题，故尚未被医学界广泛接受和运用。希冀随着科学技术的进步，新的 EDs 识别方法继续不断涌现和完善。

参考文献

[1] 中华医学会神经病学分会神经重症协作组. 神经重症监护病房脑电图监测规范推荐意见. 中华神经科杂志，2015，48（7）：547-550.

[2] Neurocritical Care Committee of the Chinese Society of Neurology (NCC/CSN). Recommendations for Electroencephalography Monitoring in Neurocritical Care Units. Chin Med J (Engl), 2017, 130 (15): 1851-1855.

[3] Mecarelli O, Pro S, Randi F, et al. EEG patterns and epileptic seizures in acute phase stroke. Cerebrovasc Dis, 2011, 31 (2): 191-198.

[4] Claassen J, Jetté N, Chum F, et al. Electrographic seizures and periodic discharges after intracerebral hemorrhage. Neurology, 2007, 69 (13): 1356-1365.

[5] Lybeck A, Friberg H, Aneman A, et al. TTM-trial Investigators. Prognostic significance of clinical seizures after cardiac arrest and target temperature management. Resuscitation, 2017, 114: 146-151.

[6] Westover MB, Shafi MM, Bianchi MT, et al. The probability of seizures during EEG monitoring in critically ill adults. Clin Neurophysiol, 2015, 126 (3): 463-471.

[7] Carrera E, Claassen J, Oddo M, et al. Continuous electroencephalographic monitoring

in critically ill patients with central nervous system infections. Arch Neurol, 2008, 65 (12): 1612-1618.

[8] Tian F, Su YY, Chen WB, et al. RSE Prediction by EEG Patterns in Adult GCSE Patients. Epilepsy Res, 2013, 105 (1-2): 174-182.

[9] Power KN, Gramstad A, Gilhus NE, et al. Adult nonconvulsive status epilepticus in a clinical setting: Semiology, aetiology, treatment and outcome. Seizure, 2015, 24: 102-106.

[10] Halford JJ, Shiau D, Desrochers JA, et al. Inter-rater agreement on identification of electrographic seizures and periodic discharges in ICU EEG recordings. Clin Neurophysiol, 2015, 126 (9): 1661-1669.

[11] Sansevere AJ, Duncan ED, Libenson MH, et al. Continuous EEG in Pediatric Critical Care: Yield and Efficiency of Seizure Detection. J Clin Neurophysiol, 2017, 34 (5): 421-426.

[12] Koren J, Herta J, Draschtak S, et al. Early epileptiform discharges and clinical signs predict nonconvulsive status epilepticus on continuous EEG. Neurocrit Care, 2018, 29 (3): 388-395.

[13] Ma BB, Johnson EL, Ritzl EK. Sensitivity of a reduced EEG montage for seizure detection in the neurocritical care setting. J Clin Neurophysiol, 2018, 35 (3): 256-262.

[14] Newey CR, Hornik A, Guerch M, et al. The benefit of neuromuscular blockade in patients with postanoxic myoclonus otherwise obscuring continuous electroencephalography (CEEG). Crit Care Res Pract, 2017, 2017: 2504058.

[15] Swisher CB, White CR, Mace BE, et al. Diagnostic accuracy of electrographic seizure detection by neurophysiologists and non-neurophysiologists in the adult ICU using a panel of quantitative EEG trends. J Clin Neurophysiol, 2015, 32 (4): 324-330.

[16] Ng MC, Gillis K. The state of everyday quantitative EEG use in Canada: A national technologist survey. Seizure, 2017, 49: 5-7.

[17] Sansevere AJ, Hahn CD, Abend NS. Conventional and quantitative EEG in status epilepticus. Seizure, 2019, 68: 38-45.

[18] Goenka A, Boro A, Yozawitz E. Comparative sensitivity of quantitative EEG (QEEG) spectrograms for detecting seizure subtypes. Seizure, 2018, 55: 70-75.

[19] Janca R, Jezdik P, Cmejla R, et al. Detection of interictal epileptiform discharges using signal envelope distribution modelling: application to epileptic and non-epileptic intracranial recordings. Brain Topogr, 2015, 28 (1): 172-183.

[20] Spyrou L, Martín-Lopez D, Valentín A, et al. Detection of intracranial signatures of interictal epileptiform discharges from concurrent scalp EEG. Int J Neural Syst, 2016, 26 (4): 1650016.

[21] Jing J, Dauwels J, Rakthanmanon T, et al. Rapid annotation of interictal epileptiform discharges via template matching under Dynamic Time Warping. J Neurosci Methods,

2016, 274: 179-190.

［22］ Baud MO, Kleen JK, Anumanchipalli GK, et al. Unsupervised learning of spatiotemporal interictal discharges in focal epilepsy. Neurosurgery, 2018, 83 (4): 683-691.

［23］ Zacharaki EI, Mporas I, Garganis K, et al. Spike pattern recognition by supervised classification in low dimensional embedding space. Brain Inform, 2016, 3 (2): 73-83.

［24］ Halford JJ, Westover MB, LaRoche SM, et al. Interictal epileptiform discharge detection in EEG in different practice settings. J Clin Neurophysiol, 2018, 35 (5): 375-380.

［25］ Gaspard N, Alkawadri R, Farooque P, et al. Automatic detection of prominent interictal spikes in intracranial EEG: validation of an algorithm and relationsip to the seizure onset zone. Clin Neurophysiol, 2014, 125 (6): 1095-1103.

［26］ Hongda Wang, Chiu-Sing Choy. Automatic seizure detection using correlation integral with nonlinear adaptive denoising and Kalman filter. Conf Proc IEEE Eng Med Biol Soc, 2016, 2016: 1002-1005.

［27］ Haider HA, Esteller R, Hahn CD, et al. Critical care EEG monitoring research consortium. Sensitivity of quantitative EEG for seizure identification in the intensive care unit. Neurology, 2016, 87 (9): 935-944.

［28］ Wei X, Zhou L, Chen Z, et al. Automatic seizure detection using three-dimensional CNN based on multi-channel EEG. BMC Med Inform Decis Mak, 2018, 18 (Suppl 5): 111.

终止全面惊厥性癫痫持续状态：地西泮与丙戊酸钠的随机对照研究

陈卫碧　宿英英

【研究背景】

癫痫持续状态（status epilepticus，SE）是神经科急危重症，具有发病率高［（8.4～21.6/（10万·年）］和病死率高（7.6%～39%）的特征，临床上须尽快终止发作。2项双盲随机对照研究显示，一线抗SE药物地西泮或劳拉西泮终止成功率为43%～89%，但未终止患者的后续抗癫痫用药的循证医学证据不足。1980年，Cloyd曾推荐苯妥英钠作为一线苯二氮䓬类药物的后续抗癫痫药物，其优势在于呼吸和中枢神经系统抑制作用较弱，但终因血流动力学不稳定和注射部位刺激反应而使用受限。2006 和 2007 年的 2 项随机对照试验（randomized controlled trial，RCT）发现，一线抗 SE 药物失败后，与苯妥英相比，丙戊酸钠终止率更高（79%～88% *vs.* 25%～84%）。2007 年的另一项 RCT 研究发现，首选地西泮联合苯妥英仍不能终止的难治性 SE，后续随机静脉输注地西泮或丙戊酸钠，终止儿童 SE 的疗效相差无几（85% *vs.* 80%），但地西泮的不良反应更多、更重，60% 的患儿因呼吸抑制而需要机械通气支持，50% 的患儿因血压下降而需要升压药支持。至今，有关地西泮与丙戊酸钠终止成人 SE 的初始药物治疗对比研究尚缺如。本研究假设地西泮或丙戊酸钠作为二线抗 SE 药物有效，但存在安全性差异。通过 2 药对比的 RCT 研究，可为临床医师合理选择提出建议。

【研究方法】

采用前瞻随机对照研究。终止全面性惊厥性癫痫持续状态（gene-ralized convulsive status epilepticus，GCSE）一线抗癫痫药物失败后，对比二线抗癫痫药物地西泮和丙戊酸钠的药物疗效、药物不良反应和终点预后。疗效评估包括发作终止率（1 h 内临床发作终止和脑电图痫性发作终止，且维持 6 h 无复发）和复发率（发作终止 24 h 内临床或脑电图出现痫性发作，或 SE 复发）。药物不良反应评估包括药物相关的心血管功能障碍（收缩压＜90 mmHg、心率＜50 次 / 分、心律失常）、呼吸功能障碍（脉搏血氧饱和度＜90%、氧分压＜60 mmHg、二氧化碳分压＞60 mmHg）、肝功能障碍（谷丙转氨酶 / 总胆红素≥正常 2 倍、血氨＞正常上限）、骨髓造血功能障碍（白细胞 / 中性粒细胞 / 血小板 / 血红蛋白低于正常值）、凝血功能障碍（PT/BT/APTT 延长）和药物性昏迷（SE 终止，但意识仍未恢复）。预后评估包括出院时病死率、病后 3 个月病死率、神经功能残疾率和遗留癫痫率。

【研究结果】

（1）药物疗效：地西泮组 1 h 内 GCSE 终止率与丙戊酸钠组近似（56% *vs.* 50%，$\chi^2=0.203$，$P=0.652$；$OR=1.25$，95%CI 0.474～3.303）。地西泮组 24 h 内痫性发作复发率稍高于丙戊酸钠组（40% *vs.* 27%，$\chi^2=0.676$，$P=0.411$，$OR=1.833$，95%CI 0.429～7.836）。地西泮组 24 h 内 SE 复发率高于丙戊酸钠组（25% *vs.* 20%，$\chi^2=0.118$，$P=1$；$OR=1.333$，95%CI 0.264～6.739）。两组比较，疗效均无显著统计学差异。4 项影响 GCSE 治疗疗效的相关因素分析中，病因与治疗前 GCSE 时程具有统计学意义（$P<0.001$）。病毒性脑炎和治疗前 GCSE 时程＞24 h 的控制率更低。经惩罚似然估计的多因素 logistic 回归分析后，病因与治疗前 GCSE 时程仍保留显著性（$P\leqslant0.001$）。

（2）药物不良反应：两组总的不良时间发生率对比无统计学意义。地西泮组不良反应事件 4 例（11%），其中呼吸抑制 2 例（5.5%），需机械通气支持（2～3 d）；低血压 2 例（5.5%），需升压药物支持。丙戊酸钠组不良反应事件 5 例（17%），其中血象异常 1 例；24 h 内血氨一过性轻度增高（118～215 μg/dl）（1 μg/dl＝0.587 μmol/L）4 例。地西泮组药物性昏迷时间（中位数，四分位数间距）长于丙戊酸钠组（13，3.15～21.50 *vs.* 3，0.75～11.00；$P=0.057$）。

（3）终点预后：出院时全部患者死亡 7 例（11%），其中撤退治疗 3 例。撤退治疗原因为不可逆转的颅内原发疾病。地西泮组死亡 2 例，死于肺栓塞或气胸；丙戊酸钠组 2 例，死于肺栓塞或多器官功能衰减，死亡与抗 SE 药物无显著相关。

【研究结论】

地西泮和丙戊酸钠作为终止 GCSE 的二线抗 SE 药物具有一定疗效。虽然地西泮的呼吸、循环抑制的严重不良反应事件发生率较低，但仍高于丙戊酸钠。

原始文献

Chen WB，Gao R，Su YY，et al. Valproate versus diazepam for generalized convulsive status epilepticus：a pilot study. European Journal of Neurology，2011，18（12）：1391-1396.

第一作者：陈卫碧，2008 级博士研究生

通讯作者：宿英英，博士研究生导师

脑电图模式预测成人 GCSE 患者 RSE 风险

田　飞　宿英英

【研究背景】

脑电图（electroencephalogram，EEG）可预测癫痫持续状态（status epilepticus，SE）患者的病死率和致残率，但并不清楚能否预测难治性癫痫持续状态（refractory status epilepticus，RSE）的发生。因为只有预知 RSE 的发生风险，才能尽早予以有效干预，减少 RSE 发生率，降低病死率和致残率。本研究假设，通过成人全面惊厥性癫痫持续状态（generalized convulsive status epilepticus，GCSE）患者初始治疗后 EEG 模式分析，预测 RSE 风险，并在麻醉药物应用前制定合理治疗方案。

【研究方法】

基于 2007—2011 年首都医科大学宣武医院 2 个随机对照试验（randomized controlled trials，RCT）的 EEG 数据，进行前瞻性资料回顾性分析。全部 GCSE 患者分为非 RSE 组（64 例）和 RSE（30 例），通过 2 组初始治疗后 EEG 模式特征对比，预测 RSE 风险。

【研究结果】

单因素分析：RSE 组与非 RSE 组的病因、GCSE 持续时间和 EEG 模式存在统计学

差异。多因素 logistic 回归方程分析结果，仅 EEG 模式与 RSE 相关。由此提示，EEG 模式是预测 RSE 的独立因素。与节律性快波背景（rhythmic fast activities background，RFAB）模式对比，癫痫样放电（interictal epileptiform discharges，IEDs）模式（图 7-2）和周期性放电（periodic epileptic discharges，PEDs）模式（图 7-3）/ 微小发作持续状态（subtle status epilepticus，subtle SE）模式（图 7-4）与 RSE 更相关，其风险分别增加了 5 倍（B=1.663，P=0.012，OR=5.276，95%CI 1.439～19.350）和 18 倍（B=2.912，P=0.002，OR=18.386，95%CI 2.816～120.040）。这些患者大多罹患病毒性脑炎，磁共振显示海马信号异常（T_2 序列和 Flair 序列高信号），治疗前 GCSE 持续时间较长（中位数 24 h，1～38 h）。

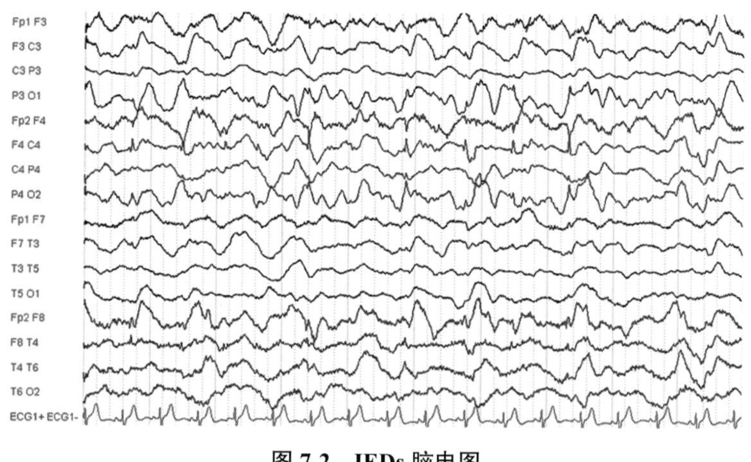

图 7-2　IEDs 脑电图

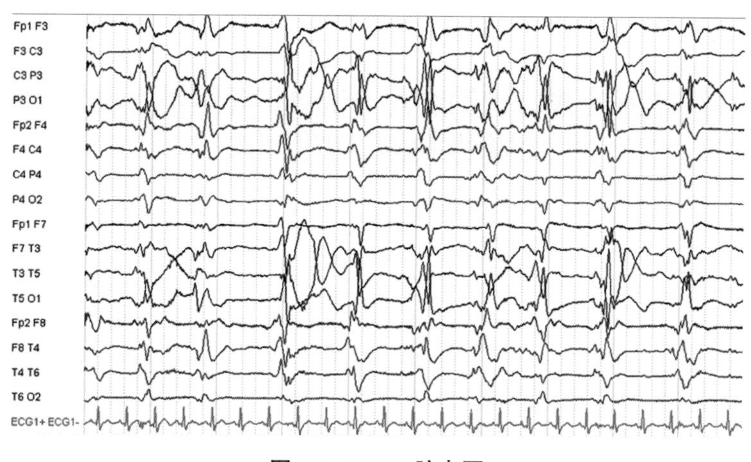

图 7-3　PEDs 脑电图

【研究结论】

IEDs 和 PEDs/subtle SE 模式 EEG，使 RSE 风险增高。临床医师应对此进行抗癫痫治疗方案的个体化调整，以尽早终止 RSE 发作。针对 PEDs/subtle SE 模式的药物治疗选择及其他相关治疗有待进一步临床研究。

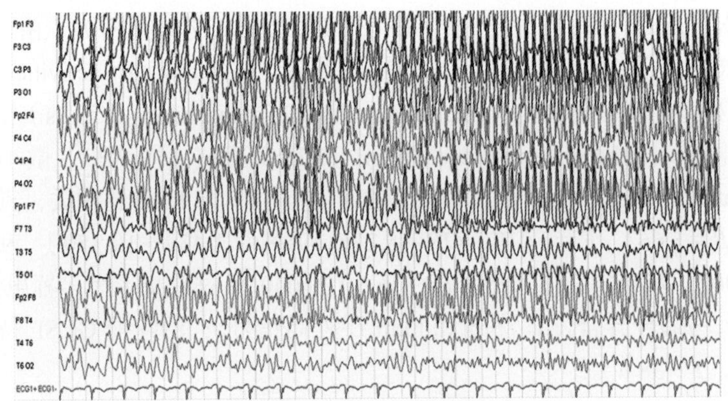

图 7-4　Subtle SE 脑电图

原始文献

Fei Tian，Yingying Su，Weibi Chen，et al. RSE prediction by EEG patterns in adult GCSE patients. Epilepsy Research，2013，105：174-182.

第一作者：田飞，2010 级博士研究生

通信作者，宿英英，博士研究生导师

苯巴比妥与丙戊酸治疗成人全面惊厥性癫痫持续状态的前瞻性随机对照研究

宿英英

【研究背景】

苯巴比妥是 20 世纪常用的终止癫痫持续状态（status epilepticus，SE）药物，其因具有经济实用优势，在中国至今仍被临床广泛应用。然而，在欧美等国家，一些新的抗 SE 药物，如劳拉西泮、丙戊酸、左乙拉西坦等因安全性提高而逐步取缔了传统抗癫痫药物。遗憾的是，中国近期上市的新药只有丙戊酸。有文献报道，丙戊酸的 SE 终止率为 50%～88%，呼吸、循环抑制率为 0～2%。笔者前期的一项前瞻性随机对照研究证实，丙戊酸的 SE 初始治疗终止率（50%）与地西泮（56%）相当，但呼吸、循环抑制的药物不良反应率（0）低于地西泮（5.5%）。显然，两药的控制率均不够满意，并与以往 SE 发展成为难治性癫痫持续状态（refractory status epilepticus，RSE）的文献报道数据相近。笔者假设，与丙戊酸相比，苯巴比妥有更高的 SE 终止率。如果改进用药方法并加强监测，呼吸、循环抑制等不良反应可明显降低。为此，笔者设计了一项前瞻随机对照研究，旨在为中国临床医师选择 SE 药物提供依据。

【研究方法】

采用前瞻随机对照（盲法预后评估）研究。全面惊厥性癫痫持续状态（generalized convulsive status epilepticus，GCSE）患者一线药物（地西泮）治疗失败后，随机分为苯巴比妥组和丙戊酸盐组。全部采取规范的负荷量静脉推注，后续维持量静脉泵注治疗。对比 2 组临床惊厥发作、脑电图痫性发作的终止率和复发率、药物不良事件发生率、出院时，以及病后 3 个月不良预后率。

【研究结果】

研究共纳入 73 例患者。与地西泮后续丙戊酸组比对，地西泮后续苯巴比妥组临床和 EEG 终止率更高（81.1% *vs.* 44.4%；χ^2=10.508；*OR*=5.357，95%*CI* 1.869～15.356；*P*=0.001）；24 h 内临床和 EEG 复发率更低（6.7% *vs.* 31.3%；χ^2=4.888；*OR*=0.157，95%*CI* 0.026～0.934；*P*=0.040）。地西泮后续苯巴比妥组和地西泮后续丙戊酸组总不良事件发生率无统计学差异（24.3% *vs.* 27.8%；χ^2=0.113；*OR*=0.836，95%*CI* 0.293～2.381；*P*=0.737）；地西泮后续苯巴比妥组仅 2 例（5.4%）出现严重呼吸抑制并需要机械通气支持，2 例（5.4%）出现严重低血压并需要予以升压药物支持。与地西泮后续丙戊酸钠组对比，地西泮后续苯巴比妥组出院时病死率更低（8.1% *vs.* 16.6%），3 个月病死率更低（16.2% *vs.* 30.5%），病后 3 个月癫痫发作遗留率更低（26.3% *vs.* 42.8%），但均未达到统计学差异。

【研究结论】

地西泮后续苯巴比妥不仅 GCSE 临床和 EEG 终止率高，复发率低，而且严重呼吸、循环抑制发生率低。掌控苯巴比妥静脉推注速度和加强呼吸、循环监控，成为提高药物疗效、减少药物不良反应及改善预后的关键。

原始文献

Su YY，Liu G，Tian F，et al. Phenobarbital Versus valproate for generalized convulsive status epilepticus in adults：a prospective randomized controlled trial in China. CNS drugs，2016，30：1201-1207.

第一作者：宿英英

难治性癫痫持续状态的治疗

姜梦迪　宿英英

【病例摘要】

患者，男性，39岁，主因发热8 d，意识不清伴抽搐3 d，于2017年12月8日入院。

患者8 d前无明显诱因出现发热（体温38～39.8℃），伴有睡眠增多、四肢乏力。自行口服“退烧药”。2018年1月1日于当地医院就诊，经“退烧”治疗体温恢复正常。2018年1月2日不识亲人、反应迟钝、胡言乱语，并出现头向左偏、双眼上翻、牙关紧闭、四肢抽搐伴意识丧失，3～4 min后自行缓解，共反复发作5次，发作间期意识可恢复。经“安定”治疗抽搐停止，但睡眠增多。转到我院急诊后，腰椎穿刺脑脊液检查（2018年1月5日）显示，压力220 mmH_2O，无色透明，白细胞计数16×10^6/L，蛋白50 mg/dl，葡萄糖4.86 mmol/L，氯115 mmol/L；血和脑脊液的病毒抗体检查、肿瘤标志物检查、自身免疫脑炎抗体检查（2018年1月3日）均为阴性。脑部磁共振成像（magnetic resonance imaging，MRI）显示双侧颞叶内侧异常信号。

患者既往体健，无癫痫病史。

患者入院时查体：体温37℃，药物镇静状态，能简单对答，颅神经未见异常，四肢可见自主活动，肌张力适中，腱反射对称，病理征未引出；感觉和共济运动查体不配合；脑膜刺激征阴性。

患者入院后诊治经过：根据患者急性起病，主要表现为发热、精神异常、癫痫发作，腰腰椎穿刺脑脊液压力增高，脑部MRI检查显示双侧颞叶内侧异常信号，血和脑脊液的肿瘤标志物检查和自身免疫性脑炎抗体阴性，初步诊断为病毒性脑炎，并予抗病毒、抗癫痫和脱水降颅压治疗，但仍有癫痫发作，每天1～2次。

入院第3天（2018年1月7日）癫痫发作后出现低通气症状，表现为Ⅰ型呼吸衰竭，即刻经口气管插管、机械通气，并从普通病房转入神经重症监护病房（neurocritical intensive care unit，neuro-ICU）。进入neuro-ICU后主要治疗以终止癫痫持续状态（status epilepticus，SE）为主：

第一阶段（2018年1月9—10日）：表现为惊厥性癫痫持续状态（convulsive status epilepticus，CSE），发作期脑电图（electroencephalography，EEG）呈广泛持续痫样异常放电（图7-5）。经丙戊酸钠［静脉泵注负荷量30 mg/kg，速度3 mg/（kg・min）；后续维持量1～2 mg/（kg・h）］治疗后，临床及脑电图发作均未终止；即刻替换为苯巴比妥（静脉泵注负荷量 20 mg/kg，速度 50 mg/min；追加半个负荷量 10 mg/kg，速度 50 mg/min；后续维持量 0.2 g，每 6～8 小时 1 次）之后，临床发作终止，EEG 呈爆发抑制（burst-suppression，BS）模式（图 7-6）。

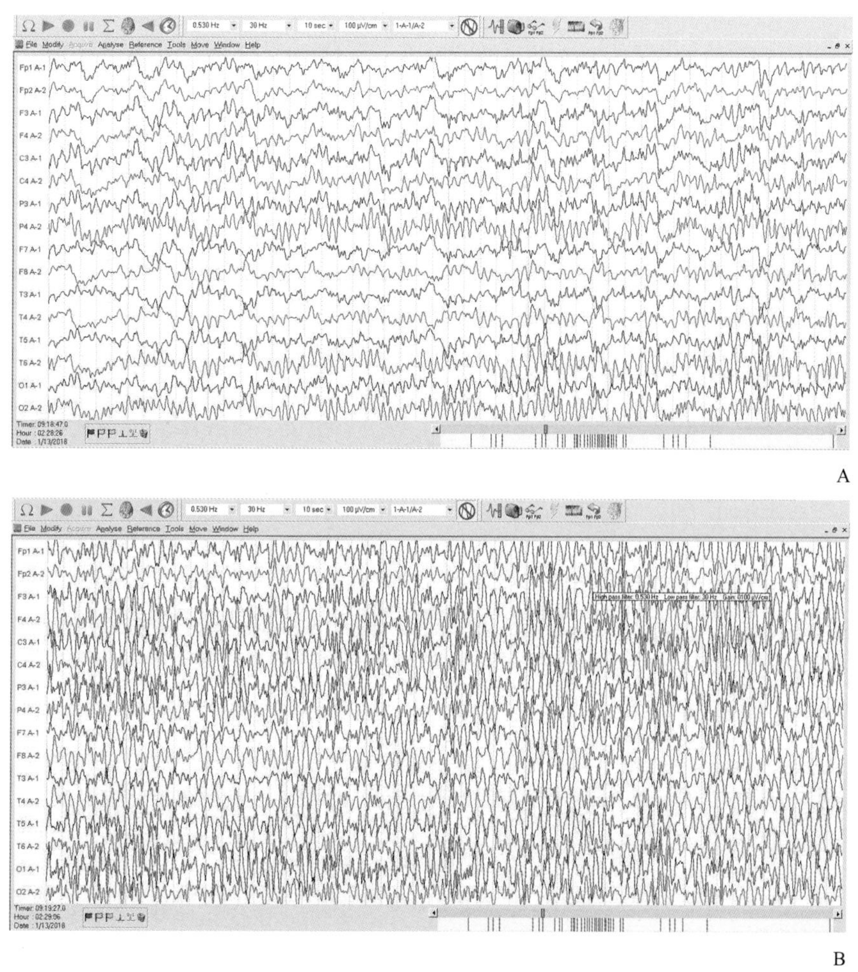

图 7-5　发作期脑电图

第二阶段（2018 年 1 月 11 日）：发作终止 24 h 后 CSE 复发，按难治性癫痫持续状态（refractory status epilepticus，RSE）给予丙泊酚［2 mg/kg 静脉泵注，后续维持量 2～8 mg/（kg · h）静脉泵注］，临床发作终止，EEG 呈慢波活动模式。

第三阶段（2018 年 1 月 12—16 日）：发作终止 24 h 后 CSE 再次复发，按超级难治性癫痫持续状态（super-refractory status epilepticus，super-RSE）给予咪达唑仑［0.2 mg/kg 静脉推注，后续维持量 0.05～0.40 mg/（kg · h）静脉泵注］联合丙泊酚［维持量 4～10 mg/（kg · h）静脉泵注，间断 0.5～1.0 个负荷量静脉推注］，但有临床发作，发作间期 EEG 呈 BS 或慢波活动（图 7-7）。

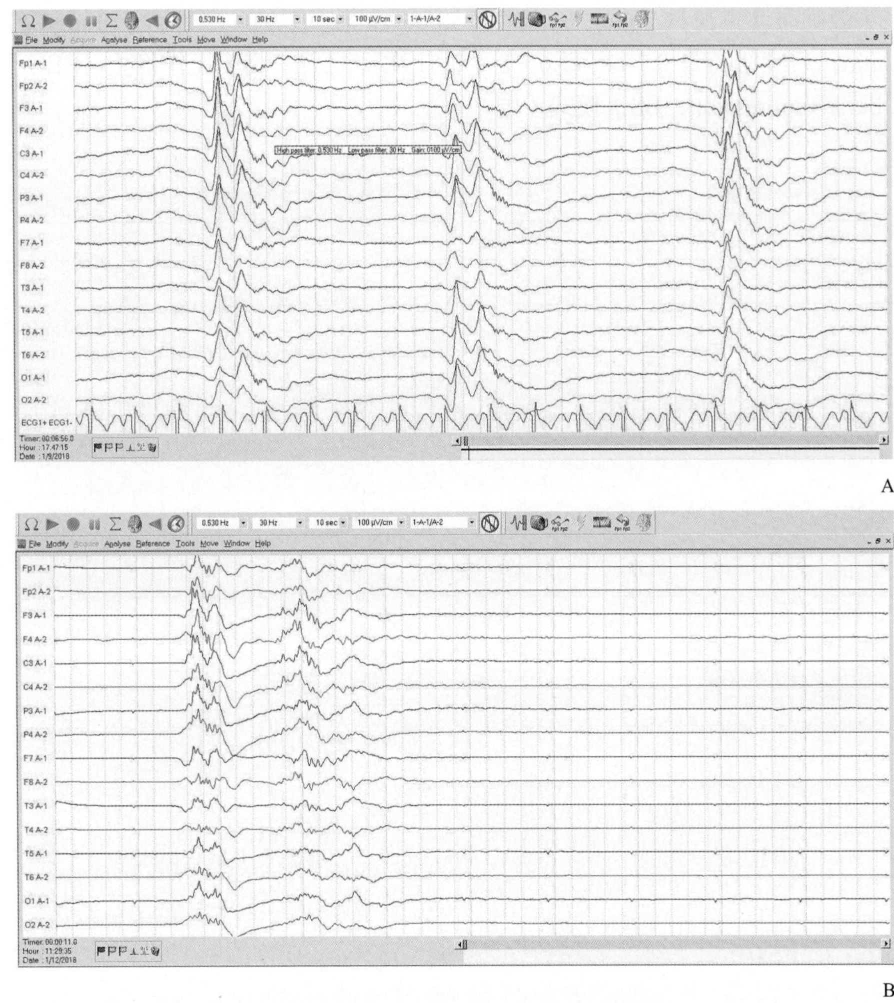

图 7-6 发作间期脑电图：爆发抑制模式

第四阶段（2018 年 1 月 17—24 日）：表现为非惊厥癫痫持续状态（non-convulsive status epilepticus，NCSE）- 临床微小发作（手部）或无发作，EEG 可见痫样放电，持续 1～3 min，间隔 5～48 min。在麻醉药治疗基础上，联合血管内低温治疗，核心温度维持在 34.5℃，持续 1 周。在此期间，增加氯胺酮（负荷量 1 mg/kg 静脉推注，后续维持量 40～120 mg/h 静脉泵注），临床发作逐渐减少至无发作，EEG 仍有痫性放电，发作间期可见低幅 α 波活动（图 7-8）或慢波活动。

第五阶段（2018 年 1 月 25—27 日）：EEG 呈全面抑制，停止全部镇静麻醉药物后仍未恢复，临床表现为去脑强直状态，合并尿崩症、中枢性高热。2018 年 1 月 27 日临床死亡。

【病例讨论】

患者入院后初步诊断为病毒性脑炎，并予以抗病毒、降颅压、控制癫痫等治疗。

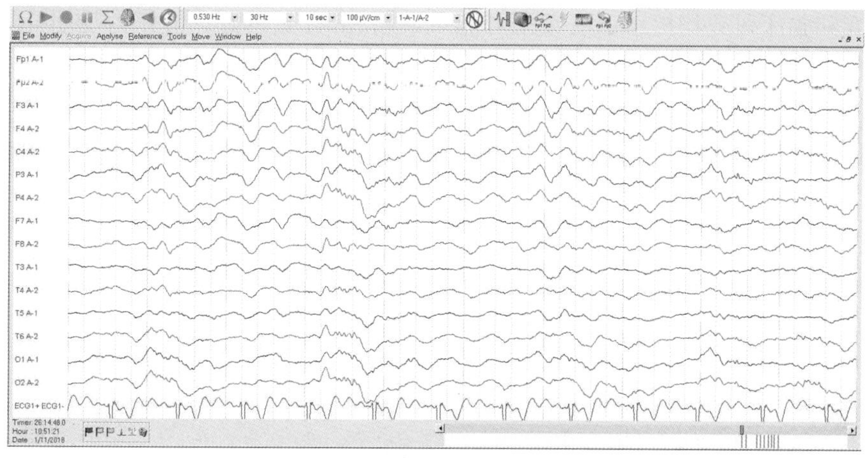

图 7-7　发作间期脑电图：慢波活动

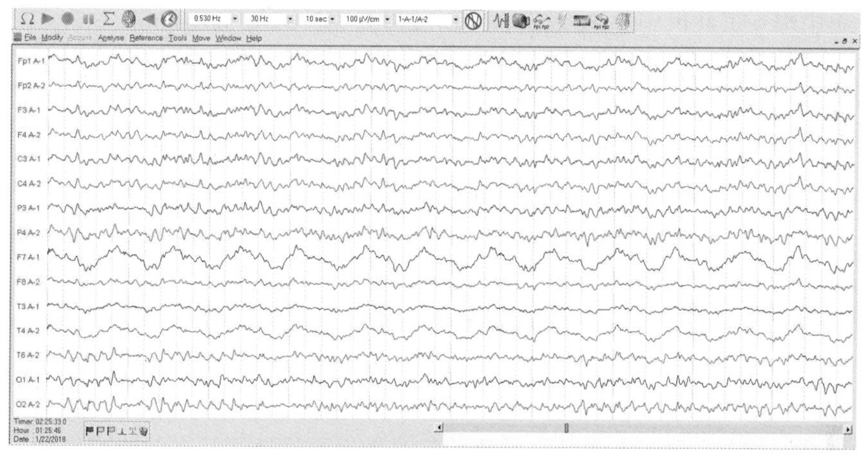

图 7-8　发作间期脑电图：α 波活动

但癫痫发作难以控制，从间断惊厥发作，发展到 CSE、RSE、super-RSE 和 NCSE，虽然按照《惊厥性癫痫持续状态监护与治疗（成人）中国专家共识》给予了规范的抗癫痫药物和麻醉药物联合治疗，按照《神经重症低温治疗中国专家共识》给予了持续低温治疗，但仍未能阻止病情进展，最终出现尿崩症、中枢性高热等严重脑损伤表现。

本病例的治疗难点在于，虽然药物治疗后出现短暂的临床发作和（或）EEG 痫性发作终止，但终究未能阻止癫痫发作，而颅内病变和持续癫痫发作均有可能成为难以终止痫性发作的原因，也是导致严重不可逆脑损伤和死亡的主要原因。曾有文献报道，RSE 和 super-RSE 的死亡率分别为 23%～50% 和 30%～50%，即便予以多种抗癫痫药物联合治疗，也有可能无法终止癫痫发作。有文献报道，氯胺酮可成功终止多种抗癫痫药物联合治疗失败患者的 RSE，但本例患者经氯胺酮治疗后仍未达到预期效果。有动物研究和临床研究均提示，氯胺酮可能对早期 SE 疗效良好，但作为晚期补救治疗，尚存在起效慢（24～72 h）和严重抑制治疗效能的问题。本例患者虽然治疗失败，但由此提示，针对 RSE 和 super-RSE 的治疗，仍存在不尽如人意的结局，neuro-ICU 医师将面对更加高难度的挑战，希冀在不久的将来，更多的临床研究和基础研究能够使该领域获得突破性进展。

第一作者：姜梦迪，2013 级硕士研究生，2016 级博士研究生
通讯作者：宿英英，硕士、博士研究生导师

参考文献

[1] 中华医学会神经病学分会神经重症协作组．惊厥性癫痫持续状态监护与治疗（成人）中国专家共识．中华神经科杂志，2014，47（9）：661-666.

[2] 中华医学会神经病学分会神经重症协作组．神经重症低温治疗中国专家共识．中华神经科杂志，2015，48（6）：453-458.

[3] Mayer SA, Claassen J, Lokin J, et al. Refractory status epilepticus: frequency, risk factors, and impact on outcome. Arch Neurol, 2002, 59: 205-210.

[4] Dorandeu F, Dhote F, Barbier L, et al. Treatment of status epilepticus with ketamine, are we there yet? CNS Neurosci Ther, 2013, 19 (6): 411-427.

[5] Shorvon S, Ferlisi M. The treatment of super-refractory status epilepticus: a critical review of available therapies and a clinical treatment protocol. Brain, 2011, 134 (Pt 10): 2802-2818.

[6] 秦珮珮，闵苏，张帆，等．氯胺酮治疗难治性癫痫持续状态的研究进展．国际麻醉学与复苏杂志，2016，37（4）：344-348.

热性感染相关性癫痫综合征诊治

李 雯 江 文

【病例摘要】

患者，女性，14 岁，主因发热 7 d、发作性意识不清伴抽搐 3 d 于 2016 年 1 月 25 日入院。

患者于7 d前（2016年1月18日）无明显诱因出现发热，体温41℃，口服“感冒药”、“退烧药”后体温恢复正常。3 d前（2016年1月22日）凌晨（3：05）家人发现患者意识不清，呼之不应，双眼上翻，四肢僵硬，持续约3 min；1 h后再次发作，持续约2 min；发作间期意识可转清。当地医院脑部CT检查未见异常，腰椎穿刺脑脊液检查无色清亮，白细胞0/HP，葡萄糖2.8 mmol/L，氯110.5 mmol/L，蛋白0.20 g/L，抗酸染色、墨汁染色阴性。住院期间因多次癫痫发作而给予静脉泵注地西泮（10 mg/h），肌内注射苯巴比妥钠（0.1 g，3次/d）、口服丙戊酸钠（0.2 g，3次/d），但仍未终止发作。发作间期烦躁，与家人无交流，且持续高热。1 d前转入我院。

患者既往无癫痫病史，近5个月易怒，近2个月睡眠增多。

患者入院时查体：体温38.9℃，药物诱导性昏迷状态，GCS评分6分（E1＋V1＋M4）；双眼球正中位，头眼反射正常，未见眼震；双瞳孔等大等圆，直径3.5 mm，对光反射正常；角膜反射正常；额纹、鼻唇沟对称，口角抽动；四肢肌张力低，双下肢外旋位，坠落试验阳性，腱反射未引出，病理征阴性；疼痛刺激四肢均有屈曲反应；颈无抵抗，凯尔尼格征阴性。APACHE Ⅱ评分9分，Barthel指数评分10分。

患者入院后诊治经过：入院当日（2016年1月25日）颅脑磁共振检查提示双侧中耳乳突炎；双侧蝶窦及左侧筛窦黏膜增厚（图7-9）。多次腰椎穿刺脑脊液检查未见异常（表7-2）。免疫疾病相关检查（抗链球菌溶血素O、类风湿因子、抗体、补体、ANCA等）阴性。感染相关检查（Coombs试验、GM试验、G试验、肥达外斐反应、病毒抗体、血清T-spot）阴性。自身免疫性脑炎抗体检测阴性。多次细菌血培养阴性。红细胞沉降率50 mm/h。曾给予抗细菌、抗病毒、抗真菌、抗结核治疗，但发热症状无改善。按急性免疫炎性介导的癫痫持续状态性脑病治疗（表7-3和表7-4），病情逐渐好转。具体治疗经过如下。

表7-2　腰穿脑脊液检查结果汇总

日期	压力 mmH_2O	白细胞/mm^3	分类%		生化		抗酸染色 墨汁染色	病毒PCR
1月25日	205/145	4	L	57.5	Pro	0.3 g/L	NA	NA
			N	38	Glu	3.75 mmol/L		
			M	4.5	Cl	121.5 mmol/L		
1月27日	80/＜50	37	L	77	Pro	0.8 g/L	NA	NA
			N	1	Glu	3.17 mmol/L		
			M	21	Cl	12.1 mmol/L		
2月2日	235/130	22	L	47	Pro	0.5 g/L	NA	NA
			N	36	Glu	4.23 mmol/L		
			M	16.5	Cl	120.2 mmol/L		

表 7-3 抗感染、免疫调节治疗汇总

日期	1.25	1.29	1.31	2.4	2.6	2.9	2.12	2.14	2.15
抗病毒	阿昔洛韦 250 mg，每 8 小时 1 次								
抗感染	美罗培南 0.5 g，每 8 小时 1 次 头孢曲松 2 g，每天 2 次		万古霉素 0.5 g，每 8 小时 1 次						
			舒普深 1.5 g，每 8 小时 1 次						
抗真菌					氟康唑 0.2 g，每天 1 次	卡泊芬净 50 mg，每天 1 次			
抗结核				利福平 0.45 g，每天 1 次，17 d					
		异烟肼 0.4 g，每天 1 次，17 d							
								吡嗪酰胺 1 g/d，7 d	
丙球			丙种球蛋白 0.4 g/(kg·d)，5 d						
激素	地塞米松 15 mg，每天 1 次		地塞米松 10 mg，每天 1 次		地塞米松 5 mg，每天 1 次		甲泼尼龙 24 mg		

表 7-4 抗癫痫药物汇总

日期	1.25	1.29	1.31	2.1	2.3	2.4	2.12	2.15	2.20	2.23	2.29
口服给药	左乙拉西坦 0.5 g，每天 2 次					左乙拉西坦 0.25 g，每天 2 次					
		氯硝西泮 2 mg，每天 2 次	氯硝西泮 2 mg 1 mg 2 mg								
				托吡酯 75 mg，每天 2 次					托吡酯 75 mg 50 mg		托吡酯 50 mg，每天 2 次
							苯巴比妥 30 mg，每 8 小时 1 次				
静脉给药			咪达唑仑［0.2 mg/kg，静脉注射（单次快注）］［0.1～0.2 mg/kg，静脉注射（静脉输注）］								
			苯巴比妥［20 mg/kg，静脉注射（单次快注）］［0.6～1 mg/kg，静脉注射（静脉输注）］			苯巴比妥（100 mg，每天 2 次，肌内注射）					

2016 年 1 月 25 日至 2 月 3 日表现为持续发热（38～39.5℃）和癫痫持续状态。发作间期脑电图（electroencephalography，EEG）呈广泛持续痫样异常放电（图 7-10）。

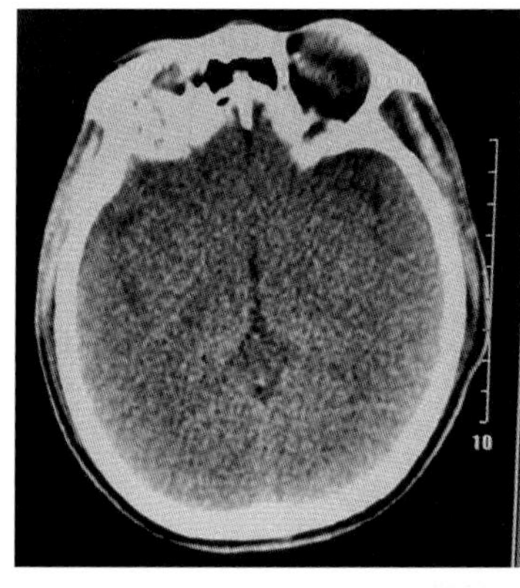
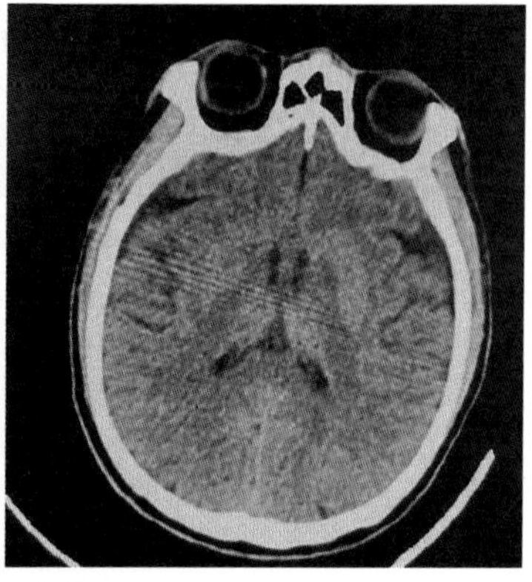

图 7-9　2016 年 1 月 25 日脑部核磁共振（MRI、DWI）：
双侧额颞顶叶脑实质肿胀，蝶窦和左侧乳突炎

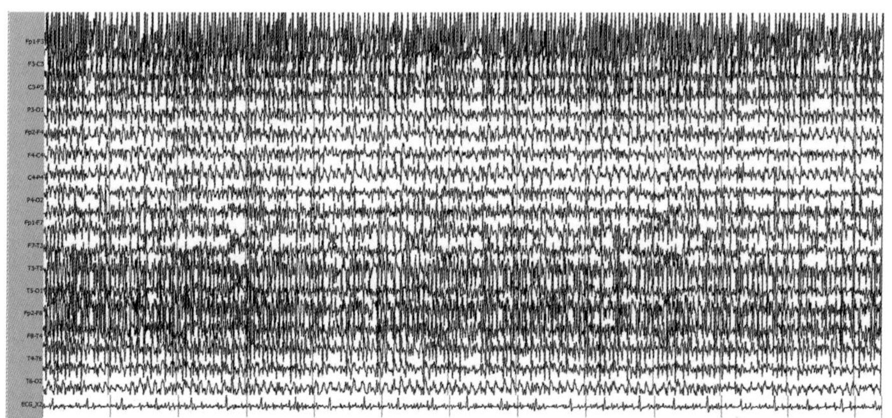

图 7-10　2016-01-25 EEG 监测：癫痫持续状态发作时各导联呈高波幅多棘波及多棘慢波发放，广泛持续痫样异常放电

给予咪达唑仑［负荷量 0.2 mg/kg 静脉推注，后续维持量 0.1～0.2 mg/（kg · h）持续泵入］、苯巴比妥［负荷量 20 mg/kg 静脉推注，后续维持量 0.6～1.0 mg/kg 持续泵入］、左乙拉西坦（0.5 g 口服，2 次 / 天）、氯硝西泮（早 2 mg、午 1 mg、晚 2 mg 口服）、托吡酯（75 mg 口服，2 次 / 天）抗癫痫治疗；地塞米松（15 mg 静脉输注，1 次 / 天）、丙种球蛋白［0.4 g/（kg · /d）静脉输注，连续 5 d］免疫相关治疗。2 月 3 日癫痫持续状态终止，EEG 呈爆发抑制（burst-suppression，BS）模式（图 7-11）。

2016 年 2 月 4—21 日患者体温 37～38℃，每天癫痫发作 5～10 次。抗癫痫药物开始减量，即 2 月 4 日苯巴比妥改为 100 mg 肌内注射，2 次 / 天，2 月 12 日改为 30 mg 胃管注入，3 次 / 天。2 月 14 日停用左乙拉西坦。EEG 枕区可见 α 波，背景活动可见夹杂慢波成分，右侧颞区可见 6～8 Hz 的节律波发放（图 7-12）。

2016 年 2 月 21—29 日体温 36.5～38℃，每 2～3 天癫痫发作 1 次。意识逐渐恢复，托吡酯改为 50 mg，2 次 / 天。地塞米松逐渐减量。

2016 年 3 月 1—10 日体温正常，无癫痫发作，意识模糊。3 月 10 日出院时简单对

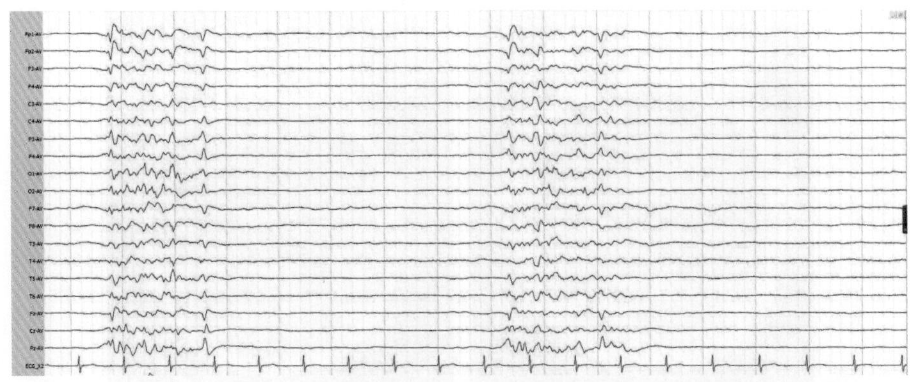

图 7-11　2016-02-03 EEG 监测：给予静脉多药联合治疗后各导联呈爆发 - 抑制模式

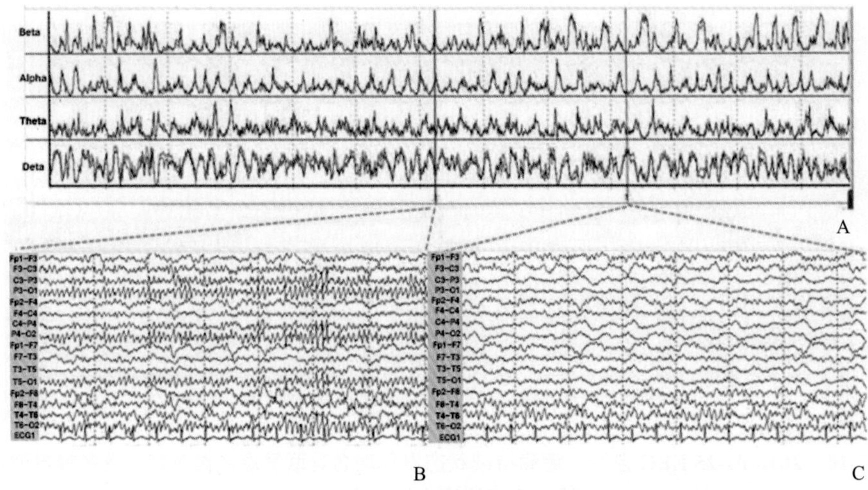

图 7-12　2016-02-05 EEG 监测：药物联合治疗癫痫持续状态后脑电图

A. 不同频段波的功率分布图；B. 清醒闭目背景枕区可见 α 波；
C. 背景活动可见夹杂着慢波成分，右侧颞区可见 6～8 Hz 的节律波发放

答问题，计算力、思维逻辑明显减退。出院后继续口服氯硝西泮和托吡酯。出院 3 个月后随访，生活自理，可上学，但记忆力差。EEG 各导联呈慢波活动（图 7-13）。

【病例讨论】

本例患者为青少年女性，急性起病，既往无癫痫病史，本次发病持续高热，癫痫发作迅速进展为超级难治性癫痫持续状态（super-refractory status epilepticus，super-RSE），查无特异性感染、自身免疫性炎症、肿瘤等疾病证据，但按热性感染相关性癫痫综合征（febrile infection-related epilepsy syndrome，FIRES）治疗好转，故考虑 FIRES 综合征可能性大。

2017 年，van Baalen 等曾提出 FIRES 诊断标准：2～17 岁均可发病，高峰在学龄期。首发症状为发热或其他感染性疾病，随之出现癫痫持续状态或频繁局灶性 / 全面性

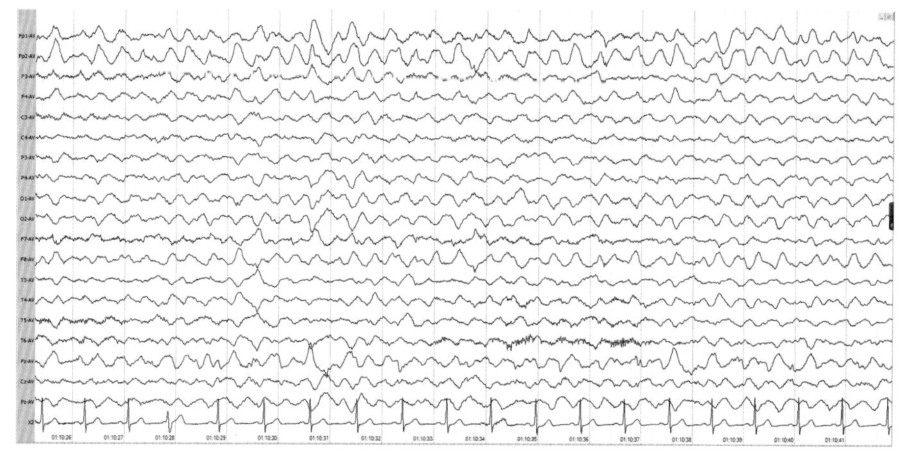

图 7-13　2016-03-09 EEG 监测：各导联慢波活动

癫痫发作，持续数天或数周后，演变为药物难治性局灶性癫痫和神经心理障碍，但无异常行为和运动障碍。既往无神经系统疾病，缺乏感染性脑炎和代谢性疾病证据，神经元抗体检测阴性，脑部 MRI 无特异性改变。个别患儿脑脊液细胞数增多和（或）蛋白升高，和（或）寡克隆区带阳性。如果予以早期诊断、早期治疗，预后良好。

FIRES 的发病机制尚不清楚，癫痫发作难以控制，本例患儿在发病早期便迅速进展为 super-RSE。一方面按照《惊厥性癫痫持续状态监护与治疗（成人）中国专家共识》给予规范的多药联合抗癫痫持续状态治疗，另一方面给予糖皮质激素和丙种球蛋白冲击治疗，在病后 16 d 有效终止了 super-RSE，20 d 体温恢复至正常，癫痫发作明显减少。由此提示，FIRES 可能与自身免疫相关。FIRES 大多遗留药物难治性局灶性癫痫、中重度神经心理障碍和全脑脑萎缩等。本例患儿预后相对较好，病后 3 个月随诊时已经可以上学。由此提示，人们需要提高对 FIRES 的认识，在尽早终止癫痫持续状态的同时，针对原发疾病进行病因治疗，以达到改善预后的目的。

参考文献

[1] Hon KL, Leung A, Torres AR. Febrile infection-related epilepsy syndrome (fires): an overview of treatment and recent patents. Recent Pat Inflamm Allergy Drug Discov, 2018, 12 (2): 128-135.

[2] Fox K, Wells ME, Tennison M, et al. Febrile infection-related epilepsy syndrome (fires): a literature review and case study. Neurodiagn J, 2017, 57 (3): 224-233.

[3] van Baalen A, Vezzani A, Hausler M, et al. Febrile infection-related epilepsy syndrome: clinical review and hypotheses of epileptogenesis. Neuropediatrics, 2017, 48 (1): 5-18.

[4] 牟常华，周昀箐，王纪文．热性感染相关性癫痫综合征的诊治研究进展．癫痫杂志，2017，3（6）：519-521．

[5] 宿英英，黄旭升，潘速跃，等．惊厥性癫痫持续状态监护与治疗（成人）中国专

家共识. 中华神经科杂志，2014（9）：661-666.

[6] Pardo CA, Nabbout R, Galanopoulou AS. Mechanisms of epileptogenesis in pediatric epileptic syndromes: Rasmussen encephalitis, infantile spasms, and febrile infection-related epilepsy syndrome (FIRES). Neurotherapeutics, 2014, 11 (2): 297-310.

第八章

颅内压增高诊治

共识

难治性颅内压增高的监测与治疗中国专家共识

中华医学会神经病学分会神经重症协作组
中国医师协会神经内科医师分会神经重症专业委员会

颅内压（intracranial pressure，ICP）增高可引起严重不良后果，常见于颅脑外伤、颅内感染、脑血管病和脑肿瘤等脑疾病。神经重症监护病房（neurocritical care unit，NCU）*收治的多为急性重症脑损伤患者，难治性颅内压增高（ICP＞20 mmHg，1 mmHg＝0.133 kPa），且标准治疗不奏效的比例约占20%，病死率高达80%～100%。因此，准确监测颅内压变化，合理确认颅内压干预界值，有效控制颅内压，成为降低病死率，改善神经功能预后的关键。为此，中华医学会神经病学分会神经重症协作组、中国医师协会神经内科医师分会神经重症专业委员会推出《颅内压增高监测与治疗中国专家共识》。

共识撰写方法与步骤（按照改良德尔菲法）：①撰写方案由神经重症协作组组长起草，撰写核心组成员审议；②文献检索、复习、归纳和整理（1960至2017年Medline和CNKI数据库）由撰写工作小组（3名神经内科博士）完成；③按照2011版牛津循证医学中心（Center for Evidence-based Medicine，CEBM）的证据分级标准，进行证据级别和推荐意见；④共识撰写核心组成员3次回顾文献并修改草稿，其中1次面对面讨论，并由组长归纳、修订；⑤最终讨论会于2018年3月23日在云南昆明举办，全体成员独立完成共识意见分级，并进行充分讨论。对证据暂不充分，但75%的专家达成共识的意见予以推荐（专家共识）；90%以上高度共识的意见予以高级别推荐（专家

---

*注：现通用英文全称及缩写为neurocritical intensive care unit, neuro-ICU

共识，A 级推荐）。

一、颅内压监测

（一）颅内压监测指征

证据背景

急性重症脑损伤可导致颅内压增高。此时，经典的临床征象是头痛、呕吐、意识障碍（GCS<8 分）等。而快速发展的影像学技术，既可发现颅内病变（大容积脑出血或脑梗死、严重脑挫伤等），又可显示早期颅内压增高征象，如脑组织肿胀，脑沟、脑裂变小或消失，脑室或脑池受压变形，中线结构移位等。

推荐意见

急性重症脑损伤伴颅内压增高临床征象，影像学检查证实存在严重颅内病变和显著颅内压增高征象时，可考虑颅内压监测，以评估病情、指导治疗（专家共识，A 级推荐）。

（二）颅内压检测技术

1. 有创性颅内压监测

证据背景

虽然有创性（侵入性）颅内压监测始终被视为“金标准”，但脑室内、脑实质内、硬膜下和硬膜外 4 个部位的 ICP 监测最优选择与排序，被越来越多的临床实践所证实。

与脑实质 ICP 监测相比，脑室内 ICP 监测因兼顾治疗（CSF 引流），而使难治性颅内压增高发生率更低（21.0% *vs.* 51.7%，$P<0.0001$），预后评分（Glasgow outcome score，GOS）更高（3.79 *vs.* 3.07，$P=0.009$），生存率更高（88.7% *vs.* 68.3%，$P=0.006$）（2 级证据），但 5～11 d 感染风险也会增高（9.2% *vs.* 0.8%，$P<0.01$）（3 级证据）。

与脑室内 ICP 相比，脑实质 ICP 监测的绝对值相差 2～5 mmHg，并多向更高的 ICP 值漂移 0.35 mmHg/d，50%～80% 的脑实质 ICP 监测值 3 d 后零点漂移>±3 mmHg（2 级证据）。与脑室内 ICP 相比，硬膜下 ICP 监测绝对值相差>10 mmHg，53% 的硬膜下 ICP 监测值低于脑室内 ICP（2 级证据）。与脑实质 ICP 相比，硬膜外 ICP 监测绝对值相差 5～10 mmHg，66% 的硬膜外 ICP 监测值高于脑室内 ICP（2 级证据）。

两项重症（GCS<8 分）颅内外伤（traumatic brain injury，TBI）研究显示，脑室内或蛛网膜下腔 ICP 增高（>15～20 mmHg）与不良预后（重度残疾、植物状态和死亡）显著相关（$P<0.001$）（2～3 级证据）。两项大脑半球大面积梗死（large hemisphere infarction，LHI）研究显示，与正常 ICP 患者相比，无论同侧脑实质还是对侧脑室内的 ICP 增高（>15～18 mmHg），均使脑疝发生率增加（22.2% *vs.* 11.1%），死亡率增加（83.3% *vs.* 23.1%，$P<0.001$）（2 级证据）。两项大脑半球大容积（24～33 ml）脑出血（intracranial hemorrhage，ICH）研究显示，脑室内 ICP 增高（>20～

30 mmHg）与脑疝发生率（OR＝2.7，95%CI 0.3～29）（3 级证据）、病死率（OR＝1.15，95%CI 1.05～1.26，P＝0.003）和 1 个月神经功能不良预后显著相关（OR＝1.11，95%CI 1.02～1.20，P＝0.01）（2 级证据）。

推荐意见

有创 ICP 监测优选顺序为脑室内、脑实质、硬膜下、硬膜外（2～3 级证据，B 级推荐）。TBI 首选脑室内 ICP 监测，ICH 首选同侧脑室内 ICP 监测，LHI 可选对侧脑室内或同侧脑实质 ICP 监测（2～3 级证据，B 级推荐）。

2．无创颅内压监测

证据背景

虽然无创性（非侵入性）ICP 监测技术并不成熟和精确，但初步研究结果已经证实与有创 ICP 监测具有较好的相关性。

眼压计测量眼内压荟萃分析（12 项研究，其中 10 项前瞻性研究，546 例患者）显示，眼内压与有创 ICP（脑室内、脑实质和蛛网膜下腔）的相关系数为 0.44（95%CI 0.26～0.63），眼内压用于诊断颅内压增高（有创 ICP≥20 mmHg）的敏感性和特异性分别为 81%（95%CI 26%～98%，P＜0.01）和 95%（95%CI 43%～100%，P＜0.01），但研究异质性过高（I^2＝95.2%～97.7%）（2 级证据）。眼部超声测量视神经鞘直径（optic nerve sheath diameter，ONSD）系统回顾（6 项横断面研究，231 例患者）显示，ONSD 用于诊断颅内压增高（脑室内或脑实质 ICP≥20 mmHg）的敏感性和特异性分别为 90%（95%CI 80%～95%，P＝0.09）和 85%（95 %CI 73%～93%，P＝0.13）（1 级证据）。

经颅多普勒超声（transcranial Doppler，TCD）研究显示，大脑中动脉流速计算的 ICP 高于有创 ICP（脑室内或脑实质）6.2 mmHg，对颅内压增高（有创 ICP≥20 mmHg）诊断的敏感性和特异性分别为 100% 和 91.2%（2 级证据）；大脑中动脉搏动指数（pulsatility index，PI）可随有创 ICP 增高（ICP＞20 mmHg）而降低（相关系数－0.82，P＜0.0001）（2 级证据），病后 14 d 内 PI 持续下降与不良预后显著相关（相关系数 9.84，P＜0.01）（2 级证据）。

体感诱发电位（somatosensory evoked potential，SEP）研究显示，SEP 的 N20 与有创 ICP（脑室内、脑实质和硬膜下）负相关，N20 波幅降低 / 波形消失可出现在有创 ICP 增高之前、之后或同时，所占比例分别为 30%、23% 和 38%（2 级证据）。闪光视觉诱发电位（flash visual evoked potential，FVEP）研究显示，FVEP 的 N2 潜伏期与有创 ICP 正相关（相关系数为 0.912）（3 级证据）。脑电图（electroencephalography，EEG）研究显示，EEG 功率谱计算的压力指数（pressure index，PI；PI＝1/delta 比值 × 中位频率）与有创 ICP（蛛网膜下腔）负相关（相关系数为－0.849，P＜0.01）（2 级证据）；病后 108 h 内 EEG 功率谱总能量持续下降预示预后不良（P＝0.03）（3 级证据）。

推荐意见

可选择眼压计测量眼内压（2 级证据，C 级推荐）或眼部超声测量视神经鞘直径（1 级证据，B 级推荐）分析 ICP，也可试用 TCD、SEP、FVEP 和 EEG 技术分析 ICP（2～3 级证据，B 级推荐），但准确性有待监测与分析技术改进，可靠性尚需更多研究证实。

二、颅内压增高的治疗

（一）ICP 干预界值

证据背景

两项 TBI 研究显示，与 ICP<20 mmHg（脑室内）相比，ICP≥20 mmHg 的死亡风险升高（*OR*=3.5，95%*CI* 1.7～7.3）；ICP≥25 mmHg 的神经功能恶化（意识水平下降、GCS 评分降低、脑疝形成）风险增高（*RR*=3.042）（2 级证据）。部分颅骨切除的 TBI 研究显示：与 ICP≤15 mmHg 相比，术后 ICP（脑实质）>15 mmHg 患者的 30 d 重度神经功能残疾率和病死率更高（*P*<0.001）（4 级证据）。一项关于 TBI 的观察性研究显示，无论是否存在脑血管自主调节功能受损，ICP≥20 mmHg 持续 37 min，或 ICP≥25 mmHg 持续 12 min 或 ICP≥30 mmHg 持续 6 min，均预后不良（2 级证据）。两项 LHI 研究显示，部分颅骨切除术前，即使 ICP<20 mmHg（脑实质），亦可出现颞叶钩回疝、中线移位（平均值为 6.7 mm±2 mm）和环池消失等（63.2%）；部分颅骨切除术后，与 ICP≤15 mmHg（脑实质）相比，ICP>15 mmHg 患者 30 d 重度神经功能残疾率和病死率更高（*P*<0.001）（4 级证据）。两项 ICH 研究显示：ICP>20 mmHg 的脑出血（血肿>30 ml）是死亡（*P*<0.001）的危险因素；ICP>30 mmHg 的脑室出血（血肿>30 ml）则是死亡（*OR*=1.15，*P*=0.003）和不良预后（*OR*=1.11，*P*=0.01）的危险因素（2 级证据）。一项蛛网膜下腔出血（subarachnoid hemorrhage，SAH）系统回顾研究（26 项研究，其中 4 项 RCT 研究，2039 例患者）显示：ICP>20 mmHg（脑室内或脑实质）并对降颅压药物（甘露醇和呋塞米）治疗无反应患者预后不良（2 级证据）。

两项 TBI 队列研究显示，脑灌注压（cerebral perfusion pressure，CPP）<60 mmHg 持续 10 min，预后不良；CPP<60 mmHg 持续时间越长病死率越高；CPP<50 mmHg 或>95 mmHg，均预后不良；ICP>25 mmHg，无论 CPP 如何均预后不良（2 级证据）。一项 SAH 队列研究显示，CPP 70～110 mmHg，脑组织缺氧发生率<10%；CPP 60～70 mmHg，脑组织缺氧发生率 24%；CPP<50 mmHg，脑组织缺氧发生率 80%（2 级证据）。

推荐意见

TBI 患者部分颅骨切除减压术前 ICP（脑室内或脑实质）干预界值为 20 mmHg（2 级证据，B 级推荐），术后 ICP 干预界值为 15 mmHg（4 级证据，C 级推荐）。应避免 ICP≥20 mmHg 持续 30 min 以上，或 ICP≥25 mmHg 持续 10 min 以上，或 ICP≥30 mmHg 持续 5 min 以上（2 级证据，C 级推荐）。LHI 患者部分颅骨切除减压术前和术后 ICP（脑实质）干预界值均为 15 mmHg（4 级证据，C 级推荐）。ICH 的脑出血 ICP 干预界值为 20 mmHg。脑室出血 ICP 干预界值为 30 mmHg（2 级证据，B 级推荐）。SAH 的 ICP（脑室内或脑实质）干预界值为 20 mmHg（2 级证据，C 级推荐）。此外，干预 ICP 时，需考虑 CPP 变化；CPP<60 mmHg 或>95 mmHg 均为参考干预界值（2

级证据，B 级推荐）。

（二）一般降颅压措施

积极治疗原发疾病是降低颅内压的根本。此外，可采用多种降颅压措施，以维持生命体征平稳。

1．头位摆放

证据背景

一项系统回顾研究（6 项前瞻性研究，106 例患者）显示，与平卧位 0° 相比，抬高床头 30° 可使颅内压增高患者（前颅窝 TBI、SAH、ICH、脑肿瘤）ICP 下降 4.0～12.2 mmHg（2 级证据）。另一项荟萃分析（10 项研究，其中 8 项前瞻性研究，237 例患者）显示，与平卧位 0°、抬高床头 15° 和抬高床头 45° 相比，抬高床头 30° 分别使颅内压增高患者（前颅窝 TBI、SAH、卒中、脑肿瘤、脑积水）ICP 下降 2.80 mmHg（95%*CI* 1.40～4.20，P＜0.001）、3.12 mmHg（95%*CI* 1.88～4.36，P＜0.001 和－0.30 mmHg（95%*CI* －2.17～1.57，P＝0.75）（2 级证据）。

推荐意见

对前颅窝 TBI、脑肿瘤、脑卒中、脑积水等颅内压增高患者，应将床头抬高 30°，以降低颅内压（2 级证据，B 级推荐）。

2．镇痛镇静

证据背景

一项 TBI 患者镇静治疗的系统回顾（4 项 RCT 研究，188 例患者）显示，咪达唑仑［0.1～0.35 mg/（kg・h）］可将 ICP 维持在 15～16 mmHg，丙泊酚［0.3～6 mg/（kg・h）］可将 ICP 维持在 14～16 mmHg，两组差异无统计学意义（P>0.05）（1 级证据）。一项 TBI 患者镇静治疗的 RCT 研究显示，丙泊酚［负荷量 0.5 mg/kg，维持量 20 μg/（kg・min）］应用 4 h 后，ICP 降至最低［从（13.2±3.0）mmHg 降至（9.5±2.0）mmHg］，硫喷妥钠［负荷量 2 mg/kg，维持量 2 mg/（kg・h）］应用 6 h 后，ICP 降至最低［从（13.4±2.4）mmHg 降至（10.3±1.8）mmHg］，两组差异无统计学意义（P>0.05）（2 级证据）。芬太尼（2 μg/kg）应用 2～5 min，ICP 升高（2.8±1.1）mmHg；30 min 后，ICP 逐渐恢复至基线水平（2 级证据）。

推荐意见

可选咪达唑仑、丙泊酚、硫喷妥钠，以控制躁动，维持颅内压稳定（1～2 级证据，B 级推荐）。芬太尼有升高 ICP 作用，不予推荐（2 级证据，C 级推荐）。

3．胸压控制

证据背景

一项系统回顾研究（5 项 RCT 研究，164 例患者）显示，震动排痰、叩背、体位引流、吸痰等护理措施（＜30 min）可使 ICP 短暂升高，其中吸痰前后 ICP 改变最为显著［（19.65±8.24）mmHg *vs.*（26.35±12.82）mmHg，P＜0.05］；护理措施结束 10 min 后 ICP 可基本恢复基线水平（P>0.05）（1 级证据）。

推荐意见

尽可能缩短（<30 mim）颅内压增高患者胸部物理护理（气管内吸痰、震动排痰、体位引流、叩背）时间，以避免 ICP 进一步增高（1 级证据，B 级推荐）。

4．腹压控制

证据背景

一项脑积水患者腹腔镜脑脊液分流术研究显示，ICP 和胸内压（吸气峰压）随腹腔充气增加而增高。当腹内压由 0 增至 15 mmHg 时，胸内压（吸气峰压）平均增加 6.80 mmHg（95%*CI* 5.09～8.51，*P*<0.001），ICP 平均增加 4.5 mmHg（95%*CI* 2.42～6.63，*P*<0.001）（3 级证据）。一项 TBI 自身对照研究显示，腹内压增高［平均<（27.5±5.2）mmHg］患者的腹腔开放减压术前 ICP 平均（30.0±8.1）mmHg，术后 ICP 平均（17.5±3.2）mmHg（*P*<0.0001）（3 级证据）。一项重症脑损伤（TBI、SAH、ICH 等）非随机对照研究显示，药物与物理方法改善排便（150～500 ml/d）模式后，ICP 并未随腹胀的改善而降低（3 级证据）。

推荐意见

颅内压增高伴腹内压（正常值 0～5 mmHg）增高（>27 mmHg）患者，除了病因治疗外，可选择腹腔开放减压术，以缓解颅内压增高。通过药物或物理的方法可降低腹压，但不能降低颅内压，因此不推荐作为降颅压措施（3 级证据，C 级推荐）。

（三）药物降颅压治疗

1．渗透性利尿药

证据背景

一项系统回顾研究（18 项研究，其中 4 项 RCT 研究，574 例患者）显示，15%～20% 甘露醇 0.15～2.5 g/kg 静脉输注（<30 min）后，ICP 降低幅度（16.9±5.5）mmHg，降至最低值所用时间（60.9±33.1）min，疗效持续时间（180.2±72.0）min（2 级证据）。一项 RCT 显示，20% 甘露醇静脉输注 60 min 和 120 min 后，ICP 分别下降 45%［（－14±8）mmHg］和 32%［（－10±4）mmHg］，反跳现象不显著（*P* 均<0.01）（2 级证据）。两项系统回顾分析（2012 年 36 项研究，其中 10 项 RCT 研究，827 例患者；2013 年 11 项研究，其中 1 项 RCT 研究，266 例患者）显示，中心静脉持续泵注或团注 1.5%～23.5% 高渗盐 10～30 ml/kg（<30 min）后，ICP 降低 38%～93%（2 级证据），反跳现象不显著（2 级证据）。两项系统回顾分析（2011 年 5 项 RCT 研究，112 例患者；2015 年 7 项研究，其中 6 项 RCT 研究，169 例患者）显示，输注 30 min 后，高渗盐与甘露醇的 ICP 下降幅度无明显差异（95%*CI* －2.57～0.83，*P*＝0.316）；输注 60 min 和 120 min 后，高渗盐的 ICP 下降幅度比甘露醇更明显，相差 2～4 mmHg（95%*CI* 0.1～6.8，*P*<0.05）；高渗盐与甘露醇对血浆渗透压的改变无显著差异（Osm 差值＝1.84，95%*CI* －1.64～5.31，*P*＝0.301）（2 级证据），但研究存在异质性（I^2＝24%，*P*＝0.26）（2 级证据）。

两项 TBI 和 LHI 小样本研究显示，经中心静脉输注 10% 甘油 250 ml，TBI 患者 1 h

的 ICP 从（41.8±2.5）mmHg 下降至（19.6±1.7）mmHg，2 h 后反弹至（26.8±2.9）mmHg（2 级证据）；LHI 患者输注 10% 甘油 250 ml 后，70 min 的 ICP 从 25 mmHg 下降至 12.5 mmHg，但 40 min 后又有反弹现象（3 级证据）。

推荐意见

常规首选甘露醇降低颅内压治疗（2 级证据，B 级推荐）。由于高渗盐降低颅内压幅度和持续时间比甘露醇更具优势，亦可选择高渗盐降颅压（2 级证据，B 级推荐），但需注意长期、大量输注渗透性利尿药引发的药物不良反应，如肾前性肾功能障碍、充血性心功能障碍、高钠血症、渗透性脑病等（专家共识，A 级推荐）。甘油存在短时明显反弹现象，不推荐作为首选降颅压药物（2～3 级证据，B 级推荐）。

2．麻醉药

证据背景

一项重度（GCS≤8 分）TBI 系统回顾研究（7 项 RCT 研究，341 例患者）显示，苯巴比妥［负荷量 5～10 mg/kg 至 EEG 出现爆发 - 抑制模式，维持量 0.5～5 mg/（kg・h）］治疗颅内压增高失败风险为 0.81（95%*CI* 0.62～1.06）、死亡风险为 1.09（95%*CI* 0.81～1.47）、低血压风险为 1.80（95%*CI* 1.19～2.70），与硫喷妥钠［负荷量 2～5 mg/kg 至出现 EEG 爆发 - 抑制模式，维持量 3～4 mg/（kg・h）］相比，无显著差异（1 级证据）。一项 LHI 前瞻性队列研究显示，硫喷妥钠（负荷量 3～5 mg/kg 至 EEG 出现爆发 - 抑制模式）可使 ICP 平均下降 18.6（7～19）mmHg，但持续时间短暂（83.3% 患者＜150 min），且容易反跳（86.7% 患者＞35 mmHg）；低血压发生率高（25%）（2 级证据）。一项 ICU 患者的系统回顾分析（10 项研究，其中 5 项 RCT 研究，953 例患者）显示，氯胺铜［负荷量 0.5～2 mg/kg，维持量 1～2 mg/（kg・h）］降低 ICP 幅度仅为 1～2 mmHg，且对神经功能预后和病死率并无显著影响（2 级证据）。

推荐意见

重症患者可选择苯巴比妥、硫喷妥钠降低 ICP，但须注意低血压风险（1～2 级证据，B 级推荐）。氯胺酮无降 ICP 作用，不推荐（2 级证据，C 级推荐）。

3．皮质类固醇激素

证据背景

重度（GCS≤8 分）TBI 的一项 RCT 和一项队列研究显示，静脉大剂量输注甲泼尼龙（500 mg/24 h）前 ICP 为（13.7±10.2）mmHg，24 h 后为（15.6±12.4）mmHg，48 h 后为（14.1 ± 6.2）mmHg，ICP 波动幅度差异均无统计学意义（*P*＞0.05）（3 级证据）；与安慰剂相比，静脉大剂量输注甲泼尼龙者（2000 mg/24 h）病死率（47.1% *vs.* 42.2%）和严重残疾率（62.8% *vs.* 62.1%）更高（2 级证据）。两项急性缺血性卒中（合并脑水肿）和出血性卒中（血肿 60～70 ml）荟萃分析显示，静脉输注地塞米松总剂量 120～480 mg/10～14 d，或倍他米松 94～345 mg/14～21 d 后，1 个月和 1 年病死率（*OR*＝0.97，95%*CI* 0.63～1.74；*OR*＝0.87，95%*CI* 0.57～1.34）与安慰剂组比较差异并无统计学意义（1 级证据），感染、糖尿病等不良并发症更高（*P*＝0.03）（2 级证据）。

推荐意见

尚无静脉输注大剂量皮质类固醇激素降低 TBI、脑卒中患者颅内压和改善预后的证据，不予推荐（1～3 级证据，B 级推荐）。

4．其他药物

证据背景

一项隐球菌脑膜炎患者的 RCT 显示，与安慰剂组相比，乙酰唑胺（250 mg 每 6～8 小时 1 次）应用 14 d 内死亡、视力下降、酸中毒、周围神经病变等严重不良反应增加（41.7% *vs.* 0，$P=0.04$），由此研究被迫提前终止（2 级证据）。

一项 TBI 非随机对照研究显示，呋塞米（20 mg）联合甘露醇（1 g/kg）的降颅压有效率从 9.09% 提高至 76.19%；降颅压平均有效时间从（141.7±12.1）min 延长至（204.4±12.8）min、降压幅度从 37.5% 增至 48%（$P<0.05$）（3 级证据）。

推荐意见

乙酰唑胺不良反应严重，不推荐常规应用（2 级证据，C 级推荐）。呋塞米联合甘露醇可提高降颅压疗效（3 级证据，C 级推荐），可用于甘露醇疗效不佳患者（专家共识，A 级推荐）。

（四）过度通气降颅压治疗

证据背景

两项 TBI 前瞻性队列研究显示，过度通气治疗 10 min 后可降低颅内压增高患者 ICP；无论是将 $PaCO_2$ 由 35 mmHg 降至 30 mmHg，还是由 30 mmHg 降至 25 mmHg，均可使 ICP 降低 3～10 mmHg（3 级证据）；与 $PaCO_2$ 30 mmHg 相比，$PaCO_2$ 25 mmHg 降颅压效果更确切（$P<0.0001$）（3 级证据）。但长时程（≥60 min）持续过度通气的 ICP 与基线水平 ICP 并无显著差异（2 级证据）。此外，即便短暂过度通气也可造成二次脑损伤（脑血流下降，脑组织谷氨酸盐和乳酸等水平升高）（3 级证据），并影响预后（1 级证据）。

推荐意见

必要时，可采用短暂（<60 min）过度通气降低颅内压治疗（3 级证据，B 级推荐），$PaCO_2$ 管控目标值为 30 mmHg（3 级证据，B 级推荐）；需充分考虑二次脑损伤风险（1～3 级证据，B 级推荐）。

（五）连续肾脏替代治疗

证据背景

一项 TBI 的病例系列研究显示，具有连续肾脏替代治疗（continuous renal replacement therapy，CRRT）指征的颅内压增高患者，CRRT 治疗 1 h 后 ICP 由 34 mmHg 降至 25 mmHg，12 h 后降至 19.0 mmHg（3 级证据）。

推荐意见

具有 CRRT 指征的颅内压增高患者，可选择 CRRT 降颅压治疗（3 级证据，C 级推荐）。

（六）低温降颅压治疗

证据背景

两项 TBI 系统回顾研究（2012 年 18 项研究，其中 13 项 RCT 研究，1773 例患者；2013 年 18 项 RCT 研究，1851 例患者）显示，低温（30～35℃）可使 ICP 平均降低 5～10 mmHg（2 级证据）；与正常体温组相比，低温组死亡风险 0.84（95%*CI* 0.722～0.980），不良预后风险 0.81（95%*CI* 0.73～0.89）（1 级证据）。LHI 患者接受低温（33～34℃）治疗后，ICP 平均降低 6～10 mmHg（3 级证据），大容积 ICH 患者接受低温（35℃）治疗后，灶周水肿被控制并避免了 ICP 增高事件（3 级证据）。

一项系统回顾研究（8 项研究，其中 6 项 RCT 研究，689 例患者）显示，目标温度 33℃与 35℃的 ICP 值并无显著差异（2 级证据）。与短时程（24～48 h）低温治疗相比，长时程（≥48 h）低温可避免复温后 ICP 反跳，降低病死率（*RR*＝0.7，95%*CI* 0.56～0.87），改善神经功能预后（*RR*＝0.65，95%*CI* 0.48～0.89）（1～2 级证据）。主动缓慢复温（26～88 h，平均 59 h）可防止 ICP 反跳（2 级证据）；与被动复温相比，主动缓慢控制性复温可使 ICP 不随温度升高而升高（相关系数 0.35，*P*＝0.27）（2 级证据）。

推荐意见

低温治疗可用于颅内压增高的 TBI 患者（1～2 级证据，B 级推荐）、LHI 和大容积 ICH 患者（3 级证据，C 级推荐）。低温的核心温度目标为 33～35℃，持续时间至少 24～72 h，并采取主动缓慢控制性复温，以防 ICP 反跳（1～3 级证据，B 级推荐）。

（七）外科手术降颅压治疗

1．清除颅内血肿术

证据背景

幕上颅内血肿患者，无论微侵袭血肿抽吸术（＞15 ml）（3 级证据），还是开颅血肿清除术（平均 70 ml）（3 级证据）均可使 ICP 降低 6 mmHg（*P*＝0.032）和 12～16 mmHg（*P*＜0.001），并消除病灶侧和非病灶侧大脑半球压力梯度（ICP 差值＝0.1～0.2 mmHg，*P*＞0.05）（3 级证据），但存在术后出血、感染、癫痫、硬膜下积液、脑积水等并发症（3%～33%）（3 级证据）。此外，开颅血肿（平均 70 ml）清除术联合部分颅骨切除术，比单纯血肿清除降低幕上 ICH 患者 ICP 更加明显（11.3 mmHg）（*P*＜0.001）（3 级证据）。

推荐意见

幕上颅内血肿患者，可选择微侵袭血肿抽吸术（＞15 ml）或开颅血肿清除术（70 ml）或开颅清除病灶联合部分颅骨切除术（70 ml），以降低颅内压，但需警惕术后颅内出血、感染、癫痫、硬膜下积水和脑积水等并发症（3 级证据，B 级推荐）。

2．侧脑室脑脊液引流术

证据背景

一项 TBI 的 RCT 显示，ICP 持续≥20 mmHg 后，间断引流 CSF，ICP 改变与

CSF 引流量和时间均相关（P=0.0001）；CSF 引流 3 ml，1 min 内 ICP 下降 4.5 mmHg（17.8%）。10 min 下降 2.6 mmHg（10.1%）（2 级证据）。另一项 TBI 队列研究显示，持续 CSF 引流（外耳道上方 10 cm）67 h 后，ICP 平均下降 7 mmHg（3 级证据）。一项 SAH 的队列研究显示，ICP 持续＞25 mmHg 后，间断 CSF 引流 10 ml，ICP 下降最大值（22.48±8.75）mmHg（60%）出现在引流后（7.62±5.15）min，并持续约 60 min（3 级证据）。另一项 SAH 的队列研究显示，持续引流与间断引流比对，ICP 最高值（49.88 *vs.* 43.92 mmHg，P=0.47）和并发症（58.3% *vs.* 23.1%，P=0.09）比较差异均无统计学意义（3 级证据）。一项隐球菌脑膜炎伴顽固性颅内压增高研究显示，接受 CSF 腹腔分流术者术后，1 个月 ICP（中位数 11 mmHg，范围：7～15 mmHg）明显低于术前 ICP（中位数 31 mmHg，范围 11～48 mmHg），但 20% 患者出现败血症、细菌性脑膜炎、腹腔囊肿等并发症（3 级证据）。

推荐意见

侧脑室穿刺脑脊液引流术是 TBI 和 SAH 患者有效降颅压治疗措施（2～3 级证据，B 级推荐），脑脊液腹腔分流术是隐球菌脑膜炎伴顽固性颅内压增高患者有效的降颅压治疗措施（3 级证据，C 级推荐），但两种方法均须警惕术后感染等并发症（3 级证据，C 级推荐）。

3．腰池脑脊液引流术

证据背景

一项 TBI 腰池脑脊液引流术（external lumbar drainage，ELD）研究显示，对已清除占位病变，且基底池尚存在的患者，在 $L_{3\sim4}$ 间行 ELD 术，同时于室间孔水平上方 10～15 cm 持续引流 CSF；1 h 后 ICP 从（33.7±9.0）mmHg 降至（12.5±4.8）mmHg，平均降低（21.2±8.3）mmHg（P＜0.0001），62% 患者预后良好；但 13% 出现 ELD 堵管，1 例（3%）CSF 感染（3 级证据）。另一项 SAH 的 ELD 研究显示，引流 5～20 ml CSF，使 ICP 从（32.7± 10.9）mmHg 降至（13.4±5.9）mmHg（P＜0.05）；引流 6 h 后，ICP 从（24.5±4.5）mmHg 降至（14.7±6.1）mmHg（P＜0.05）；36% 患者预后良好；虽然 14% 出现 ELD 堵管，但无 CSF 感染（3 级证据）。

推荐意见

腰池脑脊液引流术是已清除占位病变且基底池尚存在的 TBI 和 SAH 患者的有效降颅压措施，但需警惕堵管、感染等并发症（3 级证据，B 级推荐）。

4．部分颅骨切除减压术

证据背景

两项 TBI 系统回顾分析（2012 年 20 项研究，8/20 前瞻性研究，479 例患者；2015 年 8 项研究，其中 3 项 RCT 研究，939 例患者）显示，单侧或双侧部分颅骨切除（前后径 10～15 cm）术（decompressive craniectomy，DC）后 24 h 和 48 h，ICP 分别降低 14.27 mmHg（95%*CI* 4.41～24.13，P＜0.000 01）和 12.69 mmHg（95%*CI* 2.39～22.99，P＜0.000 01）（2 级证据）。两项 LHI 和 ICH 回顾性分析显示，严重颅内压增高（渗透性药物、过度通气、麻醉镇静药治疗后效果不佳）或脑疝患者，病灶侧 DC 术（前后

径 12 cm）可使 ICP 降至（15.0±6.3）mmHg 以下（3 级证据）。

推荐意见

部分颅骨切除术是 TBI（2 级证据，B 级推荐）、LHI 和 ICH（3 级证据，B 级推荐）伴顽固性颅内压增高，或脑疝患者的降颅压治疗措施。颅骨切除的前后径为 10～15 cm（2～3 级证据，B 级推荐）。

5．脑组织切除术

证据背景

一项 LHI 的随机对照研究显示，单侧部分颅骨切除术后 ICP 仍＞30 mmHg 患者，行同侧颞前叶切除术后，生存率为 67%；而未行颞前叶切除术患者，全部死亡（$P<0.001$）（2 级证据）。另一项 TBI 对照研究显示，与单侧清创减压术患者相比，单侧清创减压联合颞叶切除术患者病死率更低（56% *vs.* 7%）（3 级证据）；而双侧颞叶切除术患者均预后不良（100%），其中 60% 死亡，20% 植物状态，20% 重度残疾（3 级证据）。

推荐意见

TBI 或 LHI 单侧部分颅骨切除术后 ICP 仍＞30 mmHg 患者，可选择同侧颞叶脑组织切除术（2～3 级证据，B 级推荐），以降低死亡率，但不推荐双侧颞叶脑组织切除术（3 级证据，C 级推荐）。

（八）降颅压流程

颅内压增高患者的降颅压治疗遵循简便易行、快速有效原则；难治性颅内压增高患者的降颅压治疗遵循从易到难，多种方法叠加强化原则，为了表述方便，并一目了然，简化为表格（表 8-1），供参考使用（专家共识，A 级推荐）。

表 8-1　降颅压治疗流程

治疗步骤	措施
第 1 步原发疾病治疗	消除导致颅内压增高的原因
第 2 步基本治疗	床头抬高 30°
	镇痛镇静（咪达唑仑、丙泊酚、硫喷妥钠等）
	胸内压和腹内压控制
第 3 步药物治疗	渗透性利尿药（甘露醇、高渗盐）
	麻醉药（苯巴比妥、硫喷妥钠）
	其他药物（呋塞米）
第 4 步过度通气治疗	短暂（＜60 min）过度通气（$PaCO_2$ 目标：30 mmHg）
第 5 步低温治疗	目标温度 33～35℃，持续 24～72 h，主动缓慢复温，防止 ICP 反跳
第 6 步手术治疗	颅内占位病变清除术
	侧脑室穿刺脑脊液引流术，或腰池穿刺脑脊液引流术
	部分颅骨切除减压术，必要时切除部分脑组织

共识撰写核心专家：宿英英（首都医科大学宣武医院神经内科）、潘速跃（南方医科大学南方医院神经内科）、彭斌（北京协和医院神经内科）、江文（解放军空军军

医大学西京医院神经内科）、王芙蓉（华中科技大学同济医学院附属同济医院神经内科）、张乐（中南大学湘雅医院神经内科）、张旭（温州医科大学附属第一医院神经内科）、丁里（云南省第一人民医院神经内科）、张猛（陆军军医大学大坪医院神经内科）、崔芳（解放军总医院海南分院神经内科）

共识撰写专家（按姓氏拼音排序）：才鼎（青海省人民医院神经内科）、曹杰（吉林大学第一医院神经内科）、陈胜利（重庆三峡中心医院神经内科）、狄晴（南京脑科医院神经内科）、郭涛（宁夏医科大学总医院神经内科）、胡颖红（浙江大学医学院附属第二医院神经内科）、黄卫（南昌大学第二附属医院神经内科）、黄旭升（中国人民解放军总医院神经内科）、黄月（河南省人民医院神经内科）、李连弟（青岛大学附属医院重症医学科）、李玮（陆军军医大学大坪医院神经内科）、梁成（兰州大学第二医院神经内科）、刘丽萍（首都医科大学附属北京天坛医院神经内科）、刘勇（陆军军医大学第二附属医院神经内科）、马桂贤（广东省人民医院神经内科）、牛小媛（山西医科大学第一医院神经内科）、石向群（兰州军区总医院神经内科）、谭红（湖南长沙市第一医院神经内科）、滕军放（郑州大学第一附属医院神经内科）、田飞（甘肃省人民医院神经内科）、田林郁（四川大学华西医院神经内科）、仝秀清（内蒙古医科大学附属医院神经内科）、王树才（济南军区总医院神经内科）、王为民（兰州军区总医院神经内科）、王长青（安徽医科大学附属第一医院神经内科）、王学峰（重庆医科大学附属第一医院神经内科）、王彦（河北省唐山市人民医院神经内科）、王振海（宁夏医科大学总医院神经内科）、王志强（福建医科大学附属第一医院神经内科）、吴永明（南方医科大学南方医院神经内科）、肖争（重庆医科大学附属第一医院神经内科）、叶红（首都医科大学宣武医院神经内科）、严勇（昆明医科大学第二附属医院神经内科）、杨渝（中山大学附属第三医院神经内科）、游明瑶（贵州医科大学附属医院神经内科）、袁军（内蒙古自治区人民医院神经内科）、曾丽（广西医科大学第一附属医院神经内科）、张蕾（云南省第一人民医院神经内科）、张馨（南京鼓楼医院神经内科）、张艳（首都医科大学宣武医院神经内科）、张永巍（海军军医大学附属长海医院神经内科）、张忠玲（哈尔滨医科大学附属第一医院神经内科）、赵路清（山西省人民医院神经内科）、周立新（北京协和医院神经内科）、周赛君（温州医科大学附属第一医院神经内科）、周中和（沈阳军区总医院神经内科）、朱沂（新疆维吾尔自治区人民医院神经内科）

志谢：感谢首都医科大学宣武医院神经内科刘祎菲、贾庆霞、黄荟瑾博士对共识文献的检索、复习、归纳和整理。感谢首都医科大学宣武医院神经外科专家张鸿祺教授、上海第十人民医院神经外科高亮教授对共识撰写提出的宝贵意见

参考文献从略

（通信作者：宿英英）

（本文刊载于《中华医学杂志》
2018年12月第98卷第45期第3643-3652页）

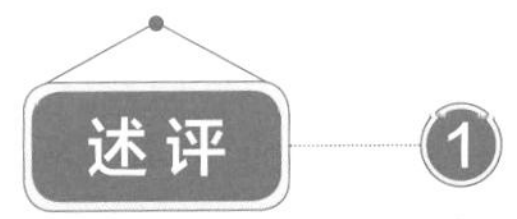

颅内压监控是目标，也是目的

宿英英

2018 年，中华医学会神经病学分会神经重症协作组和中国医师协会神经内科医师分会神经重症专业委员会推出《颅内压增高监测与治疗中国专家共识》。推出的目的在于与时俱进，改变一成不变的颅内压监测与治疗模式；优化尚不完善的颅内压监测与治疗方案；使更多的神经科医师、急诊医师、重症医学科医师目标明确、措施得当、止于至善。

一、颅内压增高的监控

关于颅内压（intracranial pressure ICP）监控，不一定所有 ICP 增高患者均需要监控，但一定部分 ICP 增高患者需要密切监控。无论中国，还是其他国家，很长一段时间内（1910 年至 1970 年）对颅内压的了解，是通过人体侧卧位腰段蛛网膜下腔穿刺所测的脑脊液（cerebrospinal fluid，CSF）静水压力（腰穿 CSF 压力）实现的。但要达到腰穿 CSF 压力监控之目的，则需要多次重复操作，其既增加了脑疝和创伤的风险，又无从获得实时变化的压力数据，使治疗策略的确定或选择更加“犹豫纠结”“模糊不定”“不知所措”。20 世纪 70 年代，平卧脑室 CSF 压力实时监测技术问世，由此开启了一个持续、真实了解 ICP 变化的时代，并很快成为神经重症监护病房（neurocritical care unit,NCU）* 工作的常态，特别是对那些严重脑损伤（昏迷）伴难治性（或顽固性）ICP 增高的患者。有文献报道，与未进行 ICP 监测的严重脑损伤患者相比，ICP 监测后患者病死率下降，并成为生存患者独立的保护性因素。近些年来，越来越多的 NCU 专职医师采用了 ICP 监测技术。据美国一项调研显示，NCU 专职医师实施脑室 ICP 监测是安全有效的，其感染等严重并发症的发生率仅为 3.4%。作者认为，合理地应用 ICP 监测技术可使重症脑损伤伴难治性颅内压增高患者获益。

二、颅内压增高监控的目标

关于 ICP 监控目标，意味着一个相对明了的目标界值可以用来指导治疗，也可以用来预判结局或预后；不一定这个界值适合所有病因的颅内压增高，但一定适合以此作为重要参考依据。最早 ICP 干预界值的设定来自创伤性颅脑损伤（traumatic brain

* 注：现通用英文全称及缩写为 neurocritical intensive care unit, neuro-ICU

iniury，TBI）的临床研究，如果 ICP≥20 mmHg（1 mmHg＝0.133 kPa）并呈持续高居不下趋势，则死亡风险和神经功能恶化风险增加；而经降颅压治疗，维持 ICP≤15 mmHg，病死率和重度神经功能残疾率降低。后续，无论是以全脑性损伤为主的疾病（缺血缺氧性脑病、蛛网膜下腔出血），还是以局限性脑损伤为主的疾病（脑出血、脑梗死），均尝试了 ICP 目标界值的临床研究。结果仅大脑半球大面积梗死（large hemisphere infarction，LHI）的 ICP 目标界值不够明确（≥15 mmHg?）。作者认为，确定和应用一个界值作为治疗目标，更加客观、精准、有的放矢。

三、颅内压增高监控目标的实现

关于 ICP 监控目标的实现，不一定所有 ICP 增高患者实现目标界值均有困难，但一定部分患者实现目标界值困难重重。2017 年，有人提出“难治性颅内压增高”的概念，即 ICP＞20 mmHg 并经标准治疗不奏效；其发生率约为 20%，病死率高达 80%～100%。对此，NCU 的神经重症医师将竭尽全力，除了采取床头抬高 30°、镇痛镇静、渗透性利尿药物（甘露醇、高渗盐）静脉输注等标准降颅压治疗外，还会给予麻醉药，低温、过度通气等强化降颅压治疗。必要时，实施外科手术减压（侧脑室穿刺脑脊液引流、部分颅骨切除等）治疗。作者认为，虽然针对难治性颅内压增高患者的治疗方法并非常规，但实现降颅压目标更加有效。

四、颅内压增高监控目标与目的的统一

关于 ICP 监控目的，不一定所有患者均能获得 ICP 监控目标与预后 / 结局的统一，但多数患者经过精准的 ICP 监控和有效的降颅压治疗，能够达到转危为安、重获新生之目的。ICP 增高之所以危及生命，影响生活质量，是因局部或全脑受到毁灭性或不可逆转的损伤。因此，NCU 医师必须很好地掌握降颅压时机、速度和持续时间。此外，维持一个合理的 ICP 值只是其一，不是全部。错综复杂的脑温变化、脑细胞代谢变化、脑血流灌注变化均可导致不良预后，不一定与颅内压完全一致。作者认为，面对难治性颅内压增高，应当提高起点，即制定规范、优化的监测与治疗方案，即便现阶段这个方案还有局限性和不肯定性。此外，更应追求终点，在理论与实践的无限循环中获得解决问题的力量。

综上，《颅内压增高监测与治疗中国专家共识》是根据现阶段的循证依据撰写的，虽然并不尽善尽美，但已迈出万里之行的第一步，希冀中国急危重症医师在此基础上做得更好，共同推进这一领域临床医学的进步。

参考文献从略

（本文刊载于《中华医学杂志》
2018 年 12 月第 98 卷第 45 期第 3633-3634 页）

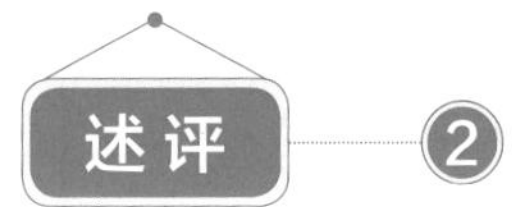

理性对待颅内压增高的监测与治疗

潘速跃

中枢神经系统位于一个封闭的腔隙中，因此，压力对维持正常脑组织功能十分重要。一旦颅内压力缓冲储备丧失，很小的体积改变就可引起颅内压（intracranial pressure，ICP）骤然升高，继而导致脑灌注压（cerebral perfusion pressure，CPP）下降、脑组织缺血缺氧、脑组织水肿肿胀，形成 ICP 增高恶性循环，甚至脑死亡。因此，预防和治疗 ICP 增高是神经重症监护病房十分重要的医疗措施。然而，无论国内还是国外，鲜有独立的 ICP 增高诊治指导文献（指南、共识、规范、推荐意见）。2018 年，中华医学会神经病学分会神经重症协作组和中国医师协会神经内科医师分会神经重症专委会专家应用改良德尔菲方法，经多次讨论与修改，完成了《难治性颅内压增高监测与治疗中国专家共识》（以下简称中国专家共识）的撰写，其主要从 ICP 增高的定义、监测和治疗 3 个方面提出推荐意见，供神经内科、神经外科、重症医学科、急诊医学科和麻醉科等多个专科医师参考应用。

一、颅内压增高指南介绍

近几年，美国和欧洲也陆续推出与 ICP 增高诊治相关的指导性文献（表 8-2），如 2016 年美国颅脑外伤基金会出版了《重症颅脑外伤管理指南（第四版）》，其中 ICP 增高相关内容被多家权威指南引用，尤其是 ICP 和 CPP 界值。但应该指出的是，指南仅针对颅脑外伤，而不是所有神经疾病。2018 年，欧洲危重病医学会（The European Society Intensive Care Medicine，ESICM）推出《神经重症患者的液体管理指南》，其中一个章节专门阐述了渗透性治疗，对神经重症监护病房的临床实践有着重要的指导意义。2018 年 AHA/ASA 推出的《急性缺血性卒中患者早期管理指南》是对 2014 年《伴肿胀的大脑和小脑梗死处理推荐意见》部分内容的更新，其中分别推荐了大脑和小脑梗死伴颅内压增高的处理意见。2017 年，美国神经重症协会出版的《神经急诊生命支持（更新版）》（Emergency Neurological Life Support，ENLS）系列专题书籍中，ICP 增高和脑疝是重要章节之一，其系统地介绍了 ICP 监测与处理指征和流程。由此看来，无论在中国还是在欧美国家，ICP 增高的诊治均是重要的神经危重症话题。

表 8-2 颅内压增高相关指导性文献

指导性文献	ICP 监测与处理界值	ICP 增高内科治疗	ICP 增高外科治疗	ICP 增高一般处理
2014 年《伴肿胀的大脑和小脑梗死处理推荐意见》	不推荐常规 ICP 监测（Ⅲ，C） 幕上梗死应密切观察意识状态和瞳孔情况（Ⅰ，C），小脑梗死应密切观察意识状态和新的脑干症状（Ⅰ，C） 逐渐出现眼球固定和运动反应变差提示病情恶化（Ⅰ，C）	不推荐预防性使用过度换气（Ⅲ，C）、渗透性利尿（Ⅲ）和在脑肿胀之前使用治疗性低温（Ⅱ b，C） 低温、巴比妥和激素治疗伴肿胀的大脑和小脑梗死证据不足（Ⅲ，C） 脑梗死患者因脑组织肿胀导致病情恶化时使用渗透性治疗是合理的（Ⅱ a）	小脑梗死引起的阻塞性脑积水推荐 EVD，但需尽快行减压手术（Ⅰ，C） 60 岁以下，单侧 MCA 梗死，内科治疗后神经功能恶化，在发病 48 h 内行颅骨切除减压和硬膜扩大成形术有效（Ⅰ，B），延迟手术效果不明确，但强烈建议（Ⅰ，B）。优化的手术时机不清楚，以意识水平下降作为判断标准是合理的（Ⅱ a，A）。60 岁以上患者的手术效果和时机不清楚（Ⅱ b，C） 在内科治疗后病情仍恶化的小脑梗死患者应行枕骨下去骨瓣减压和硬膜扩大成形术（Ⅰ，B）	维持正常二氧化碳分压（Ⅱ a，C）；避免使用低渗溶液（Ⅲ，C）；血糖水平控制在 7.8～10.0 mmol/L（Ⅰ，C）；维持正常体温（Ⅱ a，C）
2015 年《脑出血指南》	GCS≤8，有脑疝临床证据，或严重的脑室内积血，或脑积水患者可以考虑 ICP 监测 依据脑血管自动调节功能将 CPP 维持在 50～70 mmHg（Ⅱ b，C）	激素不推荐于 ICP 的治疗（Ⅲ，B）	脑积水患者，尤其是存在意识障碍时，EVD 是合理的（Ⅱ a）。幕上血肿手术治疗可以作为一种挽救生命的措施（Ⅱ b，C），可以降低昏迷、明显中线移位和内科治疗无效高颅压患者的病死率（Ⅱ b，C）。 小脑出血病情恶化或脑干受压或阻塞性脑积水患者应尽快行血肿清除术（Ⅰ，B）	治疗发热是合理的（Ⅱ b，C） 应该监测血糖，高血糖和低血糖均应避免（Ⅰ，C）
2016 年《重症颅脑外伤管理指南》	ICP 和 CPP 监测：推荐重症 TBI 患者监测 ICP 和 CPP 以降低病死率（Ⅱ B） ICP 处理阈值：＞22 mmHg（Ⅱ B）；决策时需结合临床和 CT 综合判断（Ⅲ） CPP 阈值：60～70 mmHg，但最优化 CPP 阈值尚不明确（Ⅱ B）；应避免通过输液和使用升压药将 CPP 维持在 70 mmHg 以上（Ⅲ）	不推荐使用激素（Ⅰ）；不推荐利用巴比妥诱导脑电爆发抑制以预防高颅压（Ⅱ B）；标准化内外科治疗后仍存在的难治性高颅压推荐大剂量巴比妥治疗（Ⅱ B）；不推荐过度换气使 $PaCO_2$≤25 mmHg 以预防颅高压（Ⅱ B）	推荐大面积额顶颞去骨瓣减压术（不小于 12 cm × 15 cm 或直径 15 cm）（Ⅱ A），不推荐双额叶去骨瓣减压术（Ⅲ A） GCS＜6 的重症 TBI 患者可以在前 12 h 行脑脊液引流（Ⅲ），脑脊液引流时零点对准中脑连续引流优于间歇引流（Ⅲ）	无

（待　续）

（续　表）

指导性文献	ICP 监测与处理界值	ICP 增高内科治疗	ICP 增高外科治疗	ICP 增高一般处理
2017 年，ENLS《高颅压和脑疝》	ICP 监测指征： TBI：GCS 3～8，同时脑部 CT 异常或下列 3 项中有 2 项：年龄>40 岁，收缩压<90 mmHg，去脑强直或去皮质状态 非 TBI：昏迷，怀疑颅内压升高 ICP 和 CPP 处理阈值：ICP>22 mmHg，CPP 为 60～70 mmHg	一线治疗：甘露醇和高渗盐降低 ICP 均有效，短暂性（<2 h）过度换气（$PaCO_2$ 目标：30～35 mmHg） 二线治疗：提高血钠浓度，但不超过 160 mmol/L；可团注或持续输注异丙酚（MV） 三线治疗：巴比妥昏迷；低温（32～34℃）治疗；过度换气（$PaCO_2$ 目标：25～34 mmHg），不超过 6 h	急性阻塞性脑积水应行 EVD；有 EVD 时，若 ICP>22 mmHg 可引流脑脊液 5～10 ml 因脑组织肿胀导致病情恶化，经过选择的患者可能从手术减压中获益。在一、二或三线治疗后，ICP 仍不能下降时，均应结合脑部 CT 考虑是否采取手术减压，以挽救生命	头位抬高 30°，头保持在中线；尽可能减少吸痰；保持正常体温；避免使用低渗溶液，纠正低钠血症，大剂量激素仅限于使用在脑肿瘤、脓肿和非感染性炎症引起的血管源性脑水肿
2018 年《神经重症患者的液体管理指南》	推荐神经功能恶化（定义为 GCS 运动评分下降 2 分，或瞳孔反射消失或不对称，或脑部 CT 检查显示恶化），同时 ICP>25 mmHg 时启动渗透性治疗（强烈推荐）；不推荐 ICP>15 mmHg 时启动渗透性治疗（强烈推荐）；建议将 ICP>25 mmHg 作为启动渗透性治疗的触发指标（弱推荐）		无	推荐使用晶体作为液体复苏（弱）和维持（强）的首选液体 不推荐胶体、含糖溶液、低渗溶液或白蛋白作为液体复苏（强 - 弱）和维护液体（强）
2018 年《急性缺血性卒中患者早期管理指南》	与 2014 年比较主要更新和新推荐内容： 因脑组织肿胀导致急性严重病情恶化，可短暂使用过度换气（$PaCO_2$ 目标 30～34 mmHg）（Ⅱ a，C）。推荐小脑梗死后阻塞性脑积水患者行 EVD，但是否行减压手术需根据梗死面积、脑干受压和内科治疗效果综合判断（Ⅰ，CED）。60 岁以上，单侧 MCA 梗死，内科治疗后神经功能仍恶化，在发病 48 h 内可行颅骨切除减压和硬膜扩大术，因为手术可以减少 50% 的病死率，生存者 mRS 为 3 者占 11%，但 mRS≤2 者为 0（Ⅱ b，BR）			
2018 年《中国专家共识》	临床和影像提示颅内严重病变和显著 ICP 增高（专家共识，A 级推荐）。根据病因和术前或术后推荐 ICP 处理阈值为 15～30 mmHg	可选择甘露醇或高渗盐降低 ICP（Ⅱ，B）；可选择苯巴比妥、硫喷妥钠降 ICP，不推荐使用芬太尼（Ⅱ，B）；不推荐使用激素（Ⅰ～Ⅲ，B）；短暂过度通气（<60 min），$PaCO_2$ 控制目标为 30 mmHg；低温治疗（Ⅱ，B）	可根据 ICP 增高的病因行血肿清除，侧脑室穿刺引流，腰大池脑脊液引流，部分颅骨切除，脑组织切除术缓解难治性 ICP 增高（Ⅱ～Ⅲ，B～C）	头位抬高 30°；适当镇静，控制躁动；在胸部物理护理时尽可能避免引起 ICP 升高；避免或降低腹压升高

注：ICP. 颅内压；CPP. 脑灌注压；EVD. 脑室外引流；TBI. 脑外伤

二、颅内压增高干预界值

应该强调，并非所有ICP增高均需要处理，原因是：①降颅压治疗是对症处理，并非对因治疗；②在一定范围内，颅内压具有代偿功能，不会引起CPP不足；③降颅压药物均存在不良反应，如渗透性利尿药导致的水电解质紊乱和肾功能损伤；④在病因不去除的情况下，ICP降低会引起静水压增高，导致ICP反弹。因此，降颅压治疗需要权衡利弊，并非所有的ICP增高均需处理。那么，在什么情况下需要降颅压处理呢？美国新版《重症颅脑外伤管理指南》将ICP增高处理的界值从20 mmHg提高至22 mmHg，体现了对ICP处理的谨慎态度。2018年ESICM《神经重症患者的液体管理指南》建议，当神经功能恶化伴ICP≥25 mmHg时，启动渗透性治疗。

此外，ICP增高并不是唯一的降颅压指征。多数学者认为，ICP在15～25 mmHg之间时，需要考虑以下几点：①影像资料提示的ICP增高的原因和程度，尤其需要了解有无手术指征；②结合多模监测结果，如脑氧饱和度、脑代谢、脑灌注等综合判断；③动态观察处理后的各项指标变化，优化降颅压治疗策略。中国专家共识推荐，ICP干预的阈值需要考虑不同疾病病种，并针对脑外伤（traumatic brain injury，TBI）、大脑半球大面积梗死（large hemispheric infarction，LHI）和蛛网膜下腔出血（subarachnoid hemorrhage，SAH）提出了不同建议，其中TBI和LHI还根据是否手术进行了区分。虽然有关分层降颅压治疗的证据等级不高（2～4级），却是目前仅有的根据病因和手术与否提出的不同推荐意见。

三、颅内压增高基础处理

中国专家共识对避免或加重ICP增高提出了非常具体的推荐意见，如适当抬高头位、控制体温、减少吸痰刺激、维持正常二氧化碳分压、管控血糖和纠正低钠血症等。此外，出于对静脉回流影响颅内压的重视，提出了避免胸压（如减少吸痰刺激）和腹压增高的处理意见，使维护ICP的医疗与护理更加精细化。

四、颅内压增高的内科治疗

1. 预防措施　几乎所有的国内外指导性文献均不推荐激素、巴比妥、渗透性利尿药和过度换气预防ICP增高，理由如下：①这些预防措施改善预后的证据并不充分；②这些预防措施均有一定的不良反应；③在病理情况下，一旦ICP降低可使跨毛细血管静水压增大，加重脑水肿。

2. 治疗措施　甘露醇和高渗盐是最常用的渗透性利尿药，可快速降低ICP。2014年AHA/ASA《伴肿胀的大脑和小脑梗死处理推荐意见》推荐，当脑肿胀出现眼球固定和运动反应变差时使用甘露醇。2018年ESICM指南推荐，当GCS运动评分降低2分，

或瞳孔双侧不对称 / 对光反射消失，或 CT 显示病变恶化而 ICP＞25 mmHg 时，应启动渗透性治疗。中国专家共识推荐参考 ICP 界值进行处理，同时考虑 CPP 变化。

过度换气可短暂降低 ICP，中国专家共识根据文献证据推荐用于颅脑外伤患者。2018 年 AHA/ASA《急性缺血性卒中患者早期管理指南》推荐，缺血性卒中患者可使用过度换气（$PaCO_2$ 30～34 mmHg）降低 ICP。ENLS 推荐，过度换气可选择性用于一般治疗失败的难治性 ICP 增高，但建议不超过 6 h。

五、颅内压增高的外科治疗

手术治疗是针对 ICP 增高患者挽救生命的措施。中国专家共识推荐，部分颅骨切除减压术可作为 TBI、LHI 和 ICH 患者难治性 ICP 增高或脑疝的治疗手段之一。从手术效果来说，小脑梗死的预后最好，74% 患者的 mRS 可达 0～1 分；其次是 LHI，60 岁以下的患者可显著降低病死率并改善预后，60 岁以上患者术后仍可显著降低病死率，但良好预后不如 60 岁以下患者。中国一项年龄跨度 18～80 岁的 LHI 患者随机对照研究显示，无论＜60 岁组，还是＞60 岁组，部分颅骨切除减压手术均可使患者病死率下降，神经功能预后改善。2011 年 DECRA 多中心研究显示，将一线治疗后 1 h 内，ICP 至少持续 15 min 高于 20 mmHg 的 TBI 患者随机分为手术组和内科治疗组，结果 2 组病死率并无显著差异，且手术组不良预后显著高于对照组（70% *vs.* 51%，$P=0.02$）。2016 年 RESCUE ICP 多中心研究发现，各种内科治疗无效的 ICP＞25 mmHg 并持续＞1 h 的 TBI 患者随机分为手术组和继续内科治疗组，结果显示，病后 6 个月，手术组病死率明显低于对照组，12 个月手术组良好预后明显高于对照组。虽然 2 个研究结果相悖，但多数专家认为，部分颅骨切除减压术可作为内科治疗无效的难治性 ICP 增高患者的挽救生命措施。

六、颅内压增高研究方向

首先，ICP 监测是治疗决策的重要参考依据，但 ICP 会受各种因素影响，仅凭 ICP 决定治疗措施过于简单。因此，除了考虑 ICP 界值外，还需参考脑血流、脑氧和脑代谢等监测结果。开展治疗效果的综合性分析可能是未来研究的方向。脑血管自动调节功能（cerebral autoregulation，CA）的监测与判定，对血压控制和高颅压处理具有重要指导意义。当 CA 正常时，可采用 CPP 作为治疗目标；当 CA 异常时，应对各种影响 ICP 的因素进行监管。因此，判断 CA 正常与否成为关键，而目前床旁 CA 监测难以实现。其次，需要加强 ICP 增高的个体化治疗研究，如究竟是 ICP 重要，还是 ICP 调节能力储备更重要；是 CPP 重要，还是脑血流储备更重要等。已有系列研究发现，应用压力反应指数寻找最佳 CPP 可改善 TBI 患者预后，ICP 平均搏动幅度（mean pulse amplitude，AMP）和 ICP 波幅与平均压的相关系数（correlation coefficient between AMP amplitude and mean pressure，RAP）可反映 ICP 代偿能力，比 ICP 界值对临床的指导意义更大。

参考文献

[1] 中华医学会神经病学分会神经重症协作组，中国医师协会神经内科医师分会神经重症专业委员会. 难治性颅内压增高的监测与治疗中国专家共识. 中华医学杂志，2018，98（45）：3643-3652.

[2] Carney N, Totten AM, O'Reilly C, et al. Guidelines for the management of severe traumatic brain injury, fourth edition. Neurosurgery, 2017, 80 (1): 6-15.

[3] Oddo M, Poole D, Helbok R, et al. Fluid therapy in neurointensive care patients: ESICM consensus and clinical practice recommendations. Intensive Care Med, 2018, 44 (4): 449-463.

[4] Powers WJ, Rabinstein AA, Ackerson T, et al. American Heart Association Stroke Council. 2018 Guidelines for the early management of patients with acute ischemic stroke: a guideline for healthcare professionals from the American Heart Association/American Stroke Association. Stroke, 2018, 49 (3): e46-e110.

[5] Wijdicks EF, Sheth KN, Carter BS, et al. American Heart Association Stroke Council. Recommendations for the management of cerebral and cerebellar infarction with swelling: a statement for healthcare professionals from the American Heart Association/American Stroke Association. Stroke, 2014 , 45 (4): 1222-1238.

[6] Cadena R, Shoykhet M, Ratcliff JJ. Emergency Neurological Life Support. Intracranial Hypertension and Herniation. Neurocrit Care, 2017, 27 (Suppl 1): 82-88.

[7] Helbok R, Meyfroidt G, Beer R. Intracranial pressure thresholds in severe traumatic brain injury. The injured brain is not aware of ICP thresholds! Intensive Care Med, 2018, 44 (8): 1318-1320

[8] Myburgh JA. Intracranial pressure thresholds in severe traumatic brain injury. Intensive Care Med, 2018, 44 (8): 1315-1317.

[9] Grände PO. Critical evaluation of the lund concept for treatment of severe traumatic head injury, 25 years after its introduction. Front Neurol, 2017, 8: 315.

[10] Wilson MH. Monro-Kellie 2. 0: The dynamic vascular and venous pathophysiological components of intracranial pressure. J Cereb Blood Flow Metab, 2016, 36 (8): 1338-1350.

[11] Smith M. Refractory intracranial hypertension: the role of decompressive craniectomy. Anesth Analg, 2017, 125 (6): 1999-2008.

[12] Zhao J, Su YY, Zhang Y, et al. Decompressive hemicraniectomy in malignant middle cerebral artery infarct: a randomized controlled trial enrolling patients up to 80 years old. Neurocrit Care, 2012, 17 (2): 161-171.

[13] Cooper DJ, Rosenfeld JV, Murray L, et al. DECRA Trial Investigators, Australian

and New Zealand Intensive Care Society Clinical Trials Group. Decompressive craniectomy in diffuse traumatic brain injury. N Engl J Med, 2011, 364 (16): 1493-1502.

［14］ Hutchinson PJ, Kolias AG, Timofeev IS, et al. RESCUEicp Trial Collaborators. Trial of decompressive craniectomy for traumatic intracranial hypertension. N Engl J Med, 2016, 375 (12): 1119-1130.

［15］ Czosnyka M, Pickard JD, Steiner LA. Principles of intracranial pressure monitoring and treatment. Handb Clin Neurol, 2017, 140: 67-89.

［16］ Hall A, O'Kane R. The best marker for guiding the clinical management of patients with raised intracranial pressure-the RAP index or the mean pulse amplitude? Acta Neurochir (Wien), 2016, 158 (10): 1997-2009.

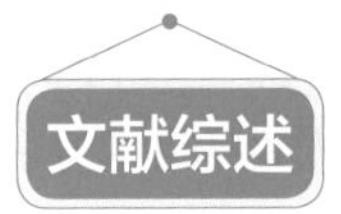

降颅压药物治疗研究进展

黄荟瑾　宿英英

正常颅内压（intracranial pressure，ICP）范围在 3～15 mmHg，持续超过 20 mmHg 需要立即予以干预。ICP 增高为神经科常见急危重症，可见于脑血管病、创伤性脑损伤（traumatic brain injury，TBI）、颅内感染和颅内肿瘤等。ICP 增高的持续时间与死亡率呈正相关。ICP 增高时，脑组织受压，甚至脑疝形成。与此同时，脑灌注压（cerebral perfusion pressure，CPP）下降，脑组织因血流减少而无法得到充分的氧供。因此，早期识别 ICP 增高，并予以有效干预，具有极其重要的临床意义。目前常用的降颅压方法包括药物、过度通气、连续性肾脏替代治疗、低温治疗和外科手术等。本文聚焦药物降颅压治疗。

一、渗透性利尿药

无论引起 ICP 增高的病因是什么，渗透性利尿都被认为是降低 ICP 的主要方法，并应该尽快实施。已经证实，脑实质 80% 的成分为水（细胞内和细胞间质），其体积对液体的变化非常敏感。

甘露醇是一种渗透性利尿药（非代谢糖醇），即可通过血脑屏障形成渗透梯度，将水从细胞间质转移至血管腔内，又可通过减少肾小管对水和钠的重吸收而产生利尿作用，由此发挥脱水降低 ICP 作用。此外，甘露醇还可降低血液黏度，继而脑血管反应性收缩，脑血容量减少，ICP 下降。在过去的几十年里，甘露醇一直被认为是治疗脑水肿的首选药物。为此，2018 年中华医学会神经病学分会神经重症协作组、中国医师协会神经内科医师分会神经重症专委会撰写的《难治性颅内压增高的监测与治疗中国专家共识》推荐首选甘露醇降 ICP 治疗（2 级证据，B 级推荐）。甘露醇推荐剂量为 0.25～1.00 g/kg，合理选择日用量和总用量可避免低血容量、高钠血症和肾功能障碍等药物不良反应。

高渗盐水的降颅压原理与甘露醇类似，即先引起血管内高渗透压，进而在血脑屏障之间发生水的渗透转移。然而，高渗盐水通过刺激心房利钠肽释放而产生的利尿效果不如甘露醇强大，因此发生低血容量、低血压的概率减少。目前关于高渗盐水最佳给药浓度尚无统一意见，应用 3.0%～23.5% 浓度的氯化钠均有报道，另外团注还是持续用药亦尚未统一意见。2019 年的一项 meta 分析（12 项 RCT 研究，438 例）比较了甘露醇与高渗盐水对 TBI 患者的降颅压效果，结果发现，高渗盐水与甘露醇在降低 ICP、改善神经功能预后和降低死亡率方面无显著差异，而高渗盐水对顽固性 ICP 增高的治疗效果更佳。

甘油是一种具有热值的生理物质，是糖代谢和脂代谢的中间产物，其通过提高血浆渗透压，在血浆和脑之间形成渗透压梯度而发挥降颅压作用。甘油在肾小球滤过，并在肾小管完全重吸收，因此，甘油通常不伴有明显的负液平衡，但其在细胞膜可自由扩散，因而存在血管内溶血问题。甘油对脑血流的影响及作为氧自由基清除剂的保护作用与甘露醇相似，但由于甘油的反跳现象，不推荐作为首选降颅压药物。

二、镇静麻醉药

巴比妥类药物降颅压机制尚不清楚，但可能与脑组织的代谢和氧耗下降、血管阻力增加，以及自由基清除有关。2012 年的一项系统回顾（7 项研究，341 例）显示，巴比妥类药物能够降低 ICP，但不能降低死亡率和致残率。并且巴比妥类药物的低血压不良反应可能会抵消降低 ICP 对脑灌注压（平均动脉压－颅内压）的影响。2013 年，欧洲一项对 TBI 患者的调查发现，大剂量巴比妥类药物可有效降低 ICP，但血流动力学不稳定的情况也很常见，因而并未显著改善重症 TBI 患者预后。据此，2017 年美国 TBI 患者管理指南推荐，对于血流动力学稳定的患者，可应用大剂量巴比妥类药物控制经标准药物治疗和外科治疗无效的难治性 ICP 增高。2018 年中国专家共识推荐，难治性 ICP 增高患者可选用巴比妥类药物降低 ICP，但须注意低血压风险。

氯胺酮是一种 N- 甲基 -D- 天冬氨酸受体拮抗药，与依托咪酯和异丙酚相比，氯胺酮起效快，无肾上腺抑制和低血压作用，因此常用于快速诱导插管。2015 年的一项系统回顾（10 项研究，953 例）发现，氯胺酮对 ICP 的影响不够稳定，即有升有降，且变化甚微，但对脑灌注压或神经系统预后无不良影响。2018 年的一项回顾研究（96 例）显示，对接受气管插管的 TBI 患者，氯胺酮用于管控 ICP 可降低死亡率。因此，目前对氯胺酮的应用存在争议，尚需进一步大样本随机对照研究。

三、皮质类固醇

脑水肿分为细胞毒性水肿和血管源性水肿，细胞毒性脑水肿与细胞膜功能不全有关，而血管源性水肿与血脑屏障功能障碍有关。目前已知血管源性脑水肿对皮质类固醇反应良好，可起到降低 ICP 的作用，但对细胞毒性水肿的作用尚不清楚。2005 年的一项 RCT（10 008 例）研究显示，与安慰剂对照组比对，皮质类固醇组的 TBI 患者死亡率和严重残疾率增加。2005 年的一项脑出血系统性回顾分析（8 项 RCT 研究，256 例）发现，并无证据表明皮质类固醇可使脑出血患者获益，相反还会增加严重不良反应的风险。2011 年的一项缺血性脑卒中荟萃分析（8 项研究，466 例）显示，皮质类固醇治疗未能使神经功能预后改善。因此，当前多个指南均不推荐皮质类固醇用于降低脑出血、脑梗死、TBI 患者的 ICP，或改善预后。

中枢神经系统感染可伴有 ICP 增高。已有动物研究证据表明，皮质类固醇可能通过减轻炎症反应、减轻脑和脊髓水肿，以及降低 ICP 而使患者获益。2 项有关中枢神经系统感染（细菌性脑膜炎和结核性脑膜炎）的系统回顾分析（25 项研究，4121 例；9 项研究，1337 例）显示，皮质类固醇可降低死亡率和神经功能残疾，故推荐该类患者使用皮质类固醇。

四、其他药物

乙酰唑胺是一种碳酸酐酶抑制药，可以减少脉络丛脑脊液的产生，从而降低 ICP。一项纳入 22 例隐球菌性脑膜炎患者的 RCT 研究发现，与安慰剂对照组对比，接受乙酰唑胺治疗的患者静脉碳酸氢盐水平显著降低，氯离子水平升高，严重不良事件发生率增高，由此试验被迫提前终止。但有 2 项针对特发性颅内压增高（idiopathic intracranial hypertension，IIH）的 RCT 研究（分别纳入 165 例和 40 例）显示，乙酰唑胺能起到有效的降颅压作用，且患者能够耐受其不良反应。因此，在常规降颅压药物效果不佳时，可尝试乙酰唑胺治疗 ICP 增高。

呋塞米是一种非渗透性利尿药，主要作用于肾髓袢升支的髓质部，因阻断对氯离子的再吸收而排出大量氯化钠和水分，起到脱水利尿作用。已有 2 项队列研究表明，单独使用呋塞米几乎无降颅压作用，但与甘露醇联合使用时，可增加降压幅度和延长降压时间。因此，在渗透性利尿药降颅压效果不佳时，可加用呋塞米以强化治疗。

五、小结

降颅压药物的临床应用已持续了几十年，随着临床研究进展，临床医师对其疗效评价更加客观、理性，临床应用也趋于适度、合理。何时、何地、何种情况下选择或联合何种降颅压药物已成为神经科医师，特别是神经重症医师处理神经急危重症的基本技能。

第一作者：黄荟瑾，2016 级硕士研究生，2019 级博士研究生
通讯作者：宿英英，硕士、博士研究生导师

参考文献

[1] Bershad EM, Humphreis WE, Suarez JI. Intracranial hypertension. Semin Neurol, 2008, 28 (5): 690-702.

[2] Majdan M, Mauritz W, Wilbacher I, et al. Timing and duration of intracranial hypertension versus outcomes after severe traumatic brain injury. Minerva Anestesiol, 2014, 80 (12): 1261-1272.

[3] Nordström CH, Reinstrup P, Xu W, et al. Assessment of the lower limit for cerebral perfusion pressure in severe head injuries by bedside monitoring of regional energy metabolism. Anesthesiology, 2003, 98 (4): 809-814.

[4] Ropper AH. Management of raised intracranial pressure and hyperosmolar therapy. Pract Neurol, 2014, 14 (3): 152-158.

[5] Ropper AH. Hyperosmolar therapy for raised intracranial pressure. N Engl J Med, 2012, 367 (8): 746-752.

[6] 中华医学会神经病学分会神经重症协作组，中国医师协会神经内科医师分会神经重症专业委员会．难治性颅内压增高的监测与治疗中国专家共识．中华医学杂志，2018，98（45）：3643-3652.

[7] Seo W, Oh H. Alterations in serum osmolality, sodium, and potassium levels after repeated mannitol administration. J Neurosci Nurs, 2010 , 42 (4): 201-207.

[8] 宿英英，朱海英．甘露醇对脑功能损伤患者血浆渗透压及其预后影响．药物不良反应杂志，2006，8（005）：332-335.

[9] 朱海英，宿英英．重症脑卒中患者并发高渗血症的危险因素．中华神经科杂志，2006（11）：762-765.

[10] Ziai WC, Toung TJ, Bhardwaj A. Hypertonic saline: first-line therapy for cerebral edema? J Neurol Sci, 2007, 261 (1-2): 157-166.

[11] Mortazavi MM, Romeo AK, Deep A, et al. Hypertonic saline for treating raised intracranial pressure: literature review with meta-analysis. J Neurosurg, 2012, 116 (1): 210-221.

[12] Mangat HS, Härtl R. Hypertonic saline for the management of raised intracranial pressure after severe traumatic brain injury. Ann N Y Acad Sci, 2015, 1345: 83-88.

[13] Pasarikovski CR, Alotaibi NM, Al-Mufti F, et al. Hypertonic saline for increased

intracranial pressure after aneurysmal subarachnoid hemorrhage: a systematic review. World Neurosurg, 2017, 105: 1-6.

[14] Gu J, Huang H, Huang Y, et al. Hypertonic saline or mannitol for treating elevated intracranial pressure in traumatic brain injury: a meta-analysis of randomized controlled trials. Neurosurg Rev, 2019, 42 (2): 499-509.

[15] Frank, MS, Nahata MC, Hilty MD. Glycerol: a review of its pharmacology, pharmacokinetics, adverse reactionsand clinical use. Pharmacotherapy, 1981, 1 (2): 147-160.

[16] Otsubo K, Katayama Y, Kashiwagi F, et al. Comparison of the effects of glycerol, mannitol, and urea on ischemic hippocampal damage in gerbils. Acta Neurochir Suppl (Wien), 1994, 60: 321-324.

[17] Berger C, Sakowitz OW, Kiening KL, et al. Neurochemical monitoring of glycerol therapy in patients with ischemic brain edema. Stroke, 2005, 36 (2): e4-6.

[18] Nordström CH, Messeter K, Sundbärg G, et al. Cerebral blood flow, vasoreactivity, and oxygen consumption during barbiturate therapy in severe traumatic brain lesions. J Neurosurg, 1988, 68 (3): 424-431.

[19] Chen HI, Malhotra NR, Oddo M, et al. Barbiturate infusion for intractable intracranial hypertension and its effect on brain oxygenation. Neurosurgery, 2008, 63 (5): 880-887.

[20] Roberts I, Sydenham E. Barbiturates for acute traumatic brain injury. Cochrane Database Syst Rev, 2012, 12 (12): CD000033.

[21] Majdan M, Mauritz W, Wilbacher I, et al. Barbiturates use and its effects in patients with severe traumatic brain injury in five European countries. J Neurotrauma, 2013, 30 (1): 23-29.

[22] Carney N, et al. Guidelines for the management of severe traumatic brain injury, fourth edition. Neurosurgery, 2017, 80 (1): 6-15.

[23] Sibley A, Mackenzie M, Bawden J, et al. A prospective review of the use of ketamine to facilitate endotracheal intubation in the helicopter emergency medical services (HEMS) setting. Emerg Med J, 2011, 28 (6): 521-525.

[24] Cohen L, Athaide V, Wickham ME, et al. The effect of ketamine on intracranial and cerebral perfusion pressure and health outcomes: a systematic review. Ann Emerg Med, 2015, 65 (1): 43-51.

[25] Cornelius BG, Webb E, Cornelius A, et al. Effect of sedative agent selection on morbidity, mortality and length of stay in patients with increase in intracranial pressure. World J Emerg Med, 2018, 9 (4): 256-261.

[26] Shapiro HM. Intracranial hypertension: therapeutic and anesthetic considerations. Anesthesiology, 1975, 43 (4): 445-471.

[27] Edwards P, Arango M, Balica L et al. CRASH trial collaborators. Final results of MRC CRASH, a randomised placebo-controlled trial of intravenous corticosteroid in adults with head injury-outcomes at 6 months. Lancet, 2005, 365 (9475): 1957-1959.

[28] Feigin VL, Anderson N, Rinkel GJ, et al. Corticosteroids for aneurysmal subarachnoid haemorrhage and primary intracerebral haemorrhage. Cochrane Database Syst Rev, 2005, 20 (3): CD004583.

[29] Sandercock PA, Soane T. Corticosteroids for acute ischaemic stroke. Cochrane Database Syst Rev, 2011, 2011 (9): CD000064.

[30] Cook AM, Morgan Jones G, Hawryluk GWJ, et al. Guidelines for the acute treatment of cerebral edema in neurocritical care patients. Neurocrit Care, 2020 , 32 (3): 647-666.

[31] Scheld WM, Dacey RG, Winn HR, et al. Cerebrospinal fluid outflow resistance in rabbits with experimental meningitis. Alterations with penicillin and methylprednisolone. J Clin Invest, 1980, 66 (2): 243-253.

[32] Brouwer MC, McIntyre P, Prasad K, et al . Corticosteroids for acute bacterial meningitis. Cochrane Database Syst Rev, 2015, 2015 (9): CD004405.

[33] Prasad K, Singh MB, Ryan H. Corticosteroids for managing tuberculous meningitis. Cochrane Database Syst Rev, 2016, 4 (4): CD002244.

[34] McCarthy KD, Reed DJ. The effect of acetazolamide and furosemide on cerebrospinal fluid production and choroid plexus carbonic anhydrase activity. J Pharmacol Exp Ther, 1974, 189 (1): 194-201.

[35] Newton PN, Thai le H, Tip NQ, et al. A randomized, double-blind, placebo-controlled trial of acetazolamide for the treatment of elevated intracranial pressure in cryptococcal meningitis. Clin Infect Dis, 2002, 35 (6): 769-772.

[36] Kattah JC, Pula JH, Mejico LJ, et al. CSF pressure, papilledema grade, and response to acetazolamide in the idiopathic intracranial hypertension treatment trial. J Neurol, 2015, 262 (10): 2271-2274.

[37] Celebisoy N, Gökçay F, Sirin H, et al. Treatment of idiopathic intracranial hypertension: topiramate vs acetazolamide, an open-label study. Acta Neurol Scand, 2007, 116 (5): 322-327.

[38] Levin AB, Duff TA, Javid MJ. Treatment of increased intracranial pressure: a comparison of different hyperosmotic agents and the use of thiopental. Neurosurgery, 1979, 5 (5): 570-575.

[39] 许百男. 甘露醇、速尿分用和合用的降颅压疗效观察. 中华外科杂志，1988，26（4）：230-232.

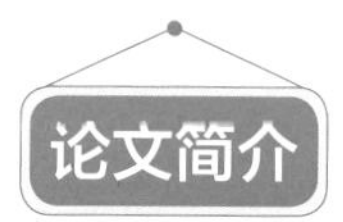

格列本脲改善癫痫持续状态造模大鼠的脑水肿及预后

林镇州 潘速跃

【研究背景】

格列本脲是一种磺酰脲类受体1受体拮抗药，近年来在各种神经系统疾病模型中显示出神经保护作用。本研究旨在探讨格列本脲能否改善癫痫持续状态（status epilepticus，SE）造模动物的脑水肿和预后。

【研究方法】

雄性Sprague-Dawley大鼠（$n=134$）成功接受2.5 h的SE造模后，被随机分配到格列本脲或溶媒对照组。格列本脲组大鼠给予负荷剂量为10 mg/kg的格列本脲，随后每6 h给予1.2 mg的维持剂量，连续使用3 d。对照组采用相同容积的溶媒。比对2组生存率、癫痫复发频率和脑水肿变化等。

【研究结果】

第28天，格列本脲组生存率（47.8%，11/23只）明显高于溶媒对照组（22%，8/36只），与溶媒对照组相比，格列本脲显著降低了SE大鼠自发性复发癫痫的频率和持续时间。第28天，SE大鼠出现认知功能障碍，经格列本脲处理后认知功能部分恢复。此外，格列本脲组几个脑区的脑水肿减轻，神经细胞丢失减少。分子生物学研究发现，磺酰脲类受体1/瞬时受体电位M4（SUR1-TRPM4）异二聚体的亚基在SE后均显著上调，但经格列本脲处理后部分抑制。此外，敲除SE大鼠*Trpm4*基因，可以减少血脑屏障破坏和神经元损失，起到类似于格列本脲的抑制作用。

【研究结论】

格列本脲治疗可显著提高SE造模大鼠的生存率和神经预后。格列本脲的有益作用与下调SUR1-TRPM4通道、减轻脑水肿和减少神经损伤有关。

原文文献

Lin Z，Huang H，Gu Y，et al. Glibenclamide ameliorates cerebral edema and improves outcomes in a rat model of status epilepticus. Neuropharmacology，2017，121：1-11.

第一作者：林镇州，2014级博士研究生

通信作者：潘速跃，博士研究生导师

大脑半球大面积梗死伴难治性颅内压增高

范琳琳

【病例摘要】

患者，女性，64岁，左利手，身高168 cm，体重65 kg。主因“突发右侧肢体无力10小时38分，加重伴言语不清7小时38分”入院。

患者于10小时38分前（2020年7月15日2点38分）起夜时突发右侧肢体无力，上肢无法抬举，下肢行走拖曳。立即去当地医院诊治。7小时38分前，右侧肢体无力加重，伴说话费力、吐字不清，转入我院急诊。急诊查体：血压175/84 mmHg；意识清楚，构音障碍；瞳孔直径3 mm，对光反射灵敏；双眼向左凝视，右侧鼻唇沟变浅，伸舌右偏；右上肢肌力0级，右下肢肌力Ⅱ级，左侧肢体肌力Ⅴ级，双侧腱反射（++），右侧巴宾斯基征阳性。NIHSS评分12分，GCS评分15分。启动脑卒中绿色通道系统评估，存在血管内治疗指征（图8-1），拟实施。

患者既往高血压病史15年，冠心病、高脂血症8年，陈旧性脑梗死7年，病前mRS为0分，吸烟30余年。

患者入院诊断：急性脑梗死（左侧颈内动脉闭塞，大动脉粥样硬化型）；高血压3级，极高危；高脂血症；冠心病，陈旧性脑梗死。

患者入院后血管内治疗：①因躁动明显，故给予全身麻醉、气管插管和机械通气；②血管造影显示左侧颈内动脉起始部闭塞，予Solumbra技术取栓3次，直接抽吸一次性取栓（a direct aspiration first-pass thrombectomy，ADAPT）抽吸2次，取出大量血栓，部分血栓逃逸至A2段和M3以远分支，TICI为2 b级再通；③颈内动脉起始部植入支架；④术中平板CT显示基底核区高密度影，考虑出血伴造影剂外渗（图8-2）。

入院当天（2020年7月15）9点30分返回病房。查体：麻醉未醒状态，气管插管，机械通气（A/C模式）；体温36.4℃，心率60次/分，呼吸20次/分，血压196/101 mmHg。左侧瞳孔4.5 mm，对光反射迟钝，右侧瞳孔3 mm，对光反射灵敏。给予乌拉地尔维持收缩压为100～120 mmHg，甘露醇（125 ml，每4小时1次）降低颅内压（intracranial pressure，ICP），因脑出血未启动抗血小板治疗。10点30分双能CT显示左额颞叶大面积梗死，左侧基底节及放射冠区造影剂渗出合并脑出血，左侧侧脑室内积血（图8-3）。14点体温37.9℃，心率60次/分，呼吸29次/分，血压114/64 mmHg；嗜睡，NIHSS评分28分。17点转入神经内科重症监护病房，体温38.2℃，心

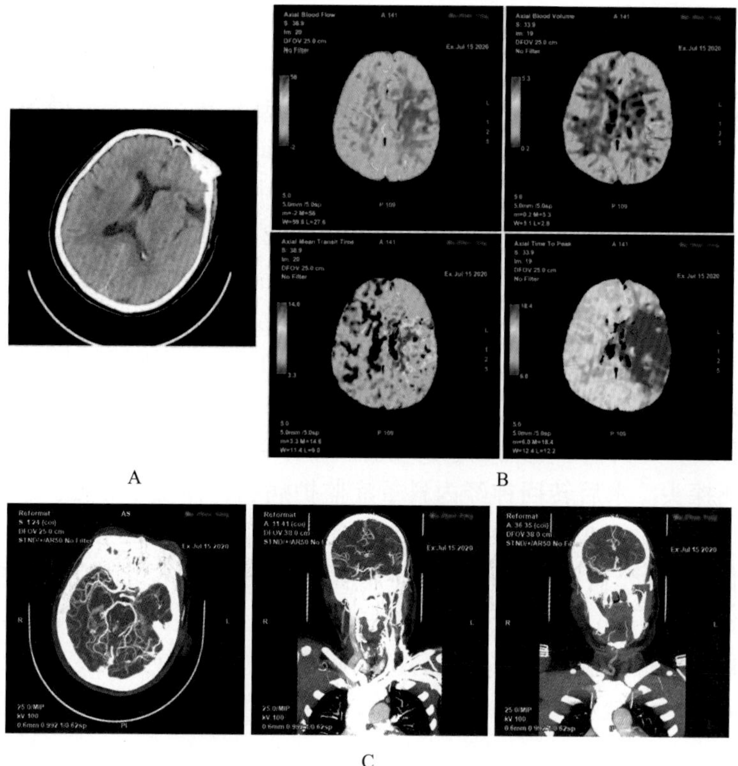

图 8-1　病后 4 h（2020-07-15）影像学检查

A. 脑部 CT 检查显示：左侧基底节、放射冠、额岛叶密度减低，豆状核模糊征、岛带征，左侧侧脑室略受压；B. 螺旋 CT 门静脉造影（CTP）显示：左侧大脑中动脉供血区血流灌注达峰时间（TTP）延迟，脑血流量（CBF）与脑血容量（CBV）存在错配；C. 计算机体层摄影血管造影（CTA）显示：左侧颈内动脉起始部闭塞

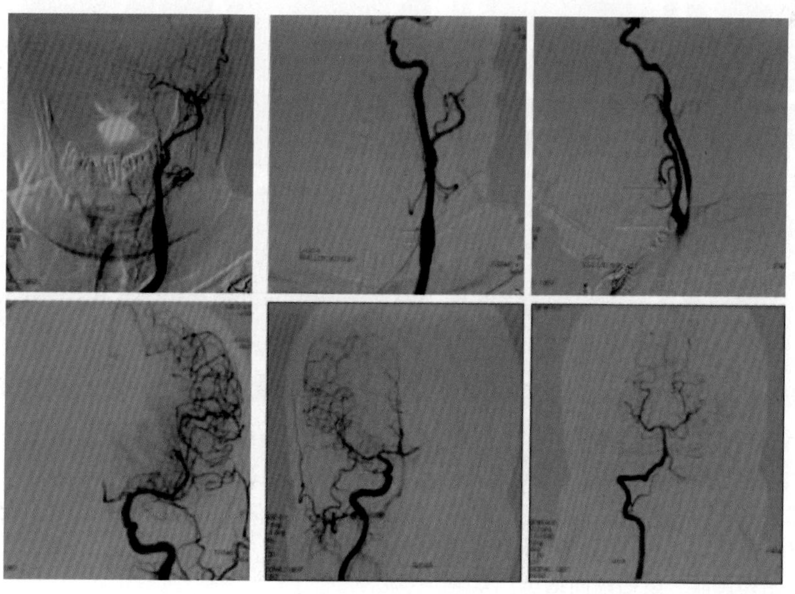

图 8-2　病后 4.5 h（2020-07-15）数字减影血管造影（DSA）显示：左侧颈内动脉起始部闭塞，经取栓、抽吸操作后 TICI 为 2b 级再通，颈内动脉起始部植入支架 1 枚，残余轻度狭窄

率 58 次 / 分，呼吸 18 次 / 分，血压 131/66 mmHg，浅昏迷，双侧瞳孔 3 mm，对光反射迟钝，GCS 为 5T，NIHSS 为 30 分，提示血管内治疗后早期神经功能恶化（early neurological deterioration，END）。给予标准内科治疗，包括床头抬高 30°、控制收缩压 120～140 mmHg，维持 PaO_2 80～140 mmHg、$PaCO_2$ 35～40 mmHg，维持血 Na^+ 140～150 mmol/L，间歇充气加压装置预防下肢深静脉血栓，甘露醇联合低温控制 ICP（核心体温 34℃），亚胺培南抗感染。10 h 后双瞳孔 3 mm，对光反射恢复至灵敏。

入院次日（2020 年 7 月 16 日）16 点（血管内治疗后 20 h），患者左侧瞳孔对光反射迟钝，经颅彩色多普勒超声（transcranial color Doppler ultrasound，TCCD）显示左侧颈内动脉闭塞，提示颈内动脉支架再闭塞。脑部 CT 显示左侧额顶颞岛叶新发大面积梗死（图 8-4）。紧急予以部分颅骨切除（10 cm×12 cm）减压术。术中剪开硬脑膜后，脑组织向外膨出，压力高、色苍白、搏动差，予以人工硬脑膜减张缝合，术中置入硬膜下 ICP 监测探头。术后转回神经内科重症监护病房，体温 37.3℃，心率 60 次 / 分，呼吸 18 次 / 分，血压 150/64 mmHg，药物镇静状态；ICP 29～32 mmHg（床头抬高 30° 时）。再次甘露醇联合血管内低温治疗（膀胱目标温度 34℃），24 h 后 ICP 降至 21～23 mmHg，双瞳孔 3 mm，对光反射灵敏。持续低温 5 d 后（ICP 波动在 14～17 mmHg）启动复温。48 h 后膀胱温度升至 35℃，ICP 随之升至 18～20 mmHg；予以减缓复温速度，并联合 10% 高渗盐水（65 ml，每 8 小时 1 次；血钠管控目标 155 mmol/L）。7 d 后

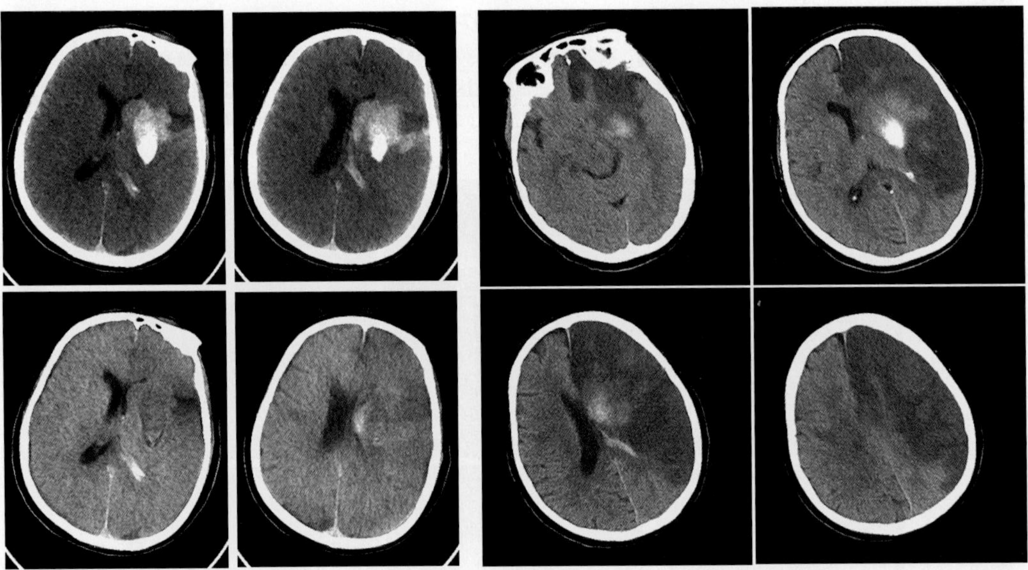

图 8-3　血管内治疗后 2 h（2020-07-15）双能 CT 显示左侧基底节及放射冠区高密度影，虚拟平扫部分消失，考虑造影剂渗出合并脑出血，左侧侧脑室内积血，左额颞叶脑梗死，左侧半球脑组织肿胀，脑沟脑回消失、左侧侧脑室受压，中线右移 3 mm

图 8-4　血管内治疗后 34 h（2020-07-16）脑部 CT 显示左侧基底核区及放射冠脑出血合并造影剂渗出，左侧脑室内积血，左侧额顶颞岛叶新发脑梗死，中线右移 9.4 mm

（2020 年 7 月 29 日）膀胱温度 36.5℃，ICP 15～17 mmHg，停止低温治疗并复查脑部 CT（图 8-5 和图 8-6）。

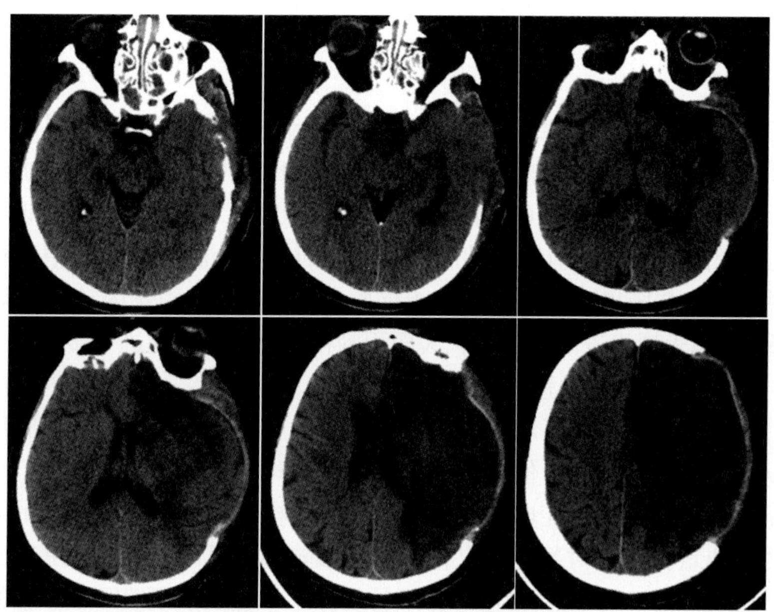

图 8-5　病后 15 d，部分颅骨切除术后 14 d（2020-07-29）脑部 CT 显示：左侧额颞顶叶部分颅骨切除减压术后，脑组织向外扩张，左侧基底节及放射冠区脑出血范围减小、密度减低，左侧侧脑室受压较前减轻，脑室内脑出血已吸收，左侧额顶颞岛叶大面积脑梗死，部分脑组织存活

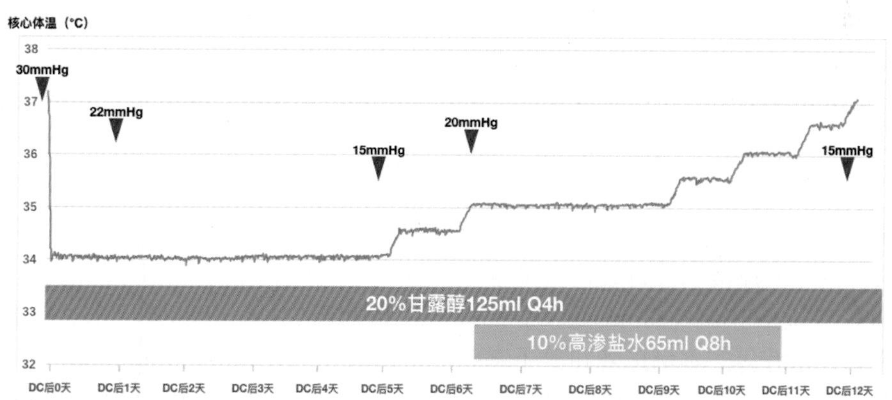

图 8-6　黄线标识为膀胱温度，红色标识为 CIP，蓝色标识为 20% 甘露醇静脉输注，绿色标识为 10% 高渗盐静脉输注。在 DC 术后低温治疗和渗透性药物治疗期间，膀胱低温（34℃）5 d，持续复温 7 d，维持常温（36.5～37.5℃）直至出院。病变侧脑实质 ICP 监测显示：DC 术后 ICP 为 30 mmHg；低温 24 h 后 ICP 降至 22 mmHg；复温开始前 ICP 降至 15 mmHg；复温后 ICP 小幅升至 20 mmHg，即刻减慢复温速度并增加 10% 高渗盐水；复温结束时 ICP 恢复至 15 mmHg。血钠维持在 130～150 mmol/L

入院第 17 天，撤呼吸机，拔除气管插管。体温 37.1℃，心率 95 次 / 分，呼吸 19 次 / 分，血压 134/76 mmHg，意识清楚，构音障碍，对答切题，可遵嘱执行指令；双瞳孔 3 mm，对光反射灵敏；双眼球可至中轴位，右侧鼻唇沟浅，右侧肢体肌力 0 级，右侧巴宾斯基征阳性；左侧肢体肌力上肢Ⅴ级，下肢Ⅲ级。NIHSS 为 16 分,mRS 为 5 分。

入院第 22 天，转出重症监护病房，进一步康复治疗。

【病例讨论】

本例患者为颈内动脉闭塞所致的急性大面积脑梗死。在治疗过程中，先后遇到 2 个难点：①血管内治疗后，虽然实现了血流 TICI 2b 级再通，但因再灌注损伤出现血管内治疗后早期神经功能恶化（脑水肿和症状性脑出血），临床表现为意识状态明显加重，ICP 迅速增高，影像学脑组织肿胀、脑沟脑回变浅、脑室受压和中线移位；②血管内治疗后，因合并脑出血转化，故未予抗血小板治疗，继而颈内动脉支架在术后 24 h 内再闭塞，临床表现为进展性缺血，大面积脑梗死形成，由此进一步加重了脑水肿和 ICP 增高，脑部 CT 显示中线移位进行性加重。

此时，如何评估 ICP 增高风险成为救治的关键。通常，临床指标和影像学动态监测可作为 ICP 的半定量指标，但这些手段常受到多种因素的影响，如麻醉镇静药对临床指征判定的影响、离开重症监护病房进行影像学检查对危重患者安全的影响，以及非持续监测和非量化指标对判定结果精准性的影响等。目前，有创 ICP 监测仍被视为 ICP 增高的“金标准”。本例患者在部分颅骨切除术中置入了硬膜下 ICP 监测探头，实现了床旁、实时、持续、量化 ICP 监测与分析的目标。有创 ICP 的优选顺序依次为脑室内、脑实质内、硬膜下、硬膜外。有研究证实，约 53% 的硬膜下 ICP 监测值低于脑室内 ICP。由此提示，本例患者的 ICP 值可能更高。当 ICP≥20 mmHg 时死亡风险显著升高（OR=3.5），ICP≥25 mmHg 时神经功能恶化（意识水平下降、GCS 评分降低、脑疝形成）风险显著增高（RR=3.042）。通常，ICP 的干预界值为 20 mmHg，本例患者以此目标展开了积极的救治。

对 ICP 增高的治疗包括基础治疗、一线治疗和二线治疗。基础治疗包括床头抬高 30°、保持颈部和躯干同轴、维持正常血压和血容量、避免发热、避免低氧血症、避免低蛋白血症、维持 $PaCO_2$ 在 35～40 mmHg、维持钠 140～150 mmol/L 和镇痛镇静等。一线治疗为渗透性脱水治疗，包括甘露醇、高渗盐水、白蛋白（低蛋白血症时）和呋塞米等，其中甘露醇仍为首选，常规推荐剂量 0.25～0.50 g/kg，每 4～6 小时 1 次，并维持血浆渗透压 300～320 mOsm/L。二线治疗包括部分颅骨切除减压术、低温治疗、巴比妥昏迷治疗等。本例患者在给予基础治疗，以及二线治疗的甘露醇和部分颅骨切除减压术后，ICP 仍高达 30 mmHg，呈难治性 ICP 增高状态，由此后续又增加了低温治疗。低温治疗 24 h 后 ICP 约降低 8 mmHg。经上述一系列降颅压联合治疗，患者 ICP 得到较为理想的控制，转出神经内科重症监护病房时意识转清，可遵嘱配合查体，影像学中线移位回归，侧脑室受压基本解除，部分脑组织得以存活。

【小结】

ICP 增高多见于神经重症患者，难治性 ICP 增高的病死率高达 80%～100%。为此，神经重症医师需积极控制 ICP，改善患者预后。

参考文献

［1］ 中华医学会神经病学分会，中华医学会神经病学分会脑血管病学组．中国急性脑梗死后出血转化诊治共识 2019．中华神经科杂志，2019，52（4）：252-265．

［2］ 中华医学会神经病学分会神经重症协作组，中国医师协会神经内科医师分会神经重症专委会．大脑半球大面积梗死监护与治疗中国专家共识．中华医学杂志，2017，97（9）：645-652．

［3］ 中华医学会神经病学分会神经重症协作组，中国医师协会神经内科医师分会神经重症专业委员会．难治性颅内压增高的监测与治疗中国专家共识．中华医学杂志，2018，98（45）：3643-3652．

［4］ Torbey MT, Bosel J, Rhoney DH, et al. Evidence-based guidelines for the management of large hemispheric infarction: a statement for health care professionals from the Neurocritical Care Society and the German Society for Neuro-intensive Care and Emergency Medicine. Neurocrit Care, 2015, 22 (1): 146-164.

［5］ Wijdicks EF, Sheth KN, Carter BS, et al. Recommendations for the management of cerebral and cerebellar infarction with swelling: a statement for healthcare professionals from the American Heart Association/American Stroke Association. Stroke, 2014, 45 (4): 1222-1238.

第九章
呼吸泵衰竭诊治

共识

呼吸泵衰竭监测与治疗中国专家共识

中华医学会神经病学分会神经重症协作组
中国医师协会神经内科医师分会神经重症专业委员会

呼吸泵衰竭（respiratory pump failure）是导致危重神经系统疾病患者预后不良甚至死亡的急危重症。无论中枢神经系统损伤，还是周围神经系统病变，均可发生呼吸泵衰竭，而对呼吸泵衰竭的快速识别（诊断）和准确处理可有效降低患者病死率，并为神经系统功能的恢复提供时机。为此，中华医学会神经病学分会神经重症协作组和中国医师协会神经内科医师分会神经重症专业委员会推出《呼吸泵衰竭监测与治疗中国专家共识》，其主要内容包括呼吸泵衰竭的定义、呼吸泵衰竭的监测和呼吸泵衰竭的治疗三个部分。

共识撰写方法与步骤（按照改良德尔菲法）：①撰写方案由神经重症协作组组长起草，撰写核心组成员审议。②文献检索、复习、归纳和整理（1960—2017 年 Medline 和 CNKI 数据库）由撰写工作小组（4 名神经内科博士）完成。③按照 2011 版牛津循证医学中心（Center for Evidence-based Medicine，CEBM）的证据分级标准，确认证据级别和推荐意见。④共识撰写核心组成员 3 次回顾文献并修改草稿，其中 1 次面对面讨论，并由组长归纳、修订。⑤最终由全体成员独立确认推荐意见，并进行充分讨论。对证据暂不充分，但 75% 的专家达成共识的意见予以推荐（专家共识）；90% 以上高度共识的意见予以高级别推荐（专家共识，A 级推荐）。

一、呼吸泵衰竭定义

证据背景

呼吸泵是指呼吸驱动结构，包括产生自主呼吸的延髓呼吸中枢、完成呼吸动作的脊髓、周围神经、神经肌肉接头和呼吸肌，调节呼吸频率、节律和幅度的桥脑、中脑和大脑。呼吸泵任何结构受损，均可因自主呼吸驱动力不足或自主呼吸调节障碍而引起肺通气不足，临床表现为低氧血症和高碳酸血症，即呼吸泵衰竭（Ⅱ型呼吸衰竭）。常见引起呼吸泵衰竭的神经系统疾病包括脑外伤、脑卒中、脑肿瘤、脑炎、脊髓炎、运动神经元病、急性炎性多发性神经根神经病、重症肌无力、多发性肌炎、肌营养不良和药物中毒等。

推荐意见

呼吸泵衰竭以自主呼吸驱动力不足和呼吸调节障碍为临床特征，表现为低氧血症和高碳酸血症（Ⅱ型呼吸衰竭）时，可危及生命；对此，神经重症医师必须尽早展开监测与治疗，以降低病死率（专家共识）。

二、呼吸泵衰竭监测

证据背景

呼吸泵衰竭分为代偿期和失代偿期。代偿期最初表现为呼吸频率增快，血气分析显示呼吸性碱中毒合并或不合并轻度二氧化碳分压（partial pressure of oxygen，PaO_2）下降；进而因肺泡低通气下降而呼吸频率增快，但二氧化碳分压（partial pressure of carbon dioxide，$PaCO_2$）正常；最后表现为高碳酸血症、低氧血症和呼吸性酸中毒。失代偿期表现为呼吸困难、端坐呼吸、大汗、咳嗽无力、咳痰困难和言语不连贯，体格检查可见呼吸频率增快、心率增快、启用辅助呼吸肌（胸锁乳突肌、肋间肌、腹肌）和胸腹反常运动（吸气时腹部内陷，而呼气时腹部膨出，与正常相反）。当调控延髓自主呼吸中枢的脑结构受损时，可因损伤部位不同而出现特异性的呼吸频率与节律的紊乱，如大脑半球或间脑病变可出现潮式呼吸，中脑被盖部病变可出现中枢神经源性过度呼吸，中脑下部或脑桥上部病变可出现长吸气式呼吸，脑桥下部病变可出现丛集式呼吸，延髓病变可出现共济失调式呼吸，此类患者发生呼吸泵衰竭时，可能并不仅表现为呼吸频率变化，还有节律的改变。

呼吸泵衰竭监测包括呼吸肌力评估、脉搏血氧饱和度（saturation of pulse oximetry，SpO_2）监测、持续呼气末二氧化碳分压（end-tidal carbon dioxide pressure，$ETCO_2$）和持续经皮二氧化碳分压监测、血气分析（pH、PaO_2、$PaCO_2$、碳酸氢根）、胸部X线、胸部CT等。呼吸肌力评估包括临床观察（呼吸节律、呼吸频率、呼吸动度）和肺功能仪测定呼吸量（潮气量、最大吸气压力、最大呼气压力、咳嗽峰值流速等）。

推荐意见

掌握呼吸泵衰竭的监测技术与方法，关注呼吸泵衰竭的早期临床表现，为尽早展开呼吸功能支持治疗提供依据（专家共识，A 级推荐）。

三、呼吸泵衰竭治疗

（一）无创机械通气治疗

证据背景

无创正压通气（noninvasive positive pressure ventilation，NIPPV）可用于急性炎性多发性神经根神经病、运动神经元病、重症肌无力、肌营养不良等，由此避免气管插管或再插管，减少机械通气时间、延长生存期和改善肺功能。

2008 年，一项回顾性队列研究（60 例次）显示，24 例次肌无力危象患者采用 NIPPV 的双水平正压通气（BiPAP）模式治疗后，14 例次（58.3%）避免了气管插管。BiPAP 治疗失败的独立因素是 BiPAP 之初的 $PaCO_2$＞45 mmHg（1 mmHg＝0.133 kPa）（P＝0.04），在高碳酸血症发生之前采用 BiPAP 治疗可避免气管插管和长时间机械通气（4 级证据）。2009 年，一项回顾性观察研究显示，14 例肌无力危象患者应用了 NIPPV，其中 8 例（57.1%）患者避免了气管插管。APACHE Ⅱ评分＜6 分和血碳酸氢根浓度＜30 mmol/L，是 NIPPV 治疗成功的独立预测因素（4 级证据）。

2017 年，一项 Cochrane 系统回顾（1 项 RCT，41 例患者）显示，与标准治疗（药物、康复、姑息支持治疗）比对，NIPPV（标准治疗和 NIPPV 治疗）可使肌萎缩侧索硬化症患者生存期中位数延长 48 d（219 d *vs.* 171 d，P＝0.0062）；亚组分析显示，不伴或伴有轻中度神经性球麻痹患者，生存期中位数延长 205 d（216 d *vs.* 11 d，P＝0.0059），伴有严重神经性球麻痹患者，NIPPV 治疗无效（2 级证据）。2009 年，一项循证综述显示，症状性高碳酸血症（端坐呼吸、呼吸困难或晨起头痛），夜间呼气末 CO_2 分压＞50 mmHg，夜间 SpO_2＜90% 持续 1 min 以上，最大吸气压力（maximal inspiratory pressure，MIP）＜－60 cmH_2O（1 cm H_2O＝0.098 kPa），鼻吸气压力（sniff nasal pressure，SNP）＜40 cmH_2O 或用力肺活量（forced vital capacity，FVC）＜50% 预测值等，提示呼吸功能不全，需考虑给予 NIPPV 治疗（4 级证据）。

2011 年，一项随访研究（101 例）显示，Duchenne 型肌营养不良患者的生存期，应用 NIPPV 时间（7.4±6.1）年，其中 26 例患者需要持续 NIPPV，但无须住院治疗；与非 NIPPV 治疗患者（70 例）比对，拔除气管插管后给予 NIPPV 治疗患者（31 例）生存期延长（Kaplan-Meier 生存曲线显示）（4 级证据）。2014 年，另一项随访研究（300 例）显示，79 例 Duchenne 型肌营养不良患者应用 NIPPV，其中 20 例因病情需要接受持续 NIPPV 维持生存，每例患者平均应用 16 年，可避免气管切开和住院治疗（4 级证据）。

2003 年，一例病例报道显示，不伴神经性球麻痹的急性炎性多发性神经根神经病患者成功应用 2 周 NIPPV 而避免了气管插管（4 级证据）。2006 年，2 例病例报道显示，进展性急性炎性多发性神经根神经病患者，应用 NIPPV 虽然可短时改善氧合，但患者均不能避免气管插管和机械通气，且 1 例患者突然出现发绀（4 级证据）。

NIPPV 治疗前，必须排除意识障碍患者，呼吸微弱或停止、排痰无力等呼吸泵衰竭患者，不能配合 NIPPV 治疗患者。NIPPV 治疗后，血气分析指标无改善患者仍需及时开始有创机械通气治疗。

推荐意见

1．重症肌无力（4 级证据，D 级推荐）、运动神经元病（2 级证据，B 级推荐）、肌营养不良（4 级证据，D 级推荐）患者可予 NIPPV 治疗。

2．NIPPV 治疗指征包括：症状性高碳酸血症，夜间呼气末 CO_2 分压＞50 mmHg，夜间 SpO_2＜90% 持续 1 min 以上，MIP＜－60 cmH_2O，SNP＜40 cmH_2O 或 FVC＜50% 预测值（4 级证据，D 级推荐）。

3．无确切证据支持急性炎性多发性神经根神经病患者应用 NIPPV 治疗（4 级证据，D 级推荐）。

4．意识障碍、呼吸微弱或无力、咳痰明显无力的患者禁止使用 NIPPV 治疗（专家共识）。

5．NIPPV 期间注意 $PaCO_2$、气道分泌物监测（专家共识）。

（二）气管插管

证据背景

存在呼吸泵衰竭相关神经疾病，并出现严重低氧血症或离碳酸血症，预测需要较长时间机械通气，不能自主清除上呼吸道分泌物，有误吸或窒息高风险等气管插管指征，均需紧急建立人工气道。

推荐意见

患者出现严重低氧血症和（或）高碳酸血症（PaO_2＜60 mmHg，尤其是充分氧疗后仍＜60 mmHg；$PaCO_2$ 进行性升高，pH 动态下降），以及气道保护能力明显下降时，应予气管插管（专家共识，A 级推荐）。

（三）气管切开

证据背景

2017 年，一项系统回顾和荟萃分析（10 项 RCT，503 例患者）显示，急性脑损伤（脑外伤、脑卒中、脑炎、脑病和癫痫持续状态）患者早期气管切开（≤10 d）可降低远期病死率（*RR*＝0.57，95%*CI* 0.36～0.90，*P*＝0.02）、减少平均机械通气时间 2.72 d（95%*CI* －1.29～－4.15 d，*P*＝0.002）、减少平均重症监护病房（intensive care unit，ICU）滞留时间 2.55 d（95%*CI* －0.50～－4.59，*P*＝0.01），但早期气管切开并未降低近期病死率（*RR*＝1.25，95%*CI* 0.68～2.30，*P*＝0.47），并且增加了气管切开率（*RR*＝1.58，95%*CI* 1.24～2.02，*P*＜0.001）（1 级证据）。

推荐意见

急性脑损伤符合气管切开适应证患者需尽早（≤10 d）气管切开，以降低远期病死率，缩短机械通气时间和ICU滞留时间，但可能增加气管切开率（1级证据，B级推荐）。

（四）机械通气

证据背景

当出现呼吸频率、节律、幅度严重异常，如呼吸频率>35～40次/分或<6～8次/分；突然自主呼吸减弱或消失；血气分析显示严重通气和氧合障碍（PaO_2<60 mmHg，经充分氧疗后仍<60 mmHg；$PaCO_2$进行性升高，pH动态下降）等机械通气指征时，需积极给予机械通气治疗。

推荐意见

呼吸频率、节律、幅度严重异常，经充分氧疗后PaO_2无改善、$PaCO_2$进行性升高，pH动态下降时，可考虑机械通气治疗（专家共识）。

（五）机械通气撤离

证据背景

2001年，一项神经外科（颅脑外伤、蛛网膜下腔出血、脑出血、肿瘤、脊柱外伤等）机械通气患者（100例）RCT显示，程序化撤机组和经验性撤机组的机械通气时间中位数均为6 d，两组患者预后并无差别（2级证据）。2008年，另一项神经外科机械通气患者（318例）RCT显示，程序化撤机组的再插管率低于经验性撤机组（5% *vs.* 12.5%，P=0.047），但两组机械通气时间、ICU停留时间、病死率和气管切开率差异无统计学意义（2级证据）。2015年，一项神经内科（卒中、脑炎、急性炎性多发性神经根神经病、急性播散性脑脊髓炎、重症肌无力等）机械通气患者（144例）RCT显示，与经验性撤机相比，程序化撤机的机械通气时间更短（10.8 d *vs.* 14.2 d），但差异无统计学意义（P=0.106），而住ICU时间有缩短趋势（19.0 d *vs.* 26.1 d）（P=0.063）（2级证据）。

推荐意见

推荐机械通气患者以自主呼吸试验为核心的程疗化撤机方案（表9-1）（2级证据，B级推荐）。

（六）气管插管拔除

证据背景

2001年，一项神经外科机械通气患者（100例）的RCT显示，GCS评分和氧合指数与成功拔管相关（P<0.001，P<0.0001）（2级证据）。2004年，一项通过自主呼吸试验的内科ICU患者（88例）前瞻性观察性研究显示，拔管失败患者咳嗽峰值流速低于成功拔管患者[（58.1±4.6）L/min *vs.*（79.7±4.1）L/min，P=0.03]，咳嗽峰值流速≤60 L/min患者拔管失败风险增加5倍（RR=4.8，95%CI 1.4～16.2），痰液分

泌量≥2.5 ml/h 患者拔管失败风险增加 3 倍（*RR*＝3.0，95%*CI* 1.0～8.8），不能遵嘱完成 4 项简单指令（睁眼、视物追踪、握手、伸舌）患者的拔管失败率增加 4 倍（*RR*＝4.3，95%*CI* 1.8～10.4），上述 3 项危险因素全部具备者的拔管失败率 100%，而不具备上述危险因素者的拔管失败率仅为 3%（*RR*＝23.2，95%*CI* 3.2～167.2）（3 级证据）。2009 年，一项综合 ICU 自主呼吸试验（130 例）前瞻性观察性研究显示，拔管失败患者平均咳嗽峰值流速明显低于拔管成功患者[（36.3±15.0）L/min *vs.*（63.6±32.0）L/min，*P*＜0.001]，最佳界值为 35 L/min，不能遵嘱咳嗽或咳嗽峰值流速≤35 L/min 的患者拔管失败率为 24%，而咳嗽峰值流速＞35 L/min 的患者仅为 3.5%（*RR*＝6.9，95%*CI* 2～24）（3 级证据）。2015 年，一项内科 ICU 患者（225 例）前瞻性观察研究显示，拔管前机械通气时间＞7 d（校正 *OR*＝3.66，95%*CI* 1.54～8.69）、咳嗽力量减弱（校正 *OR*＝5.09，95%*CI* 1.88～13.8）、严重左室收缩功能降低（左室射血分数≤30%）（校正 *OR*＝5.23，95%*CI* 1.65～16.6）是拔管失败的独立危险因素（3 级证据）。

表 9-1　程序化撤机方案

编号	程序化撤机步骤
1	每天对机械通气患者进行筛查试验，评估撤机可能性 若筛查试验不合格，继续机械通气治疗，并每天重复筛查试验。若筛查试验合格，进行 30～120 min 的自主呼吸试验（spontaneous breathing trial，SBT）
2	若 SBT 成功，撤离机械通气；若 SBT 失败，继续机械通气治疗，并积极纠正 SBT 失败原因，根据患者情况逐步降低机械通气支持条件
3	纠正 SBT 失败原因后，再次实施 SBT，直至 SBT 成功或呼吸机参数设置降至频率为 4 次 / 分，且压力支持为 7 cmH_2O 时，撤离机械通气
编号	**筛查试验合格标准**
1	导致机械通气的病因好转或祛除
2	呼气末正压（positive end-expiratory pressure，PEEP）≤5 cmH_2O，氧合指数（PaO_2/FiO_2）≥200 mmHg
3	一般患者的吸氧浓度（fraction of inspired oxygen，FiO_2）≤0.40，pH≥7.25 慢性阻塞性肺疾病患者 FiO_2＜0.35，pH＞7.30，动脉血氧分压（PaO_2）＞50 mmHg
4	血流动力学稳定，无心肌缺血动态变化，无明显低血压，不需或只需小剂量血管活性药物，如多巴胺＜10 μg/（kg · min）
5	有较好的自主呼吸能力，浅快呼吸指数（f/Vt）＜105 注：不符合以上任何一条标准均为筛查试验不合格
编号	**SBT 成功标准**
1	动脉血气指标稳定：FiO_2＜0.40，SpO_2≥0.90；PaO_2≥60 mmHg，pH≥7.32；动脉血 CO_2 分压（$PaCO_2$）增加≤10 mmHg
2	血流动力学指标稳定：心率（heart rate，HR）＜140 次 / 分，且 HR 改变＜20%；收缩压＞90 mmHg 和＜180 mmHg，且血压改变＜20%，不需应用血管活性药物或不需要加大用量
3	呼吸指标稳定：RR≤35 次 / 分，且 RR 改变≤50%；无意识或精神状态改变，无大汗，无呼吸做功增加（未使用辅助呼吸肌，无矛盾呼吸） 注：不符合以上任意一条标准均为 SBT 失败
编号	**撤机成功标准**
1	撤离机械通气后 72 h 内无须再次机械通气支持

2009 年，一项系统回顾和荟萃分析（11 项前瞻性队列研究，2303 例患者）显示，

气囊漏气试验诊断上气道梗阻的敏感性为 0.56（95%*CI* 0.48～0.63）、特异性为 0.92（95%*CI* 0.90～0.93）；而气囊漏气试验预测再插管的敏感性为 0.63（95%*CI* 0.38～ 0.84），特异性为 0.86（95% *CI* 0.81～0.90），但是研究之间存在显著的异质性（1 级证据）。

2000 年，一项脑外伤患者前瞻性队列研究（136 例）显示，符合拔管指征的患者延迟拔管可导致肺炎增加（38% *vs.* 21%，$P<0.05$）、住 ICU 时间延长（中位数 8.6 d *vs.* 3.8 d，$P<0.001$），符合拔管指征患者因 GCS≤8 分而气管插管拔除明显延迟（10 d *vs.* 7 d，$P<0.001$）（3 级证据）。2008 年，一项脑损伤（脑外伤、脑肿瘤、脑卒中）患者（16 例）预实验研究显示，GCS＜8 分患者在具备气道保护能力的前提下，气管插管拔除安全、可行（3 级证据）。

推荐意见

1. 存在咳嗽呼气峰值流速降低（≤35 或≤60 L/min）、痰液量增加（＞2.5 ml/h）、不能遵嘱完成指令、机械通气时间＞7 d、咳嗽力量减弱、严重左室收缩功能减低患者，需暂缓气管插管拔除（2～3 级证据，B 级推荐）。

2. 在考虑可行气管插管拔除前，可用气囊漏气试验预测气管插管拔除和再插管风险。若气囊漏气量减少且具有喉部水肿危险因素时，暂缓气管插管拔除；若无喉部水肿危险因素，仍可考虑气管插管拔除（1 级证据，B 级推荐）。

3. 意识障碍但不伴肺炎，且咳嗽反射良好的患者，可尝试气管插管拔除（3 级证据，C 级推荐）。

（七）气管切开套管拔除

证据背景

2014 年，一项系统回顾（7 项前瞻和 3 项回顾描述研究）显示，咳嗽能力（最大呼气压力≥40 cmH_2O、咳嗽峰值流速＞160 L/min）和气切套管封堵耐受能力＞24 h 是两项气管切开套管拔除评估指标。此外，意识水平、痰液分泌量和性质、吞咽功能、二氧化碳分压、气道狭窄、年龄、合并症等也需作为参考评估指标，据此制定的拔管前定量和半定量参数评分（quantitative and semiquantitative parameters，QSQ）评分（表 9-2）可用于预测气切套管拔除（1 级证据）。

推荐意见

咳嗽能力和气切套管封堵耐受时间是气切套管拔除的主要评估指标，可选用 QSQ 评估量表综合判断拔管可行性（1 级证据，B 级推荐）。

（八）气道清理

证据背景

2013 年，一项系统回顾（31 项 RCT、1 项前瞻性队列研究，2453 例患者）显示，包括常规胸部物理（体位引流、叩击、震动排痰）治疗、肺内冲击通气（intrapulmonary percussive ventilation）、呼气正压等非药物性气道清理技术虽然安全性好，但改善肺功能、气体交换功能和氧合功能有限（差异无统计学意义）（1 级证据）。

表 9-2　定量和半定量参数（QSQ）评分量表

参数	界值	缺失	符合
客观定量指标（主要标准）	最大呼气压力≥40 cmH_2O	0	20
咳嗽	咳嗽峰值流速＞160 L/min		
气切套管封堵	≥24 h	0	20
半定量指标（次要标准）			
年龄	＜70 岁	0	5
意识水平	非清醒 / 清醒	0	5
吞咽	障碍 / 正常	0	5
痰液	黏稠 / 稀薄	0	5
气切原因	其他 / 肺炎或气道梗阻	0	5
气道	支气管镜下气管狭窄＜50%	0	5
高碳酸血症	$PaCO_2$＜60 mmHg	0	5
合并症	≥1 项或无	0	5

注：①若所有主要标准符合，无论次要标准如何，气管切开套管拔除成功的可能性很高；②若仅一项主要标准符合，且大部分次要标准符合，气管切开套管拔除成功的可能性较高；③若无主要标准符合而所有次要标准均符合，气管切开套管拔除成功的可能性较高；④若无主要标准符合且次要标准符合项目少于 3 项，气管切开套管拔除成功的可能性很低

2015 年，一项系统回顾（8 项 RCT，1 项回顾性队列研究，379 例患者）显示，祛痰药物（乙酰半胱氨酸、肝素＋乙酰半胱氨酸、沙丁胺醇、异丙托溴铵）和生理盐水，对促进咳痰、改变痰液量和性状、改善肺功能和肺不张并无有效作用（1 级证据）。

2013 年，一项系统回顾研究（5 项 RCT，164 例患者），显示，震动排痰、叩背、体位引流、吸痰等护理措施（＜30 min）可使 ICP 短暂升高，其中吸痰前后 ICP 改变最为明显［（19.65±8.24）mmHg *vs.*（26.35±12.82）mmHg，$P<0.05$］；护理措施结束 10 min 后，ICP 可基本恢复基线水平（$P>0.05$）（1 级证据）。

推荐意见

1. 气道清理技术是安全的，但缺乏患者获益证据（1 级证据，B 级推荐）。在未获得新证据之前，可延续以往护理常规（专家共识）。

2. 祛痰药物可用于气道清理，但缺乏患者获益证据。因此，不推荐常规使用（1 级证据，B 级推荐）。

3. 颅内压显著升高患者，需缩短气管内吸痰、震动排痰、体位引流和叩背等胸部物理护理时间（＜30 min）（1 级证据，B 级推荐）。

（九）呼吸中枢兴奋药

以兴奋呼吸中枢为目标的呼吸中枢兴奋药临床研究缺如。

推荐意见

鉴于目前尚无呼吸泵衰竭患者应用呼吸兴奋药的研究，呼吸中枢兴奋药的使用可暂延续以往常规治疗，但有必要加强研究，证实药物的有效性（专家共识）。

共识撰写核心专家：宿英英（首都医科大学宣武医院神经内科）、潘速跃（南方医

科大学南方医院神经内科）、彭斌（北京协和医院神经内科）、江文（解放军空军医科大学神经内科）、王芙蓉（华中科技大学同济医学院同济医院神经内科）、张乐（中南大学湘雅医院神经内科）、张旭（温州医科大学附属第一医院神经内科）、丁里（云南省第一人民医院）、张猛（陆军军医大学附属大坪医院神经内科）、崔芳（解放军总医院海南分院神经内科）

共识撰写专家（按姓氏拼音排序）：才鼎（青海省人民医院神经内科）、曹秉振（济南军区总医院神经内科）、曹杰（吉林大学白求恩医学部第一临床医学院神经内科）、陈胜利（重庆三峡中心医院神经内科）、狄晴（南京医科大学附属脑科医院神经内科）、范琳琳（首都医科大学宣武医院神经内科）、郭涛（宁夏医科大学总医院神经内科）、胡颖红（浙江大学医学院附属第二医院神经内科）、黄卫（南昌大学第二附属医院神经内科）、黄旭升（解放军总医院神经内科）、黄月（河南省人民医院神经内科）、李连弟（青岛大学医学院附属医院神经内科）、李玮（陆军军医大学大坪医院神经内科）、梁成（兰州大学第二医院神经内科）、刘丽萍（首都医科大学附属天坛医院神经内科）、刘勇（陆军军医大学第二附属医院神经内科）、马桂贤（广东省人民医院神经内科）、牛小媛（山西医科大学第一医院神经内科）、石向群（兰州军区总医院神经内科）、谭红（湖南长沙市第一医院神经内科）、滕军放（郑州大学第一附属医院神经内科）、田飞（甘肃省人民医院神经内科）、田林郁（四川大学华西医院神经内科）、仝秀清（内蒙古医科大学附属医院神经内科）、王树才（济南军区总医院神经内科）、王为民（兰州军区总医院神经内科）、王长青（安徽医科大学附属第一医院神经内科）、王学峰（重庆医科大学附属第一医院神经内科）、王彦（河北省唐山市人民医院神经内科）、王振海（宁夏医科大学总医院神经内科）、王志强（福建医科大学附属第一医院神经内科）、吴永明（南方医科大学南方医院神经内科）、肖争（重庆医科大学附属第一医院神经内科）、叶红（首都医科大学宣武医院神经内科）、严勇（昆明医科大学第二附属医院神经内科）、杨渝（中山大学附属第三医院神经内科）、游明瑶（贵州医科大学附属医院神经内科）、袁军（内蒙古自治区人民医院神经内科）、曾丽（广西医科大学第一附属医院神经内科）、张蕾（云南省第一人民医院神经内科）、张馨（南京医学院鼓楼医院神经内科）、张艳（首都医科大学宣武医院神经内科）、张永巍（上海长海医院脑血管病中心神经内科）、张忠玲（哈尔滨医科大学第一医院神经内科）、赵路清（山西省人民医院神经内科）、周立新（北京协和医院神经内科）、周赛君（温州医科大学附属第一医院神经内科）、周中和（沈阳军区总医院神经内科）、朱沂（新疆维吾尔自治区人民医院神经内科）

志谢：感谢范琳琳、张颖博、何延波、陈洪波博士对共识文献的检索、复习、归纳和整理

参考文献从略

（通信作者：宿英英）

（本文刊载于《中华医学杂志》
2018 年 11 月第 98 卷第 43 期第 3467-3472 页）

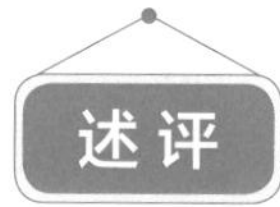

呼吸泵衰竭监测与治疗的难点

宿英英

2018年，中华医学会神经病学分会神经重症协作组和中国医师协会神经内科医师分会神经重症专业委员会推出《呼吸泵衰竭的监测与治疗中国专家共识》。呼吸泵衰竭之所以在神经重症领域备受关注，是因为无论是调整呼吸节律的大脑半球、中脑、桥脑病变，还是启动呼吸运动的延脑病变，无论是传导和支配呼吸运动的脊髓、周围神经、神经肌肉接头病变，还是完成呼吸运动的呼吸终板（呼吸肌）病变，均可导致呼吸泵衰竭，并危及生命。但遗憾的是，并不是所有神经科医师、急诊医师、重症医学科医师均能敏锐地感知并清晰地辨别呼吸泵衰竭，并给予足够的监测与治疗。

一、呼吸泵衰竭监测的特殊性与重要性

呼吸泵衰竭的病理生理变化不同于肺衰竭。针对呼吸动力减弱的监测重点是通气量不足导致的 PO_2 下降和 PCO_2 升高，两个指标的变化有时几乎是同步的，这是特点之一；一旦通气不足失代偿，呼吸运动可骤然停止，再无力重新启动，这是特点二；此时，如果助力呼吸运动的措施缺如，数分钟内循环系统就会受到影响，甚至心跳停止，这是特点三；因此，对呼吸泵衰竭的监测更在乎“先知先觉”，以备“果敢应变”。如果不是神经重症监护病房神经重症专职医师，如果未经系统的危重症专业培训，如果缺乏相关临床经验积累，则很难体会呼吸泵衰竭监测的这些特殊性和重要性，并在呼吸泵衰竭危及生命之前做出准确的判断和明智的选择。因此，有必要强化认识呼吸泵衰竭监测的特殊性和重要性，并落实在监测的规范化和系统化建设上。

二、呼吸泵衰竭治疗的单一性和必要性

解决呼吸动力不足的最好办法是机械通气治疗，除此之外，诸如静脉输注中枢性呼吸兴奋药等其他治疗，均无法与机械通气媲美并发挥足够的作用。自从机械通气用于呼吸泵衰竭后，很多疾病的病死率大幅度下降，例如，重症肌无力的病死率由19世纪60年代的42%降至目前的不足5%，吉兰-巴雷综合征的病死率也降至不足3%。在中国虽然重症监护病房和神经重症监护病房已经大为普及，由此提高了

呼吸泵衰竭患者的生存率，但值得警示的是，机械通气治疗不是最根本的治疗，其不能全程替代原发疾病治疗，更不能忽视或耽搁原发疾病的早期治疗。作者认为机械通气治疗最大的优势是在呼吸动力失代偿期间替代生理性呼吸泵作用。予神经疾病以充分的治疗时间和达到治疗目标的时间。无论在急诊，还是在非神经专科重症监护病房，神经科医师的参与都是十分必要的，他们将针对原发疾病发挥最好诊断与治疗作用。

三、呼吸泵衰竭后果的独特和严重性

呼吸泵衰竭患者机械通气治疗的难点不在于启动时机，而是机械通气的持续时间和撤离难度。以往国外研究报道，吉兰-巴雷综合征患者机械通气的时间中位数为20～40 d，重症肌无力危象患者机械通气平均时间为25 d（＞14 d）。最新国内一项神经危重症患者呼吸衰竭的研究报道，不仅显示机械通气时间长（中位数10.8～14.2 d，范围5.0～26.9 d）、撤机时间长（中位数2～5 d，范围1.0～9.5 d），而且撤机失败率高（27.8%）。机械通气时间延长与撤机失败的总发生率达到47%～74%，明显高于肺衰竭。这一独特的临床现象可能带来严重的后果，即呼吸机相关肺炎率增加（28%～68.6%）、再插管率增加（20%～30%）、病死率增加（45%～91%），住院费用也随之增加。作者认为，神经重症医师需要掌握呼吸泵衰竭原发疾病的发生发展规律，以及与其相关的机械通气的独特规律，由此不断优化对策和方案，达到降低病死率、减少并发症和促进神经功能恢复之目的。

2018年，中华医学会神经病学分会神经重症协作组和中国医师协会神经内科医师分会神经重症专业委员会推出《呼吸泵衰竭监测与治疗中国专家共识》，其将对神经重症和急危重症的呼吸泵衰竭救治产生影响，我们希冀神经重症医师、急诊科医师和重症医学科医师了解、关注、熟悉共识所涉及的内容，并由此规范医疗行为，开展临床研究，发扬自主创新精神，为该领域学术进步和下一版共识更新作出贡献。

参考文献从略

（本文刊载于《中华医学杂志》
2018年11月第98卷第43期第3465-3466页）

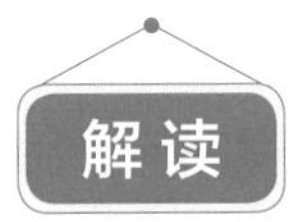

呼吸泵衰竭监测与治疗中国专家共识

丁 里

2012年，德国医师Pfeifer提出呼吸泵（respiratory pump）一词，即“允许肺部正常通气的全部解剖和功能装置”。呼吸泵衰竭（respiratory pump failure）病因复杂，从脑和脊髓的中枢神经系统疾病，到神经与肌肉的周围神经系统疾病，均可产生不同形式、不同程度的肺通气不足，甚至危及生命。对于呼吸泵衰竭，早期识别、早期干预是降低患者病死率的关键。为此，中华医学会神经病学分会神经重症协作组和中国医师协会神经内科医师分会神经重症专业委员会推出《呼吸泵衰竭监测与治疗中国专家共识》(以下简称中国专家共识)。本文结合临床实践，重点解读呼吸泵衰竭评估指标、呼吸泵衰竭治疗选择和机械通气安全撤离3个问题。

一、呼吸泵衰竭的评估指标

中国专家共识推荐掌握呼吸泵衰竭监测技术与方法，关注呼吸泵衰竭的早期临床表现，为尽早展开呼吸功能支持提供依据。理论上，对支配呼吸泵功能的任何神经解剖结构受损患者，需进行呼吸肌力（如深吸气、鼓腹、咳嗽等）评估，同时辅以脉搏血氧饱和度、血气分析、胸部X线片或CT等检查。在呼吸衰竭的失代偿期，血气分析都可表现为二氧化碳分压升高和氧分压降低，但呼吸泵衰竭主要表现为高碳酸血症，肺衰竭则以低氧血症为主要表现。临床上，呼吸频率、呼吸节律、心率、血压、指脉血氧饱和度的改变往往早于血气分析，因此，神经重症医师需要识别呼吸泵衰竭特征，确认呼吸泵衰竭评估指标，并据此予以早期干预。

二、机械通气的合理选择

一旦呼吸泵衰竭进入失代偿期，所有呼吸中枢兴奋药物均难以奏效，此时，机械通气成为唯一快速有效的治疗措施。中国专家共识推荐出现严重低氧血症和（或）高碳酸血症，以及气道保护能力明显下降时，应予气管插管；重症肌无力、运动神经元病、肌营养不良患者可予无创正压通气治疗。机械通气分为无创和有创2种方式，无创正压通气（noninvasive positive pressure ventilation，NIPPV）是一正压通气方式，可在一定程度上开放塌陷气道，提高肺通气容积，改善通气与通气 / 血流比值，改善氧合及二氧化碳潴留。有研究显示，① NIPPV 用于重症肌无力、肌营养不良、运动神经元病患者，可降低插管率、延长生存期中位数；② NIPPV 也可作为有创机械通气前、后的过渡治疗，从而减少有创机械通气时间、改善肺功能、延长生存期；③ NIPPV 不宜用于意识障碍、自主呼吸微弱或停止、无法自主清除气道分泌物和不配合使用 NIPPV 仪器设备的患者。呼吸泵衰竭早期表现为二氧化碳潴留，而 NIPPV 可纠正高碳酸血症，减轻高碳酸血症脑病，甚至降低病死率。对 APACHE Ⅱ评分＜6 分和血碳酸氢根浓度＜30 mmol/L 的患者，NIPPV 是治疗成功的独立影响因素。在 NIPPV 过程中，需要加强监测措施，根据患者临床表现和血气分析结果进行疗效评价。当治疗疗效并非满意时，尽早启动有创机械通气治疗。

有研究报道，即便早期予以 NIPPV 治疗，也有 31%～53% 的神经疾病患者因氧分压进行性下降和（或）二氧化碳分压进行性升高而接受气管插管和有创机械通气治疗。导致 NIPPV 治疗失败的因素很多，如原发疾病过重、序贯性脏器衰竭 / 全身性感染相关性器官功能衰竭评分（sequential organ failure/sepsis related organ failure assessment，SOFA）过高、循环功能过差、内环境紊乱过重等。对于不适宜 NIPPV 治疗的呼吸泵衰竭患者，应尽早建立人工气道，并选择有创机械通气治疗，以免延误治疗时机。

有创机械通气基于人工气道的建立，其中包括气管插管和气管切开套管。长期经口 / 经鼻气管插管易损伤口鼻咽喉部黏膜，不利于鼻咽部和下呼吸道分泌物清除，由此建议早期（≤10 d）实施气管切开。一项创伤性颈脊髓损伤患者（58 例）气管切开的研究显示，发病后尽早（7 d 内）实施经皮气管切开术可有效缩短重症监护病房（intensive care unit，ICU）滞留时间、脱机时间和住院时间，降低肺部感染率。一项重症高血压脑出血的回顾性研究（56 例）显示，血肿清除术后，即刻经皮气管切开可降低肺部感染率、平均住院时间，以及改善术后 3 个月日常生活能力。因此，中国专家共识推荐，急性脑损伤符合气管切开适应证的患者需尽早（≤10 d）实施气管切开，以降低远期病死率，缩短机械通气时间和 ICU 滞留时间。

三、机械通气的安全撤离

中国专家共识推荐以自主呼吸试验为核心的程序化撤机方案。相对于启动机械通气，呼吸泵衰竭的机械通气撤离更加不易，20%～30% 的患者撤机失败。影响撤机的因素很多，其中膈肌萎缩及其功能减退是关键。有学者发现，床旁超声检查的膈肌形态学指标（厚度 / 厚度指数）和运动指标（移动度）对指导呼吸机的撤离具有一定参考作用。近年来，越来越多的神经重症监护病房（neurocritical intensive care unit，neuro-ICU）常规应用床旁超声指导呼吸机撤离。还有学者发现，浅快呼吸指数（rapid shallow breathing index，RSBI）和膈肌相关浅快呼吸指数（diaphragmatic-RSBI，D-RSBI）是预测撤机失败的指标，两者具有较大的 ROC 曲线下面积，而 D-RSBI 预测撤机失败的准确性略好于 RSBI。此外，如果呼吸泵衰竭合并心功能不全，则撤机失败风险增加，心力衰竭标志物——N 端脑素前体（N-terminal-pro-brain natriuretic peptide，NT-proBNP）水平越高，撤机成功率越低。

通常在撤机前，患者需要符合以下条件：①引起呼吸衰竭的原发疾病得到改善；②存在正常的咳嗽反射；③无过多气道分泌物或脓性分泌物；④心功能稳定，如心率＜120 次 / 分，收缩压 90～160 mmHg，多巴胺 / 多巴酚丁胺＜5 μg/（kg · min）或去甲肾上腺素＜0.05 μg/（kg · min）；⑤无明显水钠潴留；⑥基础代谢稳定，如血糖正常、电解质正常范围、体温＜38℃、血红蛋白 80～100 g/L；⑦氧合正常，如血氧饱和度＞92%，吸氧浓度≤50% 或氧合指数≥150 mmHg，呼气末正压＜8 cmH_2O；⑧肺功能基本稳定，如呼吸频率＜30 次 / 分、潮气量＞5 ml/kg 和无呼吸性酸中毒。

既往研究显示，患者经程序化撤机或经验性撤机的预后并无差别，但前者 ICU 停留时间缩短。近期一项研究显示，程序化撤机组和经验性撤机组的成功率分别为 68.6%（24/35 例）和 33.3%（10/30 例），机械通气时间分别为 363（±48）h 和 441（±85）h，ICU 停留时间分别为 22（±2）d 和 28（±3）d，呼吸机相关性肺炎发生率分别为 8.6%（3/35 例）和 40.0%（12/30 例），P 均＜0.01。因此，程序化撤机的不断优化，可使其更少受临床医师经验的影响。

四、小结

由中华医学会神经病学分会神经重症协作组、中国医师协会神经内科医师分会神经重症专业委员会推出的《呼吸泵衰竭监测与治疗中国专家共识》，强调了呼吸泵衰竭的早期认识、早期监测和早期治疗的重要性，并基于临床研究证据，给予了合理、谨慎的推荐意见。希冀通过中国专家共识的推广，规范呼吸泵衰竭诊治行为，提高神经重症救治水平。

参考文献

[1] M, Pfeifer. Respiratory pump failure. Clinical symptoms，diagnostics and therapy Der Internist, 2012, 53 (5): 534-544.

[2] 中华医学会神经病学分会神经重症协作组，中国医师协会神经内科医师分会神经重症专业委员会．呼吸泵衰竭监测与治疗中国专家共识．中华医学杂志，2018，98（43）：3467-3472.

[3] 中国医师协会急诊医师分会，中国医疗保健国际交流促进会急诊急救分会，国家卫生健康委员会能力建设与继续教育中心急诊学专家委员会．无创正压通气急诊临床实践专家共识（2018）．中国急救医学，2019，39（1）：1-11.

[4] Seneviratne J, Mandrekar J, Wijdicks EF, et al. Noninvasive ventilation in myasthenic crisis. Arch Neurol, 2008, 65 (1)：54-58.

[5] Wu JY, Kuo PH, Fan PC, et al. The role of non-invasive ventilation and factors

predicting extubation outcome in myasthenic crisis. Neurocrit Care, 2009, 10 (1) 35-42.

[6] Radunovid A, Annane D, Rafiq MK, et al. Mechanical ventilation for amyotrophic lateral sclerosis/motor neuron disease. Cochrane Database Syst Rev, 2017, 10: CD004427.

[7] Bach JR, Martinez D. Duchenne muscular dystrophy: continuous noninvasive ventilatory support prolongs survival. Respir Care, 2011, 56 (6): 7444-7750.

[8] Villanova M, Brancalion B, Mehta AD. Duchenne muscular dystrophy: life prolongation by noninvasive ventilator support. Am J Phys Med Redabil, 2014, 93 (7): 595-599.

[9] 叶晓芳，朱关发．无创正压通气在高碳酸血症脑病综合征中的应用．心肺血管病杂志，2018，37（4）：375-379.

[10] McCredie VA, Alali AS, Scales DC, et al. Effect of early versus late tracheostomy or prolonged intubation in critically ill patients with acute brain injury: a systematic review and meta-analysis. Neurocrit Care, 2017, 26 (1): 14-25.

[11] 蒋鹏．不同时机行经皮气管切开对颈脊髓以上高位截瘫患者预后影响研究．陕西医学杂志，2018，47（12）：1599-1605.

[12] 孟舒，夏海龙．重症高血压脑出血患者术后即刻行经皮气管切开术对预后的影响．检验医学与临床，2020，17（5）：593-599.

[13] 赵浩天，王华伟，龙玲，等．重症患者撤机失败原因与处理．中国急救医学，2019，39（4）：393-397.

[14] 黄伟，张永利．机械通气患者膈肌功能的评价与应用．中国急救医学，2018，38（12）：1113-1117.

[15] 周亮，邵敏．膈肌超声在机械通气患者撤机结果预测中的应用价值．临床肺科杂志，2019，24（11）：1967-1969.

[16] 冯辉，陈兵，田晶，等．膈肌相关浅快呼吸指数指导 ICU 患者撤离呼吸机的临床研究．中国急救医学，2019，39（1）：34-37.

[17] 刘领，吴文杰，王艳新，等．浅快指数与 N 端脑钠素前体结合在指导慢性阻塞性肺疾病呼吸衰竭患者呼吸机撤离中的应用价值．中国当代医药，2019，26（4）：51-53.

[18] Macintym NR, Cook DJ, Ely EW, et al. Evldence-based guidelines for weaning and discondnuing ventilatory support. Chest, 2003, 122 (6Suppl): 375—395.

[19] Fan L, Su Y, Elmadhoun OA, et al. Prococol-directed weaning from mechanical ventilation in neurological patients: a randomized controlled trial and subgroup analysis based on consciousness. Neurol Res, 2015, 37 (11): 1006-1014.

[20] 李颖蕾，王惠凌，孟亚楠，等．程序化撤机在机械通气重症脑卒中患者中的应用．山东医药，2017，57（43）：71-73.

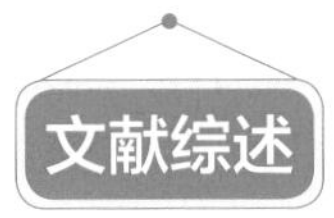

神经重症患者气管切开

范琳琳

神经疾病可伴有呼吸中枢、膈神经、膈肌等呼吸泵结构损伤，导致呼吸衰竭；也可因意识障碍、咳嗽反射减弱而气道保护能力下降，致使人工气道留置时间延长。与气管插管相比，气管切开（简称气切）具有口咽损伤小、通气无效腔和呼吸做功小、口腔和肺部护理工作量小、经口喂养和唇语沟通舒适，以及气切套管留置时间长等优势。然而，气切为有创操作，难免出现出血、气胸、气管狭窄、气管食管瘘和感染等并发症。在神经重症监护病房（neurocritical intensive care unit，neuro-ICU），神经重症医师所遇到的气切相关问题更多，本文将围绕神经疾病患者的气切时机、气切预判、气切方法和气切套管拔除展开讨论。

一、气切时机

（一）气切时机与气切率

随着医疗水平的提升，气切比例随之增加。2018 年，Chatterjee 等对美国 1994—2013 年的 990 万卒中［急性缺血性脑卒中（acute ischemic stroke，AIS）、脑出血（intracerebral hemorrhage，ICH）、蛛网膜下腔出血（subarachnoid hemorrhage，SAH）］患者的回顾性分析发现，气切率从 1994 年的 1.2% 上升至 2013 年的 1.9%，气切时机（气切距气管插管时间）从 1994 年的 16.5 d 下降到 2013 年的 10.3 d，气切时机与住院病死率下降（32.6% *vs.* 13.8%）和出院回家率下降（9.3% *vs.* 2.9%）相关。2019 年，Krishnamoorthy 等对 94 082 例急性重症脑损伤（包括卒中、颅脑外伤和心肺复苏后昏迷）患者的回顾性分析显示，气切率由 2002 年的 28.0% 升至 2011 年的 32.1%（$P<0.001$）。大型医院（$OR=1.34$，95%CI 1.18～1.53，$P<0.001$）、教学医院（$OR=1.15$，95%CI 1.06～1.25，$P=0.001$）、城市医院（$OR=1.60$，95%CI 1.33～1.92，$P<0.001$）的气切率更高。

（二）气切时机与疾病种类

通常气管插管大于 3 周仍不能拔除时考虑气切，但最理想的时机尚有争议。早期气切（early tracheostomy，ET）的时机多定义为气管插管后 1～2 周。卒中、颅脑外伤

（traumatic brain injury，TBI）、重症脑损伤患者的研究更支持 ET。

1. 卒中　2014 年，Villwock 等对 13 165 例卒中患者的回顾性分析显示，与晚期气切（late tracheostomy，LT）组（11～25 d，7574 例）相比，ET 组（≤10 d，5591 例）呼吸机相关性肺炎（ventilator-associated pneumonia，VAP）显著降低（OR=0.688，P=0.026），住院时间缩短（P<0.001），总住院费用降低（18%，P<0.001）。2018 年，Catalino 等对 168 例卒中部分颅骨切除减压术患者的回顾性分析也显示，ET（≤10 d）可缩短机械通气时间（7.3 d *vs.* 15.2 d，P<0.001）和住院时间（28.5 d *vs.* 44.4 d，P=0.014），但对 VAP 和病死率无影响。

2. TBI　2020 年，de Franca 等对 TBI 患者的系统综述显示，ET 缩短了机械通气时间（−4.15 d，95%CI −6.30～−1.99 d）、住 ICU 时间（−5.87 d，95%CI −8.74～−3.00 d）和住院时间（−6.68 d，95%CI −8.03～−5.32 d），并可减少 VAP 风险（RD=0.78，95%CI 0.70～0.88）。McCredie 等对急性重症脑损伤（重症卒中、TBI、重症脑炎和脑病等）的 meta 分析（10 项 RCT，503 例）也提示了相似的结果，即 ET（≤10 d）可减少长期病死率（RR=0.57，95%CI 0.36～0.90，P=0.02）、缩短机械通气时间（−2.72 d，95%CI −1.29～−4.15 d，P=0.0002）和住 ICU 时间（−2.55 d，95%CI −0.50～−4.59 d，P=0.01），但 ET 增加了气切的可能（RR=1.58，95%CI 1.24～2.02，P=0.001）。

3. 其他　部分重症神经系统疾病暂未获得 ET 的支持证据。2020 年，Yonezawa 等对 654 例吉兰 - 巴雷综合征（Guillain-Barre syndrome，GBS）患者的回顾性观察研究显示，ET（≤7 d）并未降低病死率和医院获得性肺炎发生率，住 ICU 时间、机械通气时间、镇静药物使用等也无改善。

（三）气切时机与安全性

目前研究证实 ET 是安全可行的。Lee 等对 95 例卒中急性期患者的回顾分析显示，ET（≤7 d）与 LT 的并发症相似。Curry 等系统综述（7 项研究，966 例患者）显示，ET（≤7 d）的气道狭窄率为 8.1%，LT 为 10.9%，在高质量研究中，2 组并无差异。因此，ET 是安全可行的操作，有利于重症卒中、TBI、重症脑损伤患者的气道管理和治疗策略。但相关研究存在异质性，并增加了不必要的切开比例。在临床实践中，预判气切是否获益更为重要，通常对需要长期建立人工气道的患者采取 ET。对周围神经疾病、神经肌肉疾病、神经变性疾病等患者的 ET，还需更多的探索与研究。

二、气管切开预判

ET 可能仅获益于长期机械通气或长期人工气道患者，而准确识别这些患者是 ET 获益的核心，并且避免不必要的气管切开。然而，临床医师对长期机械通气患者的预判来自经验。一项多中心 RCT 研究（909 例预判机械通气时间≥7 d 的 ICU 患者）显示，ET 组气切率显著高于 LT 组（91.9% *vs.* 44.9%）。神经重症患者常常需要长时间的机械通气或人工气道建立，但目前尚无公认、高效，且适合神经重症患者的预判模型。

（一）卒中患者气切预判

2010 年，Szeder 等对 150 例脑出血患者的回顾性研究显示，ET 预判因素包括 GCS、中线移位、丘脑受累和脑积水。2019 年，Chen 等对 425 例出血性卒中的回顾性分析发现，ET（1～6 d）与神经外科手术（OR=2.77，95%CI 1.54～4.99）和出血性卒中类型有关（P=0.001），ET 患者的住院时间更短（OR=1.02，95%CI 1.01～1.03，P=0.003），但住院病死率并无显著差异。2019 年，Alsherbini 等对 511 例卒中患者的回顾性分析显示，卒中相关早期气切评分（stroke-related early tracheostomy score，SET）包括神经功能、病灶和脏器功能 3 个部分，SET＞10 时，预判气切的敏感性达到 81%（95%CI 74%～87%），特异性仅为 57%（95%CI 48%～67%），曲线下面积 0.74（95%CI 0.68～0.81）。当加入 BMI、非洲裔人种、ICH 和痰培养阳性后，SET 的敏感性和特异性提高至 90% 和 78%。

（二）TBI 患者气切预判

2016 年，Humble 等对 583 例 TBI 患者的回顾性分析显示，年轻和具有医疗保险是气切的独立因素，且气切与提高生存率相关（HR=4.92，95%CI 3.49～6.93）。2020 年，Robba 等对 1358 例 TBI 患者的前瞻性队列研究显示，年龄（HR=1.04，95%CI 1.01～1.07，P=0.003）、GCS≤8（HR=1.70，95%CI 1.22～2.36，P＜0.001）、胸部创伤（HR=1.24，95%CI 1.01～1.52，P=0.020）、低氧血症（HR=1.37，95%CI 1.05～1.79，P=0.048）、瞳孔固定（HR=1.76，95%CI 1.27～2.45，P＜0.001）是气切的预判因素。

（三）GBS 患者气切预判

2017 年，Walgaard 等对 552 例 GBS 患者的前瞻性分析显示，71%（106/150 例）的患者机械通气时间≥14 d（中位数 28 d，四分位间距 12～60 d），长时间机械通气的最强预判因子是插管 1 周时，肌无力（0～Ⅰ级）、轴索变性或神经电生理不可兴奋性。2019 年，Schroder 等对 88 例 GBS 患者的回顾性分析显示，呼吸肌无力是气管插管的主要原因，吞咽障碍的严重程度与插管时长相关，气切率约为 39.7%。

综上所述，尽管目前尚无适用于所有神经重症患者的评估模型，但原发疾病越严重，需要气切的可能性就越大。在临床工作中，对神经系统原发疾病严重程度的准确评估和持续动态观察决定了气管切开预判的准确性。如果能够建立评估模型，则可进一步提高预判的准确性。

三、气管切开方法

气管切开方法包括传统手术切开和经皮气管切开。2 种气切方法均安全可靠，其中手术气切适用于所有患者，而经皮气切存在禁忌证，如解剖异常、既往手术、困难气道等。经皮气切可由 ICU 医师完成，其具有床旁操作、操作时间短、并发症少和费用低等优势。

（一）经皮气切技术选择

既往研究显示，在多种经皮气切技术中，经皮扩张气切（percutaneous dilatational tracheostomy，PDT）与良好预后相关。2018 年，一项系统综述（24 项，1795 例）显示，与手术气切相比，PDT 危及生命的并发症（*RD*＝0.01，95%*CI* －0.03～0.05，*P*＝0.62）和病死率无差别（*RD*＝－0.00，95%*CI* －0.01～0.01，*P*＝0.88），但 PDT 技术难度风险更高（*RD*＝0.04，95%*CI* 0.01～0.08，*P*＝0.01），手术气切切口感染更多（*RD*＝－0.05，95%*CI* －0.08～－0.02，*P*＝0.003）。

（二）经皮气切的安全性

目前，虽然手术气切仍是最常用的气切方式，但经皮气切因具有独特优势，在神经重症的应用有逐渐增多的趋势。2014 年，Ai 等对 32 例重症脑损伤患者实施了 PDT，操作时间 4～15 min，4 例患者出现气切口或气管内出血，但无须干预，也无气管旁插入、气胸、纵隔气肿、气管裂伤、显著气管狭窄等严重并发症。2015 年，Kuechler 等对 289 例脑损伤患者 PDT 的回顾分析显示，低血压 3 例、低氧血症 2 例、高碳酸血症 43 例，极少发生严重并发症（1/289 例）；39 例接受脑组织氧分压监测的患者中，无脑组织缺氧发生，但有 24% 的患者出现短暂颅内压（intracranial pressure，ICP）升高，而脑灌注压（cerebral perfusion pressure，CPP）未受影响。2017 年，Seder 等在 135 例神经重症患者的回顾分析显示，与手术切开相比，PDT 的出血、短时气道丢失、需干预 ICP 升高或急性肺损伤等并发症相似（8% *vs.* 9%，*P*＝0.30），而 PDT 实施时间更早（8 d *vs.* 12 d，*P*＝0.001），机械通气时间（19 d *vs.* 24 d，*P*＝0.02）、住 ICU 时间（15 d *vs.* 19 d，*P*＝0.01）更短，住 ICU 费用更少（123 404 美元 *vs.* 156 311 美元，*P*＝0.01），VAP 发生率呈现下降趋势。这些研究均提示，对于神经重症患者，PDT 是安全、可行和高效的，可为气道管理获取利益。但同时也提示，这一操作应由具有丰富操作经验，且有困难气道管理经验的医师团队实施或监督，由此保障安全前提下的最大获益。

（三）经皮气切的围手术期管理

1. 镇静管理　PDT 围手术期镇静有助于减少并发症。2019 年，Gao 等对 196 例 TBI 患者的 RCT 研究显示，PDT 围手术期给予右美托咪定 1 μg/（kg · min）静脉推注（10 min）和后续 0.2～0.7 μg/（kg · h）的维持，可提供所需循环稳定且不增加不良事件，其优于舒芬太尼［0.3 μg/kg 静脉推注 10 min，后续 0.2～0.4 μg/（kg · h）］，若术中脑电双频指数＞70，可每 5 min 给予丙泊酚 0.5 mg/kg；若出现肢体活动，可每 5 min 给予芬太尼 1 μg/kg。

2. 颅内压管理　2008 年，Kocaeli 等对 30 例神经外科 ICU 患者的研究发现，气切会引起 ICP 升高，ICP 平均值由 15.1 mmHg 升至 28.4 mmHg，由此提示，对颅内顺应性降低的严重脑损伤患者，在操作过程中需密切监测 ICP，避免二次损伤。

四、气切套管拔除

众所周知，神经重症患者的气切套管拔除（以下简称拔管）难度很大，由此引发拔管预判的研究。2017 年，Mitton 等对 106 例脑损伤患者的回顾性分析显示，幕上病变患者拔管成功率高于幕下病变患者（82% *vs.* 61%，$P=0.01$）。2017 年，Perin 等对 45 例重症脑损伤（卒中、TBI、CPR）患者的回顾性分析显示，TBI 患者拔管成功率更高，其预判指标包括平均呼气压、自发性咳嗽和咳嗽强度，而被动咳嗽和 GCS 不能预判拔管成功。2017 年，Enrichi 等对 74 例急性脑损伤患者的前瞻性研究显示，气切套管封堵≥72 h、内镜检查评估气道通畅度、吞咽仪器评估、蓝染测试等参数合并后，预判拔管的敏感性和特异性分别达到 100% 和 82%。2018 年，Park 等对 77 例卒中患者的前瞻性队列研究显示，吞咽功能和主动咳嗽的恢复预示拔管可能，拔管预判指标包括意识清楚、呼吸功能良好、喉镜检查显示上气道解剖完整、可耐受气切封堵 48 h、气道分泌物减少且自行咳痰、吞咽和咳嗽功能完好。因此，对于神志清楚、呼吸功能良好、主动咳嗽能力良好、耐受气切封堵>48 h 的患者可积极尝试拔管，从而尽早恢复患者的正常呼吸生理状态。

五、小结

气切策略贯穿神经重症治疗始终并影响预后，合理、规范的操作和围手术期管理至关重要：①首先需确定气切的适应证，并建议早期气管切开；②手术切开和经皮扩张切开的手术方式均可选择；③围手术期需做好镇静镇痛和颅内压管控；④对于气道保护能力良好的患者，积极尝试气切套管封堵，以求最佳功能预后。

参考文献

[1] Chatterjee A, Chen M, Gialdini G, et al. Trends in tracheostomy after stroke: analysis of the 1994 to 2013 National Inpatient Sample. Neurohospitalist, 2018, 8 (4): 171-176.

[2] Krishnamoorthy V, Hough CL, Vavilala MS, et al. Tracheostomy after severe acute brain injury: trends and variability in the USA. Neurocrit Care, 2019, 30 (3): 546-554.

[3] Villwock JA, Villwock MR, Deshaies EM. Tracheostomy timing affects stroke recovery. J Stroke Cerebrovasc Dis, 2014, 23 (5): 1069-1072.

[4] Catalino MP, Lin FC, Davis N, et al. Early versus late tracheostomy after decompressive craniectomy for stroke. J Intensive Care, 2018, 6: 1.

[5] de Franca SA, Tavares WM, Salinet ASM, et al. Early tracheostomy in severe traumatic brain injury patients: a meta-analysis and comparison with late tracheostomy. Critical Care Medicine, 2020, 48 (4): E325-E331.

[6] McCredie VA, Alali AS, Scales DC, et al. Effect of early versus late tracheostomy

or prolonged intubation in critically ill patients with acute brain injury: a systematic review and meta-analysis. Neurocrit Care, 2017, 26 (1): 14-25.

[7] Yonezawa N, Jo T, Matsui H, et al. Effect of early tracheostomy on mortality of mechanically ventilated patients with Guillain-Barré syndrome: a nationwide observational study. Neurocrit Care, 2020 doi: 10.1007/s12028-020-00965-9 [published Online First: 2020/04/16]

[8] Lee YC, Kim TH, Lee JW, et al. Comparison of complications in stroke subjects undergoing early versus standard tracheostomy. Respiratory Care, 2015, 60 (5): 651-657.

[9] Curry SD, Rowan PJ. Laryngotracheal stenosis in early vs late tracheostomy: a systematic review. Otolaryngol Head Neck Surg, 2020, 162 (2): 160-167.

[10] Young D, Harrison DA, Cuthbertson BH, et al. Effect of early vs late tracheostomy placement on survival in patients receiving mechanical ventilation the TracMan randomized trial. Jama-Journal of the American Medical Association, 2013, 309 (20): 2121-2129.

[11] Szeder V, Ortega-Gutierrez S, Ziai W, et al. The TRACH score: clinical and radiological predictors of tracheostomy in supratentorial spontaneous intracerebral hemorrhage. Neurocritical Care, 2010, 13 (1): 40-46.

[12] Chen W, Liu F, Chen J, et al. Timing and outcomes of tracheostomy in patients with hemorrhagic stroke. World Neurosurg, 2019, 131: e606-e613.

[13] Alsherbini K, Goyal N, Metter EJ, et al. Predictors for tracheostomy with external validation of the stroke-related early tracheostomy score (SETscore). Neurocrit Care, 2019, 30 (1): 185-192.

[14] Humble SS, Wilson LD, McKenna JW, et al. Tracheostomy risk factors and outcomes after severe traumatic brain injury. Brain Injury, 2016, 30 (13-14) : 1642-1647.

[15] Robba C, Galimberti S, Graziano F, et al. Tracheostomy practice and timing in traumatic brain-injured patients: a CENTER-TBI study. Intensive Care Med, 2020, 46 (5): 983-994.

[16] Walgaard C, Lingsma HF, van Doorn PA, et al. Tracheostomy or not: prediction of prolonged mechanical ventilation in Guillain-Barré syndrome. Neurocrit Care, 2017, 26 (1): 6-13.

[17] Schröder JB, Marian T, Muhle P, et al. Intubation, Tracheostomy, and decannulation in patients with Guillain-Barré-syndrome-does dysphagia matter? Muscle Nerve, 2019, 59 (2): 194-200.

[18] Sanabria A. Which percutaneous tracheostomy method is better? a systematic review. Respiratory Care, 2014, 59 (11): 1660-1670.

[19] Klotz R, Probst P, Deininger M, et al. Percutaneous versus surgical strategy for tracheostomy: a systematic review and meta-analysis of perioperative and postoperative complications. Langenbecks Archives of Surgery, 2018, 403 (2): 137-149.

［20］ Ai XS, Gou DY, Zhang L, et al. Percutaneous dilatational tracheostomy for ICU patients with severe brain injury. Chin J Traumatol, 2014, 17 (6): 335-337.

［21］ Kuechler JN, Abusamha A, Ziemann S, et al. Impact of percutaneous dilatational tracheostomy in brain injured patients. Clinical Neurology and Neurosurgery, 2015, 137: 137-141.

［22］ Seder DB, Lee K, Rahman C, et al. Safety and feasibility of percutaneous tracheostomy performed by neurointensivists. Neurocrit Care, 2009, 10 (3): 264-268.

［23］ Gao J, Wei L, Xu G, et al. Effects of dexmedetomidine vs sufentanil during percutaneous tracheostomy for traumatic brain injury patients: A prospective randomized controlled trial. Medicine (Baltimore), 2019, 98 (35): e17012.

［24］ Kocaeli H, Korfali E, Taskapilioglu O, et al. Analysis of intracranial pressure changes during early versus late percutaneous tracheostomy in a neuro-intensive care unit. Acta Neurochirurgica, 2008, 150 (12): 1263-1267.

［25］ Mitton K, Walton K, Sivan M. Tracheostomy weaning outcomes in relation to the site of acquired brain injury: A retrospective case series. Brain Injury, 2017, 31 (2): 267-271.

［26］ Perin C, Meroni R, Rega V, et al. Parameters influencing tracheostomy decannulation in patients undergoing rehabilitation after severe Acquired Brain Injury (sABI). Int Arch Otorhinolaryngol, 2017, 21 (4): 382-389.

［27］ Enrichi C, Battel I, Zanetti C, et al. Clinical criteria for tracheostomy decannulation in subjects with acquired brain injury. Respir Care, 2017, 62 (10): 1255-1263.

［28］ Park MK, Lee SJ. Changes in swallowing and cough functions among stroke patients before and after tracheostomy decannulation. Dysphagia, 2018, 33 (6): 857-865.

神经重症患者的程序化撤机：随机对照研究和亚组分析

范琳琳 宿英英

【研究背景】

近年来，程序化撤机与经验性撤机的 RCT 研究结果并不一致，既有程序化撤机 MV 时间（40～108 h）比经验性撤机 MV 时间（72～144 h）更短的报道，也有程序化撤机 MV 时间（23.8～79.2 h）与经验性撤机 MV 时间（27.5～116.9 h）接近的报道。2010 年的一项系统分析，因研究间的异质性较大而影响到结论的可靠性。

神经重症监护病房（neurocritical intensive care unit，neuro-ICU）呼吸衰竭患者与其他专科 ICU 患者不同，包括：①呼吸泵直接受累，呼吸驱动力严重不足；②意识水平下降，主动配合程度明显不够；③从而导致撤机失败率高（47%～74%），再插管率高（20%～30%），呼吸机相关性肺炎（ventilator-associated pneumonia，VAP）发生率高（28.0%～68.6%）和病死率高（45%～91%）。如果 neuro-ICU 医师撤机经验不足，还可使“4 高”率进一步上升。本研究根据重症神经疾病患者呼吸泵衰竭和意识障碍严重的特点，假设程序化撤机优于经验性撤机，并通过 2 种方案比对，提出正确的神经重症患者撤机指导意见。

【研究方法】

采用前瞻性随机对照研究。纳入神经危重症患者，年龄 18～80 岁，MV 时间≥24 h。对比程序化撤机方案与经验性撤机方案的临床效果。程序化撤机方案包括每日筛查试验、自主呼吸试验、逐步下调呼吸机参数、实施撤机 4 个步骤。2 组对比指标包括撤机时间、机械通气时间、住 neuro-ICU 时间、住 neuro-ICU 费用、撤机失败率、VAP 发生率和 neuro-ICU 病死率。

【研究结果】

（1）与经验性撤机方案相比，程序化撤机方案的撤机时间显著缩短（2.00 d *vs.* 5.07 d，$P<0.05$）；机械通气时间缩短（10.8 d *vs.* 14.2 d，$P=0.106$）；neuro-ICU 停留时间缩短（19.0 d *vs.* 26.1 d，$P=0.063$）；neuro-ICU 费用（元）降低（9.26×10^4 *vs.* 12.24×10^4，$P=0.059$）。2 组撤机失败率、VAP 发生率和病死率无统计学差异。

（2）亚组分析显示，在意识清醒患者中，与经验性撤机相比，程序化撤机的撤机时间（2.00 d *vs.* 7.00 d，$P<0.05$）和机械通气时间（8.8 d vs. 18.0 d，$P=0.017$）显著缩短；在意识障碍患者中，与经验性撤机组相比，程序化撤机组的撤机时间（1.00 d *vs.* 3.10 d，$P<0.05$）显著缩短，机械通气时间相似（11.6 d *vs.* 11.1 d，$P=0.702$）。

【研究结论】

程序化撤机方案可减少神经重症患者的撤机时间、机械通气时间、neuro-ICU 停留时间和费用，尤其是在意识清醒患者中更为显著。

原始文献

Fan LL，Su YY，Omar A，et al. Protocol-directed weaning from mechanical ventilation in neurological patients：a randomised controlled trial and subgroup analyses based on consciousness. Neurol Res，2015，37（11）：1006-1014.

第一作者：范琳琳，2010 硕士研究生，2012 博士研究生

通信作者：宿英英，硕士、博士研究生导师

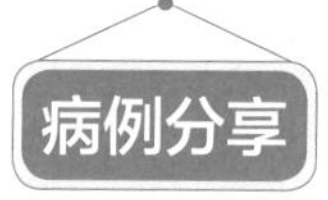

抗 GABA-B 受体脑炎伴呼吸泵衰竭

范琳琳　黄荟瑾

【病例摘要】

患者，男性，69 岁，汉族，久居内蒙古，主因发作性意识丧失、肢体抽搐半个月，精神行为异常 1 d 于 2018 年 10 月 9 日入院。

患者半个月前午睡时突发四肢抽搐，表现为双上肢屈曲、双下肢伸直，呼之不应、双眼上翻、牙关紧闭、口吐白沫、面色发绀；约 10 min 后抽搐停止，抽搐停止约 8 min 后意识恢复，对答切题；发作后左上肢不能活动，1～2 h 后力量逐渐恢复，2 d 后完全恢复。无发热、畏寒，无头痛、恶心、呕吐，无肢体感觉障碍。就诊当地医院后，颅脑磁共振成像（magnetic resonance imaging，MRI）、磁共振血管成像（magnetic resonance angiography，MRA）检查提示，多发腔隙病灶、脑白质变性、右侧海马稍饱满。脑电图检查提示：散发低波幅尖波、尖慢波，右侧中央、顶部明显。血生化检查提示：血钠 124.1 mmol/L。按癫痫、低钠血症诊治。经口服丙戊酸钠（0.5 g，每天 2 次）、10% 氯化钠（20 ml，每天 3 次）等治疗后，仍有发作性抽搐（2 次），表现形式同前，改为静脉注射地西泮（10 mg）后发作停止。患者住院期间逐渐出现记忆力下降、反应迟钝，近事不能回忆。为求进一步诊治转诊我院。转运途中再次抽搐发作 4 次。1 天前出现睡眠增多，但呼唤可睁眼，可简单对答；咳痰困难伴发热（38.3℃）。我院急诊血常规检查显示：白细胞计数 9.4×10^6/L，中性粒细胞百分比 91.7%，血钠 129 mmol/L；胸部 X 线正侧位平片显示：双侧胸腔积液，双下肺感染，双下肺膨胀不全；脑部 CT 显示：脑白质变性。急诊考虑：脑炎，症状性癫痫，低钠血症，予以肌注苯巴比妥（0.2 g，每 8 小时 1 次），静脉滴注阿昔洛韦（0.5 g，每 8 小时 1 次），静脉滴注头孢曲松（2 g，每天 1 次）等治疗。

患者既往体健，吸烟、饮酒 40 年。

患者入院时查体：体温 37.8℃，心率 94 次 / 分，呼吸频率 20 次 / 分，血压 160/80 mmHg，脉搏血氧饱和度（saturation of pulse oximetry，SpO_2）92%～95%；嗜睡，无对答，查体不配合；双肺呼吸音低，闻及湿啰音；双侧瞳孔直径 2 mm，对光反应迟钝；角膜反射、头眼反射存在，咳嗽反射减弱；疼痛刺激可见肢体躲避，腱反射对称，未引出病理征；脑膜刺激征阴性。

患者入院后诊治经过：入院初步诊断为脑炎性质待定，症状性癫痫，细菌性肺炎，低钠血症。入院后 2 h 病情恶化，呼吸浅慢，呼吸频率 13 次 / 分，SpO_2 80%～89%，心率 132 次 / 分，血压 134/82 mmHg，昏睡，四肢无自主活动。血气分析：pH 7.376，二氧化碳分压 56.5 mmHg，氧分压 53.1 mmHg，氧饱和度 84.5%。立即按呼吸衰竭予以气管插管、机械通气［A/C 模式，f 20 次 / 分，潮气量 480 ml，吸入氧体积分数（FiO_2）60%，PEEP 4 cmH_2O］，并转入神经重症监护病房（neuro-ICU）。

进入 neuro-ICU 后原发疾病诊治经过：予以阿昔洛韦抗病毒治疗。经腰椎穿刺检查发现，初压 220 mmH_2O；脑脊液白细胞 24×10^6/L，单核 22/24、多核 2/24；脑脊液葡萄糖 4.6 mmol/L（同期血糖 5.9 mmol/L），蛋白 29 mg/dl；氯化物 116 mmol/L；脑脊液 GABAB-R-Ab 1∶320（血清 GABAB-R-Ab 1∶100）。明确诊断为抗 γ- 氨基丁酸 B（GABA-B）受体脑炎。经甲泼尼龙琥珀酸钠（静脉输注 1 g×3 d，500 mg×3 d，240 mg×3 d，120 mg×3 d），后续泼尼松（口服 60 mg）联合血浆置换治疗（5 次），患者意识状态显著好转。20 d 后复查腰椎穿刺：初压 180 mmH_2O；脑脊液白细胞计数 7×10^6/L；脑脊液葡萄糖 3.1 mmol/L（同期血糖 5.6 mmol/L），蛋白 31 mg/dl，氯 109.0 mmol/L；脑脊液 GABAB-R-Ab 1∶100（血清 GABAB-R-Ab 1∶100）。此外，肿瘤标志物和副肿瘤标志物筛查、胸部 CT、腹部 CT、盆腔 CT 检查筛查，均未发现肿瘤相关证据。

进入 neuro-ICU 后呼吸泵衰竭诊治经过：根据呼吸衰竭程度调整呼吸机参数：呼吸机模式由 SIMV 改为 SPONT，提示存在自主呼吸。经自主呼吸试验发现患者血氧不能维持，自主呼吸微弱，呼吸动度差，故继续给予 SIMV 模式辅助呼吸，频率 12 次 / 分，吸氧浓度 40%，压力支持通气（pressure support ventilation，PSV）10 cmH_2O，呼气末正压通气（positive end expiratory pressure，PEEP）5 cmH_2O。经评估无法短期内撤机，行气管切开。患者于原发疾病治疗 8 d 后脱机 2 h，14 d 后成功脱机。

进入 neuro-ICU 后并发症诊治经过：主要予以头孢曲松联合依替米星抗炎（肺炎），苯巴比妥（静脉推注 0.2 g，每 8 小时 1 次）、左乙拉西坦（口服 1.5 g，每 12 小时 1 次）抗癫痫治疗，根据痰培养和药敏结果（多重耐药菌：肺炎克雷伯菌、洋葱伯克霍尔德菌）调整抗生素（静脉输注阿米卡星 0.4 g，每天 1 次，联合静脉输注替加环素 50 mg，每 12 小时 1 次，联合口服复方新诺明 0.96 g，每天 2 次）；根据痫性发作情况，调整抗癫痫药（口服苯巴比妥 90 mg，每 8 小时 1 次），并监测血药浓度；根据血钠和尿钠（24 h 尿钠 44 g，尿钠计算：182 mmol/L× 尿量 4300 ml/24 h），调整补钠量（口服 10%NaCl，20 ml，每天 5 次，联合持续泵注 3%NaCl，50 ml/h），并监测血钠水平。

进入 neuro-ICU 后 27 d（2018 年 11 月 5 日）病情好转转出。转出时意识清楚，自主呼吸（气管切开），四肢肌力Ⅴ级。转出医嘱：糖皮质激素用量逐渐减量并维持 1.0～1.5 年，联合吗替麦考酚酯免疫调节治疗，定期肿瘤筛查，有条件情况下行全身正电子发射断层显像（positron emission tomography，PET）-CT 检查。

【病例讨论】

（1）抗 γ- 氨基丁酸 B（GABA-B）受体脑炎：抗 GABA-B 受体脑炎是自身免疫介导的边缘性脑炎之一，主要与细胞膜抗原抗体相关。GABA-B 受体是 G- 蛋白偶联受体，包含 2 个亚基（$GABA_{B1}$ 和 $GABA_{B2}$），属于抑制性突触蛋白，参与神经递质传递和突触稳定性的维持，在脑和脊髓中广泛分布，而在海马、丘脑和小脑的浓度最高。临床上，几乎所有抗 GABA-B 受体脑炎均有全身强直阵挛性癫痫发作，同时多伴有记忆减退和认知障碍，部分还可出现谵妄、幻视觉、攻击行为、意识水平下降、小脑性共济失调、自主神经功能障碍和通气障碍等症状，约 60% 的抗 GABA-B 受体脑炎患者合并肿瘤，并以小细胞肺癌为主。本例患者以全身强直阵挛性癫痫为首发症状，伴有记忆减退、认知下降，同时出现显著的通气障碍，与抗 GABA-B 受体脑炎的临床表现相符。抗 GABA-B 受体脑炎的确诊依据为血清和脑脊液抗 GABA-B 受体抗体检测阳性。该例患者脑脊液变化符合抗 GABA-B 受体脑炎特点，抗 GABA-B 受体抗体检测阳性，故明确诊断为抗 GABA-B 受体脑炎。抗 GABA-B 受体脑炎需尽早予以免疫抑制治疗，包括糖皮质激素、丙种球蛋白、血浆置换（单独或联合）治疗。本例患者经积极的免疫抑制治疗，临床症状和脑脊液抗体检测均明显好转。但遗憾的是，经胸部、腹部和盆腔 CT 检查并未发现肿瘤征象，亦未发现肿瘤相关标志物证据，因此，后续需要追踪随访，完善肿瘤相关检查。

（2）抗 GABAB-R 脑炎伴中枢性低通气：自身免疫性脑炎合并中枢性低通气的报道多见于抗 NMDA 受体脑炎，因通气不足，患者可出现 2 型呼吸衰竭，即二氧化碳分压明显升高。而在抗 GABA-B 受体脑炎中，文献报道中枢性低通气并非主要和典型症状。本例患者在入院前 1 天已有咳痰困难表现，提示呼吸肌力量减弱。入院时查体发现咳嗽反射减弱，脉搏血氧饱和度轻度下降，而呼吸频率和呼吸动度并无代偿性增快和加深。此时，对早期呼吸肌力量的减弱，应高度警惕呼吸泵衰竭。

对于中枢神经系统疾病患者，需重视呼吸频率、呼吸动度、咳嗽反射和二氧化碳分压的监测，其有助于呼吸泵衰竭的早期诊断与救治，并避免心搏骤停和缺氧性脑损伤的发生。本例患者早期接受了有创机械通气治疗，但在免疫抑制治疗之前，自主呼吸试验以失败告终。经多种方法的免疫抑制联合治疗后，患者自主呼吸能力在短时间内显著改善，并成功脱机，由此提示，原发疾病的治疗对呼吸泵衰竭有着举足轻重的作用，在病因未纠正之前，盲目启动撤机程序不会获益，其正是程序化撤机的基本原则。

【小结】

抗 GABA-B 受体脑炎以全面强直阵挛性癫痫为主要临床表现，但少数患者也可出现呼吸泵衰竭，并危及生命。对此，需加强呼吸频率、呼吸动度、咳嗽反射和二氧化碳分压的监测，以利早期诊治呼吸泵衰竭，避免缺氧性脑损伤等并发症。

参考文献

［1］ Bettler B, et al. Molecular structure and physiological functions of GABAB receptors. Physiological Reviews, 2004, 84 (3): 835-867.

［2］ Emson PC. GABA (B) receptors: structure and function. Prog Brain Res, 2007, 160: 43-57.

［3］ Enna SJ, Bowery NG, GABAB receptor alterations as indicators of physiological and pharmacological function. Biochemical Pharmacology, 2004, 68 (8): 1541-1548.

［4］ Hoftberger R, et al. Encephalitis and GABAB receptor antibodies: novel findings in a new case series of 20 patients. Neurology, 2013, 81 (17): 1500-1506.

［5］ Lancaster E, et al. Antibodies to the GABA (B) receptor in limbic encephalitis with seizures: case series and characterisation of the antigen. Lancet Neurol, 2010, 9 (1): 67-76.

［6］ Chen X, et al. Encephalitis with antibodies against the GABAB receptor: seizures as the most common presentation at admission. Neurol Res, 2017, 39 (11): 973-980.

［7］ Kim TJ, et al. Clinical manifestations and outcomes of the treatment of patients with GABAB encephalitis. J Neuroimmunol, 2014, 270 (1-2): 45-50.

第十章
低温脑保护

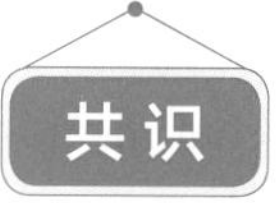

神经重症低温治疗中国专家共识

中华医学会神经病学分会神经重症协作组

临床研究已经证实心肺复苏后昏迷患者低温治疗安全有效，其脑保护和改善神经功能作用与动物实验研究结果一致。然而，还有更多的脑损伤后昏迷患者或脊髓损伤患者需要开展低温治疗临床研究，并加强低温治疗规范。为此，中华医学会神经病学分会神经重症协作组对成人低温治疗的相关文献（2000—2013 年 Medline 数据库）进行了检索与复习，采用 2011 版牛津循证医学中心（Oxford Center for Evidence Based Medicine, CEBM）证据分级标准进行证据级别确认和推荐意见确认，对证据暂不充分，但专家讨论达成高度共识的意见提高推荐级别（A 级推荐）。

一、低温治疗适应证

低温治疗具有降低颅内压（intracranial pressure）和神经保护作用，并经多个临床试验证实。

一项心肺复苏（包含心室颤动、室性心动过速、心搏骤停）后昏迷患者的系统综述和荟萃分析［5 项随机对照试验（randomized controlled trial，RCT），481 例］显示，与对照组相比，低温治疗组出院时生存率更高（*RR*=1.35，95%*CI* 1.10～1.65），神经功能预后更好（*RR*=1.55，95%*CI* 1.22～1.96；1 级证据）。另一项心肺复苏（不可电击复律心律）后昏迷患者的系统综述和荟萃分析（1382 例）显示，低温治疗有降低病后 6 个月病死率（2 项 RCT，*RR*=0.85，95%*CI* 0.65～1.11）、院内病死率（10 项队列研究，*RR*=0.84，95%*CI* 0.78～0.92）和出院时神经功能不良预后（脑功能分级 3～5 分，*RR*=0.95，95%*CI* 0.90～1.01）的趋势（1 级证据）。目前，心肺复苏后昏迷患者低温治疗已成为美国心脏病协会心肺复苏指南推荐的治疗手段。

一项大脑半球大面积（≥大脑中动脉供血区的2/3）脑梗死（massive cerebral hemispheric infarction，MCHI）患者的RCT研究显示，部分颅骨切除减压术联合低温治疗6个月后神经功能预后（美国国立卫生院卒中量表评分）好于单纯手术组，其并未增加治疗风险，且出现了改善生存患者神经功能预后的趋势（$P<0.08$；2级证据）。另一项脑梗死患者的RCT研究显示，溶栓联合低温治疗组3个月后病死率和神经功能预后［改良Rankin量表（mRS）评分］并不比常温组更好（$P=0.744$、0.747；2级证据）。一项系统综述（7项平行对照研究，288例）显示，由于研究的异质性较大，病例数较少，故低温不能改变脑梗死患者病死率（$RR=1.60$，95%CI 0.93～2.78，$P=0.11$）和疾病严重程度（Cohen's d=−0.17，95%CI −0.42～0.08，$P=0.32$）的结论须慎重（2级证据）。

一项幕上大容积（>25 ml）脑出血（supratentorial spontaneous intracerebral hemorrhage，sICH）患者的历史对照研究显示，低温组与对照组90 d存活率分别为100%和72%；低温组14 d内脑水肿体积保持不变［1 d：（53±43）ml；14 d：（57±45）ml］，而对照组显著增加［1 d：（40±28）ml；14 d：（88±47）ml］，提示低温治疗可避免脑血肿周边水肿加重，从而改善预后（4级证据）。队列研究显示，发病48 h内低温治疗患者mRS评分优于常温组（6个月：低温组3.00分，常温组3.87分；12个月：低温组2.25分，常温组3.40分；$P<0.05$），提示早期低温治疗患者可能获益（3级证据）。

一项重症颅脑外伤（traumatic brain injury，TBI；格拉斯哥昏迷评分3～8分）患者的系统分析（13项RCT，5项观察性研究，1773例）显示，低温治疗后颅内压明显低于低温前，低温组颅内压明显低于常温组（1级证据）。一项颅脑外伤患者的荟萃分析（18项RCT，1851例）和证据级别评定（Grade系统）结果显示，与对照组相比，低温组病死率更低（$RR=0.84$，95%CI 0.72～0.98），神经功能预后更好（$RR=0.81$，95%CI 0.73～0.89），但3项高证据级别的RCT研究（714例）显示，低温组病死率（$RR=1.28$，95%CI 0.89～1.83）和神经功能预后（$RR=1.07$，95%CI 0.92～1.24）优势消失，并与复温阶段脑血管功能紊乱和肺炎相关（1级证据）。

一项重症颈髓损伤［cervical spinal cord injury，cSCI；脊髓损伤水平评分（American Spinal Injury Association Impairment Scale，ASIA）A级］患者的回顾性队列研究（28例）显示，低温治疗后，其ASIA评分3例恢复到B级、2例C级、1例D级，优于对照组（ASIA评分恢复到B、C、D级各1例；4级证据）。一项重症急性颈髓损伤（脊髓损伤神经学分类国际标准评分A级）患者的病例对照研究（35例）显示，35.5%的患者经低温治疗预后改善，脊髓损伤神经学分类国际标准评分至少提高一级（4级证据）。

难治性癫痫持续状态（RSE）患者低温治疗的病例报告或病例系列报告（5例）显示，麻醉药物联合低温治疗后，癫痫发作或脑电图痫性活动明显减少或终止（5级证据）。

推荐意见

（1）因心室颤动、室性心动过速、心搏骤停而心肺复苏后的昏迷患者推荐低温治疗（A级推荐）。因不可电击复律心律而心肺复苏后的昏迷患者可予低温治疗（B级推荐）。

（2）大脑半球大面积脑梗死（≥大脑中动脉供血区的 2/3）患者、幕上大容积脑出血（>25 ml）患者、重症颅脑外伤（格拉斯哥昏迷评分 3～8 分，颅内压>20 mmHg；1 mmHg＝0.133 kPa）患者、重症脊髓外伤（ASIA 评分 A 级）患者、难治性癫痫持续状态患者因病情严重可以考虑低温治疗（C 级推荐），而低温治疗的确切效果还需多个优质临床研究证实。

二、低温治疗操作规范

（一）低温技术选择

1. 全身体表低温技术　全身体表低温为无创性低温技术，包括传统体表低温技术和新型体表低温技术。传统体表低温技术有水循环降温毯、空气循环降温毯、水垫、冰袋、冰水或酒精擦浴等。临床试验证实，传统体表低温技术简便易行，目标温度可维持在 32～33℃，但对皮肤温度感受器刺激较大，容易导致严重寒战，故需大剂量抗寒战药物对抗。此外，传统体表低温技术对温度调控的精准度有限，存在过度降温或低温不达标等问题。新型体表降温技术具有温度反馈调控系统，2004 年和 2011 年 2 项体表控温研究显示，与降温毯相比，新型体表降温装置（Arctic Sun Temperature Management System）对温度控制效果更好，平均降温速度 1.1℃ /h，维持低温目标时间可达 96.7%，设备相关轻度皮肤损伤 6%。

2. 血管内低温技术　血管内低温技术为有创低温技术（invasive techniques of cooling）。2001—2006 年 4 项临床研究（>100 例）表明，血管内低温技术安全可行、耐受性好、控温精准，且允许体表加温，从而使寒战程度减轻，抗寒战药物剂量减少，但存在有创操作风险，如出血、感染、深静脉血栓形成等。与传统体表低温技术相比，血管内低温技术达标时间明显缩短（190 min *vs.* 370 min，P＝0.023），很少不达标或过度降温，维持温度波动更小、复温控制更好；与新型体表降温技术（Arctic Sun Temperature Management System）比较，达标（34℃）时间差异无统计学意义（270 min *vs.* 273 min）。

3. 生理盐水静脉输注低温技术　已有 6 项临床研究（>300 例）显示，缺氧性脑病、脑梗死和颅脑外伤患者在诱导低温时，用 4℃生理盐水（约 2 L，15～30 ml/kg）经外周静脉快速（30～60 min）输注，可在 60 min 内将核心体温降至目标温度（33～34℃），且耐受性良好，不增加并发症。2014 年，一项心肺复苏后昏迷患者（1359 例）RCT 研究显示，尽管院前输注 4℃生理盐水（2 L）可降低到达急诊时患者的核心体温，并缩短低温（34℃）达标时间，但并不提高生存率和改善神经功能预后，且转运途中再次心搏骤停和 24 h 肺水肿的风险增高。

4. 头 / 颈表面低温技术　2009 年一项严重颅脑外伤患者（25 例）头表面低温的 RCT 研究显示：与对照组比较，颅骨完整的头表面低温并不能降低脑实质温度，也不能提高生存率和神经功能预后。2009 年一项颅内压增高常规治疗失败后接受部分颅骨切除减压术患者（23 例）的观察性研究显示，手术侧头表面低温（放置冰袋）可显著降低脑实质温度（从 37.1℃降至 35.2℃），并降低颅内压（从 28 mmHg 降至 13 mmHg）。2006 年一项严重颅脑外伤患者（90 例）头部联合颈部表面低温与常温治疗的研究显示，低温组患者 24、48 和 72 h 的颅内压显著低于常温组（19.14、19.72、17.29 mmHg *vs.* 23.41、20.97、20.13 mmHg，$P<0.01$），6 个月良好预后率（格拉斯哥预后评分 4～5 分）优于对照组（68.9% *vs.* 46.7%，$P<0.05$）。2013 年，一项脑卒中患者（11 例，51 例次）头部联合颈部表面低温的观察性研究显示，头部联合颈部表面低温虽然可降低脑实质温度，但也可导致短暂的血压和颅内压增高。

推荐意见

（1）优先选择具有温度反馈调控装置的新型全身体表低温技术或血管内低温技术开展低温治疗。如不具备条件，也可选择传统全身体表降温（包括冰毯、冰帽、冰袋）完成低温治疗。

（2）可选择 4℃生理盐水静脉输注的低温技术辅助诱导低温，但存在心功能不全和肺水肿风险的患者慎用。

（3）可选择头表面低温技术对部分颅骨切除术后患者进行手术侧低温治疗。选择头部联合颈部低温技术降低脑实质温度，但须对血压和颅内压进行监测。

（二）低温目标选择

多数低温研究的目标温度设定在 32～35℃。2012 年，一项心肺复苏后昏迷患者（36 例）的 RCT 研究显示，更低的目标温度（32℃）使可电击复律心肺复苏后昏迷患者获得更好的预后（6 个月生存率：32℃组 61.5%，34℃组 15.4%，log-rank $P=0.029$）。2013 年，一项心肺复苏后昏迷患者（950 例）的多中心 RCT 研究显示，极早期（平均 1 min 开始初级生命支持，平均 10 min 开始高级生命支持，平均 25 min 恢复自主循环）心肺复苏后低温治疗（<4 h）患者，33℃与 36℃比较，6 个月死亡或不良预后率近似（$RR=1.02$，95%CI 0.88～1.16）。

推荐意见

可选择低温目标温度 32～35℃。极早期心肺复苏后低温治疗可选择目标温度 36℃。

（三）低温时间窗选择

多数研究低温时间窗选择在发病早期，心肺复苏后昏迷患者 6 h 内，脑梗死或脑出血患者 6～48 h，颅脑外伤患者 6～72 h 或者根据颅内压决定（>20 mmHg）。

推荐意见

心肺复苏后昏迷患者应在 6 h 内开始低温治疗，其他患者也应尽早（6～72 h）开始低温治疗，或根据颅内压（>20 mmHg）确定低温治疗开始时间。

（四）低温时长选择

多数研究强调诱导低温时长越短越好，通常 2～4 h；目标低温维持时长至少 24 h，如心肺复苏后昏迷患者 24 h，脑梗死患者 24～72 h，脑出血患者 8～10 d，颅脑外伤患者 24～72 h，脊髓损伤患者 36～48 h，难治性癫痫持续状态患者 3～5 d。复温速度采取主动控制，心肺复苏后昏迷患者 0.25～0.50℃ /h，脑卒中（脑梗死、脑出血）患者 0.5℃ /12～24 h 或 0.05～0.10℃ /h，颅脑外伤患者 0.25℃ /h，脊髓损伤患者 0.1℃ /h，难治性癫痫持续状态患者＜0.5℃ /4 h，或根据颅内压调整复温速度。

推荐意见

诱导低温时长尽可能缩短，最好 2～4 h 达到目标温度。目标低温维持时长至少 24 h，或根据颅内压（＜20 mmHg）确定。复温速度采取主动控制，并根据疾病种类在 6～72 h 内缓慢达到常温。

（五）体温监测技术选择

核心体温监测的“金标准”是肺动脉导管温度，其与脑部温度最接近（相关系数 0.949～0.999）。核心体温监测部位也可选择直肠、膀胱、鼓膜、食道、阴道等。这些部位温度与脑或肺动脉温度差异较小，膀胱温度和直肠温度略低于脑温（平均 0.3～0.8℃和 0.32～1.08℃），当脑温＞38℃或＜36℃时差异增大。2013 年，一项心肺复苏后昏迷患者（21 例）低温治疗研究显示，诱导低温阶段，最接近肺动脉温度的依次是膀胱、直肠和鼓膜温度［分别差异（−0.24±1.30）、（−0.52±1.40）和（1.11±1.53）℃］；维持低温阶段，最接近肺动脉温度的顺序仍然是膀胱、直肠和鼓膜温度［分别差异（0.06±0.79）、（−0.30±1.16）和（1.12±1.29）℃］；复温阶段，最接近肺动脉温度的是直肠、膀胱和鼓膜温度［分别差异（−0.03±1.71）、（0.08±0.86）和（0.89±1.62）℃］。

推荐意见

首选膀胱或直肠温度监测技术，以发挥其无创、易操作和最接近脑温的优势。

（六）低温寒战控制选择

1．寒战程度评估　寒战评估量表（bedside shivering assessment scale，BSAS）分为 4 级：0 级，无寒战；1 级，轻度寒战，仅局限于颈部和（或）胸部抖动；2 级，中度寒战，上肢、颈部和胸部明显抖动；3 级，重度寒战，躯干和四肢明显抖动。经临床研究（22 例患者和 5 名研究者，100 次评估）证实 BSAS 简单、可靠、可重复性强。

2．抗寒战药物应用　常用的抗寒战药物包括：①镇痛药，盐酸哌替啶可使寒战阈值下降 1.3～6.1℃，当与丁螺环酮或右美托咪定联合应用时抗寒战作用增强；②镇静催眠药，咪达唑仑或丙泊酚可使寒战阈值下降 0.7℃，右美托咪定可使寒战阈值下降 2.0℃；③神经肌肉阻滞药：如维库溴铵。目前，最常用的抗寒战方案是盐酸哌替啶联合丁螺环酮和（或）镇静催眠药，当寒战控制仍不理想时，加用神经肌肉阻滞药。

3．体表保温措施（surface counter warming）　寒战阈值与皮肤温度呈负相关，提高皮肤温度可降低寒战阈值，减轻或去除寒战。提高皮肤温度包括体表被动保温（佩戴手套和袜套、加盖棉被等）和主动保温（提高室温、加盖升温毯、辐射热等）两种方式。血管内低温治疗时，体表保温可发挥最大作用；而体表低温治疗时，这一方法受限。有研究显示，体表保温联合抗寒战药物（盐酸哌替啶）可使寒战阈值明显下降（从 35.5℃下降至 33.8℃），同时因药物减量而使镇静深度变浅和呼吸抑制减轻。体表主动保温可更好地提高体表温度，降低寒战阈值，减少皮肤冷刺激。

推荐意见

（1）应常规评估寒战程度，评估量表可选择 BSAS，以指导抗寒战策略实施。

（2）可选择丁螺环酮（负荷量 30 mg，维持量 15 mg，每 8 小时 1 次）、盐酸哌替啶（负荷量 1 mg/kg，维持量 25～45 mg/h）、咪达唑仑（负荷量 0.1 mg/kg，维持量 2～6 mg/h）等联合抗寒战方案。当寒战控制不理想或需要快速降温时，加用维库溴铵［负荷量 0.03～0.05 mg/kg，维持量 0.02～0.03 mg/（kg·h）］或罗库溴铵［负荷量 0.6 mg/kg，维持量 0.3～0.6 mg/（kg·h）］等。药物剂量调整须考虑个体差异。

（3）选择体表主动保温方式，并与抗寒战药物联合。

三、低温并发症监测与处理

（一）低温并发症监测

低温治疗期间常见的并发症包括：心律失常（窦性心动过缓、室性心动过速、心房纤颤、心室颤动）、低血压、肺炎、胰腺炎、胃肠动力不足、血小板减少、凝血时间延长、应激性高血糖、低蛋白血症、电解质异常（低钾血症、低钠血症、低镁血症、低磷血症）、下肢深静脉血栓等。因此，需加强监测，如实时监测生理学指标（心率、心律、血压、脉搏血氧饱和度、核心体温、寒战、颅内压等），间断监测实验室指标（血常规、血气分析、肝肾功能、电解质、心肌酶、脂肪酶、淀粉酶、凝血功能等）、辅助检查指标（心电图、胸部 X 线片、下肢深静脉超声等）和低温操作技术相关事件（操作意外、仪器设备运转意外等）。

推荐意见

根据低温治疗期间常见并发症制定监测方案，根据所选择的低温技术制定操作和意外事件监测方案。

（二）低温并发症处理

2013 年中国一项大面积脑梗死患者血管内低温治疗的前瞻性研究显示，部分并发症虽然发生率较高，但并不严重，也无须特殊处理，如心率和血小板轻度下降、活化部分凝血活酶时间轻度延长、胰淀粉酶和脂肪酶轻度增高等，这些指标随着复温可自行恢复；部分低温并发症则须积极处理，如低血钾、肺炎、胃肠动力障碍、应激性高血糖、低蛋白血症和下肢深静脉血栓等，这些并发症经恰当处理均可明显好转，并不影响低温治疗继续进行；对于极少数可能危害患者生命安全的并发症，如严重的心律失常、低血压和低钾血症等，经积极处理仍无法纠正的则须提前复温。复温期间，颅内压反跳可导致脑疝，甚至死亡。因此，必须加强颅内压监测与处理。

推荐意见

根据监测结果判断并发症及其严重程度，对低血钾症、肺炎、胃肠动力障碍、应激性高血糖、低蛋白血症和下肢深静脉血栓等常见并发症必须积极预防和处理，对严重的、难以控制的并发症须提前复温。复温过程中须加强颅内压监测，并据此调整复温速度或采取外科手术措施，避免脑疝发生。

四、低温治疗预后评估

常用的主要预后评估指标包括近期（出院时或1个月）死亡率、远期（3～12个月）死亡率、生存曲线、格拉斯哥预后评分、Barthel指数、mRS和脑功能分级等。常用的次要预后评估指标包括ICU停留时间、住院时间、机械通气时间和并发症发生率等。

推荐意见

低温治疗后需进行短期（≤1个月）和长期（≥3个月）预后评估，评估指标包括主要评估指标（病死率、神经功能残疾、生活质量）和次要评估指标（并发症、住院时间、住院费用等）。

五、展望

低温是重症脑损伤患者的重要治疗手段，具有一定的降低颅内压作用和神经保护作用，并影响患者的生存率和生存质量，临床研究和临床应用前景广阔。对低温过程中尚未很好解决的问题，还须不断地改进与完善。

执笔专家：宿英英、黄旭升、潘速跃、彭斌、江文

中华医学会神经病学分会神经重症协作组专家和相关领域专家（按姓氏拼音排序）：曹秉振、崔丽英、丁里、范琳琳、韩杰、黄卫、黄旭升、胡颖红、贾建平、江文、李力、李连弟、刘丽萍、倪俊、牛小媛、潘速跃、彭斌、蒲传强、石向群、宿英英、谭红、田飞、田林郁、王芙蓉、王学峰、吴永明、杨渝、袁军、张乐、张猛、张旭、张艳、周东、朱沂

志谢：本文撰写过程中，相关领域具有丰富经验的神经重症专家完成了初稿、讨论稿和修改稿的反复讨论、修订与完善，在此一并表示诚挚的感谢

参考文献从略

（通信作者：宿英英）

（本书刊载于《中华神经科杂志》

2015年6月第48卷第6期第453-458页）

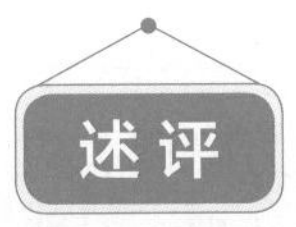

低温治疗重在持续改进

宿英英

低温神经保护的最终目标是降低颅内压，减少病死率，保护神经元，改善神经功能预后。近些年，大量临床前实验研究获得良好结局已经毋庸置疑，但为什么临床研究获益却迟迟未能一致向好，值得关注。心肺复苏（cardiopulmonary resuscitation，CPR）后缺血缺氧性脑病（hypoxic-ischemic encephalopathy，HIE）经早期低温治疗后，预后显著改善，而大脑半球大面积梗死（large hemispheric infarction，LHI）同样是缺血性脑损伤，却获益有限；重型颅脑损伤（traumatic brain injury，TBI）经低温治疗后，预后改善与未改善参半，而大容积脑出血（large intracerebral hemorrhage，LICH）同样是破坏性脑损伤，却有所获益。当然，还有更多重症中枢神经系统疾病的低温治疗临床研究仍在探索与迷茫中。这些治疗结果的冲突与不确定性，除了存在病种差异外，可能还有研究设计，如低温方案、低温技术、低温流程和低温操作规范等需要持续改进的问题。为此，2015 年中华医学会神经病学分会神经重症协作组（Chinese Society of Neurology/Neurocritical Care Committee，CSN/NCC）推出《神经重症低温治疗中国专家共识》（以下简称低温治疗专家共识），旨在强化优质低温治疗方法，并在勇于实践与持续改进中为患者争取最大利益。

专家共识发表之后，受到神经科医师、重症医学科医师和急诊科医师的关注，并提出一些依然困惑或纠结的问题。为此，作者结合临床实践有感而发，重点从以下四个方面对低温治疗进行解读和阐述。

一、低温治疗方案改进

1. 低温时机　所有低温治疗的研究报告都在强调低温时机愈早愈好，但“早”的时间概念是什么？病后 6 h、24 h、48 h，还是 72 h？不同病种研究设计的时机并不相同。有研究显示，CPR 后昏迷患者病后 6 h 内低温治疗获益，LHI 患者 48 h 内低温治疗获益，重型 TBI 患者 72 h 内低温治疗获益。由此，低温治疗专家共识建议，最好在发病 6～72 h 内启动低温治疗。推测这一时间使患者获益的关键是，低温治疗抢在了失代偿性恶性脑水肿之前，而颅内压（intracranial pressure，ICP）下降和脑灌注压（cerebral perfusion pressure，CPP）增加是评价低温治疗的有效指标。

2．低温目标　低温治疗目标已经从早期的深度低温（＜28℃）或中度低温（28～31℃）转向近期的轻度低温（32～35℃），因为轻度低温既保留了治疗效果，又减少和减轻了低温不良反应，在低温治疗的正向作用与负向作用之间找到了平衡点，并且获得良好预后／结局的回报。值得提示的是，轻度低温的降颅压作用并不一定获得满意。此时，如果不惜低温不良反应代价，再度降低目标温度（32℃以下），可能适得其反。由此，低温治疗专家共识建议，可选择的低温目标是32～35℃。作者认为，轻度低温治疗可作为药物降颅压治疗失败的候选，因为药物作用有限；同样，轻度低温治疗的降颅压作用也有限，部分颅骨切除减压或脑室穿刺引流减压等措施可作为轻度低温治疗的候选。因此，确认轻度低温治疗目标，正确估价低温治疗功效，成为低温治疗方案合理设计的关键。

3．低温时长　低温治疗持续时间与疾病的病理生理发生发展有关。虽然CPR后昏迷患者、LHI患者和重型TBI患者的低温治疗研究大多设计低温持续时间为24～48 h，但预后／结局却分别为预后获益、预后获益趋势和未获益。如果能根据不同脑损伤病理生理过程设计或调整低温时长，也许可促使低温治疗成功。因此，低温治疗专家共识建议，全程低温时长不应短于72 h，特别是复温时长的调整与延长。一项LHI患者低温治疗研究发现，随着核心体温的下降及低温目标（33～34℃）的维持，颅内压可降至正常或降至可接受界值（20 mmHg，1 mmHg＝0.133 kPa）以下；而一旦开始复温，有部分患者颅内压随之上升，甚至发生脑疝。作者认为，如果低温治疗时间未与脑水肿消退时间同步，过早复温或复温过快均将导致颅内压反跳。因此，低温持续时间（包括复温时间）应以颅内压监测目标（ICP＜20 mmHg）为准，而不是既定的时间长度。

二、低温治疗技术改进

具有温度反馈装置的全身体表低温技术和血管内低温技术，已初步取代非温度反馈装置的低温技术，从而避免了低温目标波动导致的疗效不满意或不良反应过度。此外，因病种不同和状态不同而选择不同的低温技术，是另一获取成功的要素。当患者全身皮肤破损、水肿时不宜选择体表低温；当患者患有血液或血管系统疾病时不宜选择血管内低温；当心、肺功能不全时不宜选择大容量快速4℃生理盐水静脉输注诱导低温；当颅骨完整无缺时不宜选择徒劳无益的头皮外低温。一旦选择错误，不仅不能顺利完成低温治疗全程，获得有效治疗，还有可能导致严重并发症，影响预后。因此，低温治疗专家共识建议，除了选择具有温度反馈装置的低温技术外，还要考虑疾病种类和疾病状态的差异。作者认为，在中国，现阶段最为重要的是改变陈旧且低端的“低温治疗习惯”，在正确理念指导下，合理选择低温技术。

三、低温治疗操作规范改进

1．低温监测的规范化　低温治疗的目标之一是脑温下降，而与脑温最为接近的是血液循环温度、膀胱温度、直肠温度、咽喉温度和鼓膜温度。这些部位的温度统称为核心温度。核心温度的应用，除了与数据的准确、稳定有关外，还与操作的无创、易获得相关。在中国，最常采用膀胱温度或直肠温度监测，一方面可与多功能心电监测仪相连，实现温度的实时监测；另一方面还可与降温仪器设备相连，通过温度反馈，调控仪器设备运行。因此，低温治疗专家共识建议，首选膀胱或直肠温度监测，发挥无创伤、易操作和接近脑温之优势。作者认为，在中国，需要纠正不规范的体温监测部位，例如体表低温治疗时，监测体表温度，而不是核心温度；这一不真实的低温监测数据，将很难正确评估治疗效果与预后。

2．低温抗寒战的规范化　低温治疗必然产生生理性寒战，如果处理不当，不仅难以达到目标温度，还会出现器官系统功能障碍。因此，低温治疗专家共识建议，规范化处理低温寒战，除了根据寒战程度评估和调整抗寒战药物外，还需处理抗寒战药物的不良反应；如果采取血管内低温治疗，还需体表保温，减轻寒战。作者认为，抗寒战措施在低温治疗这一系统工程中有着举足轻重的作用，甚至决定了低温治疗的成败。

3．低温并发症管控的规范化　低温期间并发症的监管贯穿始终，制定监管预案和调整监管方案应被视为常规。因此，低温治疗专家共识建议，将可能发生的并发症和可能发生的意外事件全部列入监管范围，以降低由此导致的不良预后。作者认为，针对不同并发症进行及时有效的处理，比分辨和追究原因（原发疾病所致还是寒战或药物所致）更为重要。两项 LHI 患者低温治疗研究证实，低温治疗前充分的预案和准备，可使最佳有效性和安全性达到统一，并获得满意预后。

四、低温治疗结局评估改进

低温治疗的重要目标之一是降低颅内压。因为重度颅内压（＞40 mmHg）增高，可导致不良预后。因此，低温治疗的全程需要监测 ICP，而 ICP 监测技术在神经重症监护病房的实施并不困难。然而，降低 ICP 并非终极预后目标，病死率的降低和神经功能预后的改善才是目的。因此，低温治疗专家共识建议，预后或结局的评估应该包括出院时（近期预后）和病后 3、6、12 个月（远期预后）。作者认为，低温方案设计的合理性和治疗疗效的评估均应以患者获取预后的最大利益为准。无论是以循证为基础的指南推荐意见，还是以经验为依据的专家共识建议，预后或结局是唯一的衡量标准。

总之，低温治疗技术与方案仍需在不断的实践中得到完善，促使低温治疗疗效及其安全性更加接近真实。2015 年，中华医学会神经病学分会神经重症协作组推出《神经重症低温治疗中国专家共识》；2 年后，美国神经病学会（American Academy of Neurology，AAN）推出《心肺复苏后脑保护指南（低温目标 32～34℃，维持时长 24 h）》，目的在于尽早使脑损伤后昏迷患者获益，并促使更多、更优质的临床研究涌现。

参考文献从略

（本文刊载于《中华医学杂志》
2019 年 8 月第 99 卷第 31 期第 2401-2403 页）

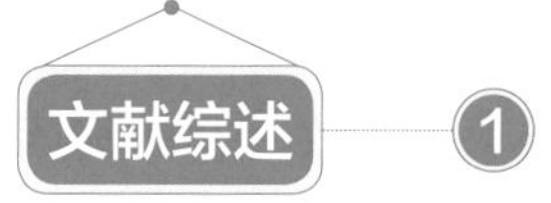

大脑半球大面积梗死低温治疗研究进展

范琳琳

大脑半球大面积梗死（large hemispheric infarction，LHI）的致死原因是恶性脑水肿引起的颅内压增高，脑疝形成和中枢性呼吸循环衰竭。床头抬高 30°、早期渗透疗法（甘露醇、高渗盐水）、镇静治疗等内科标准治疗均可缓解部分 LHI 患者的颅内压增高，而外科部分颅骨切除（直径≥10～12 cm）减压术（decompressive craniectomy，DC）是最强有力的降颅压治疗措施。然而，并不是所有患者均适合或接受 DC，且 DC 后仍有半数以上患者存在严重神经功能残疾（mRS≥4）。因此，临床医师仍在不断寻求可能改善患者短期和长期预后的治疗办法。

有研究发现，治疗性低温（32～35℃）既可降低颅内压，又可改善神经功能预后。其作用机制为：避免血 - 脑屏障破坏，降低细胞能量消耗，减少自由基形成，减轻兴奋性神经介质毒性和炎性反应，降低颅内压等。低温对心肺复苏后昏迷患者的脑保护作用已被多项临床 RCT 研究和 meta 分析证实，2015 年版美国心脏协会指南推荐：心肺复苏后昏迷患者应予目标温度管理（32～36℃），并至少维持 24 h，以降低死亡率和改善神经功能预后（B 级证据，Ⅰ级推荐），这一推荐意见已延续至 2020 年版。近年来，治疗性低温用于大脑半球大面积梗死的临床研究也有进展，其作为唯一被证实的脑保护治疗手段，具有广阔临床应用前景。

一、LHI 患者治疗性低温的临床前研究

LHI 治疗性低温的临床前研究（动物实验）众多，其研究结果显示，低温可有效提高脑组织对损伤的耐受性，减少梗死体积，减轻脑水肿，改善白质纤维完整性，从而明显改善神经功能预后。2007 年，Worp 等的一项系统综述（101 项研究，3353 例各类动物模型）显示，低温治疗可使梗死体积减小 44%（95%*CI* 40%～47%），尤其是基于血管开通，温度越低、启动时间越早，低温效果越好。此外，即便血管持续闭塞并

延迟了低温启动时间，35℃的低温治疗仍然获益。2016 年，Dumitrascu 等的一项系统综述再次证实了 Worp 等的分析结果，由此，脑梗死低温治疗的动物实验为临床研究提供了强有力的支持证据。

二、LHI 患者治疗性低温的临床研究

目前，由于低温治疗的高技术要求、高团队要求和高经费要求，导致 LHI 的临床研究仍以小样本、随机对照研究和队列研究为主。

1. 治疗性低温的可行性与安全性　2001 年，Schwab 等对 LHI 治疗的可行性和安全性进行了初步探索，其纳入了 50 例 LHI 患者，目标温度 32～33℃，结果显示，颅内压由低温治疗前的 19.8±14.2 mmHg 下降至 12.4±5.3 mmHg（$P<0.05$）；37/50 例患者在低温期间颅内压保持稳定，而复温阶段出现颅内压反跳，且复温速度过快（<16 h）与颅内压升高幅度呈正相关［（15%±10%）*vs.*（26%±15%）］。该项研究提示低温技术对 LHI 患者是可行的和安全的，且具有明显降低颅内压作用，但复温阶段存在颅内压反跳风险。

2007 年，宿英英等在中国开始了 LHI 血管内低温治疗的探讨。2013 年，连续 3 篇可行性和安全性文献显示，大脑半球大面积梗死患者低温治疗具有可操作性，虽然低温期间出现一些系统并发症，但并不严重，经过严密监测和积极处理均可保障低温治疗安全实施。

2. 非 DC 患者的治疗性低温　2004—2014 年，在急性缺血性卒中患者中进行了多项随机对照研究，但结果并不一致。2014 年，Wan 等将 6 项随机对照研究（252 例缺血性卒中患者）进行了 meta 分析，结果显示，与常温治疗对比，低温治疗与肺炎风险增加相关（RR=3.30，95%CI 1.48～7.34，P=0.003），且未能改善神经功能预后（RR=0.86，95%CI 0.56～1.29，P=0.46）和降低病死率；2 组之间症状性颅内出血、深静脉血栓和心房颤动等并发症并无差异。但是，该项研究的异质性很大，包括入组患者和研究方案均存在较大差异，诸如纳入了轻型卒中患者，选取了 mRS≤1 或 2 分患者等。因此，该研究结论并非可靠，临床上仍需增加研究数量并扩大样本量。

2010—2013 年，宿英英等开展了一项 LHI 血管内低温治疗的随机对照研究（33 例），主要研究对象为非 DC 患者。结果发现，与常温组比对，低温组虽然并未使病死率下降（50% *vs.* 41.2%，P=0.732），但可明显改善存活患者神经功能预后（mRS≤3，87.5% *vs.* 40%，OR=10.5，P=0.066）。由此提示，低温治疗具有脑保护作用，可能改善患者长期神经功能预后，对未接受 DC 治疗的 LHI 患者可考虑治疗性低温。

3. DC 患者的治疗性低温 2018 年，Gul 的一项关于 DC 的 meta 分析（18 项研究，987 例患者）显示，48 h 内实施手术可显著降低病死率（OR=0.18，95%CI 0.11～0.29，P<0.00 001），但并未改善 12 个月的神经功能预后（mRS>4，OR=1.38，95%CI

0.47～4.11，P=0.56）。2020 年，Reinink 等一项 DC 的 meta 分析（7 项 RCT，488 例）显示，实施 DC 可降低病死率（OR=0.16，95%CI 0.10～0.24），还可改善 12 个月的神经功能预后（mRS≤3，OR=2.95，95%CI 1.55～5.60）]。虽然 2 个 meta 分析一致提示 DC 手术后病死率下降，但神经功能预后改善结果并不一致。

对 LHI 患者采取 DC 联合低温治疗的设想是为了进一步改善神经功能预后。2006 年的一项随机对照研究（25 例）显示，手术后联合低温治疗（10 例血管内低温，2 例体表低温）可改善患者 6 个月 NIHSS 评分（10±1 *vs.*11±3，P=0.08）、生活能力评分（81±14 *vs.* 70±17，P<0.1）和 mRS 评分（2±1 *vs.* 3±1，P<0.18），但未进一步降低病死率。2019 年的一项多中心随机对照研究（50 例发病 48 h 内接受 DC）结果显示，DC 联合低温（33±1℃）治疗并持续 72 h 患者（26 例）的神经功能预后和病死率并未获得明显改善，反而增加了不良事件和不良预后。然而，该项研究存在明显的对低温并发症监测与处理不足的问题，多发不良事件抵消了 DC 联合低温的治疗效果。显然，DC 联合低温治疗改善神经功能预后的假设仍需进一步临床试验证实。

4．血管内治疗患者治疗性低温　随着血管内治疗（endovascular therapy，EVT）技术的开展，DC 术后低温治疗随之有所推进。2018 年，一项前瞻性队列研究纳入了 113 例发病 6 h 内的大脑中动脉 M1 段闭塞性病变的脑梗死患者，其中 45 例在机械取栓时血管内治疗局部注入 4℃冰盐水 50 ml（取栓前，注射时间 5 min）和 300 ml（取栓后，注射时间 10 min），结果低温组梗死体积小于对照组（63.7±31.8 ml *vs.* 77.9±44.7 ml，OR=19.1，95%CI 3.2～25.2，P=0.038）。此外，虽然 EVT 可实现血管再通，但仍有部分患者出现早期神经功能恶化（early neurological deterioration，END），如无效再通、再闭塞、过度灌注和出血转化等，此类患者需要更强化降颅压和脑保护治疗。2018 年，Choi 等对 EVT 后 548 例患者的回顾性分析显示，91 例患者接受了低温治疗（34.5℃持续至少 48 h），结果具有恶性征象（80 例）的低温治疗组（28 例）患者良好预后率更高（32.1% *vs.* 7.7%，P=0.009）、出血转化更少（35.7% *vs.* 67.3%，P=0.007）；低温治疗是改善预后的独立影响因素（OR=4.63，95% CI 1.20～17.89，P=0.026）。因此，对 EVT 后早期神经功能恶化患者，应尝试积极的低温脑保护治疗，由此降低不良结局和改善不良神经功能预后。

三、小结

降低 LHI 患者的高病死率、高致残率是神经重症专科医师重要工作目标。基于临床前治疗性低温确切获益的研究结果，以及临床治疗性低温可能获益的研究结果，神经重症医师需要通过更加科学、严谨、合理的研究设计，更加全面、熟练的专业技能实施，更加充分的研究样本量，使治疗性低温的研究结论更加明晰、可靠。

参考文献

[1] Jüttler E, Schwab S, SchmiedekP, et al. Decompressive surgery for the treatment of malignant infarction of the middle cerebral artery (DESTINY): a randomized, controlled trial. Stroke, 2007, 38: 2518-2525.

[2] Vahedi K, Vicaut E, Mateo J, et al. Sequential-design, multicenter, randomized, controlled trial of early decompressive craniectomy in malignant middle cerebral artery infarction (DECIMAL Trial). Stroke, 2007, 38: 2506-2517.

[3] Hofmeijer J, Kappelle LJ, Algra A, et al. Surgical decompression for space-occupying cerebral infarction (the Hemicraniectomy After Middle Cerebral Artery infarction with Life-threatening Edema Trial [HAMLET]): a multicentre, open, randomised trial. Lancet Neurol, 2009, 8: 326-333.

[4] Part 8: Post-cardiac arrest care: 2015 American heart association guidelines update for cardiopulmonary resuscitation and emergency cardiovascular care. Circulation, 2015, 132 (18 Suppl 2): S465-482.

[5] H Bart der Worp, Emily S Sena, Geoffrey A Donnan, et al. Hypothermai in animal models of acute ischaemic stroke: a systematic review and meta-analysis. Brain, 2007, 130 (Pt 12): 3063-3074.

[6] Oana M Dumitrascu, Jessica Lamb, Patrick D Lyden. Still cooling after all these years: Meta-analsis of pre-clinical trials of therapeutic hypothermia for acute ischemic stroke. J Cereb Blood Flow Metab, 2016, 36 (7): 1157-1164.

[7] S Schwab, D Georgiadis, J Berrouschot, et al. Feasibility and safety of moderate hypothermia after massive hemispheric infarction.stroke, 2001, 32 (9): 2033-2035.

[8] 宿英英，范琳琳，叶红，等. 大面积脑梗死患者血管内低温治疗的寒战与抗寒战分析. 中国脑血管病杂志，2013，10（6）：285-290.

[9] 宿英英，范琳琳，张运周，等. 大面积脑梗死患者血管内低温治疗的安全性分析. 中国脑血管病杂志，2013，10（6）：291-297.

[10] 宿英英，范琳琳，叶红，等. 大面积脑梗死患者血管内低温技术的可操作性分析. 中国脑血管病杂志，2013，10（11）：577-582.

[11] Yue-Hong Wan, Chen Nie, Hui-Ling Wang, et al. Therapeutic hypothermia (different depths, durations, and rewarming speeds) for acute ischemia stroke: a meta-analysis. J stroke cerebrovasc dis, 2014, 23 (10): 2736-2747.

[12] Yingying Su, Linlin Fan, Yunzhou Zhang, et al. Improved neurological outcome with mild hypothermia in surviving patients with massive cerebral hemispheric infarction. Stroke, 2016, 47 (2): 457-463.

[13] Wisha Gul, Heidi R Fuller, Helen Wright, et al. A Systematic review and meta-analysis of the effectiveness of surgical decompression in treating patients

with malignant middle cerebral artery infarction. World Neurosurg, 2018, 120: e902-e920.

[14] Hendrik Reinink, Eric Juttler, Werner Hacke, et al. Surgical decompression for space-occupying hemispheric infarction: a systematic review and individual patient meta-analysis of randomized clinical trials. JAMA Neurol, 2020, 12: e203745.

[15] Thomas Els, Eckard Oehm, Sabine Voigt, et al. Safety and therapeutical benefit of hemicraniectomy combined with mild hypothermia in comparison with hemicraniectomy alone in patients with malignant ischemic stroke. Cerebrovasc Dis, 2006, 21 (1-2): 79-85.

[16] Neugebauer H, Schneider H, Bösel J, et al. outcomes of hypothermia in addition to decompressive hemicraniectomy in treatment of malignant middle cerebral artery stroke a randomized clinical trial. JAMA Neurol, 2019, 76 (5): 571-579.

[17] Chuanjie Wu, Wenbo Zhao, Hong An, et al. Safety, feasibility, and poential efficacy of intraarterial selective cooling infusion for stroke patients treated with mechanical thrombectomy. J Cereb Blood Flow Metab, 2018, 38 (12): 2251-2260.

[18] Mun Hee Choi, Young Eun Gil, Seong-Joon Lee, et al. The clinical usefulness of targeted temperature management acute ischemic stroke with malignant trait after endovascular thrombectomy. NeurocritCare, 2020 Aug 18. doi: 10.1007/s12028-020-01069-0. Online ahead of print.

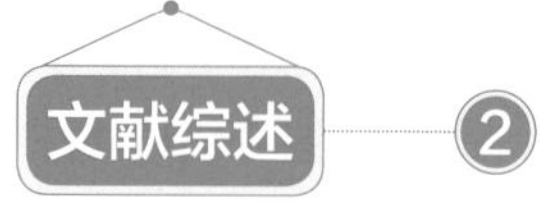

麻醉药物联合低温治疗难治性癫痫持续状态

任国平　宿英英

【研究背景】

难治性癫痫持续状态（refractory status epilepticus，RSE）占癫痫持续状态（status epilepticus，SE）患者的18.2%～44.0%，死亡率高达16.0%～40.9%，出院时神经功能障碍（GOS评分≤3分）和遗留癫痫发作成为影响生活质量的主要因素。目前，最公认的控制RSE的方法是静脉注射麻醉药物，如咪达唑仑、丙泊酚、巴比妥等，但仍有20.4%～78.0%的患者发作未能终止，因此，多种治疗方法联合成为新的探索方向。1984年，Orlowski首次报道了3例RSE儿童接受硫喷妥钠联合中度（30～31℃）低温治疗后，痫性发作成功控制。随后在2008年和2013年又有2篇病例系列报道（9例）显示，麻醉药物（戊巴比妥、咪达唑仑、丙泊酚独立或联合应用）治疗（1～28 d）失败或撤药复发时联合轻度（31～35℃）低温，可使 RSE 完全或部分终止，但遗憾的是，仍有患者复温后再次痫性发作（4 例）。出院时，67% 的患者预后不良（死亡 4 例，最低意识状态 1 例，重度残疾 1 例）；病后 3 个月，56% 的患者预后不良（死亡 4 例，最低意识状态 1 例）。笔者假设，如果提前低温治疗的时间，而不是等待麻醉药物治疗失败后，也许能够更有效地终止 RSE，并发挥神经元保护作用，从而改善预后。这一假设基于临床前（动物）实验，即低温后癫痫网络兴奋性降低，使痫性发作减少或终止，低温后细胞凋亡抑制，使神经元保护作用增强。2013 年 3 月，笔者对 5 例 RSE 患者实施了咪达唑仑联合低温治疗方案，且低温持续时间和复温时间取决于脑电图（electroencephalograhpy，EEG）痫性放电的控制，以此探究 RES 终止和预后改善的可能性。

【研究方法】

采用前瞻性病例系列观察研究。纳入 2013 年 3—10 月首都医科大学宣武医院神经内科重症监护病房收治的 RSE 患者 5 例。给予气管插管、机械通气、视频 EEG 监测后，开始麻醉药物治疗。静脉注射咪达唑仑 0.2 mg/kg（2 mg/min），后续 0.05～0.40 mg/（kg・h）微量泵泵入，10 min 后发作未控制，再予 0.1 mg/kg 静脉注射 1 次。同时开始体表降温治疗，核心（膀胱）目标温度 34～35℃。临床和 EEG 痫性发作终止患者，24～48 h 后开始复温；临床和 EEG 痫性发作未终止患者，3～5 d 后开始复温。复温速度＜0.5℃ /12 h，24～48 h 达到常温。复温结束后，麻醉药物开始逐渐减量，持续 24～48 h。分析麻醉药物联合低温治疗的疗效和不良反应。

【研究结果】

5 例患者均为青少年，其中女性 3 例，病毒性脑炎 4 例。5 例均给予咪达唑仑，其中 1 例联合丙泊酚，1 例更换为丙泊酚。5 例均予以体表低温治疗，诱导低温 3～11（中位数 8）h；膀胱目标温度 34～35℃，维持 48～216（中位数 82）h；复温 25～40（中位数 32）h。麻醉药物联合低温治疗后，临床和（或）EEG 痫性发作完全终止 2 例，痫性发作减少 3 例。临床和（或）EEG 痫性发作终止后，无 1 例复温后复发。治疗过程中，5 例患者均出现低温不良反应，其中低血压、胃肠动力不足 5 例，肺炎 3 例，淀粉酶 / 脂肪酶升高 2 例，窦性心动过缓、凝血功能异常、低血磷、高血糖、下肢深静脉血栓各 1 例。这些并发症并不严重，经积极合理对症处理后好转。出院时，5 例全部存活，EEG 呈慢波背景。病后 3 个月，1 例死亡（心搏骤停），4 例存活，其中 2 例轻度残疾，2 例重度残疾或植物生存状态并遗留部分性癫痫。

【研究结论】

RSE 的病死率、残疾率均很高。早期给予麻醉药物联合低温治疗具有一定疗效，在合理的治疗预案和治疗方案指导下，可保证治疗安全。

原始文献

Ren GP，Su YY，Tian F，et al. Early hypothermia for refractory status epilepticus.

Chin Med J（Engl），2015，128：1679-1682.

第一作者：任国平，2012 级硕士研究生
通信作者：宿英英，硕士研究生导师

咪达唑仑联合早期低温治疗难治性癫痫持续状态

任国平　宿英英

【病例摘要】

患者，女性，22 岁，主因头痛 43 d，发作性抽搐、精神异常 42 d，意识丧失 23 h 于 2013 年 3 月 19 日收入神经内科重症监护病房（neurocritical intensive care unit，neuro-ICU）。

患者 43 d 前（2013 年 2 月 6 日）头部胀痛，次日癫痫发作 5 次（既往无癫痫病史），表现为四肢强直 - 阵挛，发作间期意识清楚，经口服丙戊酸钠（0.6 g/d）后未再发作。之后逐渐出现大声喊叫、打人、视幻听等精神症状。27 d 前收入我院神经内科普通病房。

患者既往体健。

患者入院时查体：神经系统检查大致正常。脑部 MRI 显示右侧颞叶异常信号（图 10-1）。腰椎穿刺脑脊液抗 N- 甲基 -M- 天冬氨酸受体（N-methyl-D-aspartate receptor，NMDAR）抗体阳性。按抗 NMDAR 脑炎给予甲泼尼龙（500 mg/d，连续 5 d）、奥卡西平（1200 mg/d）、左乙拉西坦（3000 mg/d）治疗。入院第 24 天，体温升至 38.6℃（肺部感染）；癫痫发作频繁，表现为双眼上翻和左侧口角抽搐，间隔数分钟至数小时不等，每次持续 1 min，发作间期意识转清。曾反复 6 次静脉推注地西泮，每次 10 mg。入院第 26 天，发作间隔缩短至 3～5 min，发作形式转变为四肢强直 - 阵挛，发作间期意识不能恢复。即刻予以地西泮（10 mg，静脉推注 2 次），后续丙戊酸钠（按 30 mg/kg 计算，负荷量 2100 mg），发作未能终止，转入 neuro-ICU。

患者转入 neuro-ICU 时查体：体温 37.9℃，心率 140 次 / 分，自主呼吸 28 次 / 分，血压 98/47 mmHg；双肺呼吸音粗，无干湿啰音；全身见散在红色斑丘疹，躯干部更明显；药物镇静状态，GCS 评分 6 分（V1E1M4），Ramsay 评分 6 分；双侧瞳孔等大、等圆，直径约 2.5 mm，对光反射灵敏；睫毛反射、角膜反射、头眼反射、咳嗽反射存在；刺激四肢可见自主活动，肌张力和腱反射正常，双侧巴宾斯基征阴性；颈无抵抗，

克氏征阴性。

患者入 neuro-ICU 后诊治经过：即刻予以气管插管，机械通气，深静脉置管，静脉推注咪达唑仑（负荷量 0.2 mg/kg，2 次共 28 mg），后续持续静脉泵注咪达唑仑［维持量 0.2 mg/（kg・h）］，癫痫发作仍为 7～9 次 /h（图 10-2A）。咪达唑仑维持 1 h 后，开始全身体表低温治疗，诱导低温 10 h 后，膀胱温度从 40.0℃降至 34.9℃，维持温度 34.3～35.1℃（目标温度 35.0℃）。低温达标 10 h 后，临床发作终止，脑电图显示少量

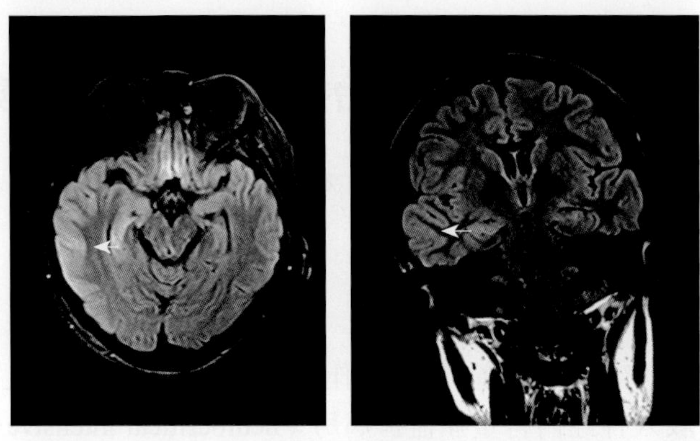

图 10-1　脑部 MRI（FLAIR 序列）检查显示右侧颞叶异常信号（箭头所示）

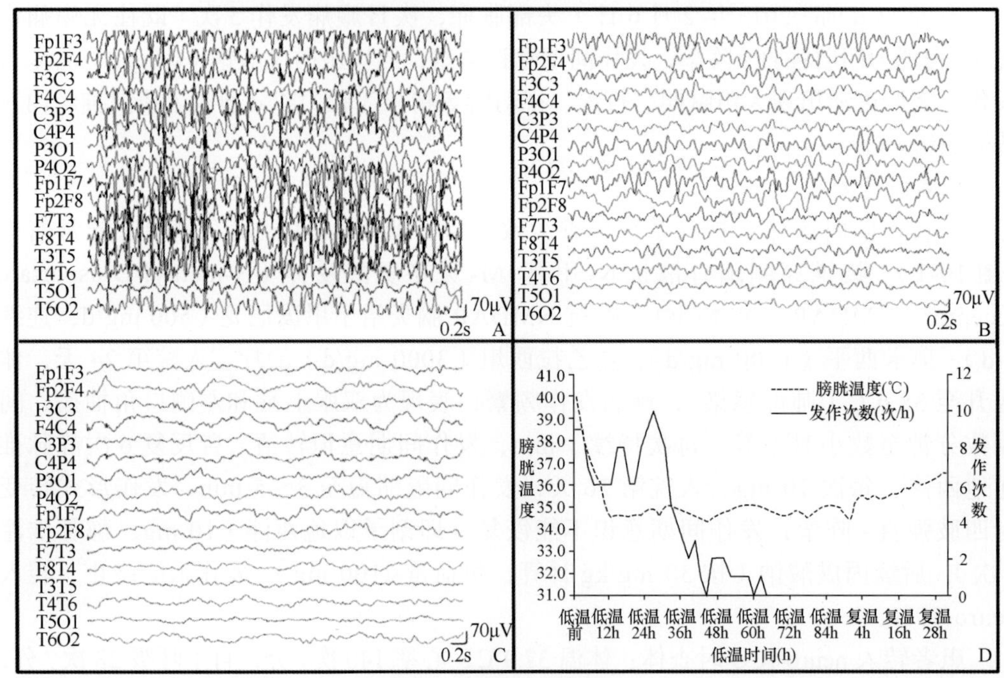

图 10-2　患者脑电图检查

A. 输注咪达唑仑后脑电图显示单侧或双侧额颞起源的棘波节律，7～9 次 /h；B. 达到低温目标温度 10 h 后，临床发作消失，脑电图显示棘波节律波幅较前减低，频率变慢，0～2 次 /h；C. 撤离低温后脑电图显示广泛中高幅（60～100 μV）2～5 Hz 慢波，叠加较多药物性快波。D. 低温过程中癫痫发作次数（癫痫临床发作终止后，仍有脑电图的痫性发作）与膀胱温度相关，即随着膀胱温度的降低，癫痫发作次数逐渐减少，低温持续 92 h，复温后无癫痫复发

痫性放电（图 10-2B）。低温达标 48 h 后，脑电图痫性放电消失。痫性放电消失 34 h 后，缓慢复温。复温 32 h 后，膀胱温度达到 36.5℃，脑电图无痫性放电（图 10-2C 和 D）。咪达唑仑开始减量，同时鼻胃管注入左乙拉西坦（1500～3000 mg/d）和苯巴比妥（270 mg/d）。48 h 后，咪达唑仑减量完毕。患者住院 102 d 后好转出院。病后 3 个月 GCS 评分为 5 分，无癫痫发作。

【病例讨论】

近几十年来，治疗性低温被用于多种神经重症疾病，如缺血缺氧性脑病、大面积脑梗死、大容积脑出血和颅脑外伤等。由于低温的降颅压作用和神经元保护作用，使患者结局和神经功能预后得到改善。治疗性低温治疗难治性癫痫持续状态（refractory status epilepticus，RSE）始于 1984 年，Orlowski 等报道了 3 例接受硫喷妥钠联合治疗性低温（30～31℃）治疗成功的 RSE 儿童。随后，又有 3 篇病例系列报道（共 14 例）显示，麻醉药物联合治疗性低温（31～35℃），可完全或部分终止 RSE。本例患者应用咪达唑仑 1 h 后，癫痫发作仍频繁，提示对癫痫的抑制作用并不理想。联合治疗性低温并达到低温目标值后，临床发作和脑电图痫性发作逐渐终止，且复温后未再反复，提示麻醉药物早期联合治疗性低温，可更快、更彻底地终止 RSE，并获得更好预后。

抗 NMDAR 脑炎合并 RSE 的患者通常表现为癫痫发作持续时间长，抗癫痫药物或麻醉药物难以控制。麻醉药物抑制癫痫的机制为增强 γ- 氨基丁酸 A（$GABA_A$）受体介导的抑制作用、阻滞 NMDAR 介导的兴奋作用，以及调节 Ca^{2+} 和 Na^+ 通道，使神经元兴奋性降低。但随着癫痫持续时间的延长，突触后膜的 GABA 亚单位因胞膜内吞作用而迅速移至细胞内，致使麻醉药物效力减弱。低温可以通过抑制离子通道活性、抑制神经递质的释放与结合、抑制神经元同步性活动等多种机制终止癫痫发作，还可以通过减少氧和腺苷三磷酸（ATP）消耗、减轻氧化应激反应、抑制细胞凋亡，从而发挥脑保护作用。本例为国内首次报道的麻醉药物联合低温治疗 RSE 病例，希望这一新的治疗措施能够使更多的 RSE 患者获益。

【小结】

麻醉药物早期联合低温治疗可更有效地终止 RSE，并使患者获得更好的预后。

原始文献

任国平，宿英英．咪达唑仑联合早期低温治疗难治性癫痫持续状态一例．中华神经科杂志，2015，48（12）：1092-1093.

第一作者：任国平，2012 级硕士研究生

通信作者：宿英英，硕士研究生导师

大脑半球大面积梗死患者低温治疗

范琳琳

【病例摘要】

患者，男性，57 岁，汉族，主因突发右侧肢体无力、不能言语 48 h，加重伴意识障碍 24 h 入院。

患者于入院前 48 h 饭后散步时，突然右侧肢体无力伴有不能言语。当晚，右侧肢体无力加重，完全不能活动，且烦躁不安。入院前 24 h 睡眠增多，就诊于我院急诊。脑部 CT 显示左侧额叶、顶叶、颞叶、基底核区新发大面积梗死（图 10-3），即刻口服拜阿司匹林（100 mg，每天 1 次），并收入神经内科重症监护室（neurocritical intensive care unit，neuro-ICU）。

患者既往高血压病史 10 年（最高 160/120 mmHg），冠心病史 2 年，窦性心动过缓病史 2 年，抽烟、饮酒史 30 余年。

患者入 neuro-ICU 时脑部 MRI 显示急性大面积脑梗死和侧脑室受压（图 10-4）。查体：体温 37.1 ℃，心率 49 次 / 分，脉搏 49 次 / 分，呼吸频率 18 次 / 分，血压 178/108 mmHg；双肺呼吸音粗，未闻及明显干湿啰音；昏睡，混合性失语；双眼左侧凝视，双瞳孔等大等圆，3 mm（＋＋）；右侧中枢性面、舌瘫；右侧肢体肌力 0 级，肌张力降低，腱反射（＋＋＋），右侧巴宾斯基征阳性；GCS 评分 8 分（E2V1M5），NHISS 评分 22 分，APACHE Ⅱ评分 16 分。

患者入院后诊治经过：按急性大脑半球大面积梗死（large hemispheric infarction，LHI）[床旁经颅多普勒超声（transcranial Doppler，TCD）检查显示左侧大脑中动脉 M1 段闭塞] 给予①标准化内科治疗，包括多功能重症监护仪监测、床头抬高 30°、吸氧、叩背吸痰、肠内营养支持、控制血糖血压、预防下肢深静脉血栓、脱水降颅压治疗；②即刻（入院 5 h）使用 CoolGard 3000 血管内低温仪启动血管内低温治疗，主要操作步骤包括股静脉置入血管内温度控制导管、置入测温导尿管、连接血管内低温仪、气管插管和机械通气、静脉应用抗寒战药物、放置体表保温毯、置入颅内压（intracranial pressure，ICP）监测。

血管内低温治疗共持续 5 d，分为 4 个阶段：①诱导低温阶段。采用最大降温速度，目标温度为 34℃，约 5 h 后膀胱温度从 37.1 ℃降至目标温度。②维持低温阶段。膀胱温度维持在 34℃，并持续 36 h。③恢复常温阶段。采用最小升温速度（0.1℃ /h），控制膀胱温度每 12 h 升高 0.5℃，经 60 h 升至 35.6℃。④维持常温阶段。采用最大降温速度，维持膀胱温度在 36.5℃，并持续 24 h（图 10-5）。低温治疗期间，每 30 min 监测 1 次体温、心率、心律、血压、脉搏血氧饱和度、ICP、瞳孔、寒战分级；每 12 h 监测 1 次血常规、凝血功能、生化、脂肪酶、淀粉酶；隔日监测 1 次胸部 X 线和下肢深静脉超声。

患者在低温治疗期间，曾出现 2～3 级寒战，尤以 35.0～35.5℃时明显。给予哌替啶（负荷量 85 mg，维持量 25～35 mg/h）、咪达唑仑（负荷量 8.5 mg，维持量 2～3 mg/h）和维库溴铵（负荷量 2.5 mg，维持量 1.7 mg/h）控制寒战，同时体表放置控温毯保暖（温度设置 37.0℃），寒战可消失。低温治疗期间，患者曾出现：①低温相关生理反应及其抗寒战药物不良反应，包括窦性心动过缓、肺炎、胃潴留和低钾血症；②重症卒中常见并发症，如低钠血症和低蛋白血症等，经积极对症处理，明显好转或消失。

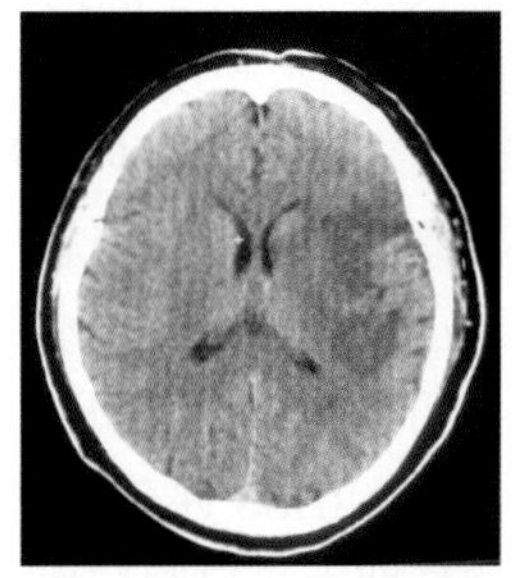

图 10-3 发病 22 h 脑部 CT 显示左侧额叶、颞叶、岛叶、基底节、侧脑室旁新发脑梗死

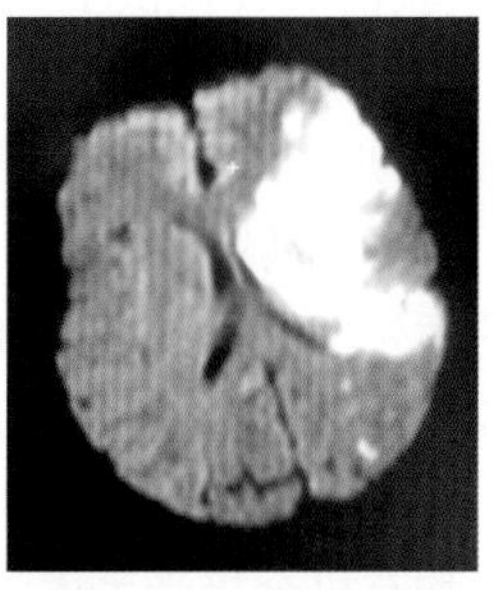

图 10-4 发病 45 h 脑部 MRI-DWI 显示左侧大脑中动脉供血区域的额叶、颞叶、岛叶、基底节、侧脑室旁新发大面积脑梗死

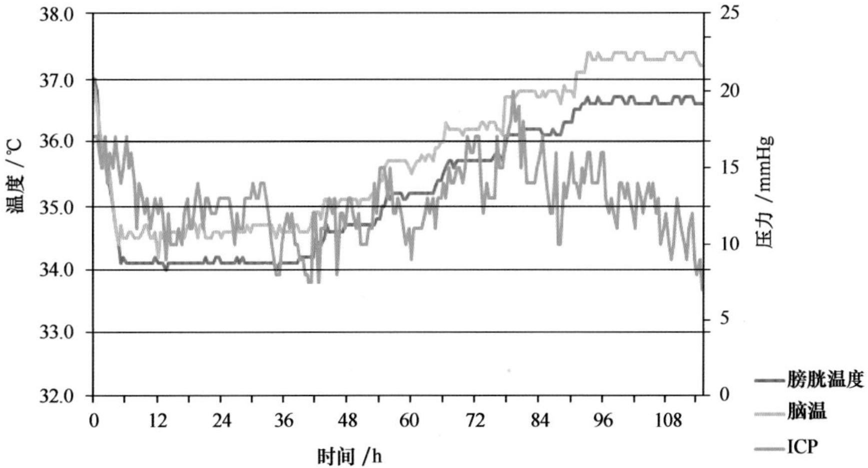

图 10-5 患者低温治疗期间的膀胱温度、脑实质温度和 ICP 监测。脑实质温度与膀胱温度波动一致，脑实质温度较膀胱温度高 0.3～0.5℃；诱导低温和维持低温阶段 ICP 下降，复温阶段 ICP 轻度升高，24 h 后 ICP 恢复正常

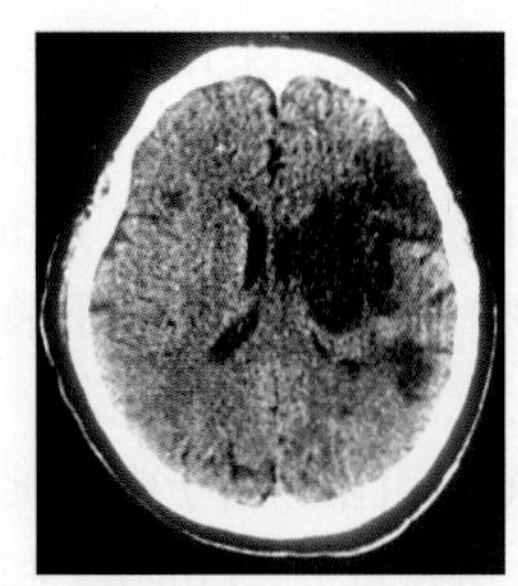

图 10-6 发病 9 d 脑部 CT 显示脑梗死病灶范围较 MRI 病灶范围缩小，梗死病灶内部分脑组织存活

患者入 neuro-ICU 第 7 天，成功撤离机械通气，复查脑部 CT 显示脑梗死病灶范围缩小（图 10-6）。入院第 8 天拔除气管插管并转普通病房。入院第 18 天出院。出院时意识清楚，右侧肢体肌力Ⅱ级，NIHSS 评分 17 分。随访 6 个月时，mRS 评分 2 分。

【病例讨论】

（1）大脑半球大面积梗死：LHI 通常因颈内动脉或大脑中动脉闭塞性病变所致，是幕上最为凶险的脑梗死，具有高病死率和高致残率。LHI 后的恶性脑水肿是预后不良的主要原因，其可导致 ICP 增高和脑疝形成。2017 年，中华医学会神经病学分会神经重症协作组推出《大脑半球大面积梗死监测与治疗中国专家共识》，为积极救治 LHI 提供了参考依据。LHI 患者通常于发病第 2～3 天出现意识进行性加重，3～5 d 达到高峰。2018 年，关于恶性脑水肿预测的研究显示，年龄偏轻、入院 NIHSS 评分高、早期意识障碍、瞳孔大小改变、发病 40 h 内脑部 CT 低密度影＞1/2 大脑中动脉供血区、颅内大动脉致密征、早期影像占位征象均与恶性脑水肿发生呈正相关。单纯内科治疗的病死率高达 53%～78%。部分颅骨切除减压术是缓解恶性脑水肿最直接有效的方法，多项 RCT 研究证实，手术治疗可使 LHI 的病死率降至 17%～36%。手术治疗的指征为：①单侧 LHI；②发病 48 h 内；③ NIHSS 评分＞15；④意识水平下降。但并非所有 LHI 患者均有机会接受手术治疗，如长期大量口服抗血小板或抗凝药物的患者。此外，部分颅骨切除减压术对存活患者的神经功能改善亦不理想。

本例患者为中年男性，卒中样起病，进行性加重，既往存在高血压、冠心病、吸烟、饮酒等血管病危险因素，发病时表现为优势半球大面积缺损性症状和体征，脑部 CT 和 MRI 均证实为缺血性病灶，累及大脑中动脉供血区 3/3，床旁 TCD 提示大脑中动脉 M1 段闭塞性病变，故 LHI 诊断明确，为大动脉粥样硬化型脑梗死。此外，本例患者相对年轻，发病 24 h 迅速出现意识障碍，发病 45 h 脑部 MRI 检查显示脑组织肿胀明显、侧脑室受压，提示为恶性脑水肿。但因患者长期服用抗血小板药物，存在较大手术出血风险，故予以积极内科非手术治疗方案，包括治疗性低温。

（2）低温治疗的脑保护作用：大量临床前实验证实，低温治疗具有降低 ICP 和改善神经功能预后双重作用。虽然低温脑保护机制尚不完全清楚，但已证实低温治疗具有避免血 - 脑屏障破坏、降低细胞能量消耗、减少自由基形成、减轻兴奋性神经介质毒性和炎性反应、降低 ICP 等重要作用。一些临床研究显示，轻度（32～35°C）低温治疗可改善心肺复苏后昏迷患者、大容积脑出血患者、脑外伤患者的神经功能预后。2016 年，笔者对未接受部分颅骨切除减压术的 LHI 患者进行了 RCT 研究（33 例），结果显示，轻度治疗性低温可改善生存患者病后 3 个月神经功能预后（良好预后率：低温组 87.5% *vs.* 对照组 40.0%，P=0.066；OR=10.5，95%CI 0.9～121.4）。Neugebauer 等对接受部分颅骨切除减压术的 LHI 患者的多中心 RCT 研究（50 例）显示，低温治疗并未改善 14 d 神经功能预后（良好预后率：低温组 19% *vs.* 对照组 13%，OR=1.65，

P=0.7），也未改善病后 12 个月神经功能预后。2020 年，Chen 等的 meta 分析（226 例）显示，与单纯部分颅骨切除减压术相比，手术联合低温治疗可能降低近期病死率（RR=1.26，95%CI 0.58～2.76，P=0.56），对远期病死率无效（RR=0.81，95%CI 0.53～1.24，P=0.34）。由于 LHI 的低温治疗研究较少，研究结果尚待多中心、大样本、高质量研究验证。2015 年，中华医学会神经病学分会神经重症协作组推出《神经重症低温治疗中国专家共识》，其为现阶段开展低温脑保护治疗提供参考依据，特别对重症脑损伤患者，包括 LHI 伴恶性脑水肿患者，不失为可以选择的救治手段。

轻度低温治疗期间，不可避免地出现低温生理反应、低温寒战反应及控制寒战药物的不良反应，但并不严重，经系统、规范的监测与管理，均可减轻或好转，且对预后并未产生不良影响，因而不应成为开展低温治疗的阻碍。

【小结】

LHI 是一类高致残率、高致死率重症疾病，恶性脑水肿是导致不良预后的主要原因。轻度低温治疗具有降低 ICP 和改善神经功能预后作用，可作为适宜选择的治疗手段。低温治疗是一项系统工程，只有严密监测、规范管理，才能使患者最大程度获益。

参考文献

[1] 中华医学会神经病学分会神经重症协作组，中国医师协会神经内科医师分会神经重症专业委员会. 大脑半球大面积梗死监护与治疗中国专家共识. 中华医学杂志，2017，09：645-652.

[2] Wu S, Yuan R, Wang Y, et al. Early prediction of malignant brain edema after ischemic stroke. Stroke, 2018, 49 (12): 2918-2927.

[3] Hacke W, Schwab S, Horn M, et al. "Malignant" middle cerebral artery territory infarction: clinical course and prognostic signs. Arch Neurol, 1996, 53 (4): 309-315.

[4] Juttler E, Schwab S, Schmiedek P, et al. Decompressive Surgery for the Treatment of Malignant Infarction of the Middle Cerebral Artery (DESTINY): a randomized, controlled trial. Stroke, 2007, 38 (9): 2518-2525.

[5] Vahedi K, Vicaut E, Mateo J, et al. Sequential-design, multicenter, randomized, controlled trial of early decompressive craniectomy in malignant middle cerebral artery infarction (DECIMAL Trial). Stroke, 2007, 38 (9): 2506-2517.

[6] Hofmeijer J, Kappelle LJ, Algra A, et al. Surgical decompression for space-occupying cerebral infarction [the Hemicraniectomy After Middle Cerebral Artery infarction with Life-threatening Edema Trial (HAMLET)]: a multicentre, open, randomised trial. Lancet Neurol, 2009, 8 (4): 326-333.

[7] Zhao J, Su YY, Zhang Y, et al. Decompressive hemicraniectomy in malignant middle cerebral artery infarct: a randomized controlled trial enrolling patients up to 80 years old. Neurocrit Care, 2012, 17 (2): 161-171.

[8] Geurts M, van der Worp HB, Kappelle LJ, et al. Surgical Decompression for Space-Occupying Cerebral Infarction: Outcomes at 3 Years in the Randomized HAMLET Trial. Stroke, 2013, 44 (9): 2506-2508.

[9] Frank JI, Schumm LP, Wroblewski K, et al. Hemicraniectomy and durotomy upon deterioration from infarction-related swelling trial: randomized pilot clinical trial. Stroke, 2014, 45 (3): 781-787.

[10] van der Worp HB, Sena ES, Donnan GA, et al. Hypothermia in animal models of acute ischaemic stroke: a systematic review and meta-analysis. Brain, 2007, 130 (Pt 12): 3063-3074.

[11] Olsen TS, Weber UJ, Kammersgaard LP. Therapeutic hypothermia for acute stroke. Lancet Neurol, 2003, 2 (7): 410-416.

[12] Arrich J, Holzer M, Havel C, et al. Hypothermia for neuroprotection in adults after cardiopulmonary resuscitation. Cochrane Database Syst Rev, 2012, 9: D4128.

[13] Crompton EM, Lubomirova I, Cotlarciuc I, et al. Meta-analysis of therapeutic hypothermia for traumatic brain injury in adult and pediatric patients. Crit Care Med, 2017, 45 (4): 575-583.

[14] Abdullah JM, Husin A. Intravascular hypothermia for acute hemorrhagic stroke: a pilot study. Acta Neurochir Suppl, 2011, 111: 421-424.

[15] Su YY, Fan LL, Zhan YZ, et al. Improved neurological outcome with mild hypothermia in surviving patients with massive cerebral hemispheric infarction. Stroke, 2016, 47: 457-463.

[16] Neugebauer H, Schneider H, Bosel J, et al. Outcomes of hypothermia in addition to decompressive hemicraniectomy in treatment of malignant middle cerebral artery stroke: a randomized clinical trial. JAMA Neurol, 2019, 76: 571-579.

[17] Chen Z, Zhang X, Liu C. Outcomes of therapeutic hypothermia in patients treated with decompressive craniectomy for malignant Middle cerebral artery infarction: A systematic review and meta-analysis. Clin Neurol Neurosurg, 2020, 188: 105569.

[18] 中华医学会神经病学分会神经重症协作组．重症低温治疗中国专家共识．中华神经科杂志，2015，48（6）：453-458.

[19] 宿英英，范琳琳，张运周，等．大面积脑梗死患者血管内低温治疗的安全性分析．中国脑血管病杂志，2013，10（6）：291-324.

第十一章 医院获得性肺炎诊治

共识

神经疾病并发医院获得性肺炎诊治共识

神经疾病并发医院获得性肺炎（hospital-acquired pneumonia，HAP）十分常见，但受到的关注度不高。神经科医师对其正确诊断与治疗的水平有限，致使 HAP 成为影响神经科患者病死率的重要因素。我们对近 30 年神经疾病并发 HAP 的相关文献（来自 PubMed 和中国知网）进行了检索与复习，并采用牛津循证医学中心临床证据水平分级 2009 进行证据确认和推荐意见确认，对证据暂不充分，但专家讨论达成高度共识的意见提高推荐级别（A 级推荐）。

本共识针对神经疾病并发肺炎的危险因素及其处理做了较多的叙述，旨在强调神经疾病并发肺炎的特殊性和重要性，并有别于其他相关共识。气管插管与机械通气是肺炎治疗中比较特殊的部分，仅适合部分危重神经疾病患者。作者即将撰写《神经疾病并发呼吸衰竭的机械通气治疗与操作规范共识》，其中不仅涉及肺炎的气管插管与机械通气，还将涉及神经疾病并发呼吸泵衰竭的气管插管与机械通气，可作为本共识的补充。

一、神经疾病并发 HAP

（一）流行病学

神经疾病并发 HAP 的发生率为 11.7%～30.9%，病死率为 10.4%～35.3%。HAP 高发于重症监护病房（ICU），占 ICU 所有感染患者的 25%，占医院感染的 48.3%，其中 90% 为呼吸机相关性肺炎（ventilator-associated pneumonia，VAP）。神经疾病并发 HAP 不仅延长住院时间，还可增加住院费用。无论中国还是世界各地 HAP 感染的前 5 位病原菌均极为相似，即大肠埃希菌、肺炎克雷伯菌、鲍曼不动杆菌、铜绿假单胞菌和金黄色葡萄球菌（1b 级证据）。选择抗菌药物时可作为重要参考依据（A 级推荐）。

（二）危险因素

1. 意识障碍和吞咽障碍　神经系统疾病因意识障碍、吞咽障碍等危险因素的存在而极易并发 HAP，反复发生或长期存在的 HAP 又使耐药菌增加，治疗难度增大，不良预后增加。2011 年中国一项 Meta 分析（17 个队列研究）显示，神经疾病伴意识障碍和吞咽障碍是 HAP 的危险因素（1a 级证据）。2007 年一项针对 236 例卒中患者的观察性研究显示，吞咽障碍是 HAP 的独立危险因素（1b 级证据）。

推荐意见

神经疾病伴意识障碍和（或）吞咽障碍是 HAP 的确切危险因素，应成为防治 HAP 的重点（A 级推荐）。

2. 年龄　2007 年，一项在神经重症监护病房（NICU）进行的前瞻性队列研究（171 例患者）显示，年龄＞70 岁是 HAP 的独立危险因素（1b 级证据）。2011 年的国内一项 Meta 分析（17 个队列研究，9386 例患者）显示，年龄＞60 岁是 HAP 的危险因素（1a 级证据）。

推荐意见

年龄＞60 岁是 HAP 的危险因素，应特别加强老年神经疾病患者 HAP 的防治措施（A 级推荐）。

3. 体位　1999 年一项随机对照试验（RCT）研究显示，仰卧位是 HAP 的独立危险因素（1b 级证据）。2009 年一项 meta 分析（7 个 RCT）显示，与仰卧位相比，半卧位（床头抬高 45°）可降低 VAP 发生，但病死率差异无统计学意义（1a 级证据）。

推荐意见

体位是 HAP 的独立危险因素。HAP 高风险患者应尽可能将床头抬高 30°～45°，以减少 HAP 发生（A 级推荐），但神经疾病伴颅内压增高患者须考虑脑灌注压，并合理调整床头高度（A 级推荐）。

4. 口咽部细菌定植　口咽部细菌定植是 HAP 的独立危险因素（1b 级证据）。2011 年一项 meta 分析（14 个 RCT）显示，口咽部消毒剂组 VAP 发生风险显著降低；0.12%、0.20% 和 2.00% 的氯己定均有效，而 0.12% 氯己定研究的同质性最高（1a 级证据），2.00% 氯己定口腔黏膜刺激性最大（1b 级证据）。

推荐意见

口咽部细菌定植是 ICU 患者 HAP 的独立危险因素，可应用口咽部消毒剂（0.12% 氯己定）预防 HAP 发生（A 级推荐）。

5. 气管插管和机械通气　机械通气和气管切开均是 HAP 的危险因素（1a 级证据）。机械通气患者持续声门下分泌物吸引可减少 VAP 发生、机械通气时间、ICU 滞留时间，且不增加并发症和病死率（1a 级证据）。2010 年一项 meta 分析（4 个 RCT 和 5 个连续对照研究）显示，呼吸机管路 2 d 更换 1 次与 7 d 更换 1 次相比，2 d 或 7 d 更换 1 次与不更换管路相比，VAP 发生风险均更高（1a 级证据）。

推荐意见

人工气道和机械通气是 HAP 的重要危险因素。推荐持续声门下吸引和非常规呼吸机管路更换，以降低 VAP 风险（A 级推荐）。

6. 肠内营养 鼻胃管喂养是 HAP 的危险因素（1a 级证据）。患者入院后肠内喂养开始时间＜24 h 者比＞24 h 者病死率及肺炎发生率均低（1a 级证据）。间断喂养和小残留量喂养可使 VAP 患者胃食管反流减少，吸入性肺炎发生风险减少，病死率降低；胃造口术可使 VAP 发生率降低（1a 级证据）。

推荐意见

管饲喂养是 HAP 的危险因素，需管饲喂养患者应尽早开始间断、小残留量胃内喂养，必要时经胃造口喂养，以减少 HAP 发生（A 级推荐）。

7. 镇静药 2000 年一项 ICU 患者的回顾性队列研究显示，静脉持续输注镇静药（＞24 h）是气管切开后 VAP 的危险因素（2b 级证据）。

推荐意见

镇静药是 HAP 的危险因素，应避免长期、过度使用（B 级推荐）。

8. 应激性溃疡预防药物 与安慰剂比较，质子泵抑制药和 H_2 受体拮抗药均可增加 HAP 风险（1a 级证据）。2009 年一项前瞻性队列研究（63 878 例患者）显示，质子泵抑制药组 HAP 发生率比 H_2 受体拮抗药组高（2b 级证据）。2010 年一项 meta 分析（10 个 RCT）显示，预防性应用 H_2 受体拮抗药患者严重消化道出血发生率低于硫糖铝组，但上消化道细菌定植风险和 VAP 发生率高（1a 级证据）。与安慰剂比，肠内营养与 H_2 受体拮抗药合用患者消化道出血风险未降低，而 HAP 风险增高（1a 级证据）。

推荐意见

质子泵抑制药和 H_2 受体拮抗药是 HAP 的危险因素，不推荐常规预防使用（A 级推荐），但存在严重消化道出血风险时可预防性选择 H_2 受体拮抗药（A 级推荐）。肠内营养时无须预防性应用 H_2 受体拮抗药（A 级推荐）。

二、HAP 诊断与治疗

HAP 是指患者入院时不存在肺炎，也不处于感染潜伏期，而于入院 48 h 后发生的肺炎，包括在医院内获得感染而于出院后 48 h 内发生的肺炎。早发型 HAP 发生于住院≤4 d，常由抗菌药敏感病原菌引起，预后良好。晚发型 HAP 发生于住院≥5 d，常由多重耐药病原菌所致，致残率和病死率均很高。HAP 中包括 VAP，即建立人工气道（气管插管或气管切开）48～72 h 后患者发生的肺炎，包括拔除人工气道或停止机械通气后 48 h 内发生的肺炎。早发型 VAP 发生于气管插管≤4 d，常由抗菌药敏感病原菌引起。晚发型 VAP 发生于气管插管≥5 d，常由多重耐药病原菌所致。

（一）HAP 诊断

1. 临床诊断 目前公认的肺炎临床诊断标准有以下 4 项：①新近出现咳嗽、咳痰，或原有呼吸道疾病症状加重，并出现脓性痰，伴或不伴胸痛；②发热（体温＞38℃）；③血白细胞增高（$>10\times10^9$/L）或减少（$<4\times10^9$/L），伴或不伴细胞核左移；④胸部X线检查显示新出现或进展性的肺部片状、斑片状浸润性阴影或间质性改变，伴或不伴胸腔积液。2005年美国《成人医院获得性、呼吸机相关性和卫生保健相关性肺炎指南》规定：以上第4项加上其他任意2项，并排除其他疾病，即可建立肺炎临床诊断并开始经验性抗菌药物治疗（2级证据）。2006年中国《社区获得性肺炎诊断和治疗指南》提出：第4项加上其他任意1项，并排除其他疾病，即可做出肺炎诊断。HAP临床诊断标准除符合肺炎诊断外，还需满足入院≥48 h的时间条件。

推荐意见

入院≥48 h后胸部X线检查显示新的或进展性的肺部浸润性阴影，加上脓性痰、发热、白细胞增高或减少3项中的任意1项，并排除其他疾病，即可临床诊断HAP（A级推荐）。

2．病原学诊断

（1）病原学标本采集时间：采集下呼吸道标本前72 h内，特别是24 h内，开始使用或更改抗菌药物是引起定量培养假阴性结果的主要原因（2b级证据）。

推荐意见

尽可能在抗菌药物应用前采集病原学标本（B级推荐）。已经应用抗菌药物时，可根据抗菌药物血药谷浓度采集病原学标本（A级推荐）。

（2）病原学标本采集方法：通常采集下呼吸道分泌物进行定量或半定量培养，并以此确定病原体。以往公认的气管内吸出（TBA）标本的定量培养诊断阈值是10^6 cfu/ml，支气管肺泡灌洗（BAL）标本是10^4或10^5 cfu/ml，保护性毛刷（PSB）是10^3 cfu/ml。但TBA（10^6 cfu/ml）与BAL（10^4 cfu/ml）、PSB（10^3 cfu/ml）诊断VAP的一致性较差，当诊断阈值降低至10^3 cfu/ml时，诊断一致性提高（2b级证据）。与病理学诊断相比，3种方法敏感性和特异性相似（2a级证据）。

推荐意见

任何一种标本采集方法均可应用，在诊断阈值标准下优选BAL（10^4或10^3 cfu/ml）或PSB（10^5 cfu/ml），若选用气管内吸出物，可将诊断阈值降低（10^3 cfu/ml）（B级推荐）。

（3）病原学标本处理方法：BAL标本革兰染色可快速指导是否应用抗菌药物和选择哪一类抗菌药物（2b级证据），其敏感性为44%～90%，特异性为49%～100%（2a级证据），但与BAL定量培养比较易出现假阴性结果，特别在病原体为铜绿假单胞菌时（2b级证据）。

推荐意见

通常采取定量培养方法确定病原体（A级推荐）。BAL标本革兰染色方法可快速判断病原体类别，故可作为初始经验性抗菌药物选择的参考（B级推荐）。

3．影像学诊断　胸部X线检查显示片状、斑片状浸润性阴影或间质性改变时提示肺炎（2a级证据）。HAP与其他疾病（急性肺损伤、左心室衰竭、误吸、肺泡出血等）的胸部X线检查有相似之处，故不能仅以此确定诊断。当胸部X线检查显示不理想或表现复杂及对治疗反应不佳时，可行胸部 CT 检查。

推荐意见

怀疑 HAP 时，建议常规胸部 X 线检查（A 级推荐）。必要时增加胸部 CT 检查（A 级推荐）。

（二）HAP 治疗

1．抗菌药物治疗

（1）经验性抗菌药物治疗：抗菌药物延迟治疗（符合诊断标准但≥24 h 才开始抗菌药物治疗）是病死率增加的独立危险因素（2b 级证据）。经验性抗菌药物选择主要根据患者 HAP 类型（早发型或晚发型）、多重耐药菌危险因素、所在区域病原体监测结果和患者自身状况（合并疾病、并发症、过敏史等）。早发型无多重耐药菌危险因素 HAP 的常见病原体为肺炎链球菌、流感嗜血杆菌、甲氧西林敏感金黄色葡萄球菌和抗菌药物敏感革兰阴性杆菌等，可选择的经验性抗菌药物有头孢菌素类、喹诺酮类、β- 内酰胺类及 β- 内酰胺酶抑制药复合制剂、厄他培南；早发型有多重耐药菌危险因素 HAP 和晚发型 HAP 的常见病原体为多重耐药菌，经验性抗菌药物选择应注意联合用药，如头孢菌素类、碳青霉烯类、哌拉西林 - 他唑巴坦联合喹诺酮类、氨基糖苷类。若怀疑耐甲氧西林金黄色葡萄球菌感染时，还需联合万古霉素或利奈唑胺。应特别强调，早发型有多重耐药菌危险因素的 HAP 应按晚发型 HAP 选择抗菌药物（2b 级证据）。晚发型 VAP 患者的抗菌药物短疗程（8 d）方案与长疗程（15 d）方案比较，病死率、再感染率、28 d 内脱离机械通气时间和 ICU 停留时间等差异均无统计学意义，且复发感染患者的多重耐药菌比例更低（1b 级证据）。

推荐意见

尽早（符合诊断 24 h 内）开始经验性抗菌药物治疗（B 级推荐），并须根据 HAP 类型、多重耐药菌危险因素、区域监测的病原体资料和患者自身状况选择抗菌药物（A 级推荐）。病原体（不包括铜绿假单胞菌）对抗菌药物临床反应良好时，VAP 治疗疗程应为 7～8 d（A 级推荐）。

（2）针对性抗菌药物治疗：须根据病原体培养和药物敏感试验结果进行针对性抗菌药物治疗。经验性抗菌药物治疗 48～72 h 病情改善患者，根据培养结果予以降阶梯治疗；治疗 5～7 d 须再次评估，根据病情调整或停用抗菌药物。治疗 48～72 h 病情无改善患者，根据细菌培养结果进行针对性抗菌药物治疗。

① 铜绿假单胞菌：铜绿假单胞菌的亚胺培南临床治愈率为 45.2%，病原菌清除率 47.6%，38.7% 的铜绿假单胞菌对亚胺培南耐药（1a 级证据）。因此，联合用药成为更加合理的选择，如哌拉西林 - 他唑巴坦或碳青霉烯类联合氨基糖苷类或氟喹诺酮类（环丙沙星或左氧氟沙星）；若对治疗无反应，还可选择多黏菌素 B 或黏菌素联合环丙沙星。

推荐意见

针对铜绿假单胞菌可选择联合治疗方案（A 级推荐），如哌拉西林 - 他唑巴坦或碳青霉烯类联合氨基糖苷类或氟喹诺酮类（B 级推荐）。

② 不动杆菌：亚胺培南、头孢哌酮 - 舒巴坦、黏菌素、多黏菌素 B 均可针对不动杆菌属进行治疗。

推荐意见

针对不动杆菌可选择亚胺培南、头孢哌酮 - 舒巴坦、黏菌素或多黏菌素 B 等（B 级推荐）。

③ 肺炎克雷伯菌和肠杆菌（$ESBL^{+}$）：碳青霉烯类（亚胺培南、美罗培南）可作为 $ESBL^{+}$的选择药物。哌拉西林 - 他唑巴坦对 $ESBL^{+}$的敏感性高（2b 级证据），抗菌活性优于头孢哌酮 - 舒巴坦（2b 级证据），故哌拉西林 - 他唑巴坦是另一可选择药物。

推荐意见

针对 $ESBL^{+}$可选择碳青霉烯类（亚胺培南、美罗培南）或哌拉西林 - 他唑巴坦等（B 级推荐）。

④ 耐甲氧西林金黄色葡萄球菌：万古霉素与利奈唑胺治疗耐甲氧西林金黄色葡萄球菌感染患者的治愈率、病原菌清除率和病死率相似（1a 级证据）。2011 年美国感染病学会建议选用万古霉素或利奈唑胺，疗程 7～21 d。

推荐意见

针对耐甲氧西林金黄色葡萄球菌可首选万古霉素或利奈唑胺（A 级推荐）。

（3）单药治疗与联合药物治疗：联合用药与单药治疗的疗效相似，但毒性反应比例增高（1a 级证据）。病原菌为假单胞菌、不动杆菌、耐药 G^{-}肠杆菌时，初始抗菌药物联合用药比单药治疗合理率高，病原菌清除率高，但病死率无差异（1b 级证据）。

推荐意见

通常选择单药治疗，但病原菌疑为多重耐药的假单胞菌、不动杆菌和 G^{-}肠杆菌时，应考虑联合用药（A 级推荐）。

（4）神经疾病并发 HAP 药物治疗特殊性：部分抗菌药物可能存在神经毒性。头孢菌素类、大环内酯类、喹诺酮类可引起精神障碍。头孢菌素类和氨基糖苷类可引发急性脑病。头孢菌素类、碳青霉烯类、喹诺酮类、大环内酯类、单酰胺菌素类可引发癫痫发作，特别是大剂量使用时。氨基糖苷类、四环素类、黏菌素类可加重肌无力。

推荐意见

神经疾病并发 HAP 时，须慎重选择抗菌药物，避免严重神经毒性不良反应发生（A 级推荐）。

2．其他治疗

（1）胸部物理治疗：包括常规胸部物理治疗（翻身、叩背、吸痰、体位引流、振动排痰等）的多种方法用于 HAP 治疗时并未使患者获益（1b 级证据），而用于预防时可使 VAP 发生率显著下降（1b 级证据）。支气管镜吸痰、痰痂清除和支气管肺泡灌洗可显著缩短肺部感染治愈时间（3b 级证据），但也可加重颅内压增高程度（4 级证据）。

推荐意见

神经疾病伴 HAP 患者推荐常规胸部物理治疗（A 级推荐），但颅内压增高时，胸部物理治疗须慎重选择（A 级推荐）。

（2）糖皮质激素：应用糖皮质激素治疗 HAP 的证据尚不充分。2010 年一项针对急性肺损伤、急性呼吸窘迫综合征和重症肺炎患者的 Meta 分析（12 个 RCT）显示，发病 14 d 内小剂量糖皮质激素可降低病死率，延长生存时间和减少机械通气时间，而更大剂量糖皮质激素并不获益（1a 级证据）。

推荐意见

针对重症 HAP 应用糖皮质激素治疗的证据不充分，暂不推荐常规应用（A 级推荐）。

执笔专家：宿英英、范琳琳

参与撰写和讨论的神经科专家（按姓氏笔画排序）：王长青、江文、刘竹青、狄晴、李连弟、李玲、李淑娟、杨弋、张旭、张运周、张艳、周东、周立新、胡颖红、高亮、黄卫、黄旭升、宿英英、彭斌、黎红华、潘速跃

志谢：本共识撰写过程中曾多次召开国内部分神经科专家会议，并特别邀请首都医科大学附属朝阳医院呼吸科童朝晖教授和王臻主任，以及首都医科大学宣武医院感染科王力红教授参与共识的讨论与修改。在此，一并诚挚地表示感谢

参考文献从略

（通信作者：宿英英）

（本文刊载于《中华神经科杂志》
2012 年 10 月第 45 卷第 10 期第 752-756 页）

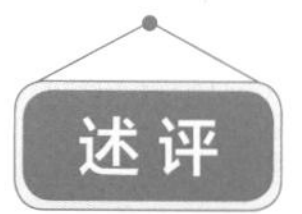

神经疾病并发医院获得性肺炎理念的建立

宿英英

20 世纪 70 年代，医院获得性肺炎（hospital-acquired pneumonia，HAP）这一新的概念被提出，80 年代又提出了呼吸机相关肺炎（ventilator-acquired pneumonia，VAP）的概念。2012 年，中国神经重症医师开始重视 HAP，并推出《神经疾病并发医院获得性肺炎诊治共识》。至今为止，虽然神经重症监护病房（neurocritical intensive care unit，neuro-ICU）医护人员面对 HAP 已经不再陌生，但给予深入理解和高度重视，并按照规范展开诊治工作尚显不足。

一、认识 HAP/VAP 的偏颇

当一个新的概念尚未被“内化”，或未被广泛认可时，可能会产生许多误解或偏颇，但在实践活动中，其将逐渐被解除和纠正。

1. “HAP/VAP 是某一疾病相关肺炎” 需要说明的是，肺炎并非专属哪一疾病，在医院内，各个专科均可发生 HAP/VAP。在 neuro-ICU，所有危重神经疾病，如脑外伤、脑血管病、颅内感染、脱髓鞘病、吉兰 - 巴雷综合征和重症肌无力等数十个病种中，凡是出现意识水平下降、吞咽功能障碍、呼吸泵衰竭的患者，均可发生 HAP/VAP。此外，凡是接受麻醉 / 镇静 / 肌肉松弛、气管插管 / 机械通气、低温脑保护等有创或无创治疗的患者，也极易发生 HAP/VAP。纠正这一偏颇的意义在于，对可能发生 HAP/VAP 的高风险患者加以更多关注，以降低其发生率和病死率。

2. “HAP/VAP 等同于肺炎” 针对此种说法，更需强调 HAP/VAP 的基本定义。HAP 是指患者入院时不存在肺炎，也不处于感染潜伏期，而是于入院 48 h 后发生的肺炎，包括在医院内获得感染而于出院后 48 h 内发生的肺炎。VAP 是指气管插管或气管切开患者接受机械通气 48 h 后发生的肺炎，包括机械通气撤机、拔管 48 h 内发生的肺炎。由此提示，HAP/VAP 更加强调与肺炎发生时间和地点相关的诊断要点，而不是泛指肺炎。纠正这一偏颇的意义在于，可与社区获得性肺炎区别开来，由此准确确认细菌类别，合理选择抗菌药物。

3. “HAP/VAP 不是不良结局的直接原因” 在 ICU 内，HAP 发生率为 5～10/1000 例住院患者，占 ICU 感染总数的 25% 和病死率的 33%～50%。VAP 发生率为 1.3～20.2/1000 机械通气日（或 2.5%～40.0%），病死率为 13.0%～25.2%。在 neuro-ICU 内，重症神经疾病并发 HAP 高达 11.7%～30.9%，病死率高达 10.4%～35.3%；VAP 发生率为 11.0～20.4/1000 机械通气日。然而，很多神经科医师仍习惯性地将死因归咎于原发疾病，而忽视了 HAP/VAP 的救治。因此，纠正这一偏颇的意义在于，扩宽视角，关注与神经疾病不良预后相关的危重症与并发症，并改变其不良结局。

二、应对 HAP/VAP 的误区

临床医师在应对 HAP/VAP 时，也存在一些误区。

1. “HAP/VAP 防不胜防，治疗比预防更重要” 殊不知，管控 HAP/VAP 危险因素，落实病房消毒隔离，比一味增加抗菌药物投入更重要。已有多项研究表明，使用集束化预防策略可降低 VAP 发病率、病死率和住院费用，并减少耐药菌感染。如果只治不防，耐药菌感染事件将层出不穷，其不仅延长了住院时间、增加了住院费用，还增高了病死率。因此，临床医师需要走出对 HAP/VAP “重治疗轻预防” 的误区，打开防治并重的局面。

2. “细菌培养结果就是治疗目标” 殊不知，培养出的细菌可能是感染相关细菌，也可能是人体内存在的定植细菌或采样过程中的污染细菌。研究已经发现，口咽部潜在致病菌定植在危重症、机械通气患者中很常见，与其相关的主要危险因素包括疾病严重程度、机械通气和留置鼻胃管。ICU 停留期间，口咽部革兰氏阴性菌定植率可从 18% 增加到 43%，并且出院 3 个月后仍然很高（33%）。虽然定植的致病菌可能成为感染源，但也可能与感染无关。因此，临床医师需要走出对细菌报告单结果“不加分析”的误区，逐步养成合理分析、确认目标的习惯。

3.“抗菌药物使用越多、越高级越好”　殊不知，再好的抗菌药物，一旦滥用也会产生耐药菌株。细菌耐药已经成为全世界对人类健康最大威胁之一。有研究证实，近期（30～90 d）内接受抗生素治疗是多重耐药菌产生的独立危险因素，而长期不必要的抗生素使用仍是抗生素耐药最强的预测因素之一。HAP/VAP 的常见耐药细菌包括碳青霉烯类耐药的鲍曼不动杆菌、碳青霉烯类耐药的铜绿假单胞菌、产超广谱 β- 内酰胺酶的肠杆菌科细菌、甲氧西林耐药的金黄色葡萄球菌和碳青霉烯类耐药的肠杆菌科细菌等。根据 2018 中国细菌耐药监测网数据显示，铜绿假单胞菌和鲍曼不动杆菌对亚胺培南的耐药率分别达到 30.7% 和 73.2%，肺炎克雷伯菌对碳青霉烯类的耐药率达到 32.1%～45.5%。因此，临床医师必须走出“高级抗菌药最安全”的误区，无论针对早期 HAP/VAP 感染的经验用药，还是针对后期细菌培养结果的目标用药，均需具有合理、准确选择抗菌药的意识，特别是天天面对 HAP/VAP 感染的 neuro-ICU 医师，必须担负保护抗菌药有限资源的责任。

4.“在 HAP/VAP 控制不佳时，频繁更换抗菌药或联合应用抗菌药更安全”　殊不知，“失败后自我检讨的习惯”是何等重要，诸如抗菌药选择是否准确、剂量是否足够、使用方法（浓度依赖或时间依赖）是否正确、疗程是否足够等，均可能成为治疗失败的原因，而准确的药效学特性分析比盲目更换或增加抗菌药更可靠。有临床试验证实，氨基糖苷类药物和喹诺酮类药物以浓度依赖性的方式杀菌，在高浓度下杀菌速度更快；万古霉素和 β- 内酰胺类抗生素以时间依赖性的方式杀菌，杀菌的程度取决于血清浓度高于微生物最低抑菌浓度的时间。如果不充分和（或）延迟治疗，可能导致 HAP/ VAP 患者高病死率。

三、面对 HAP/VAP 的忐忑

神经科医师诊治 HAP/VAP 时，常常会“小心翼翼，忐忑不安”，因为毕竟临床实践不多，经验积累不够，此时需要呼吸科医师和（或）医院感染科医师的指导。而神经重症医师在面对 HAP/VAP 时，需要克服犹豫不决的心理。在应对 HAP/VAP 时，可因获得更多的学习和思考资源，积累宝贵临床经验，提出更为成熟的意见和决策。

四、展望 HAP/VAP 的未来

人类与微生物的相持从未停歇，感染与抗感染的对抗也从未终止，临床医师与

HAP/VAP 的共处将会持续很长时间。如果能够更加清楚地认知 HAP/VAP，不断推出更加有效的治疗策略，相信一定会将 HAP/VAP 限制在一个可控的范围内，使更多的神经疾病患者获益。

参考文献

［1］ Craven DE, Steger KA, Barber TW. Preventing nosocomial pneumonia: state of the art and perspectives for the 1990s. The American journal of medicine, 1991, 91 (3B): 44S-53S.

［2］ LaForce FM. Hospital-acquired gram-negative rod pneumonias: an overview. The American journal of medicine, 1981, 70 (3): 664-669.

［3］ 宿英英，黄旭升，潘速跃，等. 神经疾病并发医院获得性肺炎诊治共识. 中华神经科杂志，2012，45（10）：752-756.

［4］ Society AT, et al. Guidelines for the management of adults with hospital-acquired, ventilator-associated, and healthcare-associated pneumonia. American Journal of Respiratory and Critical Care Medicine, 2005, 171 (4): 388-416.

［5］ Kalil AC, Metersky ML, Klompas M, et al. Management of adults with hospital-acquired and ventilator-associated pneumonia: 2016 clinical practice guidelines by the Infectious Diseases Society of America and the American Thoracic Society. Clinical infectious diseases : an official publication of the Infectious Diseases Society of America, 2016, 63 (5): e61-e111.

［6］ 中华医学会呼吸病学分会感染学组. 中国成人医院获得性肺炎与呼吸机相关性肺炎诊断和治疗指南（2018 年版）. 中华结核和呼吸杂志，2018，41（4）：255-280.

［7］ Melsen WG, Rovers MM, Groenwold RHH, et al. Attributable mortality of ventilator-associated pneumonia: a meta-analysis of individual patient data from randomised prevention studies. The Lancet. Infectious diseases, 2013, 13 (8): 665-671.

［8］ Dettenkofer M, Ebner W, Els T, et al. Surveillance of nosocomial infections in a neurology intensive care unit. Journal of neurology, 2001, 248 (11): 959-964.

［9］ Orsi GB, Scorzolini L, Franchi C, et al. Hospital-acquired infection surveillance in a neurosurgical intensive care unit.. The Journal of hospital infection, 2006, 64 (1): 23-29.

［10］ Álvarez-Lerma F, Palomar-Martínez M, Sánchez-García M, et al. Prevention of ventilator-associated pneumonia: the multimodal approach of the spanish icu "pneumonia zero" program. Critical care medicine, 2018, 46 (2): 181-188.

［11］ Klompas M, Li L, Kleinman K, et al. Associations between ventilator bundle components and outcomes. JAMA internal medicine, 2016, 176 (9): 1277-1283.

［12］ Pileggi C, Mascaro V, Bianco A, et al. Ventilator bundle and its effects on mortality among ICU Patients: a meta-analysis. Critical care medicine, 2018, 46 (7): 1167-1174.

[13] Mohd Sazlly Lim S, Zainal Abidin A, Liew SM, et al. The global prevalence of multidrug-resistance among Acinetobacter baumannii causing hospital-acquired and ventilator-associated pneumonia and its associated mortality: A systematic review and meta-analysis. The Journal of infection, 2019, 79 (6): 593-600.

[14] Xu L, Sun X, Ma X. Systematic review and meta-analysis of mortality of patients infected with carbapenem-resistant Klebsiella pneumoniae.. Annals of clinical microbiology and antimicrobials, 2017, 16 (1): 18.

[15] Johanson WG, Pierce AK, Sanford JP. Changing pharyngeal bacterial flora of hospitalized patients. Emergence of gram-negative bacilli. The New England journal of medicine, 1969, 281 (21): 1137-1140.

[16] Leibovitz A, Dan M, Zinger J, et al. Pseudomonas aeruginosa and the oropharyngeal ecosystem of tube-fed patients. Emerging infectious diseases, 2003, 9 (8): 956-959.

[17] Filius PMG, Gyssens IC, Kershof IM, et al. Colonization and resistance dynamics of gram-negative bacteria in patients during and after hospitalization. Antimicrobial agents and chemotherapy, 2005, 49 (7): 2879-2886.

[18] Morehead MS, Scarbrough C. Emergence of Global Antibiotic Resistance. Primary care, 2018, 45 (3): 467-484.

[19] Lewis RH, Sharpe JP, Swanson JM, et al. Reinventing the wheel: Impact of prolonged antibiotic exposure on multidrug-resistant ventilator-associated pneumonia in trauma patients. The journal of trauma and acute care surgery, 2018, 85 (2): 256-262.

[20] Jean S, Chang Y, Lin W, et al. Epidemiology, Treatment, and Prevention of Nosocomial Bacterial Pneumonia. Journal of clinical medicine, 2020, 9 (1): 275.

[21] Hu F, Guo Y, Yang Y, et al. Resistance reported from China antimicrobial surveillance network (CHINET) in 2018. European Journal of Clinical Microbiology & Infectious Diseases, 2019, 38 (12): 2275-2281.

[22] Andes D, Anon J, Jacobs MR, et al. Application of pharmacokinetics and pharmacodynamics to antimicrobial therapy of respiratory tract infections. Clinics in laboratory medicine, 2004, 24 (2): 477-502.

[23] Luna CM, Aruj P, Niederman MS, et al. Appropriateness and delay to initiate therapy in ventilator-associated pneumonia. The European respiratory journal, 2006, 27 (1): 158-164.

[24] Kuti EL, Patel AA, Coleman CI. Impact of inappropriate antibiotic therapy on mortality in patients with ventilator-associated pneumonia and blood stream infection: a meta-analysis. Journal of critical care, 2008, 23 (1): 91-100.

[25] Muscedere JG, Shorr AF, Jiang X, et al. The adequacy of timely empiric antibiotic therapy for ventilator-associated pneumonia: an important determinant of outcome. Journal of critical care, 2012, 27 (3): 322-327.

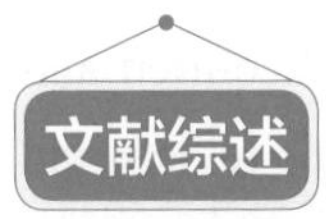

神经疾病并发医院获得性肺炎的新认识

吕 颖 宿英英

医院获得性肺炎（hospital-acquired pneumonia，HAP）是我国最常见的医院感染，影响原发病治愈率和病死率。2018 年，中华医学会呼吸病学会更新了医院获得性肺炎的定义，即 HAP 是指患者住院期间没有接受有创机械通气、未处于病原感染的潜伏期，而于住院 48 h 后新发生的肺炎。呼吸机获得性肺炎（ventilator-acquired pneumonia，VAP）是指气管插管或气管切开患者接受机械通气 48 h 后发生的肺炎，机械通气撤机、拔管后 48 h 内出现的肺炎，也属于 VAP 范畴。随着研究的细化，欧美国家逐渐将 HAP 与 VAP 区分为不同的群体，我国目前仍然认为 VAP 是 HAP 的特殊类型。神经重症监护病房（neurocritical intensive care unit，neuro-ICU）患者脑损伤重，意识障碍重，侵袭性操作多，更是 HAP/VAP 的高发病区。

一、流行病学

2014 年的全国医院感染横断面调查显示，医院感染现患率为 2.67%，其中下呼吸道感染占 47.53%。中国 13 家大型教学医院的 HAP 调查显示，呼吸科普通病房发病率为 0.9%，呼吸重症监护病房发病率为 1.4%，绝大多数患者合并不同的基础疾病，脑血管疾病占 19.0%。neuro-ICU 患者通常具有意识障碍、高龄、糖尿病等 HAP/VAP 危险因素。此外，高呼吸道侵入性操作和高免疫抑制药应用等医源性因素，均可导致 HAP/VAP 发生率增加。一项对于 neuro-ICU 的回顾性研究显示，HAP 发生率高达 23.7%，其将导致病情恶化、住院时间延长和医疗费用增加。更为严重的是，HAP 的病死率可高达 15.5%～38.2%。

二、发病机制

HAP/VAP 的共同发病机制是，病原菌到达支气管远端和肺泡，破坏宿主的防御机制（机械防御、体液防御和细胞防御）而致使感染。致病的微生物主要通过误吸（内源性致病微生物）和气溶胶 / 凝胶微粒等形式（外源性致病微生物）进入下呼吸道。此外，还有一些少见的入侵途径，如血行、直接播散、器械污染等。神经重症患者常因意识水平下降、吞咽障碍、保护性反射功能减弱、食管下段括约肌功能减退、咳嗽反射减弱等，使鼻咽部、口咽部分泌物和胃内容物误吸至肺内，从而更易发生 HAP。VAP 的发病机制还有口腔定植菌的大量繁殖、气囊与气管壁之间缝隙的存在，以及气道保护能力的下降。

三、病原学特点

我国 HAP/VAP 常见的病原菌主要包括革兰氏阴性杆菌（如鲍曼不动杆菌、铜绿假单胞菌、肺炎克雷伯菌和大肠埃希菌等）和革兰氏阳性球菌（如金黄色葡萄球菌）。通常，早发性 HAP 由敏感菌引起，而迟发性 HAP 由耐药菌所致。目前，耐药菌增加是 HAP/VAP 治疗面临的挑战。2012 年，中国 13 家医院多中心医院获得性肺炎调研显示，居前 4 位的细菌依次是鲍曼不动杆菌、铜绿假单胞菌、金黄色葡萄球菌和肺炎克雷伯菌，其中前 2 位细菌对碳青霉烯类耐药严重，对碳青霉烯类药物的敏感性不足 40%；抗甲氧西林金黄色葡萄球菌（methicillin-resistant Staphylococcus aureus，MRSA）占金黄色葡萄球菌的 87.8%。在选择抗菌药物时，病原学特征应作为重要参考依据。

四、危险因素

（一）意识障碍

2017 年，一项针对神经外科患者的 HAP 危险因素 meta 分析显示，意识障碍的危险性最大，其可导致正常生理反射，如咳嗽反射或吞咽反射不同程度的减弱，甚至消失，口腔或气道分泌物不易排出，病原菌大量生长繁殖，HAP 的风险增加。

（二）年龄

年龄≥70 岁是老年患者发生 HAP 的独立危险因素。随着年龄增长，慢性疾病增多（如糖尿病、慢性阻塞性肺疾病、冠心病等），各脏器功能减退，免疫功能低下，住院时间延长，卧床时间长，肺活量减少，支气管和肺泡内痰液沉积，最终导致 HAP 发生。

（三）体位

2016 年的一项 meta 分析（8 个 RCT）显示，与平卧位（0°～10°）对比，半卧位（30°～60°）可明显降低 VAP 发生率。但床头过高时，患者的舒适性下降，压疮风险增加，故通常认为≥30° 的半卧位即可。

（四）口咽部细菌定植

细菌定植是指细菌在人体与外界相通的部位持续存在并生长，其并未引起宿主反应或发生不良损害。已有多项研究显示，口腔部定植细菌吸入是 HAP 的危险因素，胃内细菌的逆向定植可能是口咽部致病细菌定植的重要途径。因此，机械通气患者需常规进行口腔护理卫生。

（五）气管插管和机械通气

2018 年，我国一项重型脑损伤并发 HAP 的研究显示，HAP 发生率为 23.7%，如果存在气道操作，则 HAP 发生率升至 58.5%，这一结果与国外文献报道相似。人工气道和机械通气的建立破坏了上呼吸道屏障作用，并可引起炎症反应，增加气管导管与呼吸环路的细菌黏附与定植。同时，声门下区分泌物积聚在导管气囊周围，可形成细菌储存库，并通过误吸进入肺。吸痰操作亦可损伤呼吸道黏膜，使肺部感染率增高。

（六）肠内营养

已经发现，鼻胃管喂养是 HAP 的独立危险因素。神经系统疾病伴发神经源性延髓麻痹时，留置胃管使食管下端括约肌持久松弛，并促进胃腔定植菌逆行感染。因此，小残留量胃内喂养或幽门后喂养可降低 HAP/VAP 发生率。

（七）镇静药

机械通气出现人机对抗时需要镇静治疗，降低机体氧耗时，也需要镇静治疗。然而，大剂量镇静可使痰液引流困难（纤毛运动减少所致），胃肠道潴留和反流增加，从而加大了 VAP 风险。减少镇静药使用、增加每日唤醒、实施自主呼吸试验、评估脱机 / 拔管、缩短机械通气时间等，可降低 VAP 风险。

（八）应激性溃疡预防药物

应激性溃疡导致的消化道出血是重症患者常见的并发症，并增加病死率。Kantorova 等研究发现，质子泵抑制药（proton pump inhibitors，PPI）可在降低胃液酸度的同时，增加胃肠道细菌的定植，当胃食管反流或隐性 / 显性误吸时，增加了气道内细菌定植和 HAP/VAP 风险。因此，不推荐常规使用 PPI 预防应激性溃疡。

除上述危险因素外，基础疾病（慢性肺病、糖尿病、恶性肿瘤和心功能不全等）、免疫功能受损、长期卧床、超重、吸烟和酗酒等均是 HAP/VAP 的危险因素。

五、诊断与治疗

（一）诊断

1．临床诊断　胸部 X 线片或 CT 显示新出现或进展性的浸润影、实变影或磨玻璃影时，加上以下 3 项临床症候中的 2 项以上，便可建立临床诊断：①发热，体温＞38℃；②脓性分泌物；③外周血白细胞＞10×10^9/L 或＜4×10^9/L。

2．病原学诊断　在临床诊断基础上，同时满足以下任何一项，便可确定病原学诊断。

（1）经合格的下呼吸道分泌物、支气管镜防污染毛刷（protected specimen brush，PSB）、支气管肺泡灌洗液（bronchoalveolar lavage fluid，BALF）、肺组织、无菌体液培养出来病原菌，并与临床表现相符。

（2）肺组织标本病理学、细胞病理学或直接镜检所见的真菌，并有组织损害相关依据。

（3）非典型病原体 / 病毒的血清 IgM 抗体由阴转阳，或急性期和恢复期双份血清特异性 IgG 抗体滴度呈 4 倍或 4 倍以上增高。呼吸道病毒流行期间，具有流行病学接触史，呼吸道分泌物病毒抗原、核酸、病毒培养阳性。

HAP/VAP 需与住院后发生的其他发热伴肺部阴影疾病相鉴别，包括感染性和非感染性疾病。还可通过感染相关生物标志物进行鉴别与评估，但不应因等待检测结果而延误早期经验性抗菌治疗时机。

（二）治疗

1. 抗菌药治疗

（1）经验性抗菌药治疗：应根据患者病情严重程度、所在医疗机构常见病原菌、耐药菌情况，以及患者耐药危险因素等，合理选择抗菌药。对于 VAP 患者，需要评估多重耐药菌（multi-drug resistance，MDR）感染风险，低风险时可单药或联合药物治疗，高风险时需联合药物治疗，包括覆盖 MRSA。

（2）目标性抗菌药治疗：目标已经明确的感染病原菌，参照体外药敏试验结果制定抗菌治疗方案（窄谱 / 广谱、单药 / 多药），同时注意排除污染或定植病原学结果干扰。

目前推荐的抗菌治疗疗程为 7 d，之后经再次评估后，调整抗菌药。同时需要注意神经疾病并发 HAP/VAP 的特殊性，如部分抗菌药可能存在神经毒性，须慎重选择。

2. 辅助支持治疗　除经验性和目标性抗感染治疗外，还需增加辅助支持治疗，如充分痰液引流、合理氧疗、机械通气、液体管理、血糖控制及营养支持等。在控制神经疾病伴发 HAP/VAP 时，需考虑各种操作对颅内压的影响。关于 VAP 患者的糖皮质激素和免疫治疗尚存争议。我国 2016 年的社区获得性肺炎（community-acquired pneumonia，CAP）指南建议，糖皮质激素只适用于合并血流动力学不稳定的重症 VAP 患者。脓毒症时，可选择免疫调节药（胸腺素 α1），以改善免疫麻痹状态。

六、小结

神经重症患者的 HAP/VAP 发生率很高，并受多种危险因素影响。一旦发生 HAP/VAP，则患者预后不良。在临床工作中，应按照指南和专家共识，予以正确的诊断和合理的防治。此外，还需开展优质临床研究，以降低 HAP/VAP 发生率和病死率。

第一作者：吕颖，2011 级硕士研究生
通讯作者：宿英英，硕士研究生导师

神经疾病并发医院获得性肺炎的危险因素与预后研究

吕 颖 宿英英

【研究背景】

神经疾病患者，特别是危重神经疾病患者存在意识障碍、延髓麻痹（包括假性延髓麻痹）和肢体功能障碍（卧床）等疾病特征，因而更易发生医院获得性肺炎（hospital-acquired pneumonia，HAP），由此不仅延长了住院时间，还增加了住院费用。本研究对2006—2011年首都医科大学宣武医院神经内科的神经疾病并发HAP患者进行了回顾性研究，旨在明确HAP危险因素和不良预后影响因素，由此关注HAP诊治，改善神经疾病预后。

【研究方法】

回顾2006—2011年首都医科大学宣武医院神经内科收治的神经疾病并发HAP患者相关信息，其中包括基线资料、神经疾病诊断、HAP（入院时不存在，也不处于感染潜伏期，而于入院48 h后在医院发生的肺炎）危险因素。按出院时结局/预后分为预后良好［生存和（或）GOS评分为4～5分］组和预后不良［死亡和（或）GOS评分为1～3分］组，分析预后不良危险因素及其预后不良风险比值（odds ratio，*OR*）和95%置信区间（confidence interval，*CI*）。

【研究结果】

神经疾病并发HAP患者362例，占同期神经内科住院患者的1.4%；其中神经重症监护病房（neurocritical intensive care unit，neuro-ICU）的HAP患者87/362例，占总HAP人数的24%。HAP死亡患者30/362例，病死率为8.3%；其中neuro-ICU的HAP死亡患者19/30例，占总死亡人数的63%。导致死亡的影响因素包括严重脑损伤、急性心力衰竭、休克、气管插管和目标抗感染效果不佳。不良预后的影响因素包括急性胃黏膜病变、低蛋白血症、低钠/高钠血症、初始抗感染效果不佳和鼻胃管喂养。经多因素Logistic回归分析，严重脑损伤（*OR*=49，95%*CI* 5～457）、休克（*OR*=109，95%*CI* 14～806）和目标抗感染效果不佳（*OR*=32，95%*CI* 5～195）是神经疾病并发HAP患者死亡的独立影响因素，低钠血症（*OR*=3，95%*CI* 1～10）、鼻胃管喂养（*OR*=3.975，95%*CI* 1～9）、初始抗感染效果不佳（*OR*=8，95%*CI* 1～36）是神经疾病并发HAP患者预后不良的独立影响因素。

【研究结论】

神经科医师的临床治疗需要聚焦减轻脑损伤严重程度，有效抗休克治疗和提高目标抗感染疗效，以降低神经疾病患者死亡率。另外，还需要聚焦纠正低钠血症、规范鼻胃管喂养和初始抗感染治疗，以改善不良预后率。

第一作者：吕颖，2011 级硕士研究生

通信作者：宿英英，硕士研究生导师

重症吉兰 - 巴雷综合征患者并发医院获得性肺炎

田　飞

【病例摘要】

患者，男性，34 岁，主因发热 7 d，视物成双、肢体麻木无力 3 d，呼吸困难 16 h 入院。

患者入院前 7 d，在家中休息时无明显诱因全身酸痛，测体温 38℃，服用布洛芬 1 粒后体温降至正常，自觉上述症状减轻。此后仍反复发热（37.5～39℃），加用奥司他韦 1 粒（2 次 / 天）和头孢类抗菌药（具体不详），但无效。入院前 3 d，患者晨起后发现视物成双，来我院急诊。神经系统查体：左上睑抬举无力，左眼内收上视位。脑部 CT 未见异常。留观期间依次出现腰部牵拉样疼痛，双手（从手指到前臂）、双足（从脚趾到小腿）由远及近的麻木，上肢无法抬起，不能下地行走，口周、口唇及舌部麻木，言语含糊不清，张口困难及饮水呛咳。腰椎穿刺检查脑脊液压力 200 mmH_2O，无色透明，细胞计数 3×10^6/L，蛋白 54.9 g/L，糖 60.66 mg/dl，氯 123 mmol/L。入院前 16 h，自觉呼吸费力，动脉血气分析显示氧分压 55 mmHg，二氧化碳分压 60 mmHg，考虑吉兰 - 巴雷综合征可能性大，立即气管插管、机械通气，并收入神经内科重症监护病房。

患者既往体健。否认高血压、冠心病、糖尿病病史，否认高脂血症病史。无烟酒史。否认家族性遗传性疾病史。

患者入院后查体：体温 37.4℃，脉搏 93 次 / 分，呼吸频率 18 次 / 分（机械通气），血压 125/89 mmHg。经口气管插管，呼吸机 SIMV 模式，潮气量 500 ml，PS 10 cmH_2O，PEEP 3 cmH_2O，FiO_2 50%。意识清楚。双瞳等大等圆，直径 2 mm，直、间接对光反射灵敏。左眼内收外展露白 2 mm，右眼内收外展露白为 1 mm 和 3 mm，左眼下视不能。面部感觉无异常，双侧额纹浅，双眼睑闭合无力，双鼻唇沟对称存在，咳嗽反射存在。双侧转颈和耸肩力量尚可。余脑神经查体不合作。双侧腕关节上 10 cm 以远，双踝关节以远浅感觉减退。双上肢近端肌力Ⅲ级，远端肌力 0 级；双下肢近端肌力Ⅱ级，远端肌力 0 级；四肢肌张力减低、腱反射未引出，病理征阴性。颈无抵抗，脑膜刺激征阴性。直腿抬高试验阳性。双肺呼吸音粗，未闻及明显干湿啰音。心率 93 次 / 分，心律齐，各瓣膜听诊区未闻及病理性杂音。腹软，无压痛和反跳痛，肠鸣音减弱（2～3 次 / 分）。双下肢无水肿。洼田饮水试验 5 级，Padua 评分 5 分。

【诊治过程】

（1）原发疾病诊治经过：①肌电图检查显示双侧正中神经、尺神经和胫神经的运动神经传导速度（MCV）、感觉神经传导速度（SCV）波幅降低＜80%，但波形离散；神经传导速度降低＞70%；F 波、H 反射未引出；提示周围神经脱髓鞘和传导阻滞性改变，抗神经节苷脂抗体谱阴性，支持重症吉兰 - 巴雷综合征诊断。②给予多功能心电监测仪监测、血糖监测、床旁胃部超声监测、肠鸣音监测；机械通气、留置导尿、胸部护理、下肢深静脉血栓预防、肠内营养支持，维持水、电解质和酸碱平衡等生命支持。③给予静脉输注人免疫球蛋白 32.5 g/d，连续 5 d；肌内注射维生素 B_1 10 mg（3 次 / 天），维生素 B_{12} 500 μg（1 次 / 天）病因治疗。

病程第 3 天，患者咳嗽反射消失，周围神经损伤进行性加重。病程第 13 天（人免疫球蛋白冲击治疗 5 d，结束后第 2 天），四肢肌力和浅感觉障碍由近至远逐步恢复。病程第 35 天，远近端肌力完全恢复至Ⅴ级，浅感觉恢复正常，但仍四肢腱反射消失。病程第 30 天，经逐步下调呼吸机参数和进行脱机训练后，缺氧症状缓解并成功撤机。病程第 37 天，拔除气管切开套管，工形胶布封闭气切伤口。患者精神状态良好，神清，语言流利。

（2）医院获得性肺炎（hospital-acquired pneumonia，HAP）诊治经过：①存在吞咽困难、饮水呛咳，气管插管和机械通气等 HAP 危险因素。②出现发热伴双肺下胸部呼吸音粗糙，气管内吸出黄白色痰液，血中性粒细胞、C 反应蛋白升高，降钙素原和胸部 X 线片显示双肺纹理增重等，支持肺炎诊断。③即刻给予广谱抗菌药经验性治疗（哌拉西林他唑巴坦钠静脉滴注 4.5 g，每 8 小时 1 次）。

治疗 48 h 后，双肺下胸部呼吸音明显减低，右侧显著，并反复出现低氧血症，经翻身、拍背、吸痰后仅能暂时缓解。血中性粒细胞、C 反应蛋白和降钙素原持续增高。胸部 CT 显示双肺下叶片状密度增高影伴肺不张，床旁超声提示右肺 4 区炎性改变（图 11-1）。经电子支气管镜自右肺上中下叶吸出大量黄白色黏痰（图 11-2），考虑早发型 HAP。获得支气管灌洗液微生物培养提示混合细菌结果（阴沟肠杆菌、弗劳地枸橼酸杆菌和金黄色葡萄球菌）后，即刻给予抗菌药目标治疗（亚胺培南联合万古霉素）。2 周后，体温、肺部听诊和实验室感染指标逐步恢复正常，胸部 CT 显示双下肺感染明显好转（图 11-3）。

【病例讨论】

神经疾病并发 HAP 发生率为 11.7%～30.9%，病死率为 10.4%～35.3%。本例患者

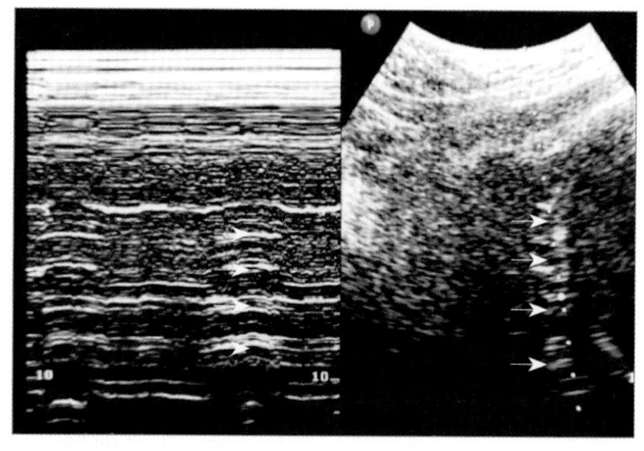

图 11-1 床旁肺部超声显示患者右肺 4 区局限性异常信号

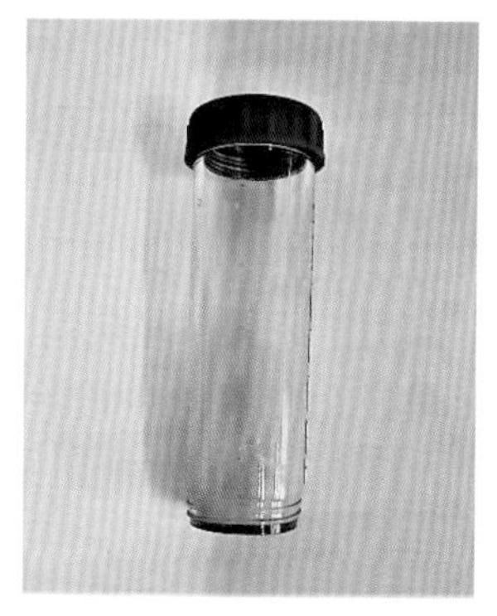

图 11-2 电子支气管镜显示患者右肺下叶背段肺泡灌洗后吸出黄白色黏稠灌洗液

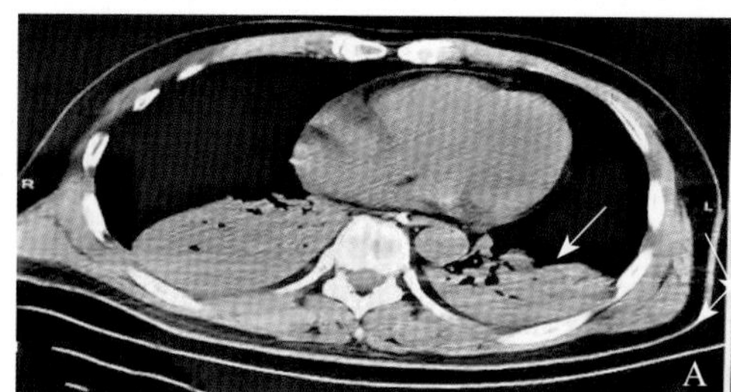
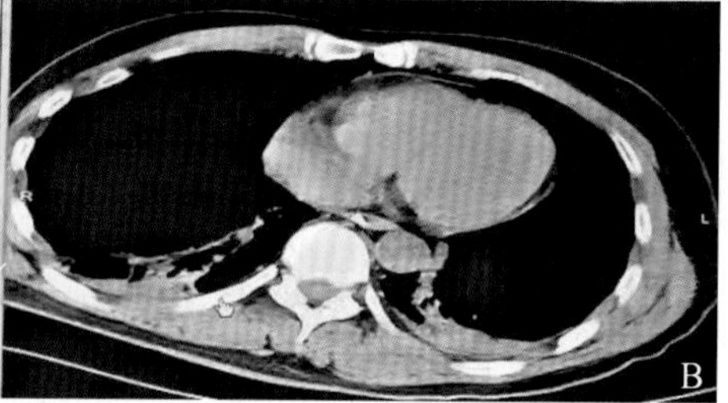

图 11-3 肺部 CT 显示纵隔窗可见以右侧为著的基底段肺不张（A），经电子支气管镜给予充分肺泡灌洗吸引后明显好转（B）

存在呼吸泵衰竭、长期卧床、吞咽困难、人工气道和机械通气，以及鼻胃管置管 HAP 危险因素，在入院 48 h 后，肺部感染的临床征象和辅助检查进一步加重，提示 HAP 可能（HAP 诊断标准：入院≥48 h 后胸部 X 线片显示新的或进展性的肺部浸润性阴影，加上脓性痰、发热、白细胞增高或减少 3 项中的任意 1 项，并排除其他疾病）。

根据住院时间和人工气道建立时间，HAP 被分为早发型（住院或人工气道建立≤4 d）和晚发型（住院或人工气道建立≥5 d）。早发型 HAP 由抗菌药敏感细菌引起，预后良好，而晚发型 HAP 多见于多重耐药菌感染，致残率和病死率增高。本例患者在入院当天因细菌性肺炎已经给予广谱抗菌药（经验性）治疗，但入院第 3 天肺部感染症状体征继续加重，胸部 X 线检查出现新的浸润性阴影，经反复送检电子支气管镜痰液标本培养，提示混合性细菌感染，符合早发型 HAP 的发生发展特点。笔者及时调整并升级了抗菌药（目标性治疗）后，在原发病的好转基础上，肺部感染被逐步控制。

神经疾病并发 HAP，常规推荐胸部物理治疗（翻身叩背、吸痰、体位引流、振动排痰等）并作为防治 HAP 的重要手段。支气管镜吸痰、痰痂清除和支气管肺泡灌洗可显著缩短肺部感染治愈时间。本例患者不同于单纯肺部感染患者，由于原发神经疾病导致的气道保护性反射丧失，即便在强有力的抗菌药治疗、机械通气支持和胸部物理治疗下，仍反复发生低氧血症。经多次电子支气管镜气道清理，吸出大量完全堵塞右肺上中下叶肺段的黄色黏稠痰液后，患者低氧血症方得改善。由此说明，支气管镜治疗在神经疾病并发 HAP 患者的感染管控中，不可或缺。

【小结】

神经疾病患者并发 HAP 不同于非神经疾病患者，尽管肺部感染的临床表现和诊断标准相同，但由于原发神经疾病的特殊性，包括意识障碍、吞咽和咳嗽能力下降，以及呼吸泵衰竭等，使 HAP 的诊治尤为复杂、棘手和特殊。因此，治疗策略应以神经系统疾病治疗为核心，做好非短期 HAP 诊治准备，使患者更大获益。

参考文献

[1] 宿英英，黄旭升，潘速跃，等. 神经疾病并发医院获得性肺炎诊治共识. 中华神经科杂志，2012（10）：752-756.

[2] 成秋生，潘小平，曾军. 纤维支气管镜在神经科疾病合并肺部感染中的应用. 中国内镜杂志，2002，8（12）：42-43.

[3] 余锋，张苜，徐昉. ICU 床旁肺部超声对呼吸机相关性肺炎早期诊断和动态评估的价值探讨. 临床超声医学杂志，2019，21（8）：565-569.

[4] Kalil AC, Metersky ML, Klompas M, et al. Management of adults with hospital-acquired and ventilator-associated pneumonia: 2016 clinical practice guidelines by the Infectious Diseases Society of America and the American Thoracic Society. Clin Infect Dis, 2016, 63 (5): e61-e111.

第十二章
神经重症营养支持

共识

神经系统疾病肠内营养支持中国专家共识（第二版）

中华医学会肠外肠内营养学分会神经疾病营养支持学组
中华医学会神经病学分会神经重症协作组
中国医师协会神经内科医师分会神经重症专业委员会

神经系统疾病常伴发营养问题，无论神经系统疾病发生急骤还是缓慢、神经功能损害局限还是广泛、病情较轻还是危重，出现意识障碍、精神障碍、认知障碍、神经源性吞咽障碍、神经源性呕吐、神经源性胃肠功能障碍、神经源性呼吸衰竭，以及严重系统并发症的患者均可增加营养风险或发生营养不足。而营养不足又可使原发疾病加重，系统并发症增多，住院时间延长，医疗费用增加，病死率增高，从而影响患者结局。

近 20 年来，随着对神经系统疾病，特别是危重神经疾病营养代谢问题的深入了解，越来越多神经科医护人员开始关注临床营养支持新概念。据 2012 年中华医学会肠外肠内营养学分会神经疾病营养学组对中国大城市 18 家三级甲等医院神经内科调查显示，营养支持相关仪器设备配置基本能够满足需求，由医师、护士、临床营养师组成的临床营养支持小组达 89%，按照 2011 版《神经疾病营养支持操作规范》正确实施（77%～100%）的项目高达 7/10 项。然而，这并非普遍现象。2013 年中国另一项多中心调查发现，神经内科住院患者营养不良风险率达 40%，但仅半数高风险患者得到营养支持。为此，2018 年中华医学会肠外肠内营养分会神经疾病营养支持学组、中华医学会神经病学分会神经重症协作组、中国医师协会神经内科医师分会神经重症专业委员会，根据最新研究结果，推出第二版（2019）《神经系统疾病肠内营养支持中国专家共识》，以不断普及和深化中国神经疾病营养支持工作。

共识撰写方法与步骤，借鉴部分德尔菲法制订撰写流程（图 12-1）：①中华医学会肠外肠内营养分会神经疾病营养支持学组组长起草撰写方案，并经撰写核心专家组（神经病学和神经外科学家资深 10 人）审议通过；②学术秘书组（神经病学和神经外科学家博士 5 人）完成文献检索、复习、归纳和整理（1960—2017 年 Medline 和 CNKI 数据库）；③按照 2011 版牛津循证医学中心（Center for Evidence-based Medicine，CEBM）证据分级标准，确认证据级别和推荐意见（表 12-1）；④撰写核心专家组 3 次

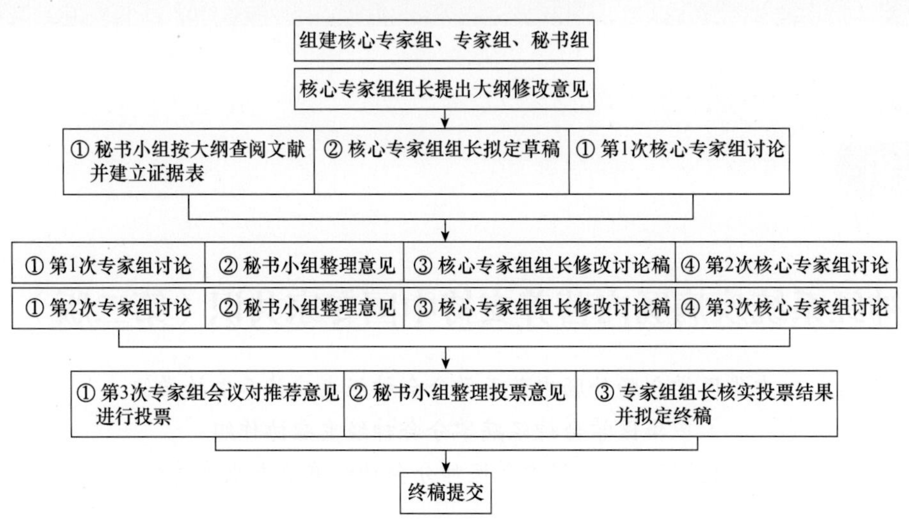

图 12-1 共识编写流程框架图

表 12-1 牛津循证医学中心证据级别（2011）

问题	第 1 步（1 级*）	第 2 步（2 级*）	第 3 步（3 级*）	第 4 步（4 级*）	第 5 步（5 级*）
问题有多常见？	当地和当前随机抽样调查（或人口普查）	符合当地情况的调查**	本地非随机样本**	病例系列**	无
诊断或监测试验准确？	参考标准和盲法一致的横断面研究进行系统评价	参考标准和盲法一致的单个横断面研究	非连续研究，致参考标准不一致的研究**	病例对照研究，或"质量差或非独立性参考标准"**	基于机制的推理
如果不添加治疗会怎样？	前瞻队列研究的系统评价	前瞻队列研究	队列研究或随机试验的对照研究**	病例系列或病例对照研究，或质量差的预后队列研究**	无
干预有帮助？	随机试验或单病例随机对照试验的系统评价	随机试验或具有戏剧效果的观察性研究	非随机对照队列或随访研究**	病例系列，病例对照研究或历史对照研究**	基于机制的推理

（待 续）

（续　表）

问题	第 1 步（1 级*）	第 2 步（2 级*）	第 3 步（3 级*）	第 4 步（4 级*）	第 5 步（5 级*）
常见危害是什么？	随机试验的系统评价，巢式病例对照研究的系统评价，疑问患者的单病例随机对照试验，或具有戏剧性效果的观察性研究	单个随机试验或具有戏剧性效果的观察性研究	非随机对照队列或随访研究（上市后监测）提供足够的数据排除常见危害（对于长期危害，随访时间必须足够）**	病例系列、病例对照或历史对照研究**	基于机制的推理
罕见危害是什么？	对随机试验或单病例随机对照试验进行系统评价	随机试验或具有戏剧性效果的观察性研究			
试验（早期）有价值？	随机试验的系统评价	随机试验	非随机对照队列或随访研究**	病例系列、病例对照或历史对照研究**	基于机制的推理

注：*根据研究质量、不精确性、间接性（PICO 研究与 PICO 问题不匹配）、研究间不一致性或绝对有效样本量非常小的降级，有效样本量大或非常大的升级；**系统评价优于单个研究。牛津循证医学中心推荐意见级别（2009）：A 级推荐，一致的 1 级证据；B 级推荐，一致的 2 或 3 级证据，或 1 级证据的推断；C 级推荐：4 级证据或 2 或 3 级证据的推断；D 级推荐，5 级证据，或严重不一致，或不确定的任何级别证据

回顾文献并修改稿件，并由学组组长归纳、修订；⑤撰写专家组（神经病学和神经外科学家专家 66 人）3 次回顾文献并修改稿件，最终一次面对面讨论，并独立确认推荐意见。对证据暂不充分，但 75% 的专家达成共识的意见予以推荐（专家共识）；90% 以上高度共识的意见予以高级别推荐（专家共识，A 级推荐）。共识以 11 个临床问题为导向依次展开，适用于神经内科、神经外科、急诊科、重症医学科、临床药剂科和临床营养科的医师、护师和药师。

一、神经疾病患者是否需要营养支持

推荐意见

1．对于卒中、颅脑外伤、神经系统变性疾病等神经系统疾病伴吞咽障碍患者，早期予以营养评估和营养支持，以降低病死率、减少并发症、减轻神经功能残疾和缩短住院时间（专家共识，A 级推荐）。

2．对于痴呆等神经系统疾病伴认知障碍患者，尽早予以营养评估并加强经口营养支持（1 级证据，B 级推荐）。

3．对于任何原因引起的意识障碍患者，早期予以营养支持（专家共识，A 级推荐）。

背景与证据

神经系统疾病伴吞咽障碍，既可威胁患者气道安全，导致误吸或吸入性肺炎，又可造成进食量减少，引起营养不足。51%～64% 的卒中患者入院时伴有吞咽障碍，其

中半数长期（6个月）不能恢复。有研究显示，9.3%～19.2%的卒中患者入院时已经存在营养不足，住院1周新增营养不足10.1%。一旦营养不足，病死率和并发症增加，功能残疾程度加重，住院时间延长。27%～30%的颅脑外伤患者入院时伴有吞咽障碍，12.3%为严重吞咽障碍。重度颅脑外伤患者住院时体重丢失5.59%±5.89%（$P<0.01$），比卒中患者更为显著（$P<0.01$）。部分神经系统疾病患者可伴有长期吞咽障碍，如痴呆（7%～22%）、运动神经元病（68%～87%）、多发性硬化（33%～43%）、帕金森病（50%～77%）和肌肉疾病（25%～80%），并导致营养不足。

神经系统疾病伴认知障碍，常因食欲减退、经口进食困难、活动量增加而普遍存在营养摄入不足和能量消耗增加的问题。老年期痴呆患者中，阿尔茨海默病（Alzheimer's disease，AD）最为常见，约占50%。痴呆患者早期饮食结构可能发生改变，晚期进食障碍比例高达85.8%，必将导致营养不足，体质量指数（body mass index，BMI）下降，死亡风险增加。2016年一项研究显示，血清白蛋白、转铁蛋白和胆固醇下降是痴呆患者结局不良的重要因素（$P<0.05$）。2011年一项荟萃分析（13个随机或非随机对照研究）显示，痴呆患者加强经口补充营养后，能够增加体重（1级证据，无异质性检验）。

神经系统疾病伴意识障碍，虽然是营养不足的高危人群，但因伦理问题很少进行临床研究。

二、神经疾病患者是否需要营养风险筛查

推荐意见

1．对于神经系统疾病住院患者，需要应用NRS 2002进行营养风险筛查（2～3级证据，B级推荐）。

2．对于神经系统疾病伴神经性球麻痹症状住院患者，需要应用饮水吞咽试验进行吞咽障碍评估（专家共识，A级推荐）。

3．对于神经系统疾病伴胃肠症状住院患者，需要应用急性胃肠损伤分级（acute gastrointestinal injury，AGI）进行胃肠功能评估（2级证据，B级推荐）。

背景与证据

神经系统疾病伴吞咽障碍患者因进食减少或不能进食，危重神经疾病患者因分解代谢大于合成代谢，部分神经系统疾病患者因病前就已经存在营养不足或营养风险，而有必要进行营养风险筛查（nutrition risk screening，NRS），以确定营养评估方案和营养支持方案。2003年，一项荟萃分析（128项随机对照研究）显示，经NRS 2002营养风险筛查（表12-2）的8944例患者中，总分≥3分并予以营养支持的良好结局比例明显增高（2级证据）。2009年，北京一项多中心（3家三级甲等医院）NRS 2002营养风险筛查研究显示，461例神经内科住院患者中，营养不足和营养风险的发生率分别为4.2%和21.2%。然而，有营养风险的患者仅14.4%接受营养支持（3级证据）。2013年，广州一项多中心（4家教学医院）NRS 2002营养风险筛查研究显示，1059例（41.5%）

神经内科住院患者存在营养不良风险，但其中仅 31.1% 的患者得到营养支持（3 级证据）。由此说明，即便大城市的大医院也存在营养风险率较高和营养支持率较低的情况。因此，有必要将营养风险筛查纳入神经系统疾病营养支持操作规范，以加强住院患者营养支持管理。

表 12-2　营养风险筛查 2002

评分	内容
A. 营养状态受损评分（取最高分）	
1 分（任 1 项）	近 3 个月体质量下降＞5% 近 1 周内进食量减少＞25%
2 分（任 1 项）	近 2 个月体质量下降＞5% 近 1 周内进食量减少＞50%
3 分（任 1 项）	近 1 个月体质量下降＞5% 近 1 周内进食量减少＞75% 体质量指数＜18.5 kg/m^2 及一般情况差
B. 疾病严重程度评分（取最高分）	
1 分（任 1 项）	一般恶性肿瘤、髋部骨折、长期血液透析、糖尿病、慢性疾病（如肝硬化、慢性阻塞性肺疾病）
2 分（任 1 项）	血液恶性肿瘤、重症肺炎、腹部大型手术、脑卒中
3 分（任 1 项）	重症颅脑损伤、骨髓移植、重症监护、急性生理与慢性健康评分（APACHE Ⅱ）＞10 分
C. 年龄评分	
1 分	年龄≥70 岁

注：营养风险筛查评分：A＋B＋C；如果患者的评分≥3 分，则提示患者存在营养风险。营养风险筛查 2002 表：引自《营养风险筛查 2002 临床应用专家共识（2018 版）》[中华临床营养杂志，2018，26（3）：131-135]

神经性吞咽障碍是导致摄入不足的首要原因，而卒中、颅脑外伤、神经变性疾病、神经肌肉疾病发生神经性吞咽障碍的患者高达 30%～81%。将神经性吞咽障碍患者筛查出来，予以合理的管饲喂养，既可保证营养供给，又可降低肺炎风险。目前，临床上可采用的吞咽障碍筛查工具多达数十种，但饮水吞咽试验（表 12-3）最为常用。

表 12-3　饮水吞咽试验

饮水吞咽试验分级	评定方法
1 级	能顺利 1 次咽下
2 级	分 2 次以上咽下，无呛咳
3 级	1 次咽下，有呛咳
4 级	2 次以上咽下，有呛咳
5 级	频繁呛咳，不能咽下

注：试验方法：患者意识清楚，不告知患者试验内容情况下，坐位或半卧位，喝下 30 ml 温开水。评定标准：正常：1 级（5 s 以内咽下）；可疑：1 级（5 s 以上咽下）或 2 级；异常：3～5 级

欧洲重症协会胃肠障碍工作组（the Working Group on Abdominal Problems of the

European Society of Intensive Care Medicine，WGAP/ESICM）于 2013 年提出急性胃肠损伤概念，并推出 AGI 评估标准（表 12-4）。2016 年和 2017 年，2 项多中心前瞻队列研究显示：AGI 分级越高，病情越重，死亡率越高（HR=1.65，95%CI 1.28～2.12；P=0.008）（2 级证据），胃肠功能衰竭（AGI Ⅲ和Ⅳ）患者病死率更高（2 级证据）。

表 12-4　急性胃肠损伤评估

AGI 分级	临床表现
1 级	自限性阶段：发展为胃肠功能障碍或胃肠功能衰竭的风险较大。表现为已知的、与某个病因相关的、暂时的胃肠症状
2 级	胃肠功能障碍阶段：胃肠道不能完成消化和吸收，以满足人体对营养素和水分的需要；但通过临床干预，可恢复胃肠功能
3 级	胃肠功能衰竭阶段：胃肠功能丧失；尽管给予干预，亦不能恢复胃肠功能和一般状况
4 级	胃肠功能衰竭并严重影响远隔器官功能，危及生命

三、能量与基本底物供给是否需要计算

推荐意见

1. 对于重症脑炎患者，采用间接测热法测量能量需求，实现营养支持的个体化（2 级证据，C 级推荐）。

2. 对于不具备间接测热法测量能量条件患者，采用经验估算法：重症患者急性应激期（GCS≤12 分或 APACHE Ⅱ≥17 分）：20～25 kcal/（kg · d），糖脂比=5∶5，热氮比=100∶1。轻症卧床患者：20～25 kcal/（kg · d），糖脂比= 7∶3～6∶4，热氮比=（100～150）∶1。轻症非卧床患者：25～35 kcal/（kg · d），糖脂比=7∶3～6∶4，热氮比=（100～150）∶1（专家共识，A 级推荐）。

3. 营养支持小组（临床医师、临床护士、临床营养师）需共同讨论、制定营养支持方案（专家共识，A 级推荐），并监测实际能量达标值和达标率（2 级证据，B 级推荐）。

背景与证据

急性重症脑损伤患者的应激期分解代谢增强，合成代谢减弱，能量供给或基本底物比例不适当可能加重代谢紊乱和脏器功能障碍，并导致不良结局。2008 年，奥地利临床营养学会（AKE）提出应用经验估算法按病情轻重予以营养支持。2016 年，一项机械通气患者间接能量测定研究发现：脑炎患者间接能量测定值明显偏离（高于）经验能量估算值，卒中等其他患者间接能量测定值与经验能量估算值接近（2 级证据）。一旦间接能量测定目标值或经验估计目标值确定，实际能量供给是否达到目标是另一重要问题。

2016 年，一项重症神经疾病（卒中、脑炎、中枢神经系统脱髓鞘疾病等）实际能量供给研究显示，虽然 24% 的患者实际能量供给未达标，但平均能够达到目标值的

88.7%（2 级证据）。2016 年，一项多中心（341 个重症监护病房）前瞻性调查显示，重症颅脑外伤患者实际能量供给仅能达到经验估计需求的 58%，实际蛋白供给仅能达到经验估计需求 53%（2 级证据）。

四、如何选择营养支持疗法途径

推荐意见

1. 对于耐受肠内营养患者，首选肠内营养，包括经口或管饲（鼻胃管、鼻肠管和经皮内镜下胃造口）喂养（1 级证据，A 级推荐）。

2. 对于不耐受肠内营养患者，选择部分肠外营养或全肠外营养（专家共识，A 级推荐）。

背景与证据

肠内营养具有刺激肠道蠕动，刺激胃肠激素分泌，改善肠道血液灌注，预防急性胃黏膜病变，保护胃肠黏膜屏障，减少致病菌定植和细菌易位作用。2016 年，一项荟萃分析（18 项随机对照研究）显示，与肠外营养比较，肠内营养可减少危重患者感染并发症（RR=0.64，95%CI 0.48～0.87；P=0.004），缩短重症监护病房住院时间（WMD=−0.80，95%CI 1.23～0.37，P=0.0003）（1 级证据）。

五、如何选择肠内营养时机

推荐意见

1. 对于急性卒中伴吞咽障碍患者，发病 7 d 内尽早（24～48 h 内）开始肠内喂养（2 级证据，C 级推荐）。

2. 对于颅脑外伤伴吞咽障碍患者，发病 7 d 内尽早（24～48 h 内）开始肠内营养（1 级证据，B 级推荐）。

背景与证据

2005 年，欧洲 FOOD 试验的第 2 部分纳入急性卒中伴吞咽障碍患者 859 例，随机分为早期（7 d 内）肠内喂养组和延迟（7 d 后）肠内喂养组（早期仅予必要的肠外碳水化合物）。结果表明，急性脑卒中伴吞咽困难患者早期（平均发病 48 h 内）肠内喂养比延迟肠内喂养的绝对死亡风险减少 5.8%（95%CI −0.8%～12.5%，P=0.09），死亡或不良结局风险减少 1.2%（95%CI −4.2%～6.6%，P=0.7），提示急性脑卒中伴吞咽障碍患者早期开始肠内营养可能获益（2 级证据）。

2013 年一项荟萃分析（13 项随机对照研究和 3 项前瞻非随机对照研究）显示，颅脑外伤患者早期（3～7 d）营养支持（肠内或肠外）可减少死亡率（RR=0.35，95%CI 0.24～0.50）、不良结局（GOS≤3 分）率（RR=0.70，95%CI 0.54～0.91）和感染并发症发生率（RR=0.77，95%CI 0.59～0.99）（1 级证据）。

六、如何选择肠内营养配方

推荐意见

1. 对于胃肠道功能正常的患者首选富含膳食纤维的整蛋白标准配方（专家共识，A 级推荐）。

2. 对于糖尿病或血糖增高的患者，在有条件情况下，选择糖尿病适用型配方（1 级证据，B 级推荐）。

3. 对于低蛋白血症患者，选择高蛋白配方（2 级证据，C 级推荐）。

4. 对于糖尿病或血糖增高合并低蛋白血症患者，选择高蛋白配方，但需要采用泵注方式，并加强血糖管控（2 级证据，C 级推荐）。

5. 对于高脂血症或血脂增高患者，选择高单不饱和脂肪酸配方（2 级证据，C 级推荐）。

6. 对于消化或吸收功能障碍患者，选择短肽型或氨基酸型配方（专家共识，A 级推荐）。

7. 对于腹泻患者，选择可溶性膳食纤维配方（1～2 级证据，B 级推荐）。

8. 对于颅脑外伤患者，选择免疫增强配方（1 级证据，A 级推荐）。

9. 对于限制液体入量患者，选择高能量密度配方（专家共识，A 级推荐）。

10. 对于病情复杂患者，根据主要临床问题进行营养配方选择与搭配（专家共识，A 级推荐）。

背景与证据

肠内营养配方选择取决于对营养配方成分的了解和对营养支持目标的确认。整蛋白标准型配方适合胃肠道功能正常患者营养素需求。糖尿病适用型配方具有低糖比例、高脂肪比例、高单不饱和脂肪酸含量、高果糖含量、高膳食纤维含量的特点。2005 年，一项荟萃分析（其中 19 项随机对照研究）显示，糖尿病适用型配方有助于改善餐后血糖（1 级证据）。另一项研究发现，改变营养制剂输注方式（肠内持续缓慢泵注）后，使用糖尿病适用型配方的患者的血糖波动和胰岛素用量（静脉泵注）与标准型配方的相近（2 级证据）。高蛋白营养配方具有高蛋白比例和高能量密度特点。2006 年，一项重症脑卒中患者随机对照研究发现：与标准型配方比对，高蛋白营养配方患者血浆总蛋白、白蛋白、前白蛋白降低幅度更小，其中前白蛋白具有统计学意义（2 级证据）。富含高单不饱和脂肪酸（monounsaturated fatty acid，MUFA）配方可以降低血清甘油三酯（$P<0.05$）（2 级证据）。添加膳食纤维配方具有增加短链脂肪酸产生，刺激益生菌生长，维持肠黏膜结构和功能完整特点。2008 年，一项荟萃分析显示，添加可溶性膳食纤维配方可使患者腹泻减少（$OR=0.68$，95%CI 0.48～0.96）（1 级证据）。2004 年，一项随机对照研究发现：添加可溶性膳食纤维配方可维持更低的血糖和血脂水平，并可减少腹泻（2 级证据）。免疫调节营养配方添加了 ω-3 脂肪酸等成分，具有增强免疫调节特点。2013 年一项荟萃分析（13 项 RCT 和 3 项前瞻非 RCT 研究）显示，与

普通配方相比，颅脑外伤患者免疫强化肠内营养配方可降低感染发生率（*RR*=0.54，95%*CI* 0.35～0.82）（1 级证据）。

七、如何选择肠内营养输注通道

推荐意见

1．对于短期（2 周内）肠内营养患者，首选鼻胃管（nasogastric tube，NGT）（2 级证据，C 级推荐）；具有高误吸风险患者，选择鼻肠管（nasal jejunal tube，NJT）（1 级证据，A 级推荐）。

2．对于长期肠内营养患者，在有条件的情况下，选择经皮内镜下胃造口（percutaneous endoscopic gastrostomy，PEG）喂养（1 级证据，B 级推荐）。

3．对于痴呆晚期患者，管饲喂养存在研究结果的不一致性，建议征得患者亲属同意后，采用 PEG 喂养（2～3 级证据，B 级推荐）。

背景与证据

NGT 简便易用，符合生理状态，不需常规 X 线平片确认。重症神经疾病患者存在高误吸风险，如高龄（>70 岁）、仰卧位、吞咽障碍、胃食管反流、意识障碍、气道保护能力下降和机械通气等。因此，选择 NJT 可能使患者获益。

2005 年欧洲 FOOD 试验的第 3 部分纳入急性卒中伴吞咽障碍患者 321 例，随机分为 NGT 喂养组和 PEG 喂养组，6 个月后 PEG 喂养组绝对死亡危险比 NGT 喂养组增加了 1.0%（95%*CI* −10.0%～11.9%，*P*=0.9）；死亡和不良结局危险增加 7.8%（95%*CI* 0～15.5%，*P*=0.05），由此提示，卒中伴吞咽障碍患者早期 PEG 喂养可能增加不良结局危险（2 级证据）。

2015 年一项荟萃分析（5 项随机对照研究）显示，与 NGT 比对，重症颅脑外伤患者 NJT 喂养的肺炎（*RR*=0.67，95%*CI* 0.52～0.87，*P*=0.002）、机械通气相关肺炎（*RR*=0.52，95%*CI* 0.34～0.81，*P*=0.003）和所有并发症（*RR*=0.43，95%*CI* 0.20～0.93，*P*=0.03）风险更低（1 级证据）。

2015 年一项 Cochrane 系统评价（11 项随机对照研究）显示，需要长期（2 周～6 个月）管饲喂养患者（脑卒中、痴呆、运动神经元病等），PEG 比 NGT 的失败率更低（*RR*=0.18，95%*CI* 0.05～0.59），营养状态改善和生活质量更好，不仅减少了不便和不适，还改善了个人外观，促进了社会活动（1 级证据）。

2001 年一项随机对照研究（老年患者 122 例，其中痴呆患者 88 例）显示，与 NGT 组比对，PEG 组 6 个月生存率更高（*HR*=0.41，95%*CI* 0.22～0.76，*P*=0.01），误吸率更低（*HR*=0.73，95%*CI* 0.26～0.89，*P*=0.02），拔管率更低（*HR*=0.17，95%*CI* 0.05～0.58，*P*<0.01），4 周末白蛋白更高（*F*=4.982，*P*<0.05）（2 级证据）。2012 年一项大规模痴呆患者前瞻性队列研究显示，经口喂养患者（34 536 例）与 PEG 喂养（1956 例）患者的生存时间并无显著差异（校正危险比 *AHR*=1.03，95%*CI* 0.94～1.13）（3 级证据）。

八、如何选择肠内营养输注方式

推荐意见

1．管饲喂养期间应将床头持续抬高≥30°，以减少误吸风险（4 级证据，C 级推荐）。

2．管饲喂养量应从少到多，尽早（3 d 内）达到全量（3 级证据，C 级推荐）。

3．管饲喂养速度应从慢到快，即首日肠内营养输注 20～50 ml/h，次日起逐渐加至 80～100 ml/h，12～24 h 内输注完毕；在有条件情况下，使用营养输注泵控制输注速度（专家共识，A 级推荐）。

4．管饲喂养管道需用 20～30 ml 温水冲洗，每 4 小时 1 次；每次中断输注或给药前后，需要 20～30 ml 温水冲洗管道（专家共识，A 级推荐）。

背景与证据

2006 年一项前瞻性研究显示，危重症患者管饲喂养时，床头抬高＞30°，患者误吸率低于床头抬高＜30° 患者（24.3% *vs*. 34.7%，P＝0.024）（4 级证据）。2012 年一项队列研究发现，与 7 d 后喂养量达标比对，重症颅脑损伤患者 3 d 内达标的 3 个月良好结局率更高（OR＝5.29，95%CI 1.03～27.03，P＝0.04）（3 级证据）。

九、肠内营养支持是否需要加强监测

推荐意见

1．对于危重症患者，应至少每月测量体质量 1 次（专家共识，A 级推荐）。

2．对于危重症患者，应监测血糖变化（1 级证据，A 级推荐）。血糖＞10 mmol/L 时予以胰岛素控制，控制目标为 8.3～10.0 mmol/L，但应避免低血糖发生（1 级证据，B 级推荐）。营养制剂以泵注方式给予时，胰岛素亦应以泵注方式输注；胰岛素用量以血糖监测结果为据，初始阶段每 1～2 h 检测血糖 1 次，血糖稳定后每 4 h 检测 1 次，血糖正常后，每周检测 1～3 次（专家共识，A 级推荐）。血糖控制过程中，需要避免血糖过低（＜8 mmol/L）（1 级证据，A 级推荐）。

3．对于危重症患者，应监测血脂变化（3 级证据，C 级推荐）；每周检测 1 次。对缺血性卒中患者，按相关指南建议给予他汀类调脂药物治疗（专家共识，A 级推荐）。

4．对于危重症患者，应监测血清白蛋白（1 级证据，B 级推荐）和血清前白蛋白变化（4 级证据，D 级推荐）；每周至少检测 1 次。血清白蛋白＜25 g/L 时，可输注人血白蛋白（2 级证据，C 级推荐），其目的不是改善营养，而是提高血清白蛋白水平（专家共识，A 级推荐）。

5．对于危重症患者，应监测血清电解质和肾功能变化，每 24 h 至少检测 1 次（专家共识，A 级推荐）。

6．对于危重症患者，应监测胃肠功能变化，每 4 h 记录恶心、呕吐、腹胀、腹泻、呕血、便血等症状和体征 1 次（专家共识，A 级推荐）。

7．对于危重症患者，应监测胃残余液量变化（2 级证据，C 级推荐），每 4 h 抽吸胃残留液 1 次，观察总量、颜色和性状。疑为消化道出血时，即刻送检（专家共识，A 级推荐）。

8. 对于危重症患者，应监测液体出入量变化，每 24 h 记录 1 次（专家共识，A 级推荐）。

9. 对于危重症患者，应监测喂养管深度（鼻尖 - 耳垂 - 剑突 45～55 cm）变化，每 4 h 检查鼻胃管深度 1 次（专家共识，A 级推荐）。

背景与证据

营养支持过程中须加强营养支持相关指标监测，以此确保营养支持安全、有效。血糖是糖尿病患者和急危重症患者重要的监测指标，血糖水平不仅预示疾病严重程度，还与不良结局相关。2009 年一项荟萃分析（危重症患者的 26 个随机对照研究）显示，强化血糖控制（≤6.1 mmol/L 或＜8.3 mmol/L）与普通血糖控制（＜10.0 mmol/L 或＜11.0 mmol/L）相比，病死率无显著差异，但低血糖发生率增加（1 级证据）。2012 年和 2017 年荟萃分析结果提示，神经重症患者的血糖控制需要避免血糖过高或过低，血糖过高（＞11 mmol/L）将明显增加神经疾病患者不良结局，而血糖过低（＜8 mmol/L）将增加低血糖发生率并导致不良结局（1 级证据）。因此，目标血糖的管控期间需要加强血糖监测，并据此选择合理的营养配方和应用适量的胰岛素。

血脂是卒中和急危重症患者的重要监测指标。缺血性卒中患者常出现总胆固醇和低密度脂蛋白增高，高密度脂蛋白降低。危重症患者脂类代谢变化复杂，应激状态下既可发生高甘油三酯血症，也可出现低胆固醇血症，并与不良结局相关。因此，需要加强血脂监测，据此选择合理营养配方（3 级证据），必要时强化他汀类调脂药物治疗，以减少卒中复发。

血清白蛋白是急危重症患者的重要监测指标，血清白蛋白降低预示营养不足或机体处于强烈应激状态；血清白蛋白每下降 10 g/L，病死率增加 137%，并发症增加 89%，住重症监护病房时间和住院时间分别增加 28% 和 71%（1 级证据）。严重血清蛋白下降（＜25 g/L）患者可输注人血白蛋白，虽然不能提高生存率，但可提高血清白蛋白水平，减少并发症，改善器官功能（2 级证据）。血清前白蛋白半衰期短（4 级证据），能够早期反映机体代谢或摄食变化。因此，除了监测血清白蛋白外，还应加强前白蛋白的监测，据此选择合理营养配方，必要时输注人血白蛋白。

胃残余量是昏迷患者和危重症患者的重要检测指标，胃残余量增多不仅使反流误吸风险增加，而且使目标营养达标率降低。2015 年一项随机对照研究（重症卒中患者）发现，与对照组比对，监测胃残余量并调整喂养泵注速度可使反流率（18.8% *vs*. 6.3%，P=0.006）和误吸率下降（17.5% *vs*. 7.9%，P=0.037）（2 级证据）。

十、肠内营养支持过程中是否需要调整

推荐意见

1. 呕吐和腹胀时，应减慢输注速度和（或）减少输注总量，同时寻找原因并对症

处理，仍不缓解时改为肠外营养（专家共识，A 级推荐）。

2．腹泻（稀便>3 次 /d 或稀便>200 g/d）时，应减慢输注速度或（和）减少输注总量，予以等渗营养配方，严格无菌操作；注意抗菌药物相关腹泻，必要时调整抗生素应用（专家共识，A 级推荐）。

3．便秘（0 次 /3 d）时，应加强补充水分，选用含有混合膳食纤维营养配方（1 级证据，A 级推荐），必要时予以通便药物、低压灌肠或其他排便措施（专家共识，A 级推荐）。

4．上消化道出血（隐血试验证实）时，应短暂加用质子泵抑制药；血性胃内容物<100 ml 时，继续全量全速或全量减速（20～50 ml/h）喂养，每天检测胃液隐血试验 1 次，直至 2 次正常；血性胃内容物>100 ml 时，暂停肠内喂养，必要时改为肠外营养（专家共识，A 级推荐）。

5．胃肠动力不全（胃残余液>100 ml）时，可加用甲氧氯普胺、红霉素等胃动力药物或暂停喂养（1 级证据，B 级推荐）。超过 24 h 仍不能改善时，改为鼻肠管或肠外营养（专家共识，A 级推荐）。

背景与证据

肠内营养过程中的胃肠道并发症并不少见，这些并发症可能由疾病本身引起，也可能因营养支持不耐受、感染及药物等原因导致。常规处理方式包括减慢输注速度、减少输注总量、更换营养配方、积极寻找原因以及对症处理。腹泻是肠内营养支持过程中最为常见的并发症，1991 年的一项回顾性研究（危重症患者肠内营养支持）显示，接受抗生素治疗患者腹泻发生率明显高于对照组（41% *vs.* 3%，$P<0.005$），特别是粪便中难辨梭菌毒素阳性率高达 50%。胃肠动力不全患者误吸风险很高。神经系统疾病患者常伴有吞咽障碍或意识障碍，误吸和吸入性肺炎风险很高，对管饲喂养的要求也很高。2012 年的一项荟萃分析（5 项随机对照研究）显示，使用混合膳食纤维可以改善便秘患者症状（增加大便次数）（$OR=1.19$，95%*CI* 0.58～1.80；$P<0.05$）（1 级证据）。2002 年的一项荟萃分析（18 个随机对照研究）显示，危重症患者接受胃肠动力药物（红霉素、甲氧氯普胺）治疗后，胃肠动力和管饲喂养耐受性均改善（1 级证据）。

十一、肠内营养支持何时停止

推荐意见

对于管饲喂养患者，需定期评估吞咽功能，当床旁饮水吞咽试验≤2 分时，可停止管饲喂养（专家共识，A 级推荐）。

背景与证据

大部分伴有吞咽障碍的卒中患者可以在 2 周后安全地经口进食，但仍有 11%～50% 的患者吞咽障碍持续超过 6 个月。决定停止管饲喂养的临床依据是床旁饮水吞咽试验（洼田饮水试验）≤2 分。

共识撰写方法与步骤参照改良德尔菲法，尚存在缺陷之处，期待下一版中国专家共识的撰写有所改进。

执笔专家：宿英英（首都医科大学宣武医院神经内科）、潘速跃（南方医科大学南方医院神经内科）、彭斌（北京协和医院神经内科）、江文（空军军医大学西京医院神经内科）、王芙蓉（华中科技大学同济医学院附属同济医院神经内科）、张乐（中南大学湘雅医院神经内科）、张旭（温州医学院附属第一医院神经内科）、丁里（云南省第一人民医院神经内科）、张猛（陆军军医大学附属大坪医院神经内科）、崔芳（解放军总医院海南分院神经内科）

感谢全体共识撰写专家（按姓氏拼音顺序排列）：才鼎、曹秉振、曹杰、陈胜利、狄晴、段枫、范琳琳、高岱佺、高亮、关靖宇、郭涛、韩杰、胡颖红、黄卫、黄旭升、黄月、姬仲、姜梦迪、李立宏、李连弟、李玮、梁成、刘丽萍、刘勇、刘振川、吕佩源、马桂贤、牛小媛、石广志、石向群、谭红、滕军放、田飞、田林郁、佟飞、仝秀清、王长青、王树才、王为民、王学峰、王彦、王振海、王志强、魏俊吉、吴雪海、吴永明、肖争、徐跃峤、叶红、严勇、杨渝、游明瑶、袁军、曾丽、张蕾、张馨、张艳、张永巍、张忠玲、赵路清、郑翔宇、钟春龙、周立新、周赛君、周中和、朱沂

感谢全体学术秘书：姜梦迪（首都医科大学宣武医院神经内科）、高岱佺（首都医科大学宣武医院神经内科）、宋沧霖（首都医科大学宣武医院神经内科）、王胜男（南方医科大学南方医院神经内科）、曾涛（上海同济大学附属第十人民医院神经外科）对共识文献检索、复习、归纳和整理作出的贡献

参考文献从略

（通信作者：宿英英）

（本文刊载于《中华临床营养杂志》
2019 年 8 月第 27 卷第 4 期第 193-203 页）

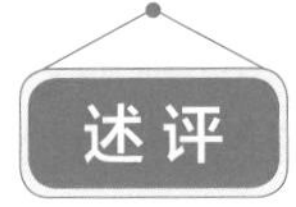

规范化神经系统疾病营养支持的推广需要持之以恒

宿英英

2019 年推出的《神经系统疾病肠内营养支持中国专家共识》（以下简称共识）已经是第 3 版（2009 版、2011 版和 2019 版）了。不断推出新版共识，除了与时俱进、追求

常新外，还有不断重申神经系统疾病营养支持的重要性和不可或缺性之意图。从中国的现状看，神经科医护人员对神经系统疾病营养支持理念的接受程度已经明显好于共识出版前，在临床实践中也积累了相当多的宝贵经验，特别是经过中华医学会肠外肠内营养学分会神经疾病营养支持学组连续 8 年的努力，全国范围内已经建立 34 个《神经系统疾病营养支持培训基地》，并覆盖 24 个省、自治区、直辖市。在此基础上，第一阶段共识推广效果验证研究已经完成，第二阶段相关工作正在延续，那些神经系统疾病营养支持“并非重要”、“并非主流”的陈旧观念已基本被扭转。然而，这只是万里长征迈出的第一步，神经系统疾病营养支持的标准化、规范化和国际化，仍需持之以恒。

一、临床营养支持的重要性

2000 年，中国工程院黎介寿院士的专题学术报告使很多重症医学科医师受到临床营养代谢与支持的启蒙。在疾病状态下，尤其是重症疾病的打击下，机体代谢功能的剧变，即分解代谢与合成代谢的失衡，主要表现为高血糖、低蛋白血症和低胆固醇血症。如果此时不加以干预，病情将进一步恶化，甚至危及生命。反之，如果提供合理的能量和营养成分（糖、蛋白、脂肪和其他营养素），则可维系重要器官、系统功能，为原发疾病的诊治提供时间和条件，重新点燃患者生命的希望。显而易见，临床营养支持绝非可有可无，它是基础生命支持中的重要组成部分。

二、临床营养支持的规范性

神经系统疾病患者的临床营养支持基于神经功能缺损，诸如意识水平的下降或内容缺失、神经性吞咽功能的减弱或丧失、神经性胃肠动力的减弱或麻痹等。由此，短期或长期管饲喂养成为必然。目前，管饲喂养方法已从传统的鼻胃（肠）管喂养，扩展至经皮内镜下胃（肠）造口（percutaneous endoscopic gastrostomy，PEG；percutaneous endoscopic jejunostomy，PEJ）喂养。然而，这一喂养过程需要遵循《神经系统疾病肠内营养支持操作规范》，以保证喂养顺利和喂养目标的实现，最终达到预后与结局获益的目的。在中国，推广神经系统疾病营养支持操作规范已长达 10 年，虽然部分医疗先进和经济发达地区已由此获益，但全国差异性发展现状需要尽快改变。如何缩小地区之间规范化临床营养支持的覆盖差异，如何缩小医疗单位之间规范化临床营养支持的质量差异，如何缩小医护人员之间规范化临床营养支持的培训差异，已成为今后 10 年努力的目标。

三、临床营养支持的持续性

部分神经系统疾病患者的临床营养支持不是短暂的，如何保证长久管饲喂养的安全性和有效性成为难题。20 世纪 70 年代 PEG/PEJ 技术问世，从而改善了长期管饲喂养过程中的很多问题，例如，频繁堵管、脱管、断管、换管的困扰，以及误吸、窒息、肺炎的风险等。在许多发达国家，接受 PEG/PEJ 喂养的患者已超过 10 万例 / 年。而在中国，虽然人口众多，管饲喂养量大，但接受 PEG/PEJ 喂养的很少。其中一个重要的影响因素是 PEG/PEJ 喂养技术未被“广而告之”，无论有所需求的神经系统疾病患者，还是神经科医护人员，并不了解或并不接受这一新的理念和技术。2015 年，中华医学会肠外肠内营养分会神经系统疾病营养支持学组推出《神经系统疾病经皮内镜下胃造口喂养中国专家共识》。由此，为“寻医问道”的患者和“上下求索”的医护人员提供了很好的参考依据。5 年来，虽然 PEG/PEJ 的相关工作有所推进，但进度并非令人满意。由此看来，神经系统疾病临床营养支持不仅需要新的理念和规范推广，还需要新的技术推广，并且做到坚持不懈。

总而言之，将神经系统疾病营养支持作为生命支持的重要组成部分，这一观念转变并非一蹴而就，其与相关理念的接受度、相关专业知识扩展量、相关医疗行为的规范性密切相关。希冀每一位神经科医护人员关注《神经系统疾病营养支持中国专家共识》和《神经系统疾病经皮内镜下胃造口喂养中国专家共识》，并在实践中发挥作用，使更多的神经系统疾病患者获益。

参考文献

[1] 宿英英，黄旭升，彭斌，等. 神经系统疾病肠内营养支持适应证共识. 中华神经科杂志，2009，42（9）：639-641.

[2] 宿英英，黄旭升，彭斌，等. 神经系统疾病肠内营养支持操作规范共识. 中华神经科杂志，2009，42（11）：788-791.

[3] 中华医学会肠外肠内营养学分会神经疾病营养支持学组. 神经系统疾病肠内营养支持操作规范共识（2011 版）. 中华神经科杂志，2011，44（11）：787-791.

[4] 中华医学会肠外肠内营养学分会神经疾病营养支持学组. 神经系统疾病肠内营养支持适应证共识（2011 版）. 中华神经科杂志，2011，44（11）: 785-787.

[5] Su YY, Gao DQ, Zeng XY, et al. A survey of the enteral nutrition practices in patients with neurological disorders in the tertiary hospitals of China. Asia Pac J Clin Nutr, 2016, 25 (3): 521-528.

[6] 江志伟，黎介寿. 危重症病人适度营养支持的概念——越简单越好. 肠外与肠内营养，2014，21（5）：257-259.

[7] Heidegger CP, Berger MM, Graf S, et al. Optimisation of energy provision with supplemental parenteral nutrition in critically ill patients: a randomised controlled clinical trial . Lancet, 2013, 381 (9864): 385-393.

[8] Weijs PJ, Sauerwein HP, Kondrup J, et al. Protein recommendations in the ICU: g protein/kg body weight-which body weight for underweight and obese patients? Clin Nutr, 2012, 31 (5): 774-775.

[9] Wang D, Zheng SQ, Chen XC, et al. Comparisons between small intestinal and gastric feeding in severe traumatic brain injury: a systematic review and meta-analysis of

randomized controlled trials. Journal of Neurosurgery, 2015, 123 (5): 1-8.

[10] Gomes CA Jr, Lustosa SA, Matos D, et al. Percutaneous endoscopic gastrostomy versus nasogastric tube feeding for adults with swallowing disturbances. Cochrane Database Syst Rev, 2012, 14 (3): CD008096.

[11] Corrigan ML, Escuro AA, Celestin J, et al. Nutrition in the stroke patient. Nutr Clin Pract, 2011, 26: 242-252.

[12] 中华医学会肠外肠内营养学分会神经疾病营养支持学组. 神经系统疾病经皮内镜下胃造口喂养中国专家共识. 肠外与肠内营养，2015，22（3）：129-132.

《神经系统疾病肠内营养支持中国专家共识（第二版）》解读

张　艳

神经系统疾病患者由于伴随进食困难而增加营养风险。若未能阻止营养风险，则很快发展为营养不足。营养不足又可加重原发疾病，影响预后。因此，越来越多的神经科医护人员开始关注营养支持。中华医学会肠外肠内营养分会神经疾病营养支持学组、中华医学会神经病学分会神经重症协作组、中国医师协会神经内科医师分会神经重症专业委员会根据最新研究结果和临床实践，对《神经系统疾病肠内营养支持适应证共识（2011 版）》和《神经系统疾病肠内营养支持操作规范共识（2011 版）》进行了修改和完善，并将 2 个共识合并，于 2019 年推出《神经系统疾病肠内营养支持中国专家共识（第二版）》（以下简称第二版共识），旨在不断推动中国神经疾病营养支持进展。

第二版共识以神经系统疾病肠内营养支持问题为导向，从营养风险评估、筛查、能量与基本底物供给量计算、营养支持途径，到肠内营养时机、配方、通道、方式、监测、调整，最后到管饲营养何时停止共 11 个问题依次展开，由此指导相关工作更加系统化和规范化。本文根据个人理解，对第二版共识的要点进行解读，希冀为读者提供帮助。

一、肠内营养支持评估的意义

对于神经系统疾病住院患者，尤其是伴有意识障碍、吞咽障碍、精神障碍而经口进食困难的患者应加强营养评估。第二版共识除了延续第一版营养风险筛查 2002（nutrition risk screening，NRS 2002）外，还新增了可能增加营养风险的吞咽障碍评估和胃肠功能评估。

吞咽障碍主要包括结构性吞咽障碍和神经性吞咽障碍。前者指咽喉部、食道等部位进食通道异常引起的吞咽障碍；后者亦称功能性吞咽障碍，即进食通道完整或基本完整，但由于参与吞咽的肌肉、支配的神经功能异常，导致肌肉、骨骼运动不协调引起的吞咽障碍，常见于神经系统疾病患者，如卒中、吉兰-巴雷综合征、重症肌无力和运动神经元病等。鉴于吞咽障碍不仅造成进食困难、营养不良，还易因误吸而引起肺部感染，甚至因窒息而危及生命，因此需要对吞咽障碍进行评估。

胃肠功能障碍包括恶心、呕吐、腹胀、腹泻、胃肠动力障碍、肠麻痹、腹腔高压、消化道出血、喂养不耐受等。2012 年，欧洲危重病医学会（European Society of Intensive Care Medicine，ESICM）年会推出急性胃肠损伤（acute gastrointestinal injury，AGI）定义和分级标准，其中包括患者粪便或胃内容物中可见性出血、腹泻次数、下消化道麻痹、喂养不耐受、恶心、呕吐、大便次数、肠鸣音、胃潴留等客观指标，其目的在于区别急危重症患者的胃肠功能障碍程度，并予以不同干预措施。

新增的吞咽障碍评估和胃肠功能评估，可客观地反映患者进食功能和消化功能，有助于营养支持方案的制定和方案实施的监管。

二、营养支持治疗途径的选择

大多神经系统疾病患者胃肠功能基本正常，且能耐受肠内营养。由此，第二版共识仍然推荐首选肠内营养，即使肠内营养不能达到全量，滋养型肠内喂养（10～20 kcal/h 或 10～30 ml/h 的输注速率，1 kcal＝4.185 kJ）亦有重要意义，如滋养胃肠黏膜，保护肠道免疫屏障功能和良好胃肠耐受性等。

根据专家共识度，第二版共识对不耐受肠内营养患者选择部分肠外营养或全肠外营养的推荐意见修改为 A 级推荐，即具有呕吐、腹泻、腹胀、胃潴留等消化道症状患者，肠内营养 7 d 后摄入的热量和蛋白质仍不能达到全量 60% 时，采取“肠内不足肠外补”原则，通过部分肠外营养或全肠外营养达到营养支持目标值。

三、肠内营养配方的选择

第二版共识对如何选择营养配方有 3 条推荐意见等级，由第一版中的 D 级修改为 A 级：①对消化或吸收功能障碍患者，推荐选择短肽型或氨基酸型配方。短肽型营养配方通过加强肠黏膜上皮细胞屏障功能、促进肠黏膜下层免疫细胞分化，有效维护肠道免疫和屏障功能。其胃内容物排空快、残留少，吸收利用率高，促进蛋白合成。②对限制液体入量患者，推荐选择高能量密度配方。③对病情复杂患者，推荐根据主要临床问题进行营养配方选择与搭配，或改变营养制剂输注方式。如糖尿病或血糖增高合并低蛋白血症患者，如果仅选择糖尿病适用型配方，通常不能满足蛋白摄入量，联合高蛋白配方后，可有所兼顾。高蛋白营养配方虽然具有高蛋白比例和高能量密度，但可引起血糖波动，此时，需要改变输注方式（泵注），并在泵注的同时对血糖进行管控。

第二版共识对配方选择新增 2 条推荐意见：①对腹泻患者，推荐选择可溶性膳食纤维配方。添加膳食纤维配方具有增加短链脂肪酸产生、刺激益生菌生长、维持肠黏膜结构和功能完整的特点。研究结果显示，添加可溶性膳食纤维配方可减少腹泻发生（*OR*＝0.68，95%*CI* 0.48～0.96），维持更低的血糖和血脂水平。在调整营养配方的同时，还应明确腹泻原因，并通过减慢输注速度和（或）减少输注总量改善症状。②对脑外伤患者，推荐选择免疫增强配方。免疫调节营养配方添加了 ω-3 脂肪酸等成分，具有增强免疫调节的特点，有助于降低感染发生率。

四、肠内营养管理的理念

第二版共识新增了营养支持管理的推荐意见（A 级推荐），即各医疗单元由临床医师、临床护士、临床营养师组成营养支持小组，对患者进行完整、系统的营养支持管理，包括营养支持方案的讨论、制定和调整。先进的营养支持管理理念和规范的营养支持措施将在营养支持过程中发挥重大作用，并使患者最大获益。

营养支持的全程化管理理念至关重要，不只涉及筛查、评估、干预，还要注重监测和调整。由于监测的重要性得到专家们的广泛共识，第二版共识将相关意见的推荐级别进行了调整，对危重症患者体质量、血糖、血清电解质和肾功能、消化道症状、出入液量、鼻胃管深度进行监测均为 A 级推荐，以了解患者的胃肠耐受情况，确保营养支持安全、有效。

监测过程中发现胃肠道不耐受的相关症状，需要及时调整营养支持方案。第二版共识针对呕吐、腹胀、腹泻、便秘、上消化道出血和胃肠动力不全（胃残余液＞100 ml）等问题的处理给予了推荐意见，根据专家共识度将相关推荐意见均修改为 A 级推荐。例如，具有胃肠动力障碍患者，鼻胃管喂养出现严重胃潴留，导致高误吸风险，应尽量去除胃肠动力障碍的诱因和病因，减少营养液输注量，减慢输注速度，给予胃肠动力药物（甲氧氯普胺、红霉素等），超过 24 h 仍不能改善时，改为鼻肠管或肠外营养。

在全程化管理过程中，如果监测到神经系统疾病患者随着原发疾病的好转，意识转清、吞咽功能改善，可考虑停止管饲肠内营养改为经口进食，推荐再次进行吞咽功能评估，饮水吞咽试验评分≤2 分时可停止管饲喂养。第二版共识根据专家共识度，将此推荐意见由 D 级推荐修改为 A 级推荐。对需要长期管饲喂养的患者，在有条件的情况下，推荐选择经皮内镜下胃造口（percutaneous endoscopic gastrostomy，PEG）喂养，由于相关研究有限，此意见为 B 级推荐。

五、小结

营养不良不仅会影响神经系统疾病患者治疗效果，而且可以作为明确、独立的危险因素影响患者预后。近年来，神经系统疾病患者营养支持治疗和长期管理已逐渐被重视，希望广大医师能够汲取第二版共识中的指导意见、规范临床实践，针对尚未完全明了的问题继续开展相关研究，不断积累经验，在治疗神经疾病的同时关注营养支持，从而改善患者营养状态、提高其生活质量。

参考文献

[1] 中华医学会肠外肠内营养学分会神经疾病营养支持学组. 神经系统疾病营养支持适应证共识（2011 版）. 中华神经科杂志，2012，44（11）：785-787.

[2] 中华医学会肠外肠内营养学分会神经疾病营养支持学组. 神经系统疾病肠内营养支持操作规范共识（2011 版）. 中华神经科杂志，2011，4（11）：787-791.

[3] 中华医学会肠外肠内营养学分会神经疾病营养支持学组，中华医学会神经病学分会神经重症协作组，中国医师协会神经内科医师分会神经重症专业委员会. 神经系统疾病肠内营养支持中国专家共识（第二版）. 中华临床营养杂志，2019，27（4）：193-203.

[4] 许静涌，杨剑，康维明，等. 营养风险筛查 2002 临床应用专家共识（2018 版）. 中华临床营养杂志，2018，26（3）：131-135.

[5] Fedder WN. Review of evidenced-based nursing protocols for dysphagia assessment. Stroke, 2017, 48 (4): e99-e101.

[6] Blaser AR, Starkopf J, Fruhwald S, et al. Gastrointestinal functionin intensive care patients: terminology, definitions and management. Recommendations of the ESICM working group on abdominalproblems. Intensive Care Med, 2012, 38 (3): 384-394.

[7] 中国吞咽障碍康复评估与治疗专家共识组. 中国吞咽障碍评估与治疗专家共识（2017 年版）第一部分评估篇. 中华物理医学与康复杂志，2017，39（12）：881-892.

[8] Annika RB, Manu LNGM, Joel S, et al. Gastrointestinal function in intensive care patients: terminology, definitions and management. Recommendations of the ESICM Working Group on Abdominal Problems. Intensive care medicine, 2012, 38 (3): 384-394.

[9] Pierre S, Annika RB, Mette MB, et al. ESPEN guideline on clinical nutrition in the intensive care unit. Clinical nutritio, 2019, 38 (1): 48-79.

[10] Sioson MS, Martindale R, Abayadeera A, et al. Nutrition therapy for critically ill patients across the Asia-Pacific and Middle East regions: A consensus statement. Clin Nutr ESPEN, 2018, 24: 156-164.

[11] 高金霞，宿英英. 等热量不同糖成分营养制剂对急性卒中患者血糖影响的随机对照研究. 中国临床营养杂志，2008，16（4）：209-210.

[12] Kiewiet MBG, Faas MM, de Vos P. Immunomodulatory Protein Hydrolysates and Their Application. Nutrients, 2018, 14: 10 (7).

[13] Elia M, Engfer MB, Green CJ, et al. Systematic review andmeta-analysis: the clinical

and physiological effects of fibre-containingenteral formulae. Aliment Pharmacol Ther, 2008, 27 (2): 120-145.

[14] Rushdi TA, Pichard C, Khater YH. Control of diarrhea by fiberenricheddiet in ICU patients on enteral nutrition: a prospectiverandomized controlled trial. Clin Nutr, 2004, 23 (6): 1344-1352.

[15] Gomes CA Jr, Andriolo RB, Bennett C, et al. Percutaneous endoscopicgastrostomy versus nasogastric tube feeding for adultswith swallowing disturbances. Cochrane Database Syst Rev, 2015, 22 (5): CD008096.

重症神经系统疾病患者能量需求测算

曾小雁　宿英英

随着重症医学的进步，临床医师开始意识到重症疾病患者的肠内营养支持的重要性，其影响着住院时间、住院费用、预后结局等，因为接受肠内营养支持的胃肠道不仅仅是消化器官，也是重要的免疫器官。胃肠功能的完整，不仅可提供能量需求、防御病菌侵入，还可提供强大的免疫支持。在肠内营养支持的系统工程中，计算能量需求是最基本的要素。通常，临床医师采用经验能量估算法（predicted energy estimation，PEE）计算人体能量需求，因其简单明确、可操作性强，但在剧烈病理生理变化和特殊治疗时，PEE会出现偏差。为此，重症医师开始关注间接能量测定法（indirect calorimetry，IC），以利患者获益。

一、对能量需求计算方法的考量

1. 哈里斯-本尼迪克特公式计算法　用于能量需求计算的公式有200余种，其中哈里斯-本尼迪克特公式（Harris-Benedict formula，HB）的应用更为普遍。然而，所有通过健康人体或特定人群获得的能量计算公式用于重症患者时，均存在一定的不合理性，因为真实体重的变化、生理指标的变化、特殊治疗的变化（麻醉镇静、机械通气、治疗性低温、体外呼吸循环支持）等，均可影响患者能量消耗。与间接能量测定比对，计算公式获得的能量需求精确度仅为37%～65%。即便HB公式在所有计算公式中最为准确，仍不被建议用于重症患者。

2. 经验能量估算法　2006年，欧洲肠外肠内营养学会（European Society of

Parenteral and Enteral Nutrition，ESPEN）推荐：在疾病的急危重症期间，可用经验能量估算法，即 25 kcal/（kg·d）（1 kcal＝4.185 kJ）估算能量需求。这一方法可满足患者最低能量需求。2016 年，首都医科大学宣武医院神经重症监护病房（neurocritical intensive care unit，neuro-ICU）营养支持课题组对经验能量估算法和间接能量测定法进行了比对，结果发现，并非所有的重症神经系统疾病患者均适合经验能量估算法。与经验能量估算值比对，重症脑炎患者因炎症、抽搐、多动的并存，使间接能量测定的静息能量值更高，而且反复多变。

3. 间接能量测定法　IC 是采用间接能量测定仪进行静息能量测定的方法。根据 IC 能量守恒和化学反应等比定律，计算机体 30 min 内氧气消耗量（VO_2）和二氧化碳产生量（VCO_2），并按 Weir 公式计算能量消耗（EE）＝［（VO_2×3.941）＋（VCO_2×1.11）×1440］。2009 年，美国肠外肠内营养学会（American Society for Parenteral and Enteral Nutrition，ASPEN）推荐对重症患者使用间接能量测定法，以达到能量供需平衡的目标。间接能量测定法具有准确、无创、可重复性好等优势，但也存在技术性强（规范化操作和数据采集）、消耗时长和费用高等问题。此外，间接能量测定法对患者有自身条件要求，如吸氧浓度＜60%，测定前必须保持安静状态至少 1 h 等。因此，间接能量测定法的推广使用受到限制。

二、对患者能量需求差异的认识

尽管已有足够证据证明营养支持可使重症患者获益，但仍有 22%～43% 的重症患者发生喂养不足和营养不良。一些常见、确切的影响能量消耗的因素包括年龄、性别和体重等。对于重症患者来说，还有一些并非确切的影响因素，如急性应激的强度、疾病的危重程度、感染的严重程度等。有研究发现，重症患者 APACHE Ⅱ评分＞22 分时，分值越高病情越重，能量消耗越高。卒中患者并发感染时，静息能量消耗将增加 10%～30%。但也有研究发现，与健康静息状态的人比对，机械通气卒中患者的静息能量消耗（resting energy expenditure，REE）并未更高。此外，各种治疗措施对能量代谢的影响也是客观存在的，如肾上腺素可提高氧耗和能耗 2.5 倍，麻醉、镇静、镇痛药可降低氧耗和能耗 34%。因此，这些错综复杂的能量代谢影响因素，使重症患者的能量需求存在不小的个体差异。非常遗憾的是，中国很多 ICU 和 neuro-ICU 很少配置间接能量测定仪。为此，需要考虑以下因素对重症患者能量需求的影响，力求估算更加准确、合理。

1. 年龄与能量需求　年龄是影响能量消耗的重要因素。随着年龄的增长，能量消耗下降。20～30 岁以后，即使体重保持稳定，年龄每增加 10 岁，REE 下降 1%～2%。有研究证实，与年龄增长相关的基础能量代谢降低是由于身体成分的改变（非脂肪组织减少）和代谢速率的下降。通常采用的公式法更适合年轻健康成年人，而非老年患者。因此，对老年重症神经系统疾病患者的能量需求，未必追求绝对的能量目标值。

2. 体重指数与能量需求　体重指数（body mass index，BMI）[BMI＝体重（kg）/身高^2（m）]，除了考虑体重因素外，还加入了身高因素。基础能量消耗（basal energy expenditure，BEE）与人体的身体组织成分相关。与脂肪组织相比，非脂肪组织（肌肉组织和内脏器官）的静息能量消耗更大；与肌肉组织相比，内脏器官的静息能量消耗更大。通常体重正常或偏轻的患者，去脂成分占体重的比例高于超重患者或肥胖患者，其能量需求更高。有研究证实，体重越轻，BMI 越低，越容易偏离经验能量估算值。也有研究发现，重症患者的 REE 随着 BMI 的增大而降低。由此提示，用经验能量估算法计算重症患者能量目标时，需考虑 BMI 因素的影响，而对特殊身材或特殊体重的重症患者，需采用间接能量测定法提供能量需求。

3. 疾病严重程度与能量需求　重症患者的能量消耗受疾病严重程度和持续时间的影响。在不同病理生理状态下，机体静息能量代谢率有所不同，如发热或择期手术患者约增加 10%，严重创伤、多发性骨折和感染患者可增加 20%～30%，大面积烧伤患者增加 100%，脓毒血症患者增加 120%，创伤性脑损伤和蛛网膜下腔出血患者增加 100%～200%，脑损伤伴随异常运动患者增加 260%～300%，重症脑炎患者增加 10 余倍。一项创伤性脑损伤患者（45 例）实际能量测量与估算能量的比对研究显示，2 种测量相差近 1000 kcal，平均误差 16%。而一项急性卒中患者的对照研究发现，REE 仅在 10%～15% 之间波动，高代谢反应并未出现。一项神经内科 neuro-ICU 的系列研究发现，以卒中为主的大多数神经重症患者间接能量测定值十分接近经验能量估算值，且实际供给量达到或接近预测目标值的 80%。因此，部分重症神经系统疾病患者，特别是存在神经功能缺损的患者，由于活动量下降而能量消耗减少。由此提示，在应用经验能量估算法时，需要考虑疾病病种及其严重程度的影响。

4. 治疗方法与能量需求　镇静镇痛是 ICU 和 neuro-ICU 常用的干预方法。严重创伤性脑外伤患者应用高剂量巴比妥类镇静药后，能量需求降低 34%。镇静药（苯二氮草类、吗啡及其衍生物、异丙酚等）和神经肌肉阻滞药均可大幅度降低危重症患者的氧耗，从而部分抵消了重症患者（高体温、高静息每分通气量所致）的高代谢率。这一现象在外伤性脑损伤患者中尤为突显。因此，重症患者药物干预下的能量消耗更加复杂，调整能量需求目标成为每天必不可少的工作。

机械通气是 ICU 和 neuro-ICU 普遍应用的治疗方法。基于间接能量测定法，机械通气患者能量消耗与疾病严重程度之间并无相关性，即机械通气前和机械通气后 1 周内的能量变化并不显著。另一项机械通气患者（202 例）的研究显示，与多个公式计算比对，超重老年患者是最难估算的群体，准确性仅占 67%。如果机械通气与镇静药同时使用，能量消耗难以估算。Bruder 等研究显示，常温下应用镇静 / 肌肉松弛药患者，间接能量测定值仍高于经验能量估算值。因此，能量消耗与药物应用剂量和镇静深度有关，经验能量估算法很难做到精确合理。

治疗性低温已经成为 ICU 和 neuro-ICU 能够接受的神经保护方法。理论上，低温将降低脑代谢，核心体温每降低 1℃，能量消耗减少 6%～10%。而实际上，心脏停搏患者低温治疗期间和复温期间的 REE 比预期的高。

三、小结

能量消耗的公式计算来自特定人群，而间接能量测定更加个体化。超重患者、部分重症患者和接受特殊治疗患者应选择间接能量测定法，以免出现过度喂养或喂养不足，而其他患者可选择简单方便的经验能量估算法。此外，入院后的第一次测算后，仍会受可变因素的影响，尤其是重症患者，因此需要连续或间断测算，以便调整营养支持方案。

第一作者：曾小雁，2012 级硕士研究生
通信作者：宿英英，硕士研究生导师

参考文献

［1］ Kudsk KA. Current aspects of mucosal immunology and its influence by nutrition. Am J Surg, 2002, 183: 390-398.

［2］ Jabbar A, Chang WK, Dryden GW, et al. Gut immunology and the differential response to feeding and starvation. Nutr Clin Pract, 2003, 18: 461-482.

［3］ Singer P, Berger MM, Berghe GV, et al. ESPEN guidelines on parenteral nutrition: intensive care. Clin Nutr, 2009, 28 (4): 387-400.

［4］ Lev S, Cohen J, Singer P. Indirect calorimetry measurements in the ventilated critically ill patient: facts and controversies-the heat is on. Crit Care Clin, 2010, 26 (4): e1-e9.

［5］ Mc Clave SA, Martindale RG, Vanek VW, et al. Guidelines for the provision and assessment of nutrition support therapy in the adult critically Ⅲ patient: Society of Parenteral and Enteral Nutrition (ASPEN). JPEN J Parenter Enteral Nutr, 2009, 33: 277-316.

［6］ Frankenfield DC, Ashcraft CM. Estimating energy needs in nutrition support patients. JPEN J Parenter Enteral Nutr, 2011, 35 (5): 563-570.

［7］ Louis Flancbaum, Patricia S Choban, et al. Comparison of indirect calorimetry, the Fick method, and prediction equations in estimating the energy requirements of critically ill patients. Am J Clin Nutr, 1999, 69: 461-466.

［8］ Renee N Walker, Roschelle A Heuberger. Predictive Equations for Energy Needs for the Critically Ill. Respir Care, 2009, 54 (4): 509-521.

［9］ Sanit Wichansawakun, Liisa Meddings, Cathy Alberda, et al. Energy requirements and the use of predictive equations versus indirect calorimetry in critically ill patients. App Physiol Nutr Metab, 2015, 40 (2): 207-210.

［10］ Michele Ferreira Picolo, Alessandra Fabiane Lago, Mayra Goncalves Menegueti, et al. Harris-Benedict equation and resting energy expenditure estimates in critically ill ventilator patients. Am J Crit Care, 2016, 25 (1): e21-9.

[11] Pi-Hui Hsu, Chao-Hsien Lee, Li-Kuo Kuo, et al. Determination of the energy requirements in mechanically ventilated critically ill elderly patients in different BMI groups using the Harrise-Benedict equation. J Formos Med Assoc, 2018, 117 (4): 301-307.

[12] 曾小雁，宿英英，刘刚，等．神经系统疾病机械通气病人的间接能量测定与经验能量估算比较．肠外与肠内营养，2016，23（4）：198-202.

[13] Kreymann G, Adolph M, Mueller MJ. Energy expenditure and energy intake-Guidelines on Parenteral Nutrition, Chapter 3. Ger Med Sci, 2009, 18, doi: 10.3205/000084.

[14] Stewart ML. Nutrition support protocols and their influence on the delivery of enteral nutrition: a systematic review. Worldviews Evid Based Nurs, 2014, 11 (3): 194-149.

[15] Ana Cláudia Soncini Sanches, Cassiana Regina de Góes, Marina Nogueira Berbel Bufarah, et al. Resting energy expenditure in critically ill patients: Evaluation methods and clinical applications. ev Assoc Med Bras, 2016, 62 (7): 672-679.

[16] David C. Frankenfield MS, Christine M. Description and prediction of resting metabolic rate after stroke and traumatic brain injury. Nutrition, 2012, 28 (9): 906-911.

[17] Dvir D, Cohen J, Singer P. Computerized energy balance and complications in critically ill patients: an observational study. Clin Nutr, 2005, 25 (1): 37-44.

[18] Reidlinger DP, Willis JM, Whelan K. Resting metabolic rate and anthropometry in older people: a comparison of measured and calculated values. J Hum Nutr Diet, 2015, 28 (1): 72-84.

[19] Frankenfield D, Smith S, Cooney RN. Validation of 2 approaches to predicting resting metabolic rate in critically ill patients. JPEN J Parenter Enteral Nutr 2004, 28 (4), 259-264.

[20] Piers LS, Soares MJ, McCormack LM, et al. Is there evidence for an age-relatedreduction in metabolic rate? J Appl physiol, 1998, 85 (6): 2196-2204.

[21] Nara LAL Segadilha, Eduardo EM Rocha, Lilian MS Tanaka, et al. Energy Expenditure in Critically Ill Elderly Patients: Indirect Calorimetry vs Predictive Equations. JPEN J Parenter Enteral Nutr, 2017, 41 (5): 776-784.

[22] Mahan LK, Escott-Stump S. In: Krause: alimentos, nutrição e dietoterapia. São Paulo: Roca, 1998: 17-29.

[23] Abdelmalik1 PA, Dempsey S, Ziai W. Nutritional and bioenergetic considerations in critically ill patients with acute neurological injury. Neurocrit Care, 2017, 27 (2): 276-286.

[24] 宿英英，崔丽英，蒋朱明，等．神经系统疾病与营养支持．中国临床营养杂志，

2008，16（5）：265-267.

［25］ McEvoy CT, Cran GW, Cooke SR, et al. Resting energy expenditure in non-ventilated, non-sedated patients recovering from serious traumatic brain injury: comparison of prediction equations with indirect calorimetry values. Clin Nutr, 2009, 28 (5): 526-532.

［26］ 宿英英，曾小雁，姜梦迪，等．重症神经系统疾病病人肠内营养能量预测目标值与实际供给值比较．肠外与肠内营养，2016，23（4）：193-197.

［27］ Frankenfield DC, Ashcraft CM. Description and prediction of resting metabolic rate after stroke and traumatic brain injury. Nutrition, 2012, 28: 906-911.

［28］ Wang Z, Heshka S, Heymsfield SB, et al. A cellular-level approach to predicting resting energy expenditure across the adult years. Am J Clin Nutr, 2005, 81 (4): 799-806.

［29］ 陈宏，李非，贾建国，等．机械通气患者静息能量消耗测定．中华临床营养杂志，2010，18（2）：91-94.

［30］ Bruder N, Raynal M, Pellissier D, et al. Influence of body temperature, with and without sedation, on energy expenditure in severe head-injured patients. Crit Care Med, 1998, 26 (3): 568-572.

［31］ Weng Y, Sun S. Therapeutic hypothermia after cardiac arrest in adults: mechanism of neuroprotection, phases of hypothermia, and methods of cooling. Crit Care Clin, 2012, 28: 231-243.

中国三甲医院神经系统疾病肠内营养支持的临床实践调查

宿英英

【研究背景】

神经系统疾病住院患者入院时，约 4.2% 存在营养不足（undernutrition），营养风险（nutritional risk）高达 36.6%，重症神经系统疾病患者营养不足或营养风险更为突出。显然，营养支持已经成为神经系统疾病诊疗过程中必不可少的一部分。进入 21 世纪，中国神经系统疾病营养支持工作进入快速推进轨道，2011 年中华医学会肠外肠内营养学分会神经疾病营养学组（Chinese Society Parenteral Enteral Nutrition / Neurological disease section，CSPEN/NDS）在《中华神经科杂志上》推出《神经系统疾病营养支持适应证共识》和《神经系统疾病营养支持操作规范共识》。为了检验共识的实用性和可行性，CSPEN/NDS 在中国 18 家委员单位展开调查，旨在发现问题，改进工作。

【研究方法】

采取多中心、前瞻性、前后对照研究（multi-center prospective before-after study）。调查时间于 2012 年 4 月启动，2013 年 4 月结束。调查医院为中国 18 家三级甲等医院（CSPEN/NDS 委员单位）。调查步骤分为强化培训前和强化培训后（cross-sectional survey），强化培训包括基本理论培训（《神经系统疾病肠内营养支持操作规范》2011 版）和临床实践 2 个部分。医护人员每周接受 1 次基本理论培训，连续 4 次，后续临床实践 3 个月。调查对象为神经科普通病房和重症监护病房（neurocritical intensive care unit neuro-ICU）收治的急性（7 d 内）脑损伤伴吞咽障碍和（或）意识障碍患者。调查内容包括：①肠内营养的基本配置信息（仪器设备、医护人员）；②肠内营养的患者信息；③肠内营养支持操作规范信息。

【研究结果】

在调查的 13 省 18 家医院中，17 家神经内科或神经外科设置 neuro-ICU，科室床位数 69～600 张，neuro-ICU 床位数 4～43 张，neuro-ICU 平均床位数占科室平均床位数的 8.5%。83.3% 的医院使用了肠内营养输注泵，77.8% 的医院配置了经皮内镜下胃造口术（PEG）装置，88.9% 的医院配备了临床营养支持小组。共有 404 例患者的肠内营养支持情况被调查（男性 259 例；平均年龄 61.3±14.7 岁），其中卒中 85.7%，意识障碍 83.9%，吞咽困难 98.0%，糖尿病 46.6%，低蛋白血症 44.6%，血脂异常 24.3%，肥胖 / 超重合并代谢异常 41.8%。肠内营养支持的 10 条操作规范中，仅能量供给目标、营养输注方式和营养输注过程监测的正确执行率偏低（56.2%、30% 和 38.9%），其他 7 项正确执行率较高（＞75%）。所有患者均在入院 5 d 内开始肠内营养支持，平均持续时间＞30 d。

【研究结论】

本调查基本反映了中国大城市三级医院神经系统疾病肠内营养支持的现状，提示肠内营养支持的设备和人员配置能够基本满足需求。肠内营养支持的主要对象是卒中伴意识障碍和（或）吞咽困难患者，这些患者半数存在代谢功能障碍或紊乱。肠内营养支持的规范化操作可行性强、执行力高，但少数项目还需通过强化培训提高和改进。

原始文献

Su YY，Gao DQ，Zeng XY，et al. A survey of the enteral nutrition practices in patients with neurological disorders in the tertiary hospitals of China. Asia Pac J Clin Nutr，2016，25：521-528.

第一作者：宿英英

重症神经系统疾病患者肠内营养能量预测目标值与实际供给值比较

宿英英

【研究背景】

重症神经系统疾病患者最初营养途径大多选择肠内喂养，但在喂养过程中可能出现胃肠功能障碍（66%），如呕吐、腹胀、腹泻、胃潴留和消化道出血等，虽然在肠内营养支持操作规范的指导下可以做到营养液的输注剂量由少到多，输注速度由慢到快，并根据胃肠耐受情况调整营养液输注等，但仍不能保证所有患者能量预测目标的实现。而一旦能量供给不足，可能导致并发症增加、住院时间延长、死亡率增加和生存质量下降。为此，笔者前瞻性设计了肠内喂养能量预测目标值与实际供给值比较的研究方案，旨在指导“肠内不足肠外补”策略的制定。

【研究方法】

前瞻性队列研究。研究方案通过了首都医科大学伦理委员会审查，所有患者家属签署知情同意书并自愿加入研究。

顺序纳入2012年11月至2014年2月神经重症监护病房（neuro-ICU）急性重症神经系统疾病患者。纳入标准包括：①年龄≥18岁；②入院时经口摄入困难，GCS评分≤12分，洼田饮水试验评分≥3分，APACHE Ⅱ评分≥10分，NRS2002评分≥3分。全部患者首选肠内喂养，按规范化肠内喂养方案予以营养支持。按经验估算法［25 kcal/（kg・d），1 kcal＝4.185 kJ］计算能量预测目标值，按肠内喂养3 d后，平均每天实际能量供给值是否达到预测目标值分为能量达标组和能量未达标组。观察指标包括患者基线特征、能量供给指标、胃肠功能监测指标、营养状态监测指标和预后指标。

【研究结果】

入组患者100例，其中男性、中青年、脑疾病、GCS评分≤8分、APACHE Ⅱ评分≥15分、机械通气、超重/肥胖、洼田饮水试验评分≥3分、NRS≥3分和高血糖患者占多数（＞50%）。应用标准配方与疾病专用配方的患者各占半数（55% *vs*.45%）。喂养过程中，71%的患者出现胃肠道症状。喂养3 d后平均每天能量达标组76例，未达标组24例。能量达标组预测目标值为900～1875 kcal/d，而实际能量供给值为1220～2770 kcal/d（达到预测目标值的100%）；能量未达标组预测目标值为1425～1900 kcal/d，而实际能量供给值为900～1820 kcal/d。未达标组能量实际供给值低于预测目标值，并具有显著差异。未达标组虽然能量供给不足，但平均仍能达到预测目标值的88.7%（55.4%～99.7%），且对各项预后指标影响不大。

【研究结论】

neuro-ICU内实施规范化肠内营养支持，可使大多数患者实际肠内喂养能够达到预测目标值，从而满足重症患者经全肠内喂养的能量需求。少数患者实际肠内喂养虽然不足，但接近预测目标值，且对预后和结局影响不大。因此，是否需要肠外补充尚待进一步证实。

原始文献

宿英英，曾小雁，姜梦迪，等．重症神经系统疾病病人肠内营养能量预测目标值与实际供给值比较．肠外与肠内营养，2016，23（4）：193-197.

第一作者：宿英英

神经系统疾病机械通气患者间接能量测定与经验能量估算比较

曾小雁　宿英英

【研究背景】

重症神经疾病患者因能量供给不足或过度，均可导致病死率、并发症和不良神经功能预后增加。如果采用经验能量估算法，对于病情复杂或接受特殊治疗的患者，可能出现能量供给偏差，喂养过度和喂养不足均难以避免。喂养不足可导致感染和低蛋白血症增加，通气时间和住院时间延长；喂养过度可引发血糖增高、血脂增高和血浆渗透压增高。间接能量测定具有测量精确、非侵入性和可重复性强等优势，因此，美国肠外肠内营养学会（American Society for Parenteral and Enteral Nutrition，ASPEN）、欧洲肠外肠内营养学会（European Society of Parenteral and Enteral Nutrition，ESPEN）和中华医学会肠外肠内营养学分会（Chinese Society of Parenteral and Enteral Nutrition，CSPEN）一致推荐，在有条件的情况下，尽可能采用间接能量测定法确定能量目标。但是，间接能量测定法受技术条件和环境因素影响，其使用和推广受到限制。本研究试图通过经验能量估算法与间接能量测定法比对，确定何人、何病、何时，以及采用何种能量计算方法。

【研究方法】

根据间接能量测定法和经验能量估算法计算的能量目标值，分为能量接近组（间接能量测定值偏离经验能量估算值<15%）和能量偏离组（间接能量测定值偏离经验能量估算值>15%），分析可能影响能量偏离的因素。间接能量测定采用台式间接能量测量仪（CCM）对神经疾病机械通气至少 24 h 的患者进行静息能量耗（REE）测定。经验能量估算采用经验能量估算法［25 kcal/（kg · d），1 kcal=4.185 kJ］估算能量目标值，公式法能量估算采用哈里斯 - 本尼迪克特公式（Harris-Benedict formula，HB）计算估算值。营养支持操作规范参考中国《神经疾病营养支持操作规范共识》：首选肠内营养（enteral nutrition，EN）支持途径（鼻胃管或鼻肠管喂养），根据患者需求选择营养配方，按经验能量估算法提供能量供给值，营养持续时间至少 1 周，EN 连续 3 天未达到能量目标值的 60% 时，肠外营养（parenteral nutrition，PN）补充。观察指标包括：①患者基线资料，包括年龄、性别、身高、体重、体重指数（BMI）、疾病种类、GCS 和 APACHE Ⅱ评分等。②能量监测指标，包括第 1 天的经验能量估算值，机械通气第 1～3 天、4～7 天、7 天间接能量测定值和 HB 公式估计值。③影响能量监测指标，包括体温、平均静息每分通气量、呼吸熵、多动或躁动、C 反应蛋白、镇静药 / 肌肉松弛药、室内环境湿度和温度等。

【研究结果】

纳入符合入组标准患者 40 例，年龄 19～80 岁，其中青壮年患者 24 例，男性 23 例，身高 1.5～1.8 m，体重 36～100 kg，卒中（脑梗死 19 例、脑出血 4 例）和脑炎（病毒性脑炎 9 例、抗 NMDA 受体脑炎 4 例）居多（36 例，90%），其他包括吉兰 - 巴雷综合征 2 例、椎管内肿瘤 1 例、颅内转移瘤 1 例。3 种能量值对比结果如下：间接能量测定值（3 次平均值）为 1248～3269 kcal（平均 2034 kcal）；经验能量估算值为 900～2500 kcal（平均 1733 kcal），低于间接能量测定值。HB 公式估计值为 1177～2039 kcal（平均 1478 kcal），低于经验能量估算值。3 次间接能量测量值比对结果如下：第 1 次与第 2 次测量值相差 0～1062 kcal，平均 293 kcal；第 2 次与第 3 次测量值相差 3～512 kcal，平均 259 kcal；提示 3 次测量值总体平均值差异不大（259～293 kcal），但个体差异显著（0～1062 kcal）。影响能量偏离因素分析如下：2 组比对，14 项单因素分析中，年龄、BMI、卒中和脑炎、应用镇静药 / 肌肉松弛药等 5 项指标差异显著；经多因素 logistic 回归分析，仅脑炎具有统计学意义。脑炎患者实际能量测量值明显偏离（高于）经验能量估算值，是非脑炎患者的 13 倍。

【研究结论】

通过间接能量测定值与经验能量估算值对比，神经系统疾病机械通气患者能量需求存在差异，脑炎患者间接能量测定值明显偏离（高于）经验能量估算值，故需采用间接能量测定法确定能量目标值，而其他大多数患者间接能量测定值接近经验能量估算值，可延续这一计算能量方法，以减轻医疗负担。

原始文献

曾小雁，宿英英，刘刚，等. 神经疾病机械通气病人的间接能量测定与经验能量估算比较. 肠外与肠内营养，2016，23（4）：198-202.

第一作者：曾小雁，2012 级硕士研究生

通信作者：宿英英，硕士研究生导师

基于喂养泵的持续性与间断性肠内喂养对卒中患者营养达标率的影响

马 晨 江 文

【研究背景】

急性卒中后营养不良的发生率为 6.1%～62.0%，且营养不良与不良预后密切相关。2011 年我国《神经系统疾病肠内营养支持操作规范共识》推荐，对于可耐受肠内营养患者首选肠内营养，对于重症患者予以鼻胃（肠）管持续泵注喂养。但持续泵注喂养方式可能存在肠道内分泌细胞功能减退、抑制肌肉蛋白质合成、增加胃液 pH 和医院获得性肺炎（hospital-acquired pneumonia，HAP）发生率等问题。然而，间断团注喂养方式也可能增加误吸风险。本研究对喂养方式进行了改良与优化，通过基于喂养泵的持续泵注与间断泵注比对，了解急性卒中患者营养达标率和并发症发生率，为正确选择喂养方式提供参考依据。

【研究方法】

采取单中心、前瞻性、随机对照研究，研究时间为 2012 年 4 月至 2016 年 6 月。研究对象为空军军医大学西京医院神经内科监护病房的急性卒中管饲患者。采用中央随机化系统，顺序采用数字表法，随机分为持续泵入组和间断泵入组。持续泵入组：每天给予 12～17 h 持续喂养，翻身及特殊操作时停止泵注，第 1 天泵入速度 20～50 ml/h，第 2 天起泵入速度 80～120 ml/h，夜间 7 h 停止泵注。间断泵入组：每天喂养 5 次，每次持续泵注 60 min，每次泵入速度 5～10 ml/min。观察研究对象在住院第 5 天的肠内营养达标率及 7 d 内并发症（医院获得性肺炎、腹泻、胃潴留、消化道出血）情况，比较第 7 天白蛋白、前白蛋白、转铁蛋白及超敏 C 反应蛋白水平。

【研究结果】

研究纳入 69 例患者，包括持续泵注组 36 例和间断泵注组 33 例，2 组患者基线资料无显著统计学差异。入院第 5 天，2 组营养目标达标率无统计学差异（93.9% *vs.* 84.8%，U=0.144，P >0.05）。入院第 7 天，2 组营养状况无统计学差异（前白蛋白 0.17 g/L *vs.* 0.18 g/L，P=0.195；转铁蛋白 1.90 g/L *vs.* 1.94 g/L，P=0.747；超敏 C 反应蛋白 22.5 mg/L *vs.* 14.6 mg/L，P=0.205）。住院 7 d 内，与持续喂养组相比，间断喂养组的医院获得性肺炎发生率更低（58.3% *vs.* 33.3%，χ^2=4.327，P=0.038），但两组胃潴留发生率（2.78% *vs.* 3.03%，χ^2=0.001，P=1.000）、腹泻发生率（30.6% *vs.* 27.3%，χ^2=0.09，P=0.764）和消化道出血发生率（5.56% *vs.* 9.10%，χ^2=0.010，P=0.920）均无统计学意义。

【研究结论】

基于喂养泵的间断喂养与持续喂养均可满足急性卒中患者的营养支持目标，间断肠内营养不增加消化系统并发症，且新发肺炎的发生率有下降趋势。本研究提示基于喂养泵的间断喂养作为一种新的安全有效的营养支持方式，可以在临床工作中推广，对重症卒中患者肠内营养的规范化操作提供了研究基础。

原始文献

马晨，李力，李雯，等．基于喂养泵的持续性与间断性肠内营养对卒中患者营养达标率的影响．中华临床营养杂志，2017，25（3）3：153-158.

第一作者：马晨

通讯作者：江文

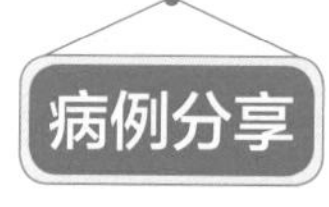

神经系统疾病伴营养不良患者的再喂养综合征

王胜男

【病例摘要】

患者，男性，83 岁。主因意识模糊、反应迟钝 5 d，于 2019 年 5 月 4 日入院。

患者 5 d 前无明显诱因突发意识模糊、反应迟钝，伴胸闷、气促、咳嗽、咳痰、食欲缺乏，无发热、呕吐，急诊脑部 CT 显示右侧额叶出血、左侧额颞枕叶大面积陈旧性软化灶，胸部 CT 显示肺炎（图 12-2）。

患者既往高血压病史 5 年，规律服降血压药（血压控制在 120/70 mmHg 左右）。慢

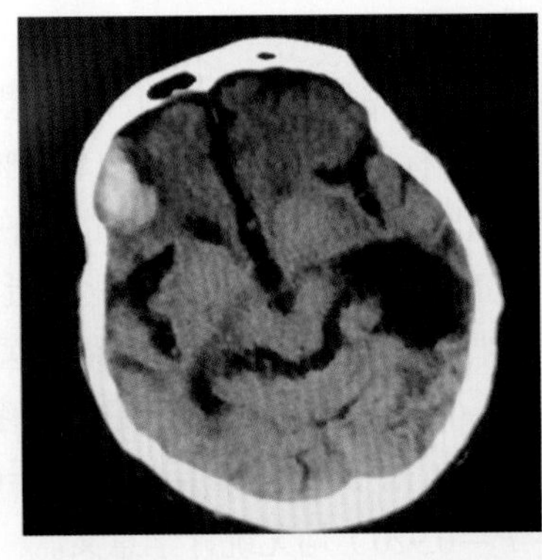
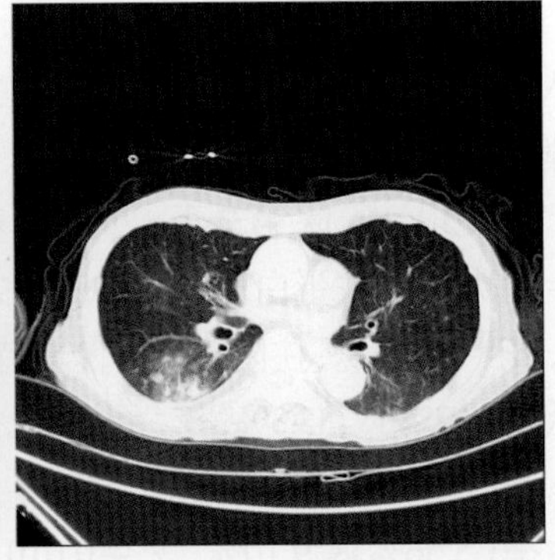

图 12-2 脑部 CT 和胸部 CT（2019 年 5 月 3 日，病后 4 d）显示，右侧额叶脑出血，左侧颞枕叶陈旧性软化灶，肺部感染

性肾功能衰竭 5 年。2014 年外院诊断“脑出血、痴呆”。近年来，因双侧膝关节炎而长期坐轮椅或卧床。1 年前因双眼青光眼、白内障失明。

患者入院时查体：体温 36.3℃，心率 53 次 / 分，呼吸 15 次 / 分，血压 130/70 mmHg；体型消瘦，双肺呼吸音粗，肺底可闻及少许干湿啰音；舟状腹，四肢肌肉萎缩，双下肢更显著；意识模糊，查体不配合；双眼失明（白内障），瞳孔、角膜、眼球活动无法配合；四肢肌张力增高；痛刺激可见肢体回缩，腱反射（++），双侧巴宾斯基征未引出。GCS 评分 7 分（E1V2M4）。身高 163 cm，体重 45 kg，BMI 16.9 kg/m^2（图 12-3）。

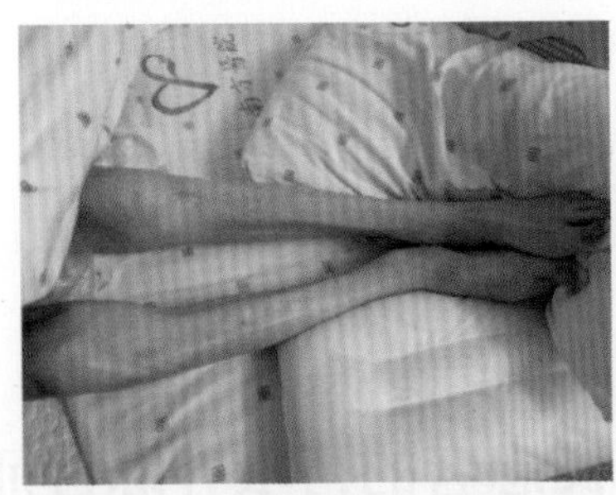
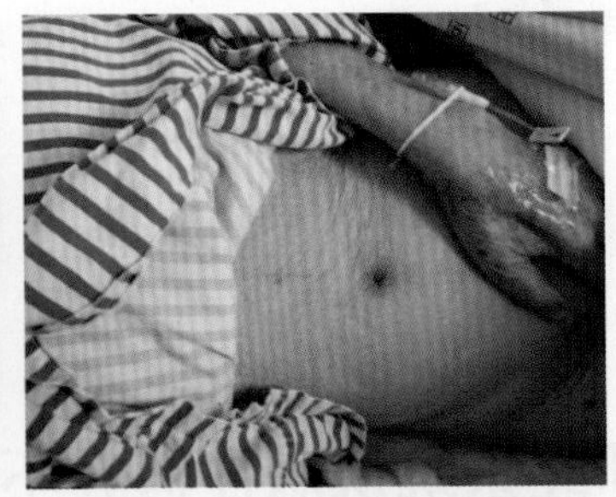

图 12-3 入院时营养不良状态，四肢肌肉萎缩以双下肢为主，舟状腹

患者入院后诊治经过：辅助检查发现全血白细胞计数 18.44×10^9/L，中性粒细胞比例 0.88，血红蛋白 120 g/L，血小板 184×10^9/L；钾离子 3.96 mmol/L，钠离子 144 mmol/L，氯离子 107.5 mmol/L，总钙 2.29 mmol/L，无机磷 1.1 mmol/L，镁离子 1.14 mmol/L；尿素 26.8 mmol/L，肌酐 210 μmol/L，白蛋白 29.2 g/L；前脑利尿肽 458.4 pg/ml；乳酸 2.9 mmol/L，C 反应蛋白 140.01 mg/L，降钙素原 0.738 ng/ml；痰培养结果显示耐甲氧西林的金黄色葡萄球菌，菌落计数 10^7/ml，热带假丝酵母菌，菌落计数 10^5/ml。初步诊断为脑出血（急性期，右侧额叶）；肺部感染；慢性肾功能不全；陈旧性脑出血；痴呆；营养不良；低蛋白血症；高血压 2 级（很高危组）；前列腺增生；失明。予以鼻饲碳酸氢钠 1.0 g（3 次 / 天），静脉输注醒脑静 20 ml（1 次 / 天），静脉输注头孢哌酮钠舒巴坦钠 1.5 g（2 次 / 天），静脉输注 20% 白蛋白 50 ml（1 次 / 天），静脉推注沐舒坦 15 mg（2 次 / 天）；雾化吸入碳酸氢钠（生理盐水 3 ml＋碳酸氢钠注射液 0.1 g）（3 次 / 天），雾化吸入普米克令舒（生理盐水 3 ml＋普米克令舒 1 mg）（3 次 / 天）；鼻胃管泵注瑞代 500 ml（1 次 / 天），鼻胃管团注水解蛋白 15 g（3 次 / 天）；下肢持续气压泵治疗。

考虑患者 BMI 低、营养不良，给予泵注瑞代 500 ml，连续 3 d。因患者持续谵妄，尿素、肌酐进行性下降，C 反应蛋白和降钙素原进行性下降，前脑利尿肽进行性上升，无机磷进行性下降（表 12-5），考虑出现再喂养综合征（refeeding syndrom，RFS），继续维持瑞代 500 ml 持续泵注（1 次 / 天），加用善存片 1 片（1 次 / 天），鼻饲呋塞米片 20 mg（1 次 / 天），鼻饲螺内酯片 20 mg（1 次 / 天）。入院第 6 天（5 月 9 日）瑞代加至 1000 ml，患者意识开始逐渐转清，可以部分对答。入院第 7 天（5 月 10 日）复查脑部 CT 显示右侧额叶脑出血较前吸收（图 12-4A），入院后 8 天（5 月 11 日）转出神经重症监护病房。入院后 10 天（5 月 13 日）脑部磁共振显示幕上幕下脑实质多发微出血，以双侧颞顶枕叶为著（图 12-4B），考虑病因为脑血管淀粉样变。

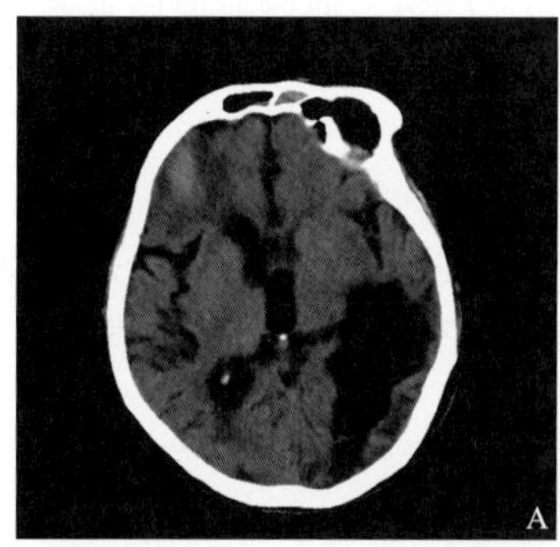

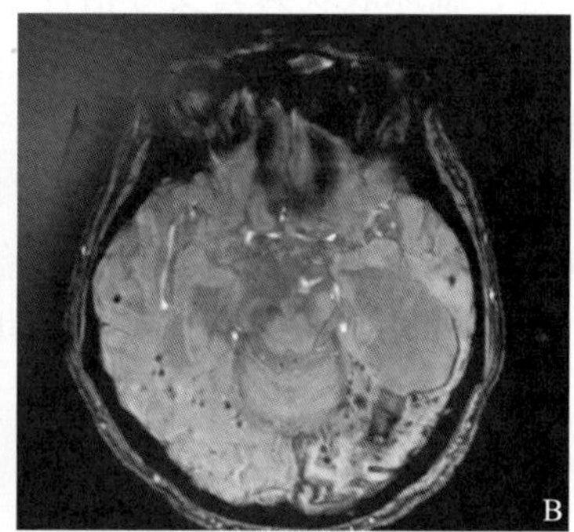

图 12-4 A. 脑部 CT（2019 年 5 月 10 日）显示右侧额叶脑出血较前吸收；B. 脑部磁共振（2019 年 5 月 13 日）显示幕上幕下脑实质多发微出血，以双侧颞顶枕叶为著

【病例讨论】

RFS 是指营养不良的患者在进行重新喂养后产生的严重电解质和代谢紊乱。其临床特征为：①细胞内为主的离子水平下降，包括低血磷、低血镁和低血钾；②常见血糖、维生素 B_1 代谢紊乱和水钠失衡。这些生化指标异常可引起心、肺、肝、血液、神经肌肉代谢障碍，从而导致多器官功能障碍，甚至死亡。虽然，目前缺乏足够的证据表明 RFS 与不良预后相关，但很多研究发现 RFS 的发生与死亡率和致残率升高有关。此外，由于 RFS 缺乏公认的定义和诊断标准，所以发生率变异很大（0～80%）。多数研究以“低磷血症或血磷水平快速下降”为 RFS 诊断标准。笔者所在的神经重症监护病房以“72 h 内新发低磷血症（＜0.65 mmol/L）”为 RFS 诊断标准后，发现神经重症患者 RFS 发生率为 17.1%，且与患者早期、晚期死亡率显著相关，也与患者的功能预后明显相关。

表 12-5 患者入院后营养制剂输注量和生理生化监测指标

	入院第 1 天	入院第 2 天	入院第 4 天	入院第 6 天	入院第 8 天	入院第 11 天
瑞代（ml）	500	500	500	1000	1000	1250
无机磷（mmol/L）	1.10	0.85	0.39	0.36	0.46	0.73
镁离子（mmol/L）	1.14	1.03	0.88	0.81	0.82	0.81
钾离子（mmol/L）	3.96	3.58	3.89	3.77	4.10	4.33
尿素（mmol/L）	33.7	26.8	13.7	8.9	—	6.8
肌酐（μmol/L）	253	210	129	116	—	118
前脑利尿肽（pg/ml）	458.40	666.90	1030	3684	2871	1716
C 反应蛋白（mg/L）	140.01	147.36	53.63	23.80	—	10.20
降钙素原（ng/ml）	0.738	—	0.353	0.182	—	0.138

注：血糖、血钠、血氯均在正常范围内

本例患者入院前长期卧床、认知障碍，入院时显著营养不良，根据国家卫生保健卓越研究所（National Institute for Health and Care Excellence，NICE）评估标准，属于 RFS 高危人群，按照指南意见连续 3 d 给予 10～15 kcal/（kg・d）能量补充后，仍然出现血磷迅速下降，临床表现为谵妄等精神症状。经密切监测血清离子变化，发现低磷血症与 RFS 相关。当进一步控制能量供给、加强维生素和电解质补充后，患者血磷逐渐恢复，精神症状改善。

【小结】

对于存在长期营养不良的患者，在开始营养支持时，需要减少热卡总量供给，延长营养达标时间，同时需要密切监测血磷等电解质变化，警惕 RFS 发生。

参考文献

［1］ van Zanten ARH. Nutritional support and refeeding syndrome in critical illness. Lancet Respir Med, 2015, 3 (12): 904-905.

［2］ Stanga Z, et al. Nutrition in clinical practice-the refeeding syndrome: illustrative cases and guidelines for prevention and treatment. Eur J Clin Nutr, 2008, 62 (6): 687-694.

［3］ Kraaijenbrink BV, et al. Incidence of refeeding syndrome in internal medicine patients. Neth J Med, 2016, 74 (3): 116-121.

［4］ Friedli N, et al. Revisiting the refeeding syndrome: Results of a systematic review. Nutrition, 2017, 35: 151-160.

［5］ UK NCCF. Nutrition Support for Adults: Oral Nutrition Support, Enteral Tube Feeding and Parenteral Nutrition. National Institute for Health and Clinical Excellence: Guidance. 2006, London: National Collaborating Centre for Acute Care (UK).

第十三章 经皮内镜下胃造口喂养

共识

神经系统疾病经皮内镜下胃造口喂养中国专家共识

中华医学会肠外肠内营养学分会神经疾病营养支持学组

经皮内镜下胃造口置管术（percutaneous endoscopic gastrostomy，PEG）喂养是管饲喂养的一种方式，即内镜下经腹壁穿刺胃腔，置入导丝，应用导丝引导胃造口管经口腔、食管进入胃腔的微创造口手术。经皮内镜下胃造口空肠置管术（percutaneous endoscopic jejunostomy，PEJ）是另一种造口方法。这些手术以操作简便易行、并发症少、耐受性好等优势广泛应用于欧美国家，并成为长期管饲喂养患者的首选方式。PEG 喂养的主要人群是神经系统疾病患者，约占 PEG 喂养总数的 50% 以上。我国 PEG 喂养晚于发达国家，特别是神经系统疾病的 PEG 喂养尚未被广泛接受。为此，中华医学会肠外肠内营养学分会神经疾病营养支持学组撰写了《神经系统疾病经皮内镜下胃造口喂养中国专家共识》，旨在推动 PEG 合理应用与规范管理，使更多的神经系统疾病患者获益。

全文分为 PEG 适应证、PEG 操作规范与管理、PEG 并发症和处理 3 个部分。撰写方法采用牛津推荐意见分级系统（Oxford Centre for Evidence-based Medicine-Levels of Evidence，OCEBM）进行文献证据级别确认，并提出推荐意见，对证据暂不充分，但专家讨论达成高度共识的意见可提高推荐级别（A 级推荐）。

一、PEG 适应证

（一）脑血管疾病

脑血管病所致的长期吞咽障碍和经口摄入不足的患者是应用 PEG 的主要适应证。目前，一项最重要的临床证据来自1996—2003年欧洲15个国家的喂养和普通膳食研究（FOOD研究），其中急性缺血性脑卒中早期（<7 d）伴吞咽障碍的患者（321例），6个月后鼻胃管（NGT）喂养组与PEG喂养组病死率无显著性差异（95%*CI* −10.0～11.9，*P*=0.9），但PEG喂养组不良预后危险增加7.8%（95%*CI* 0.0～15.5，*P*=0.05），提示脑卒中伴吞咽障碍患者早期PEG喂养并不获益（1b级证据）。脑卒中急性期后吞咽功能恢复的患者，无须长期管饲喂养，但吞咽功能持续不能恢复患者仍需管饲喂养。2012年，一项Cochrane系统评价发现，患病6个月内脑卒中伴吞咽障碍的患者应用PEG与NGT的病死率和严重残疾并无显著性差异，但PEG患者的治疗失败率更低（*OR*=0.09，95%*CI* 0.01～0.51；*P*=0.007），消化道出血率更少（*OR*=0.25，95%*CI* 0.09～0.69；*P*=0.0007），喂养接受率更好（MD 22.00，95%*CI* 16.15～27.85；*P*<0.01）和血清清蛋白（ALB）浓度更高（MD 4.92 g/L；95%*CI* 0.19～9.65 g/L；*P*=0.04）。因此，脑卒中后持续吞咽障碍的患者PEG喂养获益（2b级证据）。

推荐意见

脑卒中伴吞咽障碍的患者急性期（患病7 d内）不推荐PEG喂养（A级推荐）。脑卒中伴持续（>4周）吞咽障碍的患者推荐PEG喂养（B级推荐）。

（二）神经肌肉疾病

1. 肌营养不良　肌病患者存在长期营养不足风险，但PEG喂养相关研究不多。2010年，一项多中心病例回顾研究显示，25例Duchenne型肌营养不良患者（22例存在营养不足，13例存在严重吞咽障碍）进行PEG喂养后，营养状况改善，体重明显上升，体重/年龄比从PEG术前的69%上升至术后（22个月）的87%，且并无相关并发症的增加（4级证据）。2012年，日本一项多中心回顾研究显示，PEG喂养可改善患者［Duchenne肌营养不良77例、强直性肌营养不良40例、福山型先天性肌营养不良11例、肢带型肌营养不良5例、面肩肱型肌营养不良5例，共144例，特别是假肥大型肌营养不良（Duchenne muscular dystrophy，DMD）］的营养状态（体重），并改善吞咽功能和呼吸功能（4级证据）。

推荐意见

肌病伴吞咽功能障碍患者可选择PEG喂养（D级推荐）。

2. 肌萎缩侧索硬化　肌萎缩侧索硬化（amyotrophic lateral sclerosis，ALS）患者营养不足（under-nutrition）发生率为16%～50%，确诊时体重较患病6个月前每下降5%，病死率增加30%（*RR*=1.30，95%*CI* 1.08～1.56），伴营养不足的ALS患者生存期短，营养不足是死亡的独立危险因素。2009年一项系统评价证实，ALS伴吞咽功能障碍的患者肠内营养可明显改善呼吸功能，延长生存时间（3a级证据）。PEG喂养效果取决于患者机体状况，尤其是呼吸功能，若已发生血氧饱和度下降，无论是否进行PEG，患者生存时间均明显缩短。与NGT相比，PEG喂养具有更好的耐受性，并能提供更充分的营养支持。但PEG手术过程中常常需用镇静药物，对并发呼吸功能障碍或疾病晚期的患者有加重病情的风险。为了减少PEG操作风险，需在肺活量不足50%前完成（4 级证据）。一项队列研究证实，当采用合理的镇静方法和无创呼吸机支持时，PEG 手术也可用于肺活量不足 50% 的 ALS 患者（成功率>90%）（4 级证据）。

推荐意见

综合考虑 ALS 患者的球麻痹严重程度、营养状况（体重下降）和呼吸功能（肺活量>50%）后决定是否 PEG 喂养（D 级推荐）；PEG 手术可能存在加重呼吸功能障碍的风险。当肺活量<50% 时，需要慎重考虑（A 级推荐）。

（三）痴呆

痴呆易伴发营养不足，尤其是晚期并发吞咽功能障碍的患者。痴呆患者 PEG 喂养并不少见。2011 年，英国一项调查发现，36% 接受 PEG 手术者为痴呆患者，但其预后影响不甚明确。2012 年，一项纳入 36 492 例阿尔茨海默病患者（平均年龄 84.9 岁，其中 87.4% 存在不同程度的进食问题）的前瞻性队列研究显示，PEG 与经口加强喂养比较，生存期无显著性差异（HR=1.03，95%CI 0.94～1.13）（3b 级证据）。2013 年，一项系统评价显示，各种痴呆患者 PEG 喂养不仅不能改善预后，而且还可增加吸入性肺炎和病死率，但该分析纳入研究的异质性较大，并缺乏前瞻随机对照研究（2a 级证据）。另一些观察性研究发现，与 NGT 比，PEG 可减少堵管和导管移位等并发症，并可延长生存时间（4 级证据）。

推荐意见

痴呆晚期伴吞咽障碍的患者，在与患者家属及照料者充分沟通后，可以考虑 PEG 喂养（D 级推荐）。

（四）颅脑外伤

多项观察性研究证实，颅脑外伤患者应用 PEG 喂养安全、可靠、容易耐受（并发症<4%）（3 级证据）。一项包括 60 例重度颅脑外伤患者，随机分为 PEG 组和 NGT 组。管饲 4 周后，PEG 组 BMI、血清 ALB 和肱三头肌皮皱厚度均好于 NGT 组（P<0.05），肺部感染发生率低于 NGT 组（P<0.05）（2 级证据）。另一项 64 例重型颅脑外伤患者，随机分为 PEG 和 NGT 组，PEG 组反流、误吸和吸入性肺炎均明显低于 NGT 组（P<0.05）（2 级证据）。

推荐意见

颅脑外伤需长期管饲喂养的患者，可考虑 PEG 喂养（D 级推荐）。

二、PEG 操作规范与管理

PEG 术前、术中和术后管理需要神经科、外科、消化科、麻醉科、放射科和临床营养科多科协作完成，术后更需营养支持小组加强管理，以保证 PEG 喂养的顺利实施。

（一）PEG 手术前评估

术前通过对患者呼吸功能的评估，可减少相关并发症（窒息、肺炎、呼吸衰竭）。

患者呼吸功能较差时，应避免过度镇静或改变手术方法；患者存在窒息风险时，应做好气管插管和机械通气准备。

（二）PEG 手术操作规范

PEG 手术有 3 种基本方法，即 Ponsky-Gauderer 拖出（pull）法、Sacks-Vine 推入（push）法和 Russell 插入（introducer）法，其中以拖出法最常用。

（三）PEG 手术后管理

一项前瞻性随机对照研究证实，PEG 手术后若无明显并发症，4 h 后便可开始肠内喂养。与术后 24 h 开始肠内喂养相比，住院时间缩短（1b 级证据）。术后更长时间的导管维护与喂养管理，需要医护人员、患者和患者家属共同努力，以有效降低术后并发症，提高喂养舒适度。如能以营养支持小组形式对出院患者进行随访和管理，则肠内喂养并发症更少。

推荐意见

PEG 手术前须请外科、消化科和麻醉科医师会诊，确定手术方案（A 级推荐）。PEG 手术前应进行呼吸功能评估，并根据此调整手术方案（D 级推荐）。PEG 手术首选拖出法，并严格执行手术操作规范（D 级推荐）。PEG 手术后无明显并发症的患者，可在术后 4 h 开始肠内喂养，喂养量逐渐达到足量（A 级推荐）。PEG 术后需要以营养支持小组形式加强管理（D 级推荐）。

三、PEG 并发症和处理

PEG 并发症的发生率为 8%～30%，如感染、出血、造口渗漏等，但需处理的并发症仅占 1%～4%。2010 年，英国 PEG 指南建议：按照并发症危害程度分为轻度和重度（需再次内镜检查，或外科手术干预，或威胁患者生命，或因并发症再次住院，或住院时间延长）；按并发症发生时间分为急性期（手术中或手术后立即发生）、近期（手术后 2～4 周）和远期（手术后＞4 周）。

（一）肺炎

肺炎是 PEG 手术近期导致死亡的主要并发症，其与手术后反流和误吸有关。肺炎也是 PEG 手术远期常见的并发症，反流和误吸仍是发生肺炎的主要原因。因此，PEG 喂养时须取直立位或抬高床头 30° 以上，并维持至少 60 min，以减少反流和误吸。已有研究证实，与重力滴注比，肠内营养液泵注的反流误吸率更低，并可降低肺炎发生率口引（1b 级证据）。

推荐意见

PEG 术后肠内喂养须取直立位或半卧位（D 级推荐）。长期卧床的患者，最好应用肠内营养液输注泵控制输注速度（A 级推荐）。

（二）造口感染

造口感染是PEG常见并发症，手术后近期和远期均可发生。造口感染与操作者的熟练程度有一定相关性（2a级证据）。外固定过紧也是造口感染的一个诱因。2013年，一项Cochrane系统评价（13项RCT共1637例患者）表明，PEG操作前预防性应用抗菌药物可明显减少术后造口周围感染（OR=0.36，95%CI 0.26～0.50）。一旦造口感染，首先取分泌物进行培养，之后给予抗菌药物和换药。抗菌药的选择需参考各医院或社区获得性感染流行病学资料（4级证据）。若感染严重，可行超声检查，以明确是否存在腹壁脓肿。当充分抗感染治疗无效时，必须拔除造口导管。

推荐意见

PEG手术前常规预防性应用单剂抗菌药物（A级推荐）。造口感染发生后，首先进行分泌物培养，然后给予合理的抗菌药物治疗和换药治疗（A级推荐）。严重造口感染需行超声检查，以明确是否并发腹壁脓肿（D级推荐）。经充分抗感染治疗无效时，拔除PEG造口管（D级推荐）。

（三）伤口出血

伤口出血是另一个PEG常见并发症，发生率约为25%。神经系统疾病患者常常接受抗凝或抗血小板治疗，可能增加伤口出血风险。有研究表明，手术前使用抗凝药物可增加PEG出血风险，而抗血小板药物则不会。另有研究发现，抗凝和（或）抗血小板药物均不会增加PEG伤口出血并发症。尽管缺少更优质的相关临床研究，美国胃肠内镜学会（ASGE）内镜操作抗凝药物管理指南（2009年）仍将PEG列为高风险操作，并对术前凝血系统检查、术前出血与血栓形成风险评估、术前应用抗血小板和抗凝药物提出了具体建议。

推荐意见

术前需评估患者手术出血风险及停用抗凝药、抗血小板治疗后血栓形成风险。术前对接受抗凝和抗血小板治疗的患者需短暂停药。放置血管支架并联合使用两种抗血小板药物患者，PEG操作推迟至6～12个月之后（D级推荐）。

（四）造口渗漏

造口渗漏是PEG远期的常见并发症，由酸性胃内容物对皮肤的化学性损伤引起，其损伤虽较小，但处理较难。减少或减轻造口渗漏的措施多来自专家经验意见。

推荐意见

尽量充分暴露伤口；应用制酸药降低胃液酸度；水凝胶堵塞渗漏口；经常检查并调整外固定器松紧度，保持皮肤与外固定器距离＞1 cm（但要避免局部皮肤坏死）；暂时（1～2 d）拔出造口管，待瘘口缩小后重新置管（D级推荐）。

（五）造口管堵塞或断裂

PEG造口管阻塞多由使用不当引起，如经常注入较黏稠的食物或较大颗粒的药物，以及导管冲洗不及时等。PEG 造口管断裂偶尔发生，必要时给予更换。

推荐意见

经 PEG 喂养的食物或药物需充分研磨，注入后及时冲洗导管。一旦造口管阻塞，可先用 10～30 ml 温水冲洗，若无效，再用碱性胰酶溶液冲洗（D 级推荐）。PEG 造口管远端断裂，可剪去断裂端继续使用；若腹壁近端断裂，可重新更换造口管（D 级推荐）。

（六）其他

PEG 还可出现一些少见的并发症，如内脏损伤（手术近期）、腹膜炎（导管移位或更换导管后）、buried bumper 综合征（造口管蘑菇头穿透胃壁或移入胃壁）、肉芽组织增生、PEG 导管移位至十二指肠球部穿孔等。针对这些并发症需采用不同外科或内科处理措施。

推荐意见

PEG 后要警惕少见或严重的并发症，必要时请外科医师会诊，并协助处理（D 级推荐）。

执笔专家：宿英英、潘速跃、高亮、彭斌、江文

志谢：感谢神经疾病营养支持学组专家（按姓氏笔画排序）王少石、王长青、牛小媛、吕佩源、刘宁、刘芳、刘振川、关靖宇、江文、李立宏、李连弟、杨弋、吴雪海、狄晴、张旭、张艳、周东、周建新、赵钢、胡颖红、钟春龙、高岱佺、高亮、姬仲、崔芳、宿英英、彭斌、潘速跃在共识撰写、修改和定稿过程中付出的努力和贡献。感谢贾建国、方育等外科专家提出的宝贵意见和建议

参考文献从略

（本文刊载于《肠外与肠内营养》
2015 年 5 月第 22 卷第 3 期第 129-132 页）

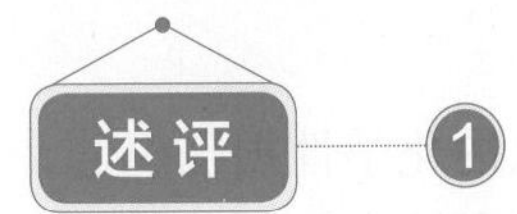

中国需要加快经皮内镜下胃造口术的推广与普及

宿英英

经皮内镜下胃造口术（percutaneous endoscopic gastrostomy，PEG）或经皮内

镜下空肠造口术（percutaneous endoscopic jejunostomy，PEJ）喂养可使长期肠内喂养的神经系统疾病患者最大获益，因为一次性鼻胃管（nasogastric tube，NGT）或鼻肠管（nasointestinal tube，NIT）仅能维持肠内喂养 42 d，而一次性 PEG/PEJ 至少维持肠内喂养数月，甚至数年。然而，中国接受 PEG/PEJ 喂养患者（约 4000 例 / 年）远远少于美国、德国等发达国家（10 万～20 万例 / 年）。长期失去尊严的存活、忍受鼻咽不适的痛苦、承担频繁更换喂养管引发意外事件的风险，是接受 NGT/NIT 喂养的神经疾病患者所面临的最大困扰。2015 年，中华医学会肠外肠内营养学分会神经疾病营养支持学组推出《神经系统疾病经皮内镜下胃造口喂养中国专家共识》，旨在促使更多的神经内科、神经外科、老年科和康复科医师对神经疾病患者 PEG/PEJ 喂养的理念有所了解，并接受规范的操作技术指导。这一中国专家共识，是中国唯一一篇神经系统疾病患者 PEG/PEJ 喂养的指导性文件。历经 4 年的推广与普及，虽然有了长足的进步，但在幅员辽阔、人口众多、传统观念固化的中国，仍然未被广泛接受，如何在 PEG/PEJ 临床实践中，带着问题走出困境，成为最大的挑战。

一、对 PEG/PEJ 操作技术的质疑：与传统、成熟的胃肠造口手术相比，PEG/PEJ 技术是否更简便易行

1980 年，美国的 Gauderer 和 Ponsky 发表了第一篇 PEG 手术的队列研究（12 例儿童、19 例成人）。1984 年，美国的 Ponsky 又在 PEG 基础上完成了 PEJ 手术，这在 20 世纪 80 年代被称之为一项了不起的技术创新。1995 年，中国的韩光曙教授完成 37 例 PEG 手术并发表在《内镜》杂志上。

简单地说，PEG 是内镜下经腹壁穿刺胃腔，置入导丝，应用导丝引导胃造口管，经口腔和食管进入胃腔的微创造口手术。PEJ 是在 PEG 基础上将胃造口管置入空肠的手术。手术整个过程既可在手术室实施，也可在重症监护病房完成。经过 1 名术者（外科医师，或消化科医师，或 ICU 医师）、1 名麻醉师和 1 名护士的密切配合，在 5～13 min 内便可完成手术。由此，PEG/PEJ 技术结束了传统的开腹胃肠造口手术方式，简化了手术操作程序，缩短了手术时间。术后，固定在腹部的聚碳酸酯材质喂养管至少可用 1 年，既可满足患者长期肠内喂养需求，又可居家管理。然而，很多临床医师对 PEG/PEJ 操作技术并不了解，对 PEG/PEJ 可能给患者带来的益处知之甚少，甚至仍然停留在对手术创伤的担心和顾虑中。专家共识基于循证证据，对 PEG/PEJ 技术进行了推荐，其中不仅包括术前评估、术中操作和术后管理，还包括专业团队方案制定与追踪，全方位地给予了明确、具体、切合实际的意见和建议。随后，神经疾病营养支持学组最应付诸努力的是强化中国专家共识的解读，强化手术操作规范的指导，强化实践成果的推广，由此改变 PEG/PEJ 在中国践行缓慢的现状。

二、对 PEG/PEJ 喂养获益的质疑：与传统、广泛接受的 NGT/NIT 相比，PEG/PEJ 喂养是否更安全有效

神经系统疾病患者是肠内喂养最大的群体，无论短期还是长期昏迷、长期还是永久认知功能障碍、真性还是假性神经性吞咽功能障碍，其所涉及神经系统疾病有数十种，其中卒中、老年痴呆、外伤性脑损伤需要肠内喂养的患者分别达到半数及以上。如果这些患者需要长期肠内喂养，PEG/PEJ 应是最佳选择。其不仅结束了 NGT/NIT 对鼻咽部的刺激，而且充分保留了患者颜面部尊严；不仅延长了喂养管放置的时长，还减少了更换的次数和意外风险。2014 年，一项 PEG 安全性和有效性的系统综述显示，与 NGT 相比，PEG 更加安全有效，适合住院和居家患者，并可改善患者生活质量和营养状况。

然而，如何对“长期”肠内喂养进行时间限定，以及如何对“长期”肠内喂养进行预判，成为选择 PEG/PEJ 喂养的难点。有研究报道，最短的发病至 PEG/PEJ 喂养时间为 1～7 d（如卒中患者），由此可缩短住院时间，提早康复训练。最确切的预判依据为需要永久肠内营养（如肌萎缩侧索硬化患者）。最为遗憾的是，有关神经系统疾病 PEG/PEJ 喂养的研究并不多，明确而可靠的答案还有待临床医师共同努力。

三、对 PEG/PEJ 喂养普及的质疑：与国外 PEG/PEJ 喂养相比，中国 PEG/PEJ 喂养的推广与普及是否真的很难

欧美等一些发达国家的 PEG 喂养普及程度很高。早在 20 年前，PEG 普及率已呈指数增长，其归功于 PEG 操作技术的不断改进、PEG 护理水平的逐步提高、PEG 管路的持续优化设计与改进，以及 PEG 应用指南的大力推广与宣传。由此，PEG 相关临床研究的结果越来越好，安全性越来越高，患者的可接受程度越来越广。

中国 PEG/PEJ 喂养的推广与普及确实遇到困难。其难点在于：①“手术有创”这一观念尚未转变，而非利弊比对；②“微创手术”这一技术尚未被接受，而非技术难度；③“多学科合作”这一医师团队建设尚未成形，而非学术水平；④“院外追踪”这一长期护理体系尚未建设，而非短期医疗实践。如何突破难点，走出困境成为关键。笔者认为，可以试行以医院为基本单元，建立集宣传教育、技术培训、临床研究、团队建设、服务体系为一体的神经疾病 PEG/PEJ 喂养基地，由此推动相关工作走出低谷。

四、小结

从《神经系统疾病经皮内镜下胃造口喂养中国专家共识》的推出，到付诸实践，获得成果，总会走过一段不平常的路程，希冀中华医学会肠外肠内营养学分会神经疾病营养支持学组的同仁们坚忍不拔，为推动这一领域进步作出贡献。

参考文献

[1] Eibach U, Zwirner K. Parenteral nutrition: at what price? An ethical orientation to "percutaneous endoscopic gastrostomy" (PEG catheter) nutrition. Med Klin (Munich), 2002, 97 (9): 558-563.

[2] Roche V. Percutaneous endoscopic gastrostomy. Clinical care of PEG tubes in older adults. Geriatrics, 2003, 58 (11): 22-26, 28-29.

[3] 中华医学会肠外肠内营养学分会神经疾病营养支持学组. 神经系统疾病经皮内镜下胃造口喂养中国专家共识. 肠外与肠内营养，2015，22（3）：129-132.

[4] Gauderer MW, Ponsky JL, Izant RJ. Gastrostomy without laparotomy: a percutaneous endoscopic technique. J Pediatr Surg, 1980, 15 (6): 872-875.

[5] Ponsky JL, Aszodi A. Percutaneous endoscopic jejunostomy. Am J Gastroenterol, 1984, 79 (2): 113-116.

[6] 韩光曙 . 经皮内镜下胃造瘘术. 内镜，1995：340-341.

[7] 江志伟，汪志明，黎介寿，等. 经皮内镜下胃造口、空肠造口及十二指肠造口120 例临床分析. 中华外科杂志，2005，43（1）：18-20.

[8] Loser C, Wolters S, Folsch UR. Enteral long-term nutrition via percutaneous endoscopic gastrostomy (PEG) in 210 patients: a four-year prospective study. Dig Dis Sci, 1998, 43 (11): 2549-2557.

[9] Loser C, Aschl G, Hebuterne X, et al. ESPEN guidelines on artificial enteral nutrition--percutaneous endoscopic gastrostomy (PEG). Clin Nutr, 2005, 24 (5): 848-861.

[10] Ojo O, Brooke J. The use of enteral nutrition in the management of stroke. Nutrients, 2016, 8 (12): E827.

[11] Takenoshita S, Kondo K, Okazaki K, et al. Tube feeding decreases pneumonia rate in patients with severe dementia: comparison between pre-and post-intervention. BMC Geriatr, 2017, 17 (1): 267.

[12] Wang D, Zheng SQ, Chen XC, et al. Comparisons between small intestinal and gastric feeding in severe traumatic brain injury: a systematic review and meta-analysis of randomized controlled trials. J Neurosurg, 2015, 123 (5): 1194-1201.

[13] Lucendo AJ, Friginal-Ruiz AB. Percutaneous endoscopic gastrostomy: An update on its indications, management, complications, and care. Rev Esp Enferm Dig, 2014, 106 (8): 529-539.

[14] George BP, Kelly AG, Albert GP, et al. Timing of percutaneous endoscopic gastrostomy for acute ischemic stroke: an observational study from the US Nationwide Inpatient Sample. Stroke, 2017, 48 (2): 420-427.

[15] Gauderer MW. Percutaneous endoscopic gastrostomy-20 years later: a historical perspective. J Pediatr Surg, 2001, 36 (1): 217-219.

[16] Friginal-Ruiz AB, Lucendo AJ. Percutaneous endoscopic gastrostomy: a practical overview on its indications, placement conditions, management, and nursing care. Gastroenterol Nurs, 2015, 38 (5): 354-366, 367-358.

[17] Rahnemai-Azar AA, Rahnemaiazar AA, Naghshizadian R, et al. Percutaneous endoscopic gastrostomy: indications, technique, complications and management. World J Gastroenterol, 2014, 20 (24): 7739-7751.

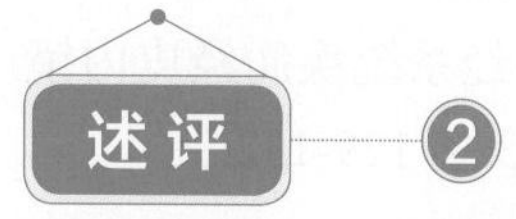

卒中患者的经皮内镜下胃造口术喂养

潘速跃

卒中是导致急性吞咽障碍最常见的原因之一，卒中急性期吞咽障碍的发生率为30%～50%，但大部分在发病4周之内恢复，也有15%的患者遗留长期吞咽障碍。吞咽障碍将会影响患者独立进食能力，进而营养不足，影响生活质量。急性卒中后营养不足的发生率为6.1%～62.0%，不仅延长住院时间，还可导致功能结局不佳和死亡率增加（卒中后3～6个月）。肠内营养支持能够改善卒中后吞咽障碍患者的营养状态和预后，管饲喂养是最常用的方法，包括鼻饲管（nasogastric tube，NGT）喂养和经皮内镜下胃造口术（percutaneous endoscopic gastrostomy，PEG）喂养。为了推进并规范PEG喂养，2015年，中华医学会肠外肠内营养学分会神经疾病营养支持学组推出《神经系统疾病经皮内镜下胃造口喂养中国专家共识》。经过4年的实践，中国的PEG喂养有所进步，但仍存在临床医师理念未转变、患者及其家属接受不普遍等问题。笔者就此对PEG喂养相关问题展开解读和评述。

一、PEG喂养的利弊

PEG喂养是在内镜下经腹壁穿刺胃腔，置入导丝，应用导丝引导胃造口管，经口腔、食管进入胃腔的微创造口手术。由于该手术具有操作简便易行、并发症少、耐受性好的优势，故欧美国家已作为需要长期管饲喂养患者的首选方式。急性卒中患者不能经口摄入足够的营养和液体是NGT喂养的适应证，而不能经口吞咽足量的食物和液体长达4周以上，或存在长期营养不足高风险时，是PEG喂养的指征。

多项单中心研究证实，与NGT喂养相比，卒中后吞咽障碍患者PEG喂养的肺部感染、反流性食管炎、胃肠出血、低蛋白血症、电解质紊乱、压疮等并发症发生率更低，营养状态更好，住院时间更短，病死率更低。2012 年的一项急性和亚急性卒中患者的 Cochrane 系统分析（5 项随机对照研究）结果显示，与 NGT 喂养相比，PEG 喂养患者的胃肠出血等并发症更低，提供喂养效率更高，喂养失败率更低。然而，2015 年的另一项 Cochrane 系统综述（4/11 项为卒中研究）结果显示，吞咽障碍患者 PEG 喂养与 NGT 喂养的病死率、体重变化、新发肺炎等并无统计学差异。客观地说，PEG 喂养存在术后造口部位感染和肉芽组织增生等并发症，NGT 喂养存在脱管风险和长期使用可行性差等缺点，2 种喂养方法各有利弊。目前，多数专家倾向急性期患者给予 NGT 喂养，长期吞咽困难患者给予 PEG 喂养。

二、PEG 喂养的时机

英国皇家医师学院发布的卒中患者营养支持指南中指出，NGT 喂养存在脱管风险，难以长期保持管道位置正确，故不适合长期管饲喂养。管饲喂养超过 4 周的卒中患者，PEG 喂养比 NGT 喂养更被认可。Moran 等认为，与 NGT 喂养相比，早期 PEG 喂养的死亡或预后不良风险增加。因此，推荐卒中后吞咽障碍患者早期 NGT 喂养，吞咽障碍持续 2～3 周的患者选择 PEG 喂养。

某些特殊治疗或疾病状态的管饲喂养方式和喂养时间需进一步研究。Kostadima 等一项随机对照研究纳入了 41 例机械通气的卒中和脑外伤患者，结果显示，入院 24 h 内，PEG 喂养优于 NGT 喂养，因为 PEG 喂养的呼吸机相关肺炎发生率更低，但住院时间和病死率并无显著差异。由此认为，机械通气的卒中患者入院 24 h 内应尽早开始 PEG 喂养。美国神经重症监护协会联合德国神经重症监护和急诊医学协会对大面积脑梗死患者提出的建议是，美国国立卫生研究院卒中量表（National Institutes of Health Stroke Scale，NIHSS）高评分值，且检查存在持续吞咽障碍的患者应在 1～3 周内考虑 PEG 喂养。Wu 等一项对卒中后持续植物状态患者（97 例）的前瞻性研究显示，55 例 PEG 喂养（卒中后 4 周）患者的中位生存时间（17.6 个月）高于 42 例非 PEG 喂养患者的生存中位时间（8.2 个月），PEG 喂养能够显著改善患者营养状态并减少肺部感染发生率。

笔者认为，长期吞咽功能障碍卒中患者的 PEG 喂养时机通常选择在病后 4 周以上；机械通气的重症卒中患者、大面积脑梗死的高 NIHSS 评分患者和卒中后持续植物状态患者，应更早予以 PEG 喂养，以降低肺部感染（包括呼吸机相关性肺炎），改善患者预后。而更早 PEG 喂养的指征是言语和语言障碍、高 NIHSS 评分、高 PEG 置管评分（NIHSS 评分＋年龄＋脑部 CT 中线移位）值，其能较好预测患者吞咽障碍持续时间和 PEG 需求，从而帮助选择适合 PEG 的患者和恰当的 PEG 时机。

三、PEG 喂养推荐意见比对

2017 年，欧洲肠外肠内营养学会（European Society of Parenteral Enteral Nutrition，

ESPEN）发布神经系统疾病临床营养支持指南，推荐卒中后预期长期（＞7 d）严重吞咽障碍患者，接受早期（＜72 h）管饲喂养。意识水平下降需要机械通气的重症卒中患者接受早期（＜72 h）管饲喂养。卒中急性期不能获得足够经口进食，肠内营养支持倾向于 NGT 喂养。如果需要较长时间（＞28 d）肠内营养支持，选择 PEG 喂养，并在病情稳定期（病后 14～28 d）手术。机械通气时间长达 48 h 的卒中患者接受早期（1 周内）PEG 喂养。对经过多次尝试仍排斥或不耐受的 NGT 患者、肠内营养支持将持续＞14 d 的患者、鼻系带固定 NGT 不可行或不耐受的患者给予早期 PEG 喂养。综观中国、德国、英国、美国等国家有关卒中患者的营养支持指南，对 PEG 喂养时机的选择并无太大区别（表 13-1），即持续（2～4 周）吞咽障碍患者建议 PEG 喂养；机械通气、鼻饲不耐受、NGT 无法固定患者，需要更早 PEG 喂养。

表 13-1　各国 PEG 喂养推荐意见对比

国家	年份	指南	内容
中国	2011	神经系统疾病营养支持适应证共识（2011 版）	卒中伴吞咽障碍患者推荐肠内营养支持，发病早期尽早开始喂养，短期（4 周内）采用 NGT 或 NJT 喂养，长期（4 周后）在有条件情况下采用 PEG 喂养
	2013	卒中患者吞咽障碍和营养管理中国专家共识	不推荐卒中伴吞咽障碍患者急性期（7 d 内）选择 PEG，但对于持续吞咽功能障碍（＞4 周）的患者推荐选择 PEG
	2015	神经系统疾病经皮内镜下胃造口中国专家共识	卒中伴吞咽障碍患者急性期（7 d 内）不推荐 PEG 喂养。卒中伴持续（＞4 周）吞咽障碍患者推荐 PEG 喂养
	2019	神经系统疾病肠内营养支持中国专家共识（第二版）	对长期肠内营养患者，在有条件的情况下，选择 PEG 喂养
德国	2013	卒中患者临床营养指南［德国临床营养学会（DGEM）］	管饲喂养需求持续＞28 d，选择 PEG 喂养，并需要在病情稳定期（病后 14～28 d）手术 机械通气的卒中患者应该早期接受 PEG 喂养 如果 NGT 反复被患者意外拔除，并且肠内营养支持将持续＞14 d，应考虑早期 PEG 喂养
英国	2016	卒中患者国家临床营养指南（皇家医师学院）	如果患者不能耐受 NGT，或吞咽障碍长达 4 周，或存在长期营养不足高风险时，考虑 PEG 喂养
美国	2018	急性缺血性卒中早期处理指南（AHA/ASA）	吞咽障碍患者早期（7 d 内）给予 NGT 喂养，而预期不能安全吞咽较长时间（＞3 周）患者行 PEG 喂养

四、小结

卒中患者病后常常出现吞咽障碍，并导致经口进食困难和营养不足，以致预后不良。管饲喂养是肠内营养支持的主要方式，通过 NGT 或 PEG 喂养可使患者获益并改善长期预后。尽管已有指南 / 共识对这 2 种喂养方法的选择和时机提出了推荐意见，但仍需要更多的研究确认开始喂养时机。由于 PEG 喂养的有创性和手术并发症风险，应慎重选择。目前，卒中后吞咽障碍患者 PEG 喂养的理念是，当需要长期管饲喂养时，考虑 PEG 喂养，但须慎重甄别接受 PEG 的对象。应当强调的是，在选择 PEG 喂养前，临床医师需要对患者的临床状态、结局 / 预后、手术利弊和伦理进行综合评估。

参考文献

［1］ Sabbouh T, Torbey MT. Malnutrition in stroke patients: risk factors, assessment, and management. Neurocrit Care, 2018, 29 (3): 374-384.

［2］ Ojo O, Brooke J. The use of enteral nutrition in the management of stroke. Nutrients, 2016, 8 (12): E827.

［3］ 卒中患者吞咽障碍和营养管理中国专家组．卒中患者吞咽障碍和营养管理的中国专家共识（2013 版）．中国卒中杂志，2013（12）：973-983.

［4］ 中华医学会肠外肠内营养学分会神经疾病营养支持学组．神经系统疾病经皮内镜下胃造口喂养中国专家共识．肠外与肠内营养，2015，22（3）：129-132.

［5］ Loser C, Aschl G, Hebuterne X, et al. ESPEN guidelines on artificial enteral nutrition--percutaneous endoscopic gastrostomy (PEG). Clin Nutr, 2005, 24 (5): 848-861.

［6］ Gomes F, Hookway C, Weekes CE. Royal college of physicians intercollegiate stroke working party. royal college of physicians intercollegiate stroke working party evidence-based guidelines for the nutritional support of patients who have had a stroke. J Hum Nutr Diet, 2014, 27 (2): 107-21.

［7］ Burgos R，Bretón I，Cereda E，et al. ESPEN guideline clinical nutrition in neurology. Clin Nutr, 2018，37（1）: 354-396.

［8］ 秦延京，李巍，吴东宇，等．卒中后吞咽障碍患者胃造瘘与鼻饲肠内营养效果比较．中国卒中杂志，2011（9）：684-688.

［9］ Norton B, Homer-Ward M, Donnelly MT, et al. A randomised prospective comparison of percutaneous endoscopic gastrostomy and nasogastric tube feeding after acute dysphagic stroke. BMJ, 1996, 312 (7022): 13-16.

［10］ Hamidon BB, Abdullah SA, Zawawi MF, et al. A prospective comparison of percutaneous endoscopic gastrostomy and nasogastric tube feeding in patients with acute dysphagic stroke. Med J Malaysia, 2006, 61 (1): 59-66.

［11］ Geeganage C, Beavan J, Ellender S, et al. Interventions for dysphagia and nutritional support in acute and subacute stroke. Cochrane Database Syst Rev, 2012 (10): CD000323.

［12］ Gomes Jr CaR, Andriolo RB, Bennett C, et al. Percutaneous endoscopic gastrostomy versus nasogastric tube feeding for adults with swallowing disturbances. Cochrane Database of Syst Rev, 2015, (5): CD008096.

［13］ Rowat A. Enteral tube feeding for dysphagic stroke patients. Br J Nurs, 2015, 24 (3): 138, 140, 142-135.

［14］ Gomes F, Hookway C, Weekes CE. Royal College of Physicians Intercollegiate Stroke Working Party evidence-based guidelines for the nutritional support of patients who have had a stroke. J Hum Nutr Diet, 2014, 27 (2): 107-121.

[15] Moran C, O'mahony S. When is feeding via a percutaneous endoscopic gastrostomy indicated?. Curr Opin Gastroenterol, 2015, 31 (2): 137-142.

[16] Westaby D, Young A, O'toole P, et al. The provision of a percutaneously placed enteral tube feeding service. Gut, 2010, 59 (12): 1592-1605.

[17] Corrigan ML, Escuro AA, Celestin J, et al. Nutrition in the stroke patient. Nutr Clin Pract, 2011, 26 (3): 242-252.

[18] Wirth R, Smoliner C, Jager M, et al. Guideline clinical nutrition in patients with stroke. Exp Transl Stroke Med, 2013, 5 (1): 14.

[19] Kostadima E, Kaditis AG, Alexopoulos EI, et al. Early gastrostomy reduces the rate of ventilator-associated pneumonia in stroke or head injury patients. Eur Respir J, 2005, 26 (1): 106-111.

[20] Torbey MT, Bösel J, Rhoney DH, et al. Evidence-Based Guidelines for the management of large hemispheric infarction. Neurocrit Care, 2015, 22 (1): 146-164.

[21] Wu K, Chen Y, Yan C, et al. Effects of percutaneous endoscopic gastrostomy on survival of patients in a persistent vegetative state after stroke. J Clin Nurs, 2017, 26 (19-20): 3232-3238.

[22] Broadley S, Croser D, Cottrell J, et al. Predictors of prolonged dysphagia following acute stroke. J Clin Neurosci, 2003, 10 (3): 300-305.

[23] Broadley S, Cheek A, Salonikis S, et al. Predicting prolonged dysphagia in acute stroke: the royal adelaide prognostic index for dysphagic stroke (RAPIDS). Dysphagia, 2005, 20 (4): 303-310.

[24] Alshekhlee A, Ranawat N, Syed TU, et al. National Institutes of Health Stroke Scale Assists in Predicting the Need for Percutaneous Endoscopic Gastrostomy Tube Placement in Acute Ischemic Stroke. J Stroke Cerebrovasc Dis, 2010, 19 (5): 347-352.

[25] Kumar S, Langmore S, Goddeau RP, et al. Predictors of percutaneous endoscopic gastrostomy tube placement in patients with severe dysphagia from an acute-subacute hemispheric infarction. J Stroke Cerebrovasc Dis, 2012, 21 (2): 114-120.

[26] Dubin PH, Boehme AK, Siegler JE, et al. New model for predicting surgical feeding tube placement in patients with an acute stroke event. Stroke, 2013, 44 (11): 3232-3234.

[27] Powers WJ, Rabinstein AA, Ackerson T, et al. 2018 Guidelines for the early management of patients with acute ischemic stroke: a guideline for healthcare professionals from the American Heart Association/American Stroke Association. Stroke, 2018, 49 (3): e46-e110.

[28] 中华医学会肠外肠内营养学分会神经疾病营养支持学组．神经系统疾病营养支持适应证共识（2011 版）．中华神经科杂志，2011，44（11）：785-787.

[29] 中华医学会肠外肠内营养学分会神经疾病营养支持学组，中华医学会神经病学分会神经重症协作组，中国医师协会神经内科医师分会神经重症专业委员会. 神经系统疾病肠内营养支持中国专家共识（第二版）. 中华临床营养杂志，2019，27（4）：193-203.

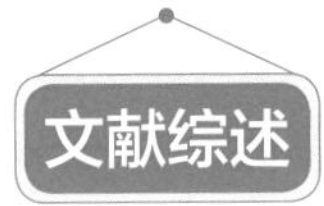

卒中后吞咽障碍患者的经皮内镜下胃造口术喂养

王胜男

卒中是全球的第二大主要致死性疾病，也是导致患者残疾、产生巨大经济负担的主要原因之一。缺血性卒中在西方国家的卒中患者中占 65%～68%，其他则为更容易致残的出血性卒中，仅有 10%～20% 的出血性卒中患者能够恢复功能独立。卒中也是中国第一大死亡原因，而幸存者存在很高的残疾率（70%～80%）和复发率（30%）。卒中是导致急性吞咽障碍最常见的原因，卒中急性期吞咽障碍的发生率为 30%～50%，而大部分患者在发病 4 周内恢复，仅 15% 的患者长期存在吞咽障碍。吞咽障碍将会影响患者独立进食能力，进而出现营养不良并影响生活质量。急性卒中的营养不良率为 6.1%～62.0%，其可导致住院时间延长、功能结局不佳和增加死亡率（发病后 3～6 个月）增加。肠内营养支持能够改善卒中后吞咽障碍患者的营养状态和预后，管饲喂养是其中最常见的方式，包括鼻饲管（nasogastric tube，NGT）喂养和经皮内镜下胃造口术（percutaneous endoscopic gastrostomy，PEG）喂养。

一、PEG 喂养方式

PEG 喂养是在内镜下经腹壁穿刺胃腔，置入导丝，应用导丝引导胃造口管经口腔、食管进入胃腔的微创造口手术。由于 PEG 具有操作简便易行、并发症少、耐受性好等优势，在欧美国家被作为需要长期管饲喂养患者的首选方式。急性卒中患者不能经口摄入足够的营养和液体是 NGT 喂养的适应证，而如果卒中患者不能经口吞咽足量的食物和液体长达 4 周，且存在长期营养不良高风险，则是选择 PEG 喂养的指征。

Norton 等的一项卒中急性期研究（30 例）显示，与 NGT 相比，PEG 喂养组 6 周之后的营养状态更好、死亡率更低，住院时间更短。Hamidon 等的卒中急性期研究也显示，PEG 喂养能够显著改善患者营养状态并降低死亡率。喂养还是普通膳食（feed or ordinary diet，FOOD）研究，一项大型多中心随机临床试验，纳入急性卒中伴吞咽障碍患者 321

例，并分为 PEG 喂养组和 NGT 喂养组，结果发现，2 组早期喂养后 6 个月的死亡终点事件无显著差异。然而，与早期 PEG 喂养的患者相比，NGT 喂养的 6 个月混合终点事件“死亡和（或）功能障碍”明显更低，此外，PEG 组的压疮例数更多（$P=0.04$）。秦延京等卒中后吞咽障碍患者 PEG 喂养与 NGT 喂养的并发症对比研究表明，PEG 组肺部感染、反流性食管炎、消化道出血、低蛋白血症和电解质紊乱等并发症发生率均低于 NGT 组（$P<0.05$）。一项 Cochrane 系统综述回顾了 5 项随机对照试验，结果显示，PEG 喂养比 NGT 喂养的胃肠出血和皮肤压疮并发症少、喂养效率高、喂养失败率低，但另一部分结果显示，PEG 喂养和 NGT 喂养在试验终点时的病死率、生活独立和住院时间并无显著差异。另一篇包含 11 项随机对照试验的 Cochrane 系统综述，对吞咽障碍患者的 PEG 喂养和 NGT 喂养进行了对比，结果 2 组之间的死亡率、体重变化、肺炎并发症等方面均无统计学差异。然而，该系统综述里只有 4 项试验纳入了卒中患者。

综上所述，NGT 更适合短期肠内喂养，而 PEG 更适合长期肠内喂养。

二、PEG 喂养时机

现有的部分研究结果具有一定的提示意义。FOOD 研究为大部分急性期卒中患者的营养支持提供了证据。这项研究的第二部分关于管饲喂养（NGT 或 PEG）早期（＜7 d）与晚期（＞7 d）的对比结果是，虽然早期喂养组幸存者出现严重残疾的比例更大，但早期喂养与病后 6 个月的死亡风险降低有关（病死率减少 5.8%）。这一结果提示，管饲喂养能够降低卒中伴吞咽障碍患者的死亡率，尤其是发病 7 d 之内开始喂养，由此为管饲喂养时机提供了依据。FOOD 研究的第三部分关于 PEG 喂养与 NGT 喂养的对比结果提示，PEG 组有更高的死亡率和不良预后率，且幸存患者生活质量更低。由于考虑到 PEG 是有创操作，并且部分患者吞咽障碍会在短期内恢复，故多数指南推荐入院早期选择 NGT 喂养。英国皇家医师学院发布的卒中患者营养支持指南提到，NGT 喂养存在脱管风险，并且长期保持 NGT 位置正确较为困难，故不考虑用于长期管饲喂养。因此，管饲喂养超过 4 周的卒中患者，更倾向于 PEG 喂养，而非 NGT 喂养。Moran 等认为，虽然既往有研究证明卒中患者早期管饲喂养在一定程度上与死亡率降低有关，但毕竟以幸存患者功能预后不良率增加作为代价。因此，对管饲喂养时机的推荐是，卒中伴吞咽障碍患者早期宜予 NGT 喂养，发病 2～3 周患者更适合 PEG 喂养。

Kostadima 等的一项机械通气卒中患者和创伤性脑损伤患者的随机对照试验（41 例）显示，早期（入院 24 h 内）PEG 喂养优于 NGT 喂养，因为 PEG 喂养的患者呼吸机相关肺炎的发生率更低，但 2 组住院时间和死亡率并无显著差异，由此提出机械通气卒中患者在入院 24 h 内可给予 PEG 喂养。美国神经重症学会联合德国神经重症学会和急诊医学会对大面积脑梗死患者提出建议，美国国立卫生研究院卒中量表（National Institutes of Health Stroke Scale，NIHSS）评分高且存在持续吞咽障碍患者应在住院 1～3 周考虑 PEG 喂养。

Wu 等的一项卒中后持续植物状态患者的前瞻性研究显示，PEG 喂养患者（55 例）

的中位生存时间为 17.6 个月，高于非 PEG 患者（42 例）的中位生存时间（8.2 个月）。此外，PEG 喂养能够显著改善患者营养状态并减少肺部感染发生率。显而易见，PEG 喂养可使卒中后持续植物状态患者获益。

三、PEG 喂养患者

选择合适的需要 PEG 喂养的患者，无疑是临床医师面临的一大问题，因为 PEG 是有创性操作，在术中和术后均有并发症风险，并可影响生活质量和死亡风险。多数指南提到，以预期吞咽障碍持续时间作为 PEG 喂养选择依据，但事实上吞咽障碍持续时间的预期具有一定难度。有报道显示，多数卒中患者能在发病 2 周内恢复吞咽功能，从而避免管饲喂养；而 4 周时约 20% 的患者不再需要管饲喂养。因此，发病早期选择 NGT 喂养更加合理。Broadley 等认为，早期准确预测 PEG 并实施 PEG 喂养，有利于避免 NGT 喂养及其并发症，言语和语言治疗有助于早期预测长期吞咽障碍时长，从而满足长期营养支持的需求。2 项回顾性分析发现，高 NIHSS 评分能够较好地预测 PEG 需求。Dubin 等设计的评分系统，可早期识别需要 PEG 喂养的急性卒中患者，其中高 NIHSS 评分、高龄、脑部 CT 显示中线移位为主要预测因素。

四、PEG 喂养推荐意见

德国（2013 年）关于 PEG 喂养的推荐意见：如果卒中患者在发病急性期不能获得足够的经口进食，肠内营养倾向于选择 NGT 喂养。如果管饲喂养需求持续＞28 d，应选择 PEG 喂养，并在病情稳定时期（发病后 14～28 d）手术。机械通气的卒中患者应早期接受 PEG 喂养，如果 NGT 反复意外拔除且肠内营养支持持续＞14 d，则应考虑 PEG 喂养。

中国（2013 年，2015 年）关于 PEG 喂养的推荐意见：目前尚无足够高级别证据证明卒中伴吞咽障碍患者发病 7 d 内比 7 d 后开始肠内喂养的结局更好，但仍推荐包括重症患者在内的卒中伴吞咽障碍患者入院 24～48 h 开始肠内喂养，吞咽障碍持续＞4 周患者推荐 PEG 喂养。

英国（2016 年）关于 PEG 喂养的推荐意见：不能经口摄入足够营养和液体的卒中患者，入院 24 h 内 NGT 喂养；如果不能耐受 NGT，或吞咽障碍＞4 周，或存在长期营养不良高风险时，考虑 PEG 喂养。

欧洲（2017 年）关于 PEG 喂养的推荐意见：卒中患者急性期不能获得足够经口进食时，倾向于选择 NGT 喂养；长时间（＞28 d）需要肠内营养支持时，选择 PEG 喂养且在病情稳定（病后 14～28 d）后实施。机械通气时间＞48 h 的卒中患者早期（1 周内）行 PEG 喂养。经多次尝试，患者仍排斥或不耐受 NGT 喂养，且肠内营养需要持续＞14 d，或鼻系带固定 NGT 不可行或不耐受时，均当早期 PEG 喂养。

美国（2018 年）关于 PEG 喂养的推荐意见：急性卒中伴吞咽障碍患者，早期（7 d 内）予以 NGT 喂养，预期不能安全吞咽持续时间＞3 周患者，予以 PEG 喂养。

五、小结

合理的肠内喂养方式可改善患者长期预后。尽管很多相关指导性文献已经提出倾向性意见，如卒中急性期患者选择 NGT 喂养，需要长期喂养的卒中患者选择 PEG 喂养，但仍需更多、更优质的临床研究提供支持证据。因为无论 NGT 喂养还是 PEG 喂养均有利有弊，如何在恰当的时机（患者疾病病程）、恰当的条件（患者自身条件）、恰当的医疗环境（患者接受手术程度），选择恰当的喂养方式（特别是 PEG 喂养方式），成为未来临床研究的方向。

参考文献

［1］ Sabbouh T, Torbey MT. Malnutrition in stroke patients: risk factors, assessment, and management. Neurocritical Care, 2018, 29: 374-384.

［2］ Liu M, Wu B, Wang WZ, et al. Stroke in China: epidemiology, prevention, and management strategies. Lancet Neurol, 2007, 6 (5): 456-464.

［3］ Ojo O, Brooke J. The use of enteral nutrition in the management of stroke. Nutrients, 2016, 8 (12): 827.

［4］ 卒中患者吞咽障碍和营养管理中国专家组．卒中患者吞咽障碍和营养管理的中国专家共识（2013 版）．中国卒中杂志，2013（12）：973-983.

［5］ 中华医学会肠外肠内营养学分会神经疾病营养支持学组．神经系统疾病经皮内镜下胃造口喂养中国专家共识．肠外与肠内营养，2015，22（3）：129-132.

［6］ Loser C, Aschl G, Hebuterne X, et al. ESPEN guidelines on artificial enteral nutrition--percutaneous endoscopic gastrostomy (PEG). Clin Nutr, 2005, 24 (5): 848-861.

［7］ Royal College of Physicians Intercollegiate Stroke Working Party. National clinical guideline for stroke. https: //www.strokeaudit.org/Guideline/Full-Guideline.aspx, 2016-10-03/2018-01-30.

［8］ Burgos R，Bretón I，Cereda E，et al. ESPEN guideline clinical nutrition in neurology. Clin Nutr，2018，37 (1): 354-396.

［9］ 秦延京，李巍，吴东宇，等．卒中后吞咽障碍患者胃造瘘与鼻饲肠内营养效果比较 . 中国卒中杂志，2011（9）：684-688.

［10］ Norton B, Homer-Ward M, Donnelly MT, et al. A randomised prospective comparison of percutaneous endoscopic gastrostomy and nasogastric tube feeding after acute dysphagic stroke. BMJ, 1996, 312 (7022): 13-16.

［11］ Hamidon BB, Abdullah SA, Zawawi MF, et al. A prospective comparison of percutaneous endoscopic gastrostomy and nasogastric tube feeding in patients with acute dysphagic stroke. Med J Malaysia, 2006, 61 (1): 59-66.

［12］ Geeganage C, Beavan J, Ellender S, et al. Interventions for dysphagia and nutritional support in acute and subacute stroke. Cochrane Database Syst Rev, 2012 (10): CD000323.

[13] Dennis MS, Lewis SC, Warlow C, et al. Effect of timing and method of enteral tube feeding for dysphagic stroke patients (FOOD): a multicentre randomised controlled trial. Lancet, 2005, 365 (9461): 764-772.

[14] Dennis M, Lewis S, Cranswick G, et al. FOOD: a multicentre randomised trial evaluating feeding policies in patients admitted to hospital with a recent stroke. Health Technology Assessment, 2006, 10 (2): 1-120.

[15] Gomes Jr CaR, Andriolo RB, Bennett C, et al. Percutaneous endoscopic gastrostomy versus nasogastric tube feeding for adults with swallowing disturbances. Cochrane Database of Syst Rev, 2015 (5): CD008096.

[16] Rowat A. Enteral tube feeding for dysphagic stroke patients. Br J Nurs, 2015, 24 (3): 138, 140, 142-135.

[17] Gomes F, Hookway C, Weekes CE. Royal college of physicians intercollegiate stroke working Party evidence-based guidelines for the nutritional support of patients who have had a stroke. J Hum Nutr Diet, 2014, 27 (2): 107-121.

[18] Moran C, O'mahony S. When is feeding via a percutaneous endoscopic gastrostomy indicated? Curr Opin Gastroenterol, 2015, 31 (2): 137-142.

[19] Westaby D, Young A, O'toole P, et al. The provision of a percutaneously placed enteral tube feeding service. Gut, 2010, 59 (12): 1592-1605.

[20] Corrigan ML, Escuro AA, Celestin J, et al. Nutrition in the stroke patient. Nutr Clin Pract, 2011, 26 (3): 242-252.

[21] Wirth R, Smoliner C, Jager M, et al. Guideline clinical nutrition in patients with stroke. Exp Transl Stroke Med, 2013, 5 (1): 14.

[22] Kostadima E, Kaditis AG, Alexopoulos EI, et al. Early gastrostomy reduces the rate of ventilator-associated pneumonia in stroke or head injury patients. Eur Respir J, 2005, 26 (1): 106-111.

[23] Torbey MT, Bösel J, Rhoney DH, et al. Evidence-based guidelines for the management of large hemispheric infarction. Neurocrit Care, 2015, 22 (1): 146-164.

[24] Wu K, Chen Y, Yan C, et al. Effects of percutaneous endoscopic gastrostomy on survival of patients in a persistent vegetative state after stroke. J Clin Nurs, 2017, 26 (19-20): 3232-3238.

[25] Powers WJ, Rabinstein AA, Ackerson T, et al. 2018 Guidelines for the early management of patients with acute ischemic stroke: a guideline for healthcare professionals from the American Heart Association/American Stroke Association. Stroke, 2018, 49 (3): e46-e110.

[26] Blomberg J, Lagergren J, Martin L, et al. Complications after percutaneous endoscopic gastrostomy in a prospective study. Scand J Gastroenterol, 2012, 47 (6): 737-742.

［27］ Ha L, Hauge T. Percutaneous endoscopic gastrostomy (PEG) for enteral nutrition in patients with stroke. Scand J Gastroenterol, 2003, 38 (9): 962-966.

［28］ Broadley S, Croser D, Cottrell J, et al. Predictors of prolonged dysphagia following acute stroke. J Clin Neurosci, 2003, 10 (3): 300-305.

［29］ Broadley S, Cheek A, Salonikis S, et al. Predicting prolonged dysphagia in acute stroke: the Royal Adelaide Prognostic Index for Dysphagic Stroke (RAPIDS). Dysphagia, 2005, 20 (4): 303-310.

［30］ Alshekhlee A, Ranawat N, Syed TU, et al. National institutes of health stroke scale assists in predicting the need for percutaneous endoscopic gastrostomy tube placement in acute ischemic stroke. J Stroke Cerebrovasc Dis, 2010, 19 (5): 347-352.

［31］ Kumar S, Langmore S, Goddeau RP, et al. Predictors of percutaneous endoscopic gastrostomy tube placement in patients with severe dysphagia from an acute-subacute hemispheric infarction. J Stroke Cerebrovasc Dis, 2012, 21 (2): 114-120.

［32］ Dubin PH, Boehme AK, Siegler JE, et al. New model for predicting surgical feeding tube placement in patients with an acute stroke event. Stroke, 2013, 44 (11): 3232-3234.

经皮内镜下胃造口术对肌萎缩侧索硬化症患者生存影响的 meta 分析

崔　芳　黄旭升

【研究背景】

经皮内镜下胃造口术（percutaneous endoscopic gastrostomy，PEG）是一种广泛应用于肌萎缩侧索硬化（amyotrophic lateral sclerosis，ALS）患者的肠内营养支持方法，但其对生存率的影响尚不清楚。本荟萃分析研究的目的在于明确 PEG 对 ALS 患者生存率的影响。

【研究方法】

在 PubMed、Embase 和 Cochrane Library 数据库中检索 2017 年 6 月以前发表的相关文献，对比 ALS 患者 PEG 与其他肠内营养支持方法对生存率的影响。应用随机效应模型计算 ALS 患者不同随访期生存率的比值比（OR）。

【研究结果】

纳入 10 项研究，包括 996 例 ALS 患者。结果显示：① PEG 喂养与 30 d（*OR*=

1.59，95%*CI* 0.93～2.71，*P*＝0.092）、10 个月（*OR*＝1.25，95%*CI* 0.72～2.17，*P*＝0.436）和 30 个月（*OR*＝1.28，95%*CI* 0.77～2.11，*P*＝0.338）的生存率无关，但可提高 20 个月的生存率（*OR*＝1.97，95%*CI* 1.21～3.21，*P*＝0.007）。② 2005 年之前发表的回顾性研究具有样本量较小（＜100）、平均年龄较低（＜60 岁）、存活率较高的特点。

【研究结论】

PEG 喂养的 ALS 患者 20 个月生存率增加，而 30 d、10 个月和 30 个月生存率无显著改变。

原始文献

Cui F，Sun LQ，Xiong JM，et al. Therapeutic effects of percutaneous endoscopic gastrostomy on survival in patients with amyotrophic lateral sclerosis： a meta-analysis. PLOS One，2018，13（12）： e0192243.

第一作者：崔芳

通信作者：黄旭升

经皮内镜下胃造口喂养与疾病转归

王胜男

【病例摘要】

患者，男性，81 岁，因反复发作性精神行为异常 6 年于 2017 年 9 月 20 日入院。

患者自 2011 年无明显诱因出现幻觉，伴自言自语、烦躁、易怒等，当地医院给予奥氮平治疗好转并维持治疗。2013 年上述症状再发，药物无法控制，当地医院行电休克治疗后恢复正常，继续奥氮平维持治疗。2016 年再次反复，当地医院脑电图检查未见异常，脑部 CT 检查显示多发腔隙性脑梗死、脑白质变性、脑萎缩、幕上脑室扩张、右顶枕可疑脑膜瘤和右椎动脉硬化，经奥氮平和美金刚治疗后好转。入院 20 d 前再次出现精神行为异常，表现为躁狂、易怒、幻觉等，奥氮平加量后无好转，复查脑电图仍未见异常，脑部磁共振显示多发腔梗、右颞顶叶脑软化、脑萎缩、脑动脉硬化，给予碳酸锂、奥卡西平治疗后稍好转。为进一步明确诊断以“痴呆”收入院。近 2 年来反应迟钝，懒言少语，近、远期记忆尚可，时间、空间、人物定向尚可，日常生活能自理。

既往高血压病史10余年，口服氨氯地平，血压控制尚可。心房颤动1年，未服用药物。

入院时查体：高级智能检查轻度减退，余无明显异常。

入院后诊治经过：予以肿瘤标志物检查和脑部磁共振增强检查等，以明确病因。予以口服拜阿司匹林（0.1 g，1次/天）抗血小板，阿托伐他汀钙（15 mg，1次/天）降压降脂，奥卡西平（0.15 g，1次/天）联合奥氮平（5 mg，1次/晚）抗精神症状，尼莫同（30 mg，2次/天）改善智能等治疗。

入院第3天（9月22日）突发言语含糊、双眼向右侧凝视、左侧中枢性面舌瘫、左侧肢体肌力下降（上肢Ⅰ级、下肢Ⅱ级）、左侧巴宾斯基征阳性，伴血氧饱和度下降。脑部CT未见出血（图13-1），考虑缺血性脑血管病（大脑中动脉心源性栓塞）。予以气管插管、机械通气、rt-PA静脉溶栓桥接动脉内支架取栓术。术后复查脑部CT显示右顶颞叶新发大片高密度影，考虑为出血性脑梗死（图13-2）。

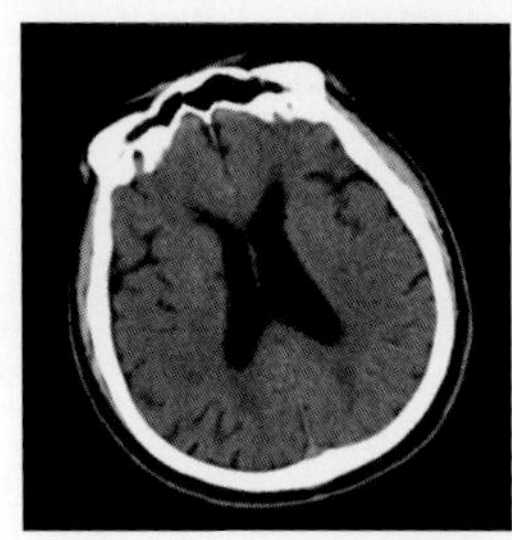
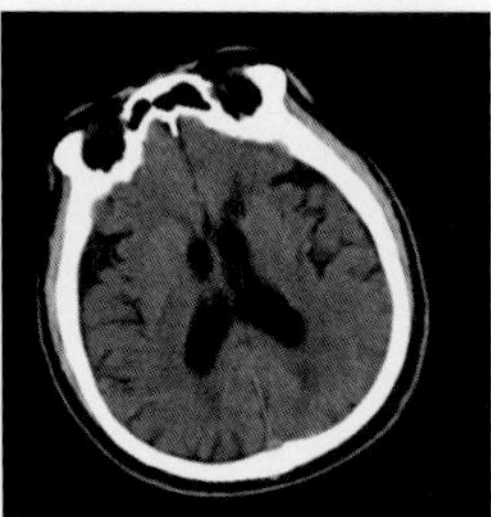

图13-1　入院第3天（9月22日）脑部CT扫描未见新发出血病灶

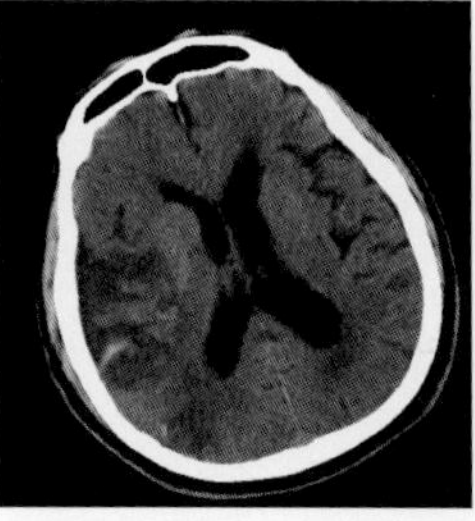
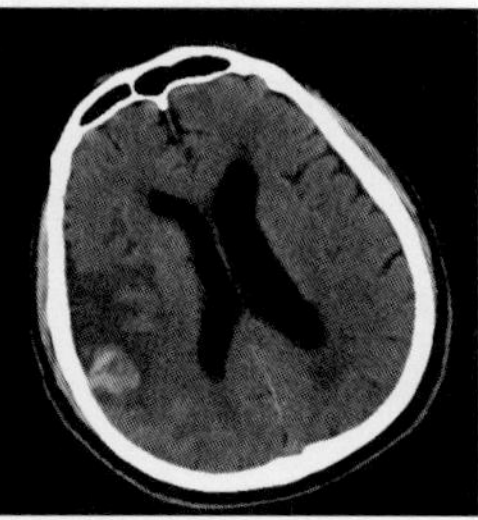

图13-2　术后（9月24日）脑部CT扫描右侧顶颞叶新发大片高密度影，提示出血性脑梗死

病情加重后，患者处于嗜睡状态，出现吞咽困难、应激性溃疡伴消化道出血和反复肺部感染。经多次血常规检查，发现血红蛋白、白蛋白明显下降（图13-3），予以鼻饲蛋白粉和静脉输注白蛋白后，难以纠正。发病后46 d给予床旁经皮内镜下胃造口术（percutaneous endoscopic gastrostomy，PEG），继续肠内喂养。住院期间和出院后随访化验结果见表13-2。

表13-2　化验指标汇总

日期/项目	白细胞（10^9/L）	中性粒细胞比例（%）	红细胞（10^{12}/L）	血红蛋白（g/L）	白蛋白（g/L）	C反应蛋白（mg/L）	前脑利尿肽（pg/ml）
2017.09.22（住院期间）	9.91	79.9	4.75	131	38.4	71.41	1053
2017.11.07（住院期间）	3.08	72.4	2.32	65	22.8	35.35	2162
2018.10.27（出院后）	5.40	86.2	3.57	102	29.8	76.47	2445
2019.12.28（出院后）	6.25	71.4	4.07	116	34.4	15.63	818.6

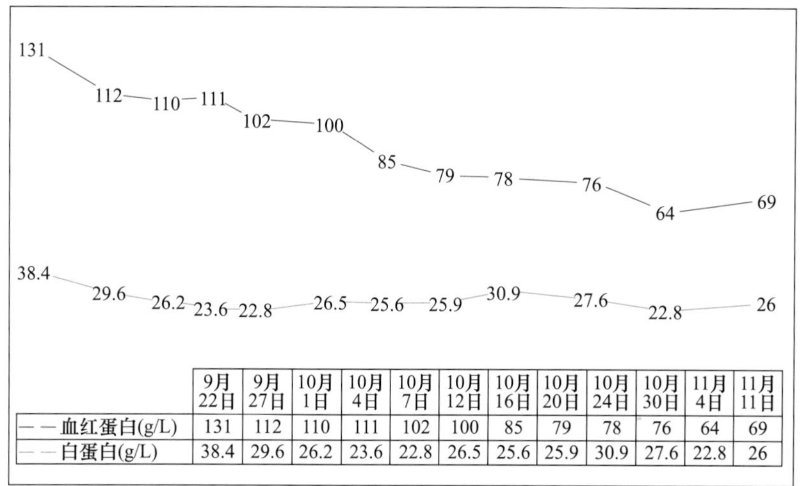

	9月22日	9月27日	10月1日	10月4日	10月7日	10月12日	10月16日	10月20日	10月24日	10月30日	11月4日	11月11日
血红蛋白(g/L)	131	112	110	111	102	100	85	79	78	76	64	69
白蛋白(g/L)	38.4	29.6	26.2	23.6	22.8	26.5	25.6	25.9	30.9	27.6	22.8	26

图 13-3　住院期间血红蛋白和白蛋白变化趋势

【病例讨论】

PEG 是在内镜下经腹壁穿刺胃腔，置入导丝，应用导丝引导胃造口管经口腔、食管进入胃腔的微创造口手术。研究证实，与鼻饲管（nasogastric tube，NGT）喂养对比，卒中后吞咽障碍患者 PEG 喂养的肺部感染、反流性食管炎、胃肠出血、低蛋白血症、电解质紊乱和压疮等并发症发生率更低，营养状态更好，住院时间更短，病死率更低。2015 年，中华医学会肠外肠内营养学分会神经疾病营养支持学组推出《神经系统疾病经皮内镜下胃造口喂养中国专家共识》，对卒中伴持续（>4 周）吞咽障碍患者推荐 PEG 喂养，这与其他各国神经系统疾病营养支持指南推荐意见一致。

本例患者高龄，既往长期精神行为异常，此次住院过程中突发急性大面积脑梗死，导致长期吞咽功能障碍。在住院早期，虽然 NGT 喂养可给予足量的热卡和蛋白质补充，但仍然出现持续的低蛋白血症和重度贫血，并使肺部感染和应激性胃黏膜病变伴胃肠道出血等并发症反复发生，迁延不愈。经与家属充分沟通后行 PEG。在出院后 PEG 喂养的 2 年随访中，患者意识逐步恢复，血红蛋白、白蛋白稳步回升，肺部感染控制良好。

【小结】

对卒中后长期吞咽障碍（>4 周）患者，PEG 喂养是积极、合理的选择。PEG 喂养可减少感染并发症，改善营养状况，降低死亡率。

参考文献

［1］中华医学会肠外肠内营养学分会神经疾病营养支持学组．神经系统疾病经皮内镜下胃造口喂养中国专家共识．肠外与肠内营养，2015，22（3）：129-132.

［2］ 秦延京，李巍，吴东宇，等．卒中后吞咽障碍患者胃造瘘与鼻饲肠内营养效果比较．中国卒中杂志，2011（9）：684-688.

［3］ Norton B, Homer-Ward M, Donnelly MT, et al. A randomised prospective comparison of percutaneous endoscopic gastrostomy and nasogastric tube feeding after acute dysphagic stroke. BMJ, 1996, 312 (7022): 13-16.

［4］ Hamidon BB, Abdullah SA, Zawawi MF, et al. A prospective comparison of percutaneous endoscopic gastrostomy and nasogastric tube feeding in patients with acute dysphagic stroke. Med J Malaysia, 2006, 61 (1): 59-66.

［5］ Royal College of Physicians Intercollegiate Stroke Working Party. National clinical guideline for stroke. https: //www.strokeaudit.org/Guideline/Full-Guideline.aspx, 2016-10-03/2018-01-30.

［6］ Wirth R, Smoliner C, Jager M, et al. Guideline clinical nutrition in patients with stroke. Exp Transl Stroke Med, 2013, 5 (1): 14.

［7］ Powers WJ, Rabinstein AA, Ackerson T, et al. 2018 Guidelines for the early management of patients with acute ischemic stroke: a guideline for healthcare professionals from the American Heart Association/American Stroke Association. Stroke, 2018, 49 (3): e46-e110.